|개정 2판|

한국인의
건강검진

서울대학교병원 강남센터 매뉴얼

집필

원장, 부원장 이후 가나다 순

조정연(서울대학교병원 영상의학과)
최승호(서울대학교병원 강남센터 호흡기내과)
고영일(서울대학교병원 혈액종양내과)
곽민선(서울대학교병원 강남센터 소화기내과)
권성연(서울대학교병원 강남센터 호흡기내과)
김민주(분당서울대학교병원 내분비대사내과)
김선미(서울대학교병원 강남센터 산부인과)
김영선(서울대학교병원 강남센터 소화기내과)
김영아(서울대학교병원 강남센터 고객관리실)
김주영(바이오뉴트리온)
김진주(서울대학교병원 강남센터 산부인과)
김춘영(서울대학교병원 강남센터 가정의학과)
김택민(서울대학교병원 영상의학과)
김한나(서울대학교병원 강남센터 영상의학과)
김현주(서울대학교병원 강남센터 치과)
민은경(서울대학교병원 강남센터 헬스팀)
박경일(서울대학교병원 강남센터 신경과)
백상주(서울대학교병원 강남센터 내시경팀)
송지현(서울대학교병원 강남센터 소화기내과)
심예지(서울대학교병원 강남센터 이비인후과)
양형국(루닛케어)
오승원(서울대학교병원 강남센터 가정의학과)
유정은(서울대학교병원 강남센터 가정의학과)
윤대현(서울대학교병원 강남센터 정신건강의학과)
윤서연(서울대학교병원 영상의학과)
윤지완(서울대학교병원 강남센터 내분비대사내과)
이수현(서울대학교병원 강남센터 영상의학과)
이은경(서울대학교병원 강남센터 영상의학과)
이은재(서울대학교병원 강남센터 영상의학과)
이인희(서울대학교병원 강남센터 케어팀)
이철민(서울대학교병원 강남센터 가정의학과)
이희선(서울대학교병원 강남센터 순환기내과)
이희정(서울대학교병원 강남센터 고객예약관리팀)
임선희(서울대학교병원 강남센터 소화기내과)
전지현(서울대학교병원 강남센터 산부인과)
정고은(서울대학교병원 강남센터 소화기내과)
정소이(서울대학교병원 강남센터 진단검사의학과)
정지희(서울대학교병원 강남센터 고객예약관리팀)
진은효(서울대학교병원 강남센터 소화기내과)
최수연(서울대학교병원 강남센터 순환기내과)
최은경(서울대학교병원 강남센터 외과)
최혁진(서울대학교병원 강남센터 안과)
최호천(서울대학교병원 강남센터 가정의학과)
한솔비(서울대학교병원 강남센터 영상의학과)
허남주(서울대학교병원 강남센터 신장내과)
허보윤(서울대학교병원 강남센터 영상의학과)

편집위원

위원장 이후 가나다 순

이철민(서울대학교병원 강남센터 가정의학과)
김선미(서울대학교병원 강남센터 산부인과)
김영선(서울대학교병원 강남센터 소화기내과)
송지현(서울대학교병원 강남센터 소화기내과)
허보윤(서울대학교병원 강남센터 영상의학과)

|개정2판|

한국인의 건강검진

서울대학교병원 강남센터 매뉴얼

대표저자 **조정연**

추천의 글

의학 분야의 눈부신 발전은 인류가 각종 질병으로부터 벗어나는데 큰 기여를 하였습니다. 이제는 질병의 치료를 넘어 조기 검진을 통한 예방 중심으로 변화하고 있습니다. 이러한 흐름속에서 건강검진의 중요성은 더욱 커지고 있고, 국내외의 여러 병원들이 건강검진센터를 통해 국민들의 건강한 삶을 위해 노력하고 있습니다.

건강검진센터마다 검진을 위한 절차나 검사 안내는 있지만, 통합된 지침은 많지 않습니다. 또한 지침서가 있더라도 대다수는 개별 질환을 진단하기 위한 검사 등에만 초점을 맞추고 있기 때문에 포괄적인 안내서로는 한계가 있습니다.

서울대학교병원 강남센터에서는 개원 20주년을 맞이하여 그동안의 검진 경험을 집대성하여 「개정 2판 한국인의 건강검진-서울대학교병원 강남센터 매뉴얼」을 발간하게 되었습니다. 2013년 발간한 초판에서는 검진 결과의 해석에 중점을 두었다면, 이번 개정판에서는 최근 연구결과와 강남센터의 경험을 토대로 검진 절차와 수검자 관리, 안전 관리 등 건강관리 전반을 다루었습니다. 이번 개정판을 통하여 서울대학교병원 강남센터의 검진 노하우를 관련 분야 종사자들과 공유하여, 국내 건강검진 퀄리티를 향상시키는데 기여하고자 합니다. 본 지침서는 건강검진 실무 의료진들의 깊은 이해와 경험을 바탕으로 제작되었으며, 다른 어떤 지침서보다도 충실하고 신뢰할 만하다고 확신합니다.

마지막으로 좋은 책 발간을 위해 힘써주신 강남센터 조정연 원장님 이하 집필진과 실무진께 감사드립니다. 서울대학교병원 강남센터가 앞으로도 국내 건강검진의 선두주자로서의 역할을 충실히 이행하길 기원합니다.

감사합니다.

서울대학교병원장

김 영 태

발간사

건강검진은 개인의 질병예방과 건강증진을 함양하고 질병의 조기 진단과 치료를 통하여 질병으로 인한 고통을 최소화하며, 국가적으로는 질병의 치료에서 발생하는 사회적 의료비용을 감소시킬 수 있기에 현대의학에서 그 가치와 중요성을 더해가고 있습니다. 서울대학교병원 강남센터는 건강검진 분야에서도 국가중앙병원으로서의 공공성 확립을 위해 검진을 바탕으로 지속적인 연구 결과를 발표하고 있으며, 이를 통하여 임상예방의학을 선도하고, 한국인에게 적합한 검진 프로그램을 끊임없이 발전시키고 있습니다.

지난 2013년에 서울대학교병원 강남센터는 10년 동안의 검진 데이터를 바탕으로 하여 한국인의 특성에 맞는 건강검진 지침서인 「한국인의 건강검진」을 발간하였습니다. 개원 20주년을 맞이하는 2023년에는 개정판인 「개정 2판 한국인의 건강검진-서울대학교병원 강남센터 매뉴얼」을 발간하여 서울대학교병원 강남센터가 20년간 축적해 온 검진 노하우를 건강검진 종사자분들과 공유하고자 합니다.

「개정 2판 한국인의 건강검진-서울대학교병원 강남센터 매뉴얼」은 초판에서 다루지 못한 건강검진의 핵심 내용을 포함했습니다. 검진 결과의 해석에 대한 부분을 최근 권고안과 강남센터의 자료를 바탕으로 보완하였고, 건강검진 과정에서의 질 향상 활동, 고객관리, 검진플로우 관리, 재진계획 작성 등 건강검진의 관리 및 지원 부분을 추가하여 제작하였습니다. 또한, 개정 2판은 최근 의료계의 화두인 인공지능, 스마트 의료기기, 디지털 의료장비, 유전자 검사 등을 활용한 미래 검진에 대한 내용도 수록하였습니다. 이러한 강남센터의 노력은 건강검진의 새로운 트렌드를 선도하는 데 중요한 역할을 할 것입니다.

이번에 새롭게 발간된「개정 2판 한국인의 건강검진-서울대학교병원 강남센터 매뉴얼」은 서울대학교병원 강남센터의 교직원과 관련 분야 외부 전문가가 심혈을 기울여 만들었으며, 지난 20년간의 경험, 고객 한 분을 위한 건강검진의 결과 해석과 관리시스템까지 반영했다는 점에서 기존의 다른 지침서와 차별화된다고 자신 있게 말씀드릴 수 있습니다.

마지막으로 바쁜 와중에도 매뉴얼 발간을 위해 노고를 아끼지 않은 강남센터 교직원 여러분께 다시 한번 감사의 말씀을 드립니다.

서울대학교병원 헬스케어시스템 강남센터

원장 조 정 연

차례

1편 건강검진의 개요

1. 건강검진의 원칙 ... 3

1) 건강검진의 의미 ... 3
2) 국내 건강검진 현황 ... 3
3) 좋은 검진의 조건과 원칙 ... 4
4) 검진의 이득 ... 5
5) 검진의 위해 ... 6
6) 국내 검진 사업의 문제점과 개선 방향 ... 10

2. 국가 암검진 권고안 ... 13

3. 국가검진의 소개 ... 19

1) 서론 ... 19
2) 생애주기별 국가건강검진 실시체계 ... 20
3) 국가건강검진별 검진항목 ... 21
4) 암 검진 ... 26

2편 건강검진의 실제

1. 신체 계측 ······ 35

1) 혈압 ······ 35
2) 비만도 및 체지방 분석 ······ 39
3) 비만의 치료 ······ 41

2. 혈액검사 ······ 45

1) 일반혈액혈구 검사 ······ 45
2) 당뇨병 검사 ······ 52
3) 지질검사 ······ 62
4) 간기능검사 ······ 67
5) 신장기능검사 ······ 71
6) 전해질 및 요산검사 ······ 74
7) 갑상선기능검사 ······ 79
8) 혈청 검사 ······ 82
9) 종양표지자 검사 ······ 90
10) 류마티스 검사 ······ 96

3. 요 검사 ······ 99

1) 요검체의 채취 및 보관 ······ 99
2) 시험지봉을 이용한 요검사 ······ 99
3) 요침사 검경 ······ 101
4) 24시간 요 검사 ······ 101

4. 대변검사 ······ 104

1) 대변 기생충 검사(Stool parasite examination) ······ 104
2) 대변 잠혈 검사(Fecal occult blood test, FOBT) ······ 105
3) 대장암 대변 특수 검사(Earlytect-C®) ······ 106

5. 호흡기검사 ········ 109

1) 흉부촬영 ········ 109
2) 흉부CT ········ 111
3) 폐기능검사(Pulmonary function test) ········ 119
4) 결핵균 감염 검사(결핵에 대한 면역학적 진단) ········ 125

6. 내분비검사 ········ 130

1) 골밀도 검사 ········ 130
2) 갑상선 초음파 ········ 133

7. 심혈관 검사 ········ 138

1) 심전도 ········ 138
2) 활동 심전도 검사 ········ 144
3) 운동부하심전도 ········ 148
4) 심장초음파 ········ 153
5) 심장 CT ········ 161
6) 발목위팔지수(Ankle-brachial index, ABI) ········ 170

8. 복부, 소화기 검사 ········ 173

1) 상부 위장관 내시경 ········ 173
2) 대장내시경 ········ 182
3) 복부 초음파 ········ 188
4) 복부 전산화 단층촬영 ········ 198
5) 간섬유화 지방스캔 ········ 212

9. 여성검사 ········ 214

1) 부인과 초음파(OBGY USG) ········ 214
2) 자궁경부질세포검사(Pap test) ········ 224
3) 사람유두종바이러스(Human papilloma virus, HPV) ········ 228
4) Ovarian cancer panel ········ 231
5) 여성호르몬검사 ········ 235
6) 유방 검사 ········ 239

10. 남성검사 ···· 246

1) 전립선 초음파 ···· 246
2) 전립선 MRI ···· 251

11. 뇌 검진 ···· 256

1) 뇌 MRI - 뇌하수체 병변 ···· 256
2) 뇌 MRI/MRA 검사 ···· 257
3) 경동맥 초음파 검사 ···· 268

12. 이비인후과 검사 ···· 274

1) 이비인후내시경 ···· 274
2) 청력검사 ···· 281

13. 안과검사 ···· 284

1) 안압검사(tonometry) ···· 284
2) 시력검사(visual acuity testing) ···· 285
3) 안저촬영(fundus photography) ···· 288
4) 검사 결과의 해석과 추후관리 ···· 289

14. 치과 ···· 311

1) 검사 개요 ···· 311
2) 강남센터 치과 수진자의 진료 절차 ···· 311
3) 검사 방법 ···· 311
4) 검사 결과 및 해석 ···· 312

15. 정신건강평가와 상담 ···· 326

1) 스트레스의 평가와 관리 ···· 326
2) 정신건강증진영역에서의 상담 ···· 329
3) 동기강화상담(Motivational Interviewing)을 활용한 건강행동(Health Behavior) 관리 ···· 330
4) 건강정신의학 (Health Psychiatry): 건강증진 영역에서의 정신의학 ···· 330
5) CERAD-K 신경심리평가 ···· 331

16. 영양상담 ······ 333

1) 영양상담의 필요성 ······ 333
2) 건강검진센터에서의 영양상담 과정 ······ 333

17. 신체활동 평가와 상담 ······ 343

1) 신체 활동과 운동 ······ 343
2) 건강을 증진하기 위해 권고되는 신체 활동(18~65세) ······ 343
3) 65세 이상 노인의 신체 활동 권고 ······ 343
4) 저강도, 중등도, 고강도 신체 활동의 예 ······ 343
5) 국제신체활동 설문을 통한 신체활동의 정량적 평가 방법 ······ 344

18. 금연상담의 실제 ······ 350

1) 담배의 건강 폐해 및 질병부담 ······ 350
2) 니코틴 의존 및 담배 사용 장애의 정의 ······ 352
3) 신종담배의 등장과 확산 ······ 354
4) 금연상담 ······ 355
5) 금연치료약물 ······ 357

19. 성인예방접종 ······ 362

1) 예방접종의 원리 ······ 362
2) 예방접종 권고안 ······ 363
3) 감염병별 예방접종 ······ 366
4) 주의사항 ······ 371

3편 | 건강검진의 관리

1. 질향상 및 수진자안전관리 ········ 375

1) QPS 위원회 구성 및 운영 ········ 375
2) QPS 산하 위원회별 운영 및 활동 ········ 376
3) 질지표 관리 ········ 377
4) 질향상 활동 ········ 377
5) 수진자 안전사고 대응 매뉴얼 ········ 379

2. 고객관계관리 ········ 387

1) 고객의 모든 것은 이 안에, '고객관계관리 정보시스템' ········ 387
2) 고객관계관리 전략 ········ 390
3) 고객만족도 ········ 391
4) 고객의 소리 관리 ········ 392
5) 내부고객민원창구 '강남톡톡' ········ 394
6) 제언 ········ 394

3. 검진예약관리 ········ 395

1) 예약 안내 ········ 395
2) 예약정보시스템 가드프로(GHARD-Pro) ········ 396
3) 재진자 관리 ········ 398
4) 상담서비스 관리 ········ 399
5) 제언 ········ 400

4. 검진 플로우 관리 ········ 401

1) 건강검진 진행순서 ········ 401
2) Smart device를 활용한 미래형 건강검진 시스템 ········ 405

5. 검진 프로그램의 구성 ········ 407

4편 미래의 건강검진

1. 검진 영역에서 인공지능 기술 ········ 415

2. 스마트 디바이스의 활용 ········ 425

1) 활동 심전도(ambulatory ECG monitoring) ········ 425
2) 활동 심전도(ambulatory ECG monitoring)를 이용한 심방세동 검진 ········ 426
3) 개인 휴대용 심전도 모니터링 기기 ········ 427
4) 스마트폰과 스마트워치 기반의 혈압 측정 ········ 428
5) 연속 혈당 측정(continuous glucose monitoring, CGM) ········ 430

3. 새로운 암 진단법 ········ 432

4. 유전자 검진 ········ 437

5. 디지털 치료기기를 활용한 건강관리 ········ 446

1) 디지털 치료기기의 등장 배경 ········ 446
2) 디지털 치료기기의 정의 ········ 447
3) 디지털 치료기기의 현황 ········ 449
4) 디지털 치료기기 도입시 고려할 점 ········ 454
5) 건강검진 및 관리에 있어서 디지털 치료기기의 전략적 선택 ········ 454

찾아보기 ········ 457

1

건강검진의 개요

1 건강검진의 개요

1. 건강검진의 원칙

오승원(서울대학교병원 강남센터 가정의학과)

1) 건강검진의 의미

전통적인 의미에서의 검진(screening)은 무증상 집단을 대상으로 특정 질병으로 인한 부담과 사망을 줄이는 것을 목적으로 그 질병을 조기 발견하기 위해 시행하는 선별 검사를 뜻함.

그러나 우리나라에서는 건강 진단(general medical examination, general health examination, general health check)의 개념과 혼재되어 쓰임. 우리나라에서 종합검진은 특정 질병에 대한 조기 발견 이외에도 수검자의 건강 상태에 대한 전반적인 평가를 뜻하는 건강 진단의 의미로 쓰이고 있음.

2) 국내 건강검진 현황

국가 검진의 경우, 1980년 의료보험관리공단 피보험자(공무원 및 교직원)에 대한 검진이 시작된 이후 검진 프로그램을 지속적으로 확대, 개선하여 실시해 왔음. 현재는 생애주기에 따라 모든 국민을 대상으로 검진프로그램을 제공하고 있으며, 영유아 검진, 학생 검진, 성인 대상의 일반건강검진과 6대암 검진(위, 대장, 유방, 자궁경부, 간, 폐) 등이 시행되고 있음.

민간 검진 영역에서는 대개 이보다 다양한 검사 항목을 포함한 패키지 검진을 상품화해 제공함. 국내 민간 검진기관 수는 지속적으로 늘어왔고 검사 항목의 변화, 환자 교육 자료의 다양화, 사후 관리의 강화를 추구하며 수요자의 요구에 따라 변화했음. 검사 항목 결정과 검사 결과 해석에 수검자의 개인 자료를 활용하고 개인적 특성을 반영해 만족도를 높이고, 사전, 사후 관리를 강화해 왔음. 하지만 다양한 검사를 시행하면서 발생하는 위양성, 검사 과정에서 발생하는 adverse event, 검사 항목의 근거 부족, 비용의 상승 등이 민간 검진의 문제점으로 지적되고 있으며 민간 검진 시장이 커지면서 의료의 상업화를 부추기고 있다는 비판도 제기되어 왔음.

3) 좋은 검진의 조건과 원칙

일찍이 WHO에서는 검진(screening)의 원칙을 다음과 같이 제시했음.

Principles of early disease detection (WHO, 1968)

1. 중요한 건강 문제를 다룰 것(The condition sought should be an important health problem.)
2. 용인된 치료가 있는 질병일 것(There should be an accepted treatment for patients with recognized disease.)
3. 진단과 치료를 위한 시설 이용이 가능한 질병일 것(Facilities for diagnosis and treatment should be available.)
4. 잠복기나 초기 증상 단계가 있어 검진으로 발견 가능한 질병일 것(There should be a recognizable latent or early symptomatic stage.)
5. 적절한 검사 방법이 있을 것(There should be a suitable test or examination.)
6. 일반인에게 받아들여질 수 있는 검사 방법일 것(The test should be acceptable to the population.)
7. 질병의 발생과 진행이 잘 밝혀진 질병일 것(The natural history of the condition, including development from latent to declared disease, should be adequately understood.)
8. 치료를 해야 할 환자로 규정하는 기준이 마련되어 있는 질병일 것(There should be an agreed policy on whom to treat as patients.)
9. 비용 효과가 적절할 것(The cost of case-finding (including diagnosis and treatment of patients diagnosed) should be economically balanced in relation to possible expenditure on medical care as a whole.)
10. 검진을 통한 질병 발견이 반복적으로 꾸준히 유지될 수 있을 것(Case-finding should be a continuing process and not a “once and for all" project.)

이러한 원칙에 맞는 검진이라면 효용 가치가 있으나 원칙을 만족하는지에 대한 판단은 어려움.

검진의 이득은 중한 합병증의 발생과 사망이 줄었을 때 생기므로 검진을 받은 사람의 생존율이 높아지고 사망률이 낮아진다는 과학적 근거가 필요함. 또한 검진의 위해에 대한 고려도 중요한 부분임.

4) 검진의 이득

① 질병에 대한 조기 발견과 사망 위험 감소

일반적으로 검진은 질병의 증상이 없을 때 적절한 검사를 시행하여 조기에 질병 이환 여부를 밝혀내는 것을 뜻함. 조기 발견으로 얻을 수 있는 직접적인 이득은 질병으로 인한 합병증과 사망의 감소임.

암의 경우 위암, 대장암, 유방암, 자궁경부암, 간암, 폐암 등에서 정기적인 검진이 해당 질병의 사망률을 낮춘다는 다수의 근거가 있음. 병기가 진행될수록 생존율은 떨어지므로 이른 병기에서 발견해 치료하는 것은 효과적인 전략임.

② 사후 관리와 건강 증진

일반적으로 검진의 목표는 질병이 발생하는 것을 예방하기 위한 조치(1차 예방)가 아니고, 이미 발생한 질병을 조기 발견하여 조치함으로써 그 질병이 더 진전하는 것을 차단(2차 예방)하여 장애를 얻거나 사망할 확률을 줄이는 것임.

하지만 만성질환의 경우 질병 발생에 여러 위험요인이 관여하고, 검진은 질병뿐 아니라 질병의 위험요인을 발견하는 기회가 될 수 있다는 점에서 1차 예방에 있어서의 의의 역시 중요함.

이러한 면에서 검진을 통한 질병의 조기발견 못지않게 검진에서 발견된 건강위험요인에 대한 사후 관리가 강조됨.

뇌졸중, 심혈관질환 등 중한 합병증의 위험요인으로 작용하는 고혈압, 당뇨, 고지혈증 등의 만성 질환을 발견하고 지속적인 관리로 연결할 필요가 있음.

또한 흡연, 음주, 신체활동 등 중요한 생활습관 개선을 유도해 검진의 효용성을 높일 수 있음.

③ 검진의 비용-편익

많은 예산을 들여 국가 검진 사업을 시행하는 이유는 검진을 통해 질병의 중증도와 합병증을 줄임으로써 이후에 발생하는 사후 비용을 절감해 결과적으로 국민 의료비 전체를 줄일 수 있을 것이라는 기대 때문임.

이를 증명하려면 검진에 대한 경제성 평가가 필요함.

이때 검진의 편익은 사망률 감소, 발병에 따른 장애율 감소, 입원율 감소 등으로, 검진의 비용은 검사비, 검사에 따른 시간 소용 비용, 사후 관리를 위한 진료기관 방문 비용 등으로 추정함.

국민건강보험 건강검진 자료를 이용한 연구를 통해 국내 검진 사업은 어느 정도 비용-편익에 있어 성과가 있는 것으로 보고되었고 이를 높이기 위해 검진 항목과 주기도 변화가 있었으나 관련 연구가 충분치 않음.

추가적인 연구를 통해 현 검진 사업 전반에 대한 평가가 이루어질 필요가 있음.

5) 검진의 위해

(1) 위음성과 위양성

다양한 질병에 대해 한꺼번에 정확하게 검사하는 방법이 선호되지만, 이러한 패키지 형식의 프로그램은 앞에서 언급했듯이 검진(screening)보다 건강 진단(general medical examination)에 가까움. 한 가지 검사로 여러 질병을 진단할 수는 없으므로 결국 많은 검사가 포함될 수밖에 없음. 어떤 검사든 완벽히 정확하지는 않으므로 위음성(false negative)과 위양성(false positive)의 가능성이 높아짐.

위음성이란 질병이 있는데도 발견하지 못하는 경우를 말함. 이로 인해 증상이 생겨도 이를 무시하거나 대수롭지 않게 여기고 적절한 진료를 받지 않아 진단이 늦어질 수 있음. 반대로 위양성은 질병이 없으나 의심 소견이 나오는 경우를 말함. 이 경우 불필요한 침습적 추가 검사를 받거나 검사 결과에 대한 불안을 겪게 됨. 다른 의료 행위와는 달리, 검진으로 인한 특수한 위해(harm)는 주로 여기서 발생함. 위양성에는 목표로 하는 질병에 대한 결과뿐 아니라 관리나 치료가 불필요하고 큰 의미 없는 유소견도 포함되는데, 전문가가 아닌 경우 이 유소견의 의미를 정확히 이해하기 힘들기 때문에 큰 문제가 있는 것으로 생각하고 불안하게 생각하거나 불필요한 추적 검사를 받게 됨. 검사 항목이 많아질수록 전체 결과에 위양성 결과가 포함될 확률 또한 높아짐.

미국에서 전립선암, 폐암, 대장암, 난소암의 선별검사 효용을 확인하기 위해 대규모로 진행된 PLCO cancer screening trial에서 매년 흉부 X선 촬영, 난소암표지자검사/질초음파검사(여성), 전립선암표지자검사/항문수지검사(남성)을 시행하고 3~5년 간격으로 S결장내시경을 시행하며 경과를 분석했을 때, 3년에 걸쳐 14개의 검사를 받는 동안 1개 이상의 위양성 결과가 나올 확률은 남성의 경우 60.4%, 여성의 경우 48.8%에 달했음. 이러한 결과로 인해 침습적인 추가 검사를 받는 비율은 남성의 경우 28.5%, 여성의 경우 22.1%에 달하는 것으로 나타났음. 노르웨이의 국가 유방암 검진 자료를 분석한 연구에서는 50~69세 여성이 격년으로 10회의 유방암 검진을 받았을 때 5명 중 1명은 위양성 결과를 경험했고, 20명 중 1명이 조직 검사와 같은 침습적 검사를 받은 것으로 나타났음.

(2) 검진과 관련된 비뚤림(bias)과 과진단(overdiagnosis)

검진으로 질병을 진단했더라도 적절한 치료 방법이 없거나 치료를 통해 질병 경과나 예후를 바꾸지 못한다면 의미가 없으며 오히려 불필요한 검사나 치료를 받게 되는 결과만 초래하게 됨. 객관적인 효과 평가를 위해선 비뚤림(bias)을 배제하는 것이 중요한데, 비뚤림은 실제 검진의 효과가 없는 경우에도 효과가 있는 것처럼 보이게 할 수 있음.

① Lead time bias

실제 검진이 효과적이지 않은 경우에도 단지 진단의 시기를 앞당김으로 인해 진단을 한 후 사망까지의 기간이 검진을 받지 않은 대상자에 비해 더 길어지고, 이로 인해 검진을 받은 사람들의 생존율이 실제로는 검진 받지 않은 군에 비해 높지 않음에도 불구하고 높게 보이는 것을 말함.

한 환자는 검진으로 60세에 암을 발견해 각종 치료를 받으며 10년을 더 살고, 다른 환자는 검진을 받지 않고 증상이 생긴 뒤 67세에 암을 발견해 3년을 더 산다고 가정함(그림 1-1). 진단 후 5년 생존율만 비교하면 전자는 0%, 후자는 100%로 차이가 있고, 검진으로 암을 발견한 환자가 7년 더 오래 산 것처럼 보일 수 있지만 이는 비뚤림으로 인한 착시 현상일 뿐임. 다른 시각으로 보면 오히려 검진 때문에 암 환자로 살아가는 기간만 7년 더 늘어난 셈이 됨. 효과적인 검진이라면 질병 발견만을 앞당기는 것이 아니라 실제 70세 이상으로 수명을 연장시킬 수 있어야 함. 사망률 감소가 아닌 생존률 향상으로 검진의 효과를 판단할 수 없는 이유가 여기에 있음.

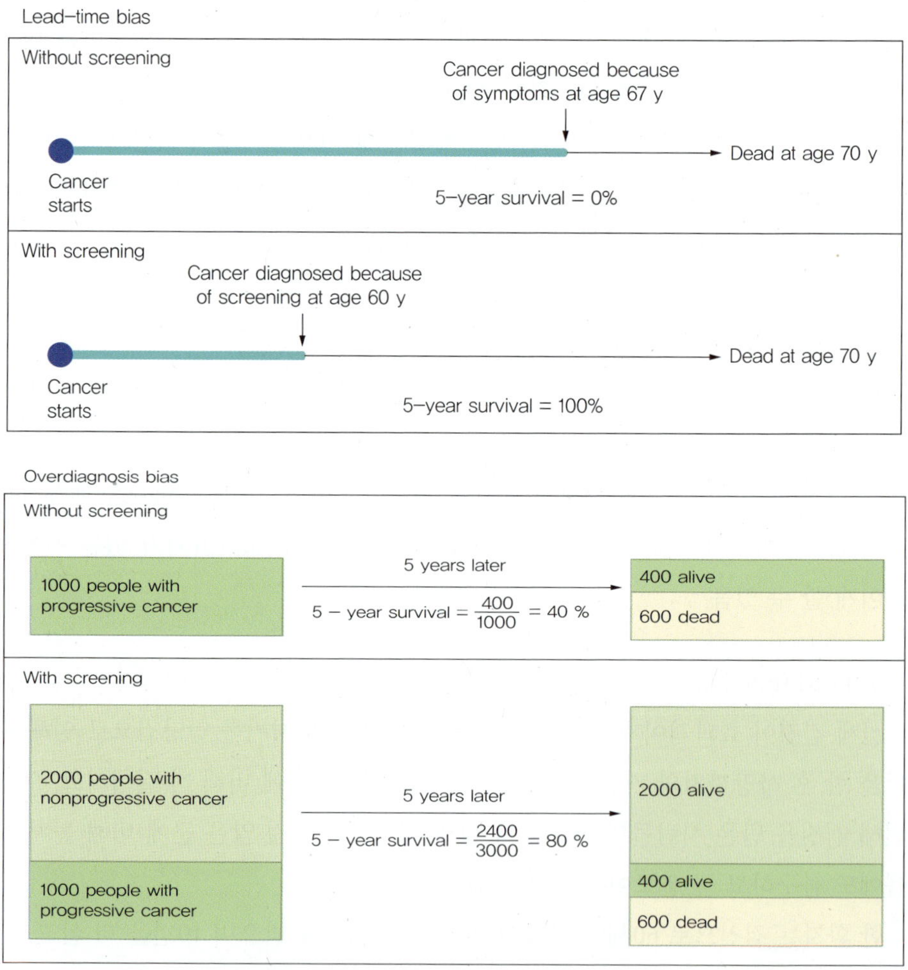

그림 1-1. Lead-time bias와 Overdiagnosis bias (Wegwarth O et al. 2012)

② Length bias와 과진단(overdiagnosis)

수 개월 만에 진행해 악화되는 암은 1~2년 간격의 검진으로 발견하기 어려움. 반면 같은 암종이라 해도 서서히 진행하는 경우는 증상을 일으키기 전에 검진으로 발견될 가능성이 높음. 이런 암은 본래 예후가 좋을 것이므로, 검진을 통해 이러한 종류의 암만 발견한다면 검진의 효과가 실제보다 과장되어 보일 수 있으며 이를 length bias라고 함.

Length bias를 고려하지 않는다면 과진단을 초래할 수 있음(그림 1-1). 어느 집단에서 1000건의 진행성 암이 발견되었고 검진을 통해 2000건의 서서히 자라는 암을 추가로 발견했다면, 검진으로 추가 발견한 암은 예후가 좋을 것이므로 검진이 생존율을 높이는 착시를 일으킬 수 있음. 하지만 이들 2000건의 서서히 자라는 암은 증상이 생긴 뒤 발견해 치료해도 예후가 좋을 것이므로 과진단에 해당함. 기존의 무작위 대조군 연구를 검토한 결과 유방암의 11~22%, 폐암의 18%가 과진단된 암으로 추정되었으며, 전립선특이항원(PSA)을 이용한 검진의 경우 과진단 위험은 높으나 사망률을 줄이는 효과가 적은 것으로 나타난 바 있음.

검진을 받은 사람들의 생존율(암이 진단된 후 얼마나 오래 살았는지) 향상이 그 검진이 실제 수명을 늘렸다는 증거가 될 수는 없음. 암 진단 뒤 생존 기간은 비뚤림으로 인한 착시 현상일 수 있음. 검진과 관련된 이런 착시 현상에 빠지지 않으려면 진단 후 생존율이 아니라 검진군과 비검진군 간에 해당 질병으로 인한 사망률을 비교해야 함.

과진단으로 인한 위해를 줄이려면 고위험군에 초점을 맞추어 검진을 할 필요가 있음. 암검진 대상 연령을 높이거나, 폐암 검진을 일정 갑년 이상의 흡연자만을 대상으로 하는 것이 예가 될 것임. 민간 검진의 경우에도 가족력, 과거력, 건강 위험 요인 등을 고려해 불필요한 항목을 줄이고 꼭 필요한 선별검사 위주로 맞춤형 검진 항목을 구성하는 것이 바람직함. 심혈관질환, 유방암 등의 위험도 예측 모델과 같은 평가 도구를 검진 프로그램 결정에 활용할 수 있으며, 개인이 가지고 있는 위험 요인들에 따른 다양한 질병 발생 가능성을 평가하는 도구가 개발될 필요가 있음. 또한 과진단 등 검진의 위해에 대한 대국민 교육과 더불어 검진 대상자에 대한 보다 충분한 설명이 필요함.

6) 국내 검진 사업의 문제점과 개선 방향

우리나라는 전 국민을 대상으로 국가 검진 프로그램을 제공하며 민간 검진 영역에서는 이보다 다양한 검사 항목이 상품화 되어있음. 국가 검진 수검률은 꾸준히 높아져 왔으며 민간 검진 시장도 커지고 있음. 검진이 활성화되면서 문제점에 대한 다음과 같은 우려도 지속적으로 제기되고 있음.

(1) 목표 질환과 검사의 근거 부족

특정 질병을 대상으로 한 선별검사 개념의 검진에서 어떤 질병을 목표로 할 것인가는 중요한 문제임. WHO의 검진 원칙에서도 알 수 있듯이 일반적으로 집단 내에서 유병률이 높고 건강에 큰 영향을 미치는 질병을 목표로 하며, 검진을 통해 적절하고 용이하게 진단 할 수 있고 이후에 치료가 가능한 질환이어야 함.

국가 검진 중 일반건강검진의 경우 심뇌혈관질환 예방을 주된 목표로 하고 있으나, 이와 관련 없는 항목도 다수 포함되어 있음. 각 검사의 과학적 근거와 타당성을 고려해 검사 항목과 주기를 조정해왔으나 현재까지 관련 국내 연구가 충분하지 않아 외국 권고안과 전문가 의견을 반영하기도 함.

민간 검진의 경우 국가 검진에 비해 목표 질환과 검사 항목이 폭넓고 다양하지만, 국내에서 유병률이 낮거나 중요성이 떨어지는 질환이나 선별검사로서의 근거가 부족한 검사가 포함되는 경우가 많음. 앞에서 언급한 바와 같이 검사 항목이 많아질수록 위양성의 가능성이 늘어나고 그로 인한 불안과 불필요한 후속 검사 역시 늘어나게 됨.

이로 인한 문제점을 줄이기 위해서는 검진 전후 의료진의 충분한 개입이 필요함. 사전에 대상자의 특성과 건강 위험요인을 고려해 검진 항목을 결정하고, 검진의 의미, 검진으로 얻을 수 있는 이득과 그로 인해 발생할 수 있는 위해에 대해서도 정보를 전달할 필요가 있음.

(2) 사후 관리 부족

검진을 통해 건강 증진이라는 목표를 실현하기 위해서는 적절한 사후 관리를 제공하는 것이 무엇보다 중요함. 국가 검진의 경우 체계적인 사후 관리가 미흡한 실정임.

국가 검진의 경우 결과 통보서 발송 이외에 직접 의사를 만나는 결과 상담으로 이어지지 않는 경우가 많음. 결과 상담을 활성화하는 제도적 장치 또한 부족한 실정임. 민간 검진기관의 경우 검진 결과에 대한 상담을 제공하기도 하지만, 검사 자체에 비해 건강 위험 요인에 대한 사후 관리는 상대적으로 소홀히 다뤄지는 경우가 많음.

검진 이후 사후 관리는 검진 결과에 대한 의사의 상담에서부터 시작되며, 질환 관리, 건강 위험 요인 관리로 연계될 수 있는 좋은 기회임. 사후 관리 체계 강화를 위해 검진 결과 상담에 대한 수가 신설, 사후 관리에 대한 평가를 통한 기관 인센티브 도입 등이 필요하다는 전문가 의견이 있음.

(3) 검진 기관 질 관리 문제

검진은 증상이 없는 건강한 사람들을 대상으로 시행하므로 검진 기관에서는 선별 검사로 이득을 취하지 못하는 대부분의 수검자들에게 위해(harm)를 최소화할 책임이 있음. 정부에서도 건강검진기본법에 따라 암 검진기관의 시설, 인력, 장비 기준을 정하고 정기적인 검진 기관 평가를 통해 검진의 질을 높이려는 노력을 꾸준히 해왔음. 과거에 비해 질 관리 체계가 나아졌으나, 소규모 기관은 평가 대상에서 제외되거나 적극적인 현장 평가의 비율이 낮은 점 등 문제점도 지적되고 있음. 평가 체계를 개선하고 검진 기관의 질을 높이려는 지속적인 노력이 필요함.

7) 결론

검진은 질병의 조기 발견과 치료를 통해 사망을 줄이고, 건강 위험 요인과 만성 질환에 대한 사후 관리를 통해 건강을 증진하는 좋은 기회가 될 수 있음. 바람직한 검진을 위해서는 목표 질환을 구체화하고 그 질환에 적절한 검진 방법을 적용해야 하며 근거 중심의 접근과 위양성과 위음성, 과진단을 줄이기 위한 노력이 필요함.

대부분의 근거가 집단을 대상으로 이루어졌기 때문에 개인의 차이를 고려한 접근 역시 필요함. 가족력, 과거력, 생활 습관 등에 따라 질병 발생의 위험은 다를 수 밖에 없으며, 이러한 개인의 특성을 고려해 검진 프로그램을 결정했을 때 검진의 이득을 최대화하고 위해를 줄일 수 있음. 또한 검진 사후 관리를 강화하고 검진 기관의 질을 높이기 위한 지속적인 노력이 필요할 것임.

참고문헌

1. Wilson JMG, Jungner G. Principles and practice of screening for disease (Public Health Paper Number 34). Geneva: World Health Organization; 1968.
2. 김수영, 김열, 박현아, 이희영, 신승수, 김현정 등. 국가 암검진 권고안 제·개정 연구방법론. J Korean Med Assoc 2015;58(4):284-90.
3. 배성일, 김진수, 박일수. 고혈압 검진사업의 비용-편익 분석. 보건경제와 정책연구 2005;11(1):39-61.
4. 이애경, 권혜영, 박형근, 이상이, 정현진, 한준태 등. 국민건강보험 건강검진사업의 비용-효과 분석: 제2형 당뇨병 건강검진을 대상으로. 보건과 사회과학 2009;26:41-65.
5. 박은철, 남정모, 이상학, 김태현, 이광식. 국가건강검진 항목 중 이상지질혈증 검진의 비용-효과 분석 연구. 연세대학교 보건대학원, 보건복지부; 2015
6. Croswell JM, Kramer BS, Kreimer AR, Prorok PC, Xu JL, Baker SG, et al. Cumulative incidence of false-positive results in repeated, multimodal cancer screening. Ann Fam Med 2009;7(3):212-22.
7. Tsuruda KM, Larsen M, Roman M, Hofvind S. Cumulative risk of a false-positive screening result: A retrospective cohort study using empirical data from 10 biennial screening rounds in BreastScreen Norway. Cancer 2022;128(7):1373-80.
8. Dunn BK, Woloshin S, Xie H, Kramer BS. Cancer overdiagnosis: a challenge in the era of screening. J Natl Cancer Cent 2022;2(4):235-42.
9. Wegwarth O, Schwartz LM, Woloshin S, Gaissmaier W, Gigerenzer G. Do physicians understand cancer screening statistics? A national survey of primary care physicians in the United States. Ann Intern Med 2012;156(5):340-9.
10. 이혜원, 박보미, 한규태, 허은영, 전재관, 최귀선 등. 의원급 국가암검진기관 질 관리 현황. 한국의료질향상학회지 2020;26(2):86-94.

2. 국가 암검진 권고안

유정은(서울대학교병원 강남센터 가정의학과)

1) 서론

세계보건기구는 의학적인 관점에서 암 발생인구의 약 1/3은 암을 조기에 발견하여 치료할 경우 완치가 가능한 것으로 보고하고 있음. 우리나라에서 흔하게 발생하는 위암, 간암, 대장암, 유방암, 자궁경부암은 비교적 간단한 방법으로 암을 조기에 발견할 수 있으며, 조기에 발견하여 치료할 경우 90% 이상 완치가 가능함. 현재 국가 암검진에서는 위암, 간암, 대장암, 유방암, 자궁경부암, 폐암을 대상으로 하고 있음(표 2-1).

표 2-1. 암 종류별 국가 암검진 연령 및 주기

암의 종류	검진주기	연령 기준 등
위암	2년	40세 이상의 남·여
간암	6개월	40세 이상의 남·여 중 간암 발생 고위험군[1)]
대장암	1년	50세 이상의 남·여
유방암	2년	40세 이상의 여성
자궁경부암	2년	20세 이상의 여성
폐암	2년	54세 이상 74세 이하의 남·여 중 폐암 발생 고위험군[2)]

1) "간암 발생 고위험군"이란 간경변증, B형 간염 항원 양성, C형 간염 항체 양성, B형 또는 C형 간염 바이러스에 의한 만성 간질환 환자를 말한다.

2) "폐암 발생 고위험군"이란 30갑년[하루 평균 담배소비량(갑)×흡연기간(년)] 이상의 흡연력(吸煙歷)을 가진 현재 흡연자와 폐암 검진의 필요성이 높아 보건복지부장관이 정하여 고시하는 사람을 말한다.

2) 본론

국가암정보센터에서는 5대암(위암, 대장암, 간암, 유방암, 자궁경부암), 사망률이 가장 높은 암종인 폐암, 그리고 발생률이 가장 높은 갑상선암의 검진 권고안을 제시하고 있음.

(1) 위암

① 위암 검진 권고안과 권고등급

40~74세 무증상 성인을 대상으로 위내시경을 이용한 위암 검진을 2년 간격으로 시행할 것을 권고함. 40~74세 무증상 성인을 대상으로 위장조영촬영을 이용한 위암 검진을 개인별 위험도에 대한 임상적 판단과 수검자의 선호도를 고려하여 선택적으로 시행할 것을 권고함. 75~84세 무증상 성인을 대상으로 위암 검진을 시행하는 것은 이득과 위해의 크기를 비교평가할 만한 근거가 불충분함. 85세 이상에서는 위암 검진을 시행하지 말 것을 권고함.

② 임상에서의 고려사항

본 권고안은 무증상의 평균적인 위험을 가진 성인을 대상으로 함. 임상의의 판단에 따른 고위험군에서는 검사 주기를 조정할 수 있음. 위장조영촬영은 위내시경을 할 수 없거나 수검자가 원하는 경우 시행할 수 있음.

(2) 폐암

① 폐암 검진 권고안과 권고등급

30갑년 이상의 흡연력이 있는(금연 후 15년이 경과한 과거 흡연자는 제외) 55~74세인 고위험군을 대상으로 저선량 흉부CT를 이용한 폐암선별검사를 매년 시행할 것을 권고함. 흉부X선, 객담 세포진 검사 및 현재까지 개발된 carcinoembryonic antigen (CEA), squamous cell carcinoma antigen (SCC-Ag), CYFRA 21-1, neuron specific enolase (NSE) 등 혈청 종양표지자를 이용한 폐암 선별검사를 시행하지 말 것을 권고함.

② 임상에서의 고려사항

현재 흡연자의 경우 흡연력을 확인하여 폐암 검진 대상 여부를 결정하는 것도 중요하지만, 적극적으로 금연을 권고하고 금연보조약 등을 이용하여 흡연자의 금연을 돕는 것이 더욱 중요함. 우리나라는 결핵 유병률이 높아서 위양성 병변이 서구에 비해 높을 가능성을 감안하여 적절한 검사의 질이 확보된 여건에서 검진을 실시하는 것이 바람직함.

(3) 간암

① 간암 검진 권고안과 권고등급

간암 고위험군(B형, C형 간염 바이러스 보유자, 간경화증)을 대상으로 매 6개월 간격으로 간 초음파 검사와 혈청 알파태아단백 검사를 검진으로 시행할 것을 권고함. 검진의 시작 연령은 B형 또는 C형 간염 바이러스 보유자에서는 40세부터, 간경화증에서는 진단 시점부터 권고함.

② 임상에서의 고려사항

간 섬유화가 진행되지 않은 만성 C형 간염환자는 간암발생의 위험이 낮아 검진 대상에서 제외할 수 있음.

(4) 대장암

① 대장암 검진 권고안과 권고등급

45~80세 무증상 성인을 대상으로 1년 또는 2년마다 분별잠혈검사를 기본적인 대장암 선별검사로 권고함. 81세 이상 무증상 성인을 대상으로 분별잠혈검사의 이득과 위해의 크기를 비교 평가할 만한 근거가 불충분함. 무증상 성인에 대한 대장내시경을 개인별 위험도에 대한 임상적 판단과 수검자의 선호도를 고려하여 선택적으로 시행할 것을 권고함. 무증상 성인에 대한 이중조영바륨관장술의 이득과 위해의 크기를 비교 평가할 만한 근거가 불충분함. 무증상 성인에 대한 CT 대장조영술의 이득과 위행의 크기를 비교 평가할 만한 근거가 불충분함.

② 임상에서의 고려사항

본 권고안은 무증상의 평균적인 위험을 가진 성인을 대상으로 함. 증상이 있거나 고위험군 성인의 경우 임상의의 판단에 따라 추가적인 검사 또는 조치를 시행할 수 있음.

(5) 유방암

① 유방암 검진 권고안과 권고등급

40~69세 무증상 여성을 대상으로 유방촬영술을 이용한 유방암 검진을 2년마다 시행할 것을 권고함.

유방초음파검사 단독 또는 유방촬영술과 병행하여 유방초음파검사를 유방암 검진으로 시행하는 것을 권고하거나 반대할만한 근거는 불충분함. 임상유방진찰 단독 또는 유방촬영술과 병행하여 임상유방진찰을 유방암 검진으로 시행하는 것을 권고하거나 반대할만한 근거는 불충분함. 70세 이상에서 유방촬영술을 이용한 유방암 검진은 개인별 위험도에 대한 임상적 판단과 수검자의 선호도를 고려하여 선택적으로 시행할 것을 권고함.

② 임상에서의 고려사항

본 권고안은 무증상의 평균적인 위험을 가진 여성을 대상으로 함. 증상이 있거나 고위험군인 여성은 임상의의 판단에 따라 임상유방진찰, 유방초음파검사 등의 추가적인 조치를 시행할 수 있음.

(6) 자궁경부암

① 자궁경부암 검진 권고안과 권고등급

만 20세 이상의 무증상 여성을 대상으로 자궁경부세포도말검사 또는 액상세포도말검사를 이용한 자궁경부암 선별검사를 3년 간격으로 시행할 것을 권고함. 자궁경부암 검진을 위해 자궁경부 세포검사(자궁경부세포도말검사 또는 액상세포도말검사)와 함께 인유두종바이러스 검사를 동시에 시행하는 것은 개인별 위험도에 대한 임상적 판단과 수검자의 선호도를 고려하여 선택적으로 시행할 것을 권고함. 자궁경부암 선별검사로 인유두종바이러스 검사를 단독 시행하는 것은 선별검사의 이득과 위해의 크기를 비교평가할 만한 근거가 불충분함. 최근 10년 이내에 자궁경부암 검진에서 연속 3번 이상 음성으로 확인된 경우 75세 이상에서 자궁경부암 선별검사를 권고하지 않음.

② 특수상황에서의 자궁경부암 검진 권고안

전자궁절제술을 시행한 경우는 자궁경부암 검진을 권고하지 않지만, 기왕증(중증도 이상의 상피이형성증 및 자궁경부암 등)이 있었던 경우는 검진을 시행하도록 권고함. 인유두종바이러스 예방 백신 접종 여부에 관계없이 자궁경부암 검진을 지속하도록 함. 임신여부와 관계없이 자궁경부암 검진을 지속하도록 권고함.

③ 임상에서의 고려사항

본 권고안은 무증상의 20대 이상의 여성을 대상으로 함. 부정기 자궁출혈, 통증 등 임상증상이 있거나 임상의의 판단에 따른 고위험군이 경우 임상의의 판단에 따라 적절한 검사를 시행해야 함. 중등도 이상의 자궁경부 상피이형성증을 진단받은 적이 있는 경우 검진 종결 시기는 임상의의 판단에 따라야 함. 자궁경부 세포검사와 인유두종바이러스 검사를 동시에 시행하는 경우는 검진주기를 3년 간격보다 연장할 수 있음.

(7) 갑상선암

① 갑상선암 검진 권고안과 권고등급

무증상 성인에서 초음파를 이용한 갑상선암 검진을 권고하거나 반대할 만한 의과학적인 근거가 불충분하므로 일상적 선별검사로는 권고하지 않음. 다만, 갑상선암 검진을 원하는 경우 검진의 이득과 위해에 대한 적절한 정보를 제공한 후 검진을 실시할 수 있음.

② 임상에서의 고려사항

본 권고안은 무증상 성인을 대상으로 한 것이고, 목에 만져지는 혹 등의 임상증상이 있는 경우에는 초음파 검사를 포함한 적절한 검사를 시행해야 함. 또한, 갑상선암 고위험군에 해당하거나, 이미 검사를 통해 갑상선 결절(혹)이 발견된 경우는 본 검진 권고안의 대상이 되지 않고 관련 진료지침을 따르도록 함.

3) 결론

국가 암검진 실시기준 및 권고안을 토대로 개인별 위험도에 대한 임상적 판단과 수검자의 선호도를 고려하여 보다 효과적인 암검진을 권고해야 함.

참고문헌

1. 암검진 실시기준, 보건복지부고시 제2023-9호 2023.01.13. 개정, 2023.01.13. 시행
2. 국가암정보센터, 7대암검진권고안 (2015)

3. 국가검진의 소개

김춘영(서울대학교병원 강남센터 가정의학과)

1) 서론

정부는 국민이 건강위험요인과 질병을 조기에 발견하여 치료받음으로써 건강한 삶을 영위할 수 있도록 국가건강검진 사업을 시행하고 있으며, 생애주기별 건강검진으로 영유아 건강검진, 초·중·고등학교 학생을 대상으로 하는 학생 건강검진과 학교 밖 청소년 건강검진, 성인과 노인을 대상으로 하는 일반건강검진과 암 검진으로 세분되어 있음. 영유아 건강검진과 학생 건강검진은 성장 이상의 조기 발견과 건강증진을 목적으로 하며, 일반건강검진과 암 검진은 고혈압, 당뇨병, 이상지질혈증 등 심·뇌혈관질환, 6대 암(위암, 대장암, 간암, 유방암, 자궁경부암, 폐암)의 조기발견 및 치료를 목적으로 함.

2) 생애주기별 국가건강검진 실시체계

표 3-1. 생애주기별 국가건강검진 실시체계

<table>
<tr><th rowspan="2"></th><th rowspan="2">영유아 건강검진
영유아(0~6세:
생후 14일~71개월)</th><th rowspan="2">학생검진
학동기(6~18세)</th><th colspan="2">일반건강검진 및 암 검진</th></tr>
<tr><th>성인기(20~64세)</th><th>노년기(66세 이상)</th></tr>
<tr><td>근거
법령</td><td>건강보험가입자:
- 국민건강보험법
제52조
의료급여수급권자:
- 의료급여법 제14조</td><td>취학 학동기:
- 학교보건법 제7조
비취학 학동기:
- 청소년 복지지원법
제6조</td><td>건강보험가입자:
- 국민건강보험법
제52조
- 산업안전보건법
제129조
- 암관리법 제11조
의료급여수급권자:
- 의료급여법 제14조
- 암관리법 제11조</td><td>건강보험가입자:
- 국민건강보험법
제52조
- 암관리법 제11조
의료급여수급권자:
- 국민건강보험법
제52조
- 의료급여법 제14조
- 암관리법 제11조</td></tr>
<tr><td rowspan="2">대상</td><td rowspan="2">0~6세 전체 영유아</td><td rowspan="2">취학 학동기:
- 6~18세 전 취학 학동
비취학 학동기:
-9~18세 학교 밖 청소년</td><td colspan="2">일반건강검진: 직장가입자, 세대주인 지역 가입자, 20세 이상 피부양자 및 세대원
암 검진: 암종별 대상 나이</td></tr>
<tr><td>의료급여수급권자:
20~64세</td><td>의료급여수급권자:
66세 이상(의료급여
생애전환기 검진)</td></tr>
<tr><td>검진
주기</td><td>생후 14~35일,
4~6개월,
9~12개월,
18~24개월,
30~36개월,
42~48개월,
54~60개월,
66~71개월(총 8회)</td><td>초등 1, 4학년, 중등 1학년, 고등 1학년(총 4회)
학교 밖 청소년: 3년 1회</td><td colspan="2">건강보험가입자: 2년 1회(비사무직 1년 1회)
의료급여수급권자: 2년 1회</td></tr>
<tr><td>검진
수행
주체</td><td>건강보험가입자:
국민건강보험공단
의료급여수급권자:
시, 군, 구 보건소
(공단 위탁)</td><td>취학 학동기: 학교장
(공단 위탁 ×)
비취학 학동기
: 여성가족부(공단 위탁)</td><td colspan="2">건강보험가입자: 국민건강보험공단, 시, 군, 구 보건소(공단 위탁)
의료급여수급권자: 시, 군, 구 보건소(공단 위탁)</td></tr>
<tr><td>비용
부담</td><td>본인 부담 없음</td><td>본인 부담 없음</td><td colspan="2">일반건강검진: 본인 부담 없음
암 검진: 보험료 상위 50%-본인 부담 10%
(자궁경부암, 대장암은 본인 부담 없음)
보험료 하위 50%-본인 부담 없음
의료급여수급권자: 본인 부담 없음</td></tr>
</table>

3) 국가건강검진별 검진항목

(1) 영유아 건강검진

표 3-2. 영유아 건강검진항목

검진 항목		목표 질환	1차 14~35일	2차 4~6개월	3차 9~12개월	4차 18~24개월	5차 30~36개월	6차 42~48개월	7차 54~60개월	8차 66~71개월
문진 및 진찰	시각 문진	시각이상(사시)	●	●	●	●	●	●	●	●
	외안부시진	시각이상(사시)	●	●	●	●	●			
	시력검사	굴절이상(약시)						●	●	●
	청각 문진	청각이상	●	●	●	●	●	●	●	●
	귓속말 검사	청각이상						●		
	예방접종 확인	예방접종								●
신체 계측	키	성장 이상	●	●	●	●	●	●	●	●
	몸무게	성장 이상	●	●	●	●	●	●	●	●
	머리둘레	성장 이상	●	●	●	●	●	●	●	●
	체질량지수	비만					●	●	●	●
발달평가 및 상담		발달 이상			●	●	●	●	●	●
건강 교육 및 상담	안전사고예방	안전사고예방	●	●	●	●		●	●	●
	영양	영양결핍(과잉)	●	●	●	●	●	●	●	●
	수면	영아돌연사증후군	●	●						
	구강 문진	치아발육상태			●					
	대소변 가리기	대소변 가리기				●	●			
	전자미디어노출	전자미디어노출		●		●			●	
	정서 및 사회성	사회성 발달			●		●			
	개인위생	개인위생				●				
	취학 전 준비	취학 전 준비					●			●
구강 검진	진찰 및 상담	치아우식증				●	●	●	●	
	치아 검사	치아우식증				●	●	●	●	
	기타검사 및 문진	치아우식증	※ 1차 검진(18~29개월), 2차 검진(30~41 개월), 3차 검진(42~53개월), 4차 검진(54~65개월) ※ 기타 검사 및 문진 : 기타 부위 검사와 구강위생검사							
	구강 보건교육 (보호자 및 유아)	치아우식증								

(2) 학생검진

① 건강검사

신체의 발달상황, 신체의 능력, 건강조사, 정신건강 상태 검사, 건강검진

- 신체의 발달상황, 신체의 능력, 건강조사, 정신건강 상태 검사: 해당 학교의 장이 실시
- 건강검진: 지정된 검진 기관에서 실시(신체의 발달상황에 대한 검사는 검진 기관에서 실시 가능)

② 신체의 발달상황: 키(**cm**), 몸무게(**kg**), 비만도

비만도는 학생의 키와 몸무게를 이용하여 계산된 체질량지수(BMI, Body Mass Index: ㎏/㎡)를 성별, 나이별 체질량지수 백분위 수 도표에 대비하여 판정함.

가. 체질량지수 백분위수 도표의 5 미만인 경우: 저체중
나. 체질량지수 백분위수 도표의 85 이상 95 미만인 경우: 과체중
다. 체질량지수 백분위수 도표의 95 이상인 경우: 비만
라. 가목부터 다목까지의 규정에 해당되지 않는 경우: 정상

* 수치는 소수 첫째 자리까지 나타냄(측정값이 소수 둘째 자리 이상이면 둘째 자리에서 반올림).

③ 건강검진 항목

표 3-3. 학생 건강검진항목

검진 항목		검진 방법 (세부 항목)
1. 척추		척추옆굽음증(척추측만증) 검사
2. 눈	시력 측정	- 공인시력표에 의한 검사 - 오른쪽과 왼쪽의 눈을 각각 구별하여 검사 - 안경 등으로 시력을 교정한 경우에는 교정시력을 검사
	안질환	결막염, 눈썹찔림증, 사시 등 검사
3. 귀	청력	- 청력계 등에 의한 검사 - 오른쪽과 왼쪽의 귀를 각각 구별하여 검사
	귓병	중이염, 바깥귀길염(외이도염) 등 검사
4. 콧병		코곁굴염(부비동염), 비염 등 검사
5. 목병		편도선비대, 목 부위 림프절비대, 갑상샘비대 등 검사
6. 피부병		아토피성피부염, 전염성 피부염 등 검사
7. 구강	치아 상태	충치, 충치 발생위험 치아, 결손치아(영구치로 한정) 검사
	구강 상태	치주질환(잇몸병), 구내염 및 연조직질환, 부정교합, 구강위생 상태 등 검사
8. 병리 검사 등	소변	요컵 또는 시험관 등을 이용하여 신선한 요를 채취하며, 시험지를 사용하여 측정(요단백, 요잠혈 검사)
	혈액	일회용 주사기나 진공 시험관으로 채혈하여 다음의 검사 1) 초등학교 4학년, 중학교 1학년, 고등학교 1학년 학생 중 비만인 학생: 혈당(식전), 총콜레스테롤, 고밀도지단백(HDL) 콜레스테롤, 중성지방, 저밀도지단백(LDL) 콜레스테롤, 간세포 효소(AST, ALT) 2) 고등학교 1학년 여학생: 혈색소
	결핵	중학교 1학년, 고등학교 1학년 학생: 흉부 X-선 촬영 및 판독
	혈압	혈압계에 의한 수축기 및 이완기 혈압
9. 허리둘레		초등학교 4학년, 중학교 1학년, 고등학교 1학년 학생 중 비만인 학생 : 줄자를 이용하여 측정
10. 그 밖의 사항		제1호부터 제9호까지의 검진 항목 외에 담당 의사가 필요하다고 판단하여 추가하는 항목(검진 비용이 추가되지 않는 경우로 한정)

(3) 학교 밖 청소년 건강검진

표 3-4. 학교 밖 청소년 건강검진항목

<table>
<tr><th></th><th>목표질환</th><th>구분</th><th>검사항목</th><th>실시대상</th></tr>
<tr><td rowspan="10">기본
검진</td><td rowspan="2">비만, 시각이상,
청각이상, 고혈압,
건강위험요소
파악</td><td>문진 및
진찰</td><td>일반건강상태, 건강행위평가, 건강상담</td><td rowspan="3">전체</td></tr>
<tr><td>혈압측정 및
신체계측</td><td>혈압측정, 시력, 청력, 신장, 체중(비만)</td></tr>
<tr><td>신장질환</td><td>요검사</td><td>요단백, 요잠혈</td></tr>
<tr><td>빈혈 등</td><td rowspan="5">혈액검사</td><td>혈색소</td><td>여자</td></tr>
<tr><td>당뇨병</td><td>공복혈당</td><td rowspan="3">비만</td></tr>
<tr><td>이상지질혈증</td><td>총콜레스테롤</td></tr>
<tr><td rowspan="2">간질환</td><td>AST, ALT</td></tr>
<tr><td>B형간염 항체/항원, C형간염 항체</td><td>최초 검진
년도 시행</td></tr>
<tr><td>결핵/척추</td><td>영상검사</td><td>흉부 방사선 촬영</td><td rowspan="2">전체</td></tr>
<tr><td>구강검진</td><td>구강검사 및
건강상담</td><td>구강건강상태, 진단 및 위험요인 평가,
구강건강상담 및 교육</td></tr>
<tr><td>선택
검진</td><td colspan="2">감염병 검사</td><td>상담 및 행정비용, 매독, HIV 항체,
클라미디아, 임질 (성매개질환)</td><td>사례 판정</td></tr>
<tr><td rowspan="7">확진
검사</td><td colspan="3">상담 및 행정비용</td><td rowspan="7">질환
의심자</td></tr>
<tr><td colspan="2">고혈압</td><td>혈압측정</td></tr>
<tr><td colspan="2">당뇨병</td><td>혈당</td></tr>
<tr><td colspan="2">신장질환</td><td>요검사</td></tr>
<tr><td colspan="2">이상지질혈증</td><td>총콜레스테롤, HDL콜레스테롤,
트리글리세라이드, LDL 콜레스테롤</td></tr>
<tr><td colspan="2">C형간염</td><td>실시간역전사중합효소연쇄반응법
(정성, 정량)</td></tr>
<tr><td colspan="2">매독</td><td>매독감작혈구응집 (정성, 역가),
매독항체 (정성)</td></tr>
</table>

(4) 일반건강검진

① 공통 검사항목

- 건강검진 상담료 및 행정비용
  - 문진과 진찰, 상담, 신장, 체중, 비만도(체질량지수), 허리둘레, 혈압 측정, 시력, 청력 측정
  - 장애의 정도가 심한 장애인: 장애인 안전, 편의 관리
- 흉부 방사선촬영
- 요검사(요단백)
- 혈액검사: 혈색소, 공복혈당, AST(SGOT), ALT(SGPT), 감마지티피(γ-GTP), 혈청크레아티닌, 신사구체여과율(e-GFR)
- 구강검진

② 성·연령별 검사항목

표 3-5. 일반건강검진 성, 연령별 검사항목

검사항목	검진 나이
이상지질혈증(총콜레스테롤, HDL콜레스테롤, LDL콜레스테롤, 트리글리세라이드)	남자 24세 이상 (4년마다) 여자 40세 이상 (4년마다)
B형간염 검사(B형간염 표면 항원, 항체)	40세 (보균자와 면역자는 제외)
구강검진 중 치면세균막 검사	40세
골밀도검사	54세, 66세 여성
정신건강 검사(PHQ-9 검사 및 상담)	20·30·40·50·60·70세 (해당 나이를 시작으로 10년 동안 1회)
생활 습관 평가(흡연, 음주, 운동, 영양, 비만)	40·50·60·70세
노인 신체기능 검사(낙상 검사: 하지 기능, 평형성)	66·70·80세
인지기능 장애 검사(KDSQ-C 검사 및 상담)	66세 이상 (2년마다)

③ 확진 검사: 일반건강검진 결과 고혈압, 당뇨병, 폐결핵 질환 의심자는 확진 검사 및 진료 시행

- 고혈압: 진찰 및 상담, 혈압 측정

- 당뇨병: 진찰 및 상담, 공복혈당 검사
- 폐결핵: 진찰 및 상담, 객담검사

(5) 의료급여 생애전환기검진

① 대상자: 66세 이상의 의료급여수급권자로 2년마다 대상

② 공통 검사항목

- 건강검진 상담료 및 행정비용
  - 문진과 진찰, 상담, 신장, 체중, 비만도(체질량지수), 허리둘레, 시력, 청력 측정(혈압측정, 흉부방사선촬영, 요검사, 혈액검사는 실시하지 않음)
  - 장애의 정도가 심한 장애인: 장애인 안전, 편의 관리

③ 성·연령별 검사항목

표 3-6. 의료급여 생애전환기검진 성, 연령별 검사항목

검사항목	검진 나이
골밀도검사	66세 여성
정신건강 검사(PHQ-9 검사 및 상담)	70세 (해당 나이를 시작으로 10년 동안 1회)
생활습관평가(흡연, 음주, 운동, 영양, 비만)	70세
노인 신체기능 검사 (낙상 검사: 하지 기능, 평형성)	66·70·80세
인지기능 장애 검사(KDSQ-C 검사 및 상담)	66세 이상 (2년마다)

4) 암 검진

- 기존 암 환자 국가암검진 유예제도: 위암, 대장암, 유방암, 자궁경부암, 간암, 폐암으로 진료 받고 있는 환자는 건강보험 산정 특례기간이 종료되는 날이 속하는 해의 전년도까지 해당 암 검진 대상 유예. 단, 암 검진 대상 유예자 본인이 희망하는 경우 국민건강보험공단을 통해 해당 암 검진 대상자 추가등록 가능.

(1) 위암 검진

① 대상자: 40세 이상 남녀

② 검사 및 주기: 2년마다 위내시경 검사(위내시경 검사가 어려운 경우, 위장조영검사 선택 가능)

③ 검진 비용: 국민건강보험공단이 90%, 수검자가 10% 부담. 단 국가암검진 대상자, 의료급여 수급자는 본인 부담이 없음.

④ 위장조영검사 결과 위암이 의심될 때 위내시경 검사를 시행하고, 위내시경 검사 과정 중 필요한 경우에 조직검사를 시행하고 전부 또는 일부 비용지원. 단, 위내시경 검사에서 수면내시경 또는 헬리코박터 검사를 시행했을 경우 추가로 발생하는 비용은 대상자가 부담함.

⑤ 최종 판정 및 사후 관리: 최종 판정은 1. 이상소견 없음 또는 위염, 2. 양성질환, 3. 위암 의심, 4. 위암, 5. 기타로 구분하며, 3. 위암 의심, 4. 위암으로 분류된 경우 사후 관리 대상으로 정의하고 추가검사 및 암 확진 여부를 확인하고 관리.

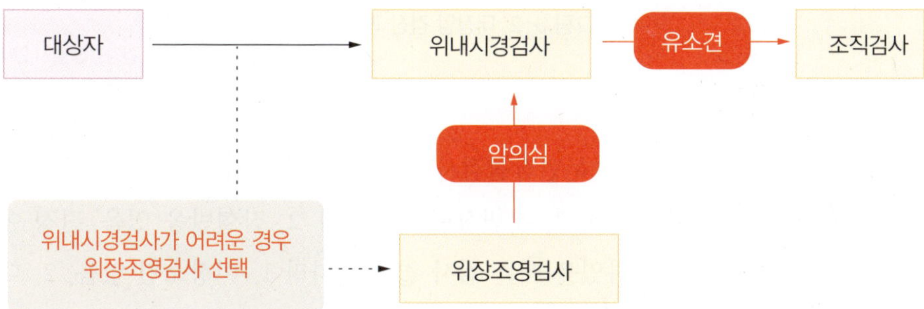

그림 3-1. 위암 검진 과정

출처: 국민건강보험공단. 건강검진 실시 안내

(2) 대장암 검진

① 대상자: 50세 이상 남녀

② 검사 및 주기: 1년마다 분변잠혈검사(Fecal Occult Blood Test; FOBT)를 받은 후 양성판정자는 대장내시경 검사

③ 국가 대장암 검진으로 대장내시경 검사를 받은 자는 대장내시경 수검일로부터 5년이 도래하는 날이 속하는 해의 전년도까지 대장암 검진 대상 유예.

④ 검진 비용: 대장암 검진비용은 국민건강보험공단이 전액 부담. 단, 분변잠혈검사를 하지 않고 대장내시경 검사를 받은 경우 검사비용을 전액 수진자 본인이 부담.

⑤ 분변잠혈검사 결과 '잠혈반응 있음'인 경우 대장내시경검사를 시행하고 검사과정 중 필요한 경우 조직검사를 실시하고 전부 비용지원. 단, 대장내시경검사에서 수면내시경 또는 용종 제거 등에 대한 추가발생비용은 대상자가 부담.

⑥ 분변잠혈검사 전 위양성 반응을 초래할 수 있는 사항(최근 아스피린 또는 소염진통제 복용 여부, 음주력, 육안적 혈변 여부, 혈뇨 여부, 생리 기간 여부, 치질(치핵, 치열 등) 여부, 설사, 장염, 최근 변비 여부)을 확인하고 수검자에게 교육 시행.

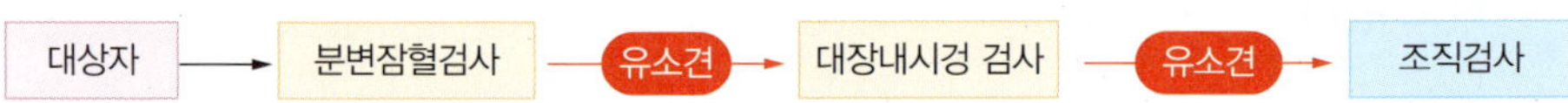

그림 3-2. 대장암 검진 과정

출처: 국민건강보험공단. 건강검진 실시 안내

⑦ 최종 판정: 최종 판정은 분변잠혈검사만 받았을 때는 1. 잠혈반응 없음, 2. 잠혈반응 있음으로 판정하고, 분변잠혈검사 결과 '2. 잠혈반응 있음' 판정 이후에 추가검사를 시행하였을 때는 검사 결과에 따라 1. 이상소견 없음, 2. 대장용종, 3. 대장암 의심, 4. 대장암, 5. 기타로 구분.

⑧ 사후 관리: '2. 잠혈반응 있음(분변잠혈검사만 받았을 경우)' 또는 '3. 대장암 의심, 4. 대장암(추가적인 대장내시경 검사를 실시한 경우)'으로 분류된 경우에 사후관리대상으로 정의하고 추가검사 및 암 확진 여부를 확인하고 관리

(3) 간암 검진

① 대상자: 40세 이상 남녀 중 간암 발생 고위험군에 해당하는 대상자

고위험군 기준

- 해당년도 이전 2개년도 보험급여 내역 중 간암 발생 고위험군 (간경변증, B형 간염 바이러스 항원 양성, C형 간염 바이러스 항체 양성, B형 또는 C형 간염 바이러스에 의한 만성 간질환 환자)
- 과거년도 일반건강검진 결과 B형 간염 바이러스 표면 항원 양성자 또는 C형 간염 바이러스 항체 양성자

② 검사 및 주기: 상반기1회, 하반기1회로 6개월마다 간 초음파검사와 혈액검사(혈청알파태아단백검사) 시행

③ 검진 비용: 국민건강보험공단이 90%, 수검자가 10% 부담. 단 국가암검진 대상자, 의료급여 수급자는 본인부담이 없음.

④ 최종 판정 및 사후 관리: 최종 판정은 1. 간암 의심소견 없음, 2. 추적검사 요망(3개월 이내), 3. 간암 의심(정밀 검사 요망), 4. 기타로 구분하며, 3. 간암 의심(정밀 검사 요망)으로 분류된 경우에 사후관리대상으로 정의하고 추가검사 및 암 확진 여부를 확인하고 관리

(4) 유방암 검진

① 대상자: 40세 이상 여성

② 검사 및 주기: 2년마다 유방촬영술(Mammography) 검사 시행.

③ 검진 비용: 국민건강보험공단이 90%, 수검자가 10% 부담. 단 국가암검진 대상자, 의료급여 수급자는 본인 부담이 없음.

④ 유방촬영은 좌우 각각 내외사위촬영(Mediolateral oblique view; MLO view)과 상하위 촬영(Craniocaudal view; CC view) 두 가지 촬영 시행.

⑤ 최종 판정 및 사후 관리: 최종 판정은 1. 이상소견 없음, 2. 양성 질환, 3. 유방암 의심, 4. 판정유보로 구분하며, 3. 유방암 의심, 4. 판정유보로 분류된 경우에 사후 관리 대상으로 정의하고 추가검사 및 암 확진 여부를 확인하고 관리.

(5) 자궁경부암 검진

① 대상자: 20세 이상 여성

② 검사 및 주기: 2년마다 자궁경부 세포 검사(Pap smear test) 시행.

③ 자궁경부암 검사 시에 자궁적출술을 받았거나, 성 경험이 없으신 분은 사전에 검진 의사와 상의.

④ 검진 비용: 국민건강보험공단이 전액 부담.

⑤ 검사 전 수진자 교육: 최소 검사 48시간 전부터는 질 내 어떠한 물질도 넣지 않아야 하며, 성관계, 탐폰(tampon) 사용 금지, 질 세척 금지, 질 내 약물 및 윤활제 사용 금지, 질 내 피임약 사용 금지.

⑥ 최종 판정 및 사후 관리: 최종 판정은 1. 이상소견 없음, 2. 반응성 소견 및 감염성 질환, 3. 비정형 세포 이상, 4. 자궁경부암 전구단계 의심, 5. 자궁경부암 의심 6. 기타로 구분하며, 3. 비정형 세포 이상, 4. 자궁경부암 전구단계 의심, 5. 자궁경부암 의심으로 분류된 경우에 사후 관리 대상으로 정의하고 추가검사 및 암 확진 여부를 확인하고 관리.

(6) 폐암 검진

① 대상자: 54세~74세 이상 남녀 중 30갑년(하루평균 담배소비량(갑)×흡연기간(년)) 이상의 흡연력을 가진 흡연자로서 폐암 발생 고위험군에 해당하는 대상자

고위험군 기준

- 해당년도 전 2년 내 일반건강검진(생애전환기 건강진단 포함)의 문진표로 30갑년 이상의 흡연력과 현재 흡연이 확인되는 자
- 건강보험 금연 치료 사업시 작성하는 문진표로 30갑년 이상의 흡연력이 확인되는 자(해당년도 전 2년 내 문진표 확인)
- 폐암 발생 고위험군 중 국가 폐암 검진을 받았던 자는 검진 후 금연하더라도 금연 15년 이내, 74세 이전까지는 폐암 검진 대상자에 포함

② 검사 및 주기: 2년마다 저선량 흉부CT검사와 사후 결과상담(폐암검진에 대한 결과 및 금연상담 등) 시행

③ 검진 비용: 국민건강보험공단이 90%, 수검자가 10% 부담. 단 국가암검진 대상자, 의료급여 수급자는 본인부담이 없음.

④ 최종 판정: 폐암검진 판정기준에 따라 1. 이상소견없음, 2. 양성 결절, 3. 경계성 결절, 4. 폐암 의심, 5. 폐암 매우 의심으로 구분하며, 6. 기타(폐결절외 의미있는 소견)의 경우 최종 판정에서 추가적으로 기입

⑤ 사후 관리: 폐암검진 수검자의 사후관리는 폐암검진 후 금연상담을 통해 지속적인 금연지원 서비스 안내와 연계하여 향후 발생할 폐암을 예방하는 측면에서도 매우 중요함. 폐암과 관련된 이상소견이 없더라도 폐 손상 정도를 확인하고 향후 폐암 발생을 예방하기 위한 금연상담을 받을 수 있도록 사후 결과 상담 권고. 폐암 검진에서 이상 소견(3. 경계성 결절, 4. 폐암 의심, 5. 폐암 매우 의심)이 판정된 경우 사후관리대상으로 정의하고 추가검사 진행 여부를 검진기관에서 관리.

참고문헌

1. 국민건강보험공단. 건강검진 실시 안내 [Internet]. 2023 [cited 2023 Jun 09]. Available from: https://www.nhis.or.kr/nhis/healthin/wbhaca04500m01.do.
2. 보건복지부. 2023 건강검진 사업안내.
3. 보건복지부. 2023 국가암검진 사업안내.
4. 여성가족부 공고 제2023-2호 학교 밖 청소년 건강검진 실시계획

2

건강검진의 실제

건강검진의 실제 2

1. 신체 계측

1) 혈압

이희선(서울대학교병원 강남센터 순환기내과)

(1) 검사 개요

혈압은 동맥혈관 벽에 대항하는 혈액의 압력을 뜻하며, 수축기와 이완기 혈압, 두 수치의 차이인 맥압, 분당 맥박수 등을 측정하여 수진자의 혈역학적 상태를 평가할 수 있음.

(2) 검사 방법

고혈압의 진단, 치료, 예후 평가에 있어서 가장 기본이 되는 것이 정확한 혈압 측정임. 측정된 혈압은 측정 환경, 측정기기, 측정 방법, 검사자의 술기에 따라서 변동성이 크기 때문에, 진료실혈압을 표준적인 방법으로 반복해서 측정하거나, 활동혈압 측정(ambulatory BP monitoring) 혹은 가정혈압 측정(home BP monitoring)과 같은 진료실 밖 혈압 측정을 부가적으로 시행함.

활동혈압 적응증

- 고혈압을 진단하기 위하여
- 백의고혈압이 의심될 때
- 진료실혈압은 고혈압전단계 또는 정상이나 말단 장기 손상이나 심혈관 위험도가 높아 가면고혈압이 의심될 때
- 진료실혈압과 가정혈압의 혈압 값이 현저하게 불일치가 있는 경우, 고혈압을 진단하기 위하여
- Dipping 패턴(dipper, non-dipper, reverse dipper and extreme dipper), 야간고혈압, 아침고혈압, morning surge를 평가하기 위하여
- 이차성 고혈압(수면 무호흡증)을 평가하기 위하여
- 간헐적 고혈압 또는 저혈압(기립성 저혈압, 식후저혈압, 약물 유발 저혈압)을 평가하기 위하여
- 자율신경 장애에 의한 혈압 변화를 평가하기 위하여
- 혈압 변동성을 평가하기 위하여
- 고혈압 약제의 효과를 모니터링하기 위하여
  - 약제 치료 중인 환자에서 백의효과 또는 조절되지 않는 가면고혈압의 평가
  - 과도한 약제 투여로 인한 증상이 있는 저혈압 환자의 평가
  - 24시간 혈압 조절 유무를 평가(특별히 고위험군과 임신부)
- 저항성 고혈압을 진단하기 위하여
- 심혈관 위험도 평가를 위해 정확한 혈압 측정이 요구될 때

① 수진자는 최소 5분 정도 안정하고나서, 조용한 환경에서 측정을 준비함.

② 수진자는 등을 바르게 기대고 앉아서 양발은 평평한 평지 위에 내려 다리는 꼬지 않은 상태에서 위팔을 테이블에 놓고 가능하면 맨팔 위로 커프를 감을 준비를 함.

③ 검증된 비수은혈압계(비수은 청진법 혈압계 혹은 자동혈압계)를 사용함. 수진자에게 적절한 커프를 선택하고, 커프의 중간 부분이 흉골의 중앙부분에 위치하도록(자동혈압계의 경우, 커프의 하단이 사용자의 팔꿈치에서 2~3 cm 위에 위치하도록) 해서 측정을 시작함.

④ 청진법

a. 빠른 속도로 압력을 올리고, 손목 동맥 맥박 소실 지점에서 20~30 mmHg 더 올림.

b. 위팔 동맥에 청진기의 종(bell) 부분을 밀착시키고, 박동당(또는 초당) 2 mmHg의 속도로 천천히 감압함.

c. Korotkoff 음의 1기(처음 2개의 음 중 첫 번째 음이 들리는 지점)와 5기(최종음이 들리는 지점)를 수축기혈압과 이완기혈압으로 함.

d. 1분 간격을 두고 적어도 2번 이상 혈압을 측정함.

e. 혈압 측정시 맥박도 같이 측정함.

⑤ 활동혈압

a. 진료실 밖에서 혈압을 측정하며, 24시간에 걸쳐 여러 번 반복적으로 혈압을 측정함으로써 진료실혈압과 다르게 주간활동혈압, 야간혈압, 아침혈압에 대한 정보를 제공함.

b. 수진자는 일상적인 활동과 야간 수면을 유지하고, 과격한 운동은 피하며 혈압 측정 시 자세(특히 팔)를 유지해야 함.

c. 검증된 진동법 자동혈압계를 사용하여 24시간에 걸쳐 주간에는 15~30분, 야간에는 30~60분 간격으로 혈압을 측정함.

d. 분석을 위해 주간 최소 20회, 야간 최소 7회, 예상측정 횟수의 최소 70% 이상의 측정 데이터가 필요함.

(3) 검사 시 주의사항

① 수은의 유해성 문제를 다룬 미나마타 협약에 의해 수은혈압계는 2020년 이후 생산 및 유통이 금지되어서 진료실혈압 측정은 비수은혈압계를 이용해야 함.

② 혈압에 영향을 줄 수 있는 자극요인을 피하도록 혈압 측정 전 30분 이내에는 흡연, 알콜, 카페인 섭취를 하지 않아야 하며 용변을 본 후 측정하도록 함.

③ 양측 혈압에 차이가 있을 수 있으니 처음에는 양팔에서 혈압을 측정한 뒤, 다음부터는 혈압 수치가 높은 팔에서 혈압을 측정하도록 함.

④ 노인, 당뇨병 환자와 기립성 저혈압이 의심되는 환자는 일어선 후 1분과 3분에 혈압을 측정해 볼 수 있음.

⑤ 부정맥 환자는 맥박에 따라 혈압이 변하므로 3회 이상 측정하여 평균 혈압을 측정함.

⑥ 상지 맥박이 약하여 말초혈관질환이 의심되는 환자는 다리에서 혈압을 측정함. 검증된 자동혈압계를 사용하여 발목 또는 정강이에 커프를 감고 누워서

측정하는 발목 혈압 측정을 일반적으로 권고함.

⑦ 커프 없이 스마트워치나 스마트폰 등 개인 모바일 디바이스의 혈관 박동과 맥파 속도 등을 감지하는 센서를 통해서 혈압을 측정하는 다양한 웨어러블 기기와 광혈량측정법(PPG, photoplethysmography)을 이용한 모바일 혈압 측정 기기로의 접근성이 좋아졌지만, 기기의 정확도 및 측정의 신뢰도는 아직은 극복해야 할 문제임. 향후 표준기기인 일반 혈압계를 기준으로 한 주기적 보정과 측정 방법의 표준화가 요구됨.

(4) 검사 결과의 해석과 추후관리

① 고혈압의 정확한 진단 - 2022년 대한고혈압학회 진료지침

표 1-1. 혈압측정방법에 따른 고혈압의 기준

측정방법	수축기혈압 (mmHg)	확장기혈압 (mmHg)
진료실혈압	≥140	≥90
24시간 활동혈압		
하루 평균혈압	≥130	≥80
주간 평균혈압	≥135	≥85
야간 평균혈압	≥120	≥70
가정혈압	≥135	≥85
진료실자동혈압	≥135	≥85

표 1-2. 대응혈압

	진료실혈압	24시간 활동혈압 하루 평균혈압	24시간 활동혈압 주간 평균혈압	가정혈압
수축기 혈압	140	130	135	135
수축기 혈압	130	125	130	130

a. 방법에 무관하게 확인된 고혈압은 생활습관 교정 및 약물치료가 필요할 수 있으므로 순환기내과 진료 연계함.

b. 고혈압을 진단하고 약물치료를 시작하기 전 반드시 백의고혈압(white coat hypertension)과 가면고혈압(masked hypertension) 여부를 확인하는 것이 필요함.
   - 백의고혈압: 혈압 치료를 받고 있지 않은 대상자에서 진료실혈압은 높으나 진료실 밖 혈압은 높지 않은 경우. 장기적으로 고혈압으로 진행할 위험 있음. 가정혈압 측정 권유함.
   - 가면고혈압: 혈압 치료를 받고 있지 않은 대상자에서 진료실혈압은 높지 않으나 진료실 밖 혈압은 높은 경우. 젊은 연령, 남성, 흡연자, 당뇨, 수면무호흡증과 연관 있음. 24시간 활동혈압 측정 권유함.

c. 고혈압 치료 중 백의비조절고혈압(white coat uncontrolled hypertension), 가면비조절고혈압(masked uncontrolled hypertension) 여부를 확인하는 것이 필요함.
   - 백의비조절고혈압: 고혈압 치료 환자에서 진료실혈압은 높으나, 진료실 밖 혈압은 높지 않는 경우. 불필요한 약물추가나 부작용 야기의 위험성 있음. 가정혈압 측정 권유함.
   - 가면비조절고혈압: 고혈압 치료 환자에서 진료실혈압은 높지 않으나, 진료실 밖 혈압은 높은 경우. 항고혈압 약제를 약하게 사용하는 경우, 좌심실비대, 이상지질혈증 동반된 경우 가능성 높음.

참고문헌

1) 대한고혈압학회 2022년 고혈압 진료지침

2) 비만도 및 체지방 분석

최호천(서울대학교병원 강남센터 가정의학과)

(1) 비만의 정의

- 건강을 해칠 정도로 지방조직에 비정상적인 또는 과도한 지방질이 축적되는 상태(WHO).

(2) 비만의 평가

① 일반적 방식

- 성인 비만의 기준은 동반 질환의 위험을 고려하여 체질량지수 25 kg/m²이상으로 함.
- 성인에서 비만은 동반 질환의 위험을 고려하여 체질량지수에 따라 세분화할 수 있음.
- 성인 복부 비만의 기준은 허리둘레를 측정하여 남자 90 cm이상, 여자 85 cm 이상으로 함.
- 비만 기준은 인종, 국가마다 차이가 있으며, 현재 국내에서 보편적으로 사용되는 방법은 아래 표와 같음(2022. 대한비만학회 비만진료지침).

표 1-3. 한국인에서 체질량지수와 허리둘레에 따른 비만 동반 질환 위험도

분류	체질량지수 (kg/m^2)	허리둘레에 따른 동반질환의 위험도	
		< 90 cm(남성) < 85 cm(여성)	≥ 90 cm(남성) ≥ 85 cm(여성)
저체중	<18.5	낮음	보통
정상	18.5~22.9	보통	약간 높음
비만전단계	23~24.9	약간 높음	높음
1단계 비만	25~29.9	높음	매우 높음
2단계 비만	30~34.9	매우 높음	가장 높음
3단계 비만	≥ 35	가장 높음	가장 높음

*비만전단계는 과체중 또는 위험체중으로, 3단계 비만은 고도비만으로 볼 수 있다(2022. 대한비만학회 비만진료지침).

② 생체전기저항 분석법(Bioimpedance analysis, BIA)

- 체지방을 측정할 때는 남성에서 25% 이상, 여성에서는 30%이상인 경우 비만으로 판정.

③ 기타 여러 가지 측정법

a. 이중에너지 X-ray 흡수법(Dual Energy X-ray Absorptiometry, DEXA)을 이용한 체지방 측정법

- BIA와 마찬가지로 남성 25% 이상, 여성 30% 이상인 경우를 체지방 과다로 판정.

b. 허리둘레 측정법

- 남자 90 cm, 여자 85cm 이상이면 복부비만 판정(Endocrinol Metab. 2014 Dec; 29(4): 418-426).

c. 복부 CT 측정법

- transverse section(강남센터는 umbilicus level) cut에서 HU -50에서 -250 사이의 면적 측정.
- 남성 100 cm^2, 여성 70 cm^2이상이면 내장지방 과다 판정(Diabet Med. 2008 Jan;25(1):106-10).

d. 강남센터 수진자 대상의 관련 연구 결과

- 허리둘레, 내장지방량을 분석하여 대사증후군이 의미있게 증가하는 역치(cut-off)를 조사
  - 남성의 경우 허리둘레 88 cm, 내장지방량 134.6 cm^2
  - 여성의 경우 허리둘레 81 cm, 내장지방량 91.1 cm^2
- 이상 증가시 대사증후군 발생이 증가함을 보고(Korean J Fam Med. 2018 Jul;39(4):239-246).

3) 비만의 치료

(1) 개요

- 기본적으로 음의 열량균형(Negative calorie balance)를 유지하는 것이 필요
- 에너지 소비를 늘리기 위한 신체활동 증가, 에너지 섭취를 줄이기 위한 식사 조절이 근간.

(2) 약물치료

- 체질량지수 25 kg/m^2이상에서 비약물치료로 체중 감량에 실패한 경우 약물 치료를 고려.

- 약제 유지용량 투약 12주간 5% 이상 체중 감량이 없다면 약제 변경 또는 중단 권고.

① 경구용 식욕 억제제

- phentermine
  - adipex® 30 mg, panbesy® 30 mg(서방형)가 있음.
  - 대표적 부작용으로 입마름, 빈맥, GI trouble, agitation, insomnia 등이 있을 수 있음.
  - 초기에는 adipex 0.5T qd~qod로 1주일 정도를 사용 후 점차 30 mg으로 증량.
  - 30 mg을 사용할 때에는 서방형 제재를 사용하는 것이 더 좋음.
- phentermine과 topiramate의 복합제
  - Qsymia® (phentermine/topiramate) 각각 3.75/23 mg, 7.5/46 mg, 11.25/69 mg, 15/92 mg 4가지 제형.
  - 처음 2주간 3.75/23 mg을 복용한 후 상용량인 7.5/46 mg으로 증량.
  - 12주간 3%이상 감량되지 않으면 증량하고 최고 용량에서 12주간 5% 이상의 체중감량이 없을 때에는 복용을 중단.
  - 간질발작을 방지하기 위해서 titration하면서 끊어야 함.
- bupropion과 naltrexone의 복합제
  - Contrave® (naltrexone 9 mg/bupropion 90 mg) 제형을 일주간 qd, 일주간 1T bid, 3주째에 2T-1T, 4주부터 2T bid로 복용함.
  - 흔한 부작용은 nausea, constipation, headache, vomiting, dizziness 등이 있고, 약물상호작용이 많은 편이어서 복용에 주의를 요함.
- locaserin (Belviq®)
  - 미국 FDA에서 허가한 비만치료제로 국내 출시되었으나 발암 논란으로 2020년 퇴출된 상태.
  - serotonin 2C Receptor agonist로서 식욕을 억제하는 효과가 있음.
  - Qsymia, Contrave에 비해서 부작용이 적지만, 체중감량효과도 moderate한 수준임.

② 주사형 식욕억제제 Saxenda® (성분명 liraglutide)

- GLP-1 유사체 당뇨병 치료제인 Victoza®와 주성분이 같지만 비만치료제로 국내 허가됨.
- 기본적인 적응증
  - 체질량지수 30 kg/m^2이상인 비만 환자, 또는 만성질환(당뇨병 전단계 또는 당뇨병, 고혈압, 이상지질혈증 등 한 가지 이상)이 있으면서 체질량지수 27~30 kg/m^2 인 환자.
- 부작용 및 주의사항
  - 구역, 설사 등의 위장장애가 흔한 부작용으로 보고됐으며, 췌장염 발생은 보고되지 않았고 같은 성분인 Victoza® 및 다른 GLP-1유사체와 함께 사용할 수는 없음.
  - 오심과 구역은 시간이 지나면서 줄어들게 되거나 적응하게 되나 고용량에서 더 잘 발생할 수 있으므로 용량 증량시 주의를 요함.
- 투약 방법
  - 주사기형 펜 하나에 18 mg이 들어 있어서 0.6 mg/D 으로 시작해서 일주일 간격으로 0.6 mg/D 씩 증량할수 있고 최대 3.0 mg/D까지 증량 가능.
  - 3.0 mg/D까지 올리면 효과가 더 좋을 수 있지만 1.2 mg/D 또는 1.8 mg/D에서도 체중감소 효과가 나타나기 때문에 부작용과 효과를 고려하여 적절한 용량을 찾는 것이 필요함.
  - 3.0 mg/D 투약으로 12주간 치료시에도 초기 체중의 5% 이상 감량되지 않으면, 이 약제 치료의 중단을 고려함.

③ 장기 사용가능한 지방흡수 억제제 xenical® (성분명 orlistat)

- 하루 세 번 먹어야 하는 불편감, 약 복용 시 지방변, 변실금, fecal soiling 등으로 인해 compliance가 낮은 편이나 부작용이 적어서 안심하고 장기간 사용할 수 있는 장점이 있음.

표 1-4. Comparison of Weight Loss and Adverse Events With Pharmacological Weight Loss Agents in Network Meta-analysis

	Odds ratio(95% Crl) for achieving at least 5% weight loss					
	Phentermine-topiramate	1.67 (1.03-2.56)	2.33 (1.54-3.59)	2.98 (1.95-4.54)	3.42 (2.40-4.91)	9.22 (6.63-12.85)
Odds ratio (95% Crl) for discontinuation due to adverse events	0.78 (0.48-1.20)	Liraglutide	1.4 (0.96-2.18)	1.78 (1.22-2.78)	2.06 (1.51-2.96)	5.54 (4.16-7.78)
	0.87 (0.59-1.25)	1.11 (0.74-1.72)	Naltrexone-bupropion	1.28 (0.87-1.84)	1.47 (1.09-1.96)	2.96 (3.03-5.11)
	1.71 (1.14-2.49)	2.2 (1,43-3.39)	1.97 (1.38-2.76)	Lorcaserin	1.15 (0.86-1.55)	3.1 (2.38-4.05)
	1.25 (0.88-1.76)	1.6 (1.10-2.40)	1.44 (1.07-1.95)	0.73 (054-1.02)	Orlistat	2.7 (2.34-3.09)
	2.29 (1.71-3.06)	2.95 (2.11-4.23)	2.64 (2.1-3.35)	1.34 (1.05-1.76)	1.84 (.153-2.21)	Placebo

From: Association of Pharmacological Treatments for Obesity With Weight Loss and Adverse Events: A Systematic Review and Meta-analysis
JAMA. 2016;315(22):2424-2434. doi:10.1001/jama.2016.7602

참고문헌

1. Rohan Khera et al. Association of Pharmacological Treatments for Obesity With Weight Loss and Adverse Events: A Systematic Review and Meta-analysis. JAMA. 2016 Jun 14;315(22):2424-34.
2. Yeong Sook Yoon, Sang Woo Oh. Optimal waist circumference cutoff values for the diagnosis of abdominal obesity in korean adults. Endocrinol Metab (Seoul). 2014 Dec 29;29(4):418-26.
3. J H Han et al. Visceral adipose tissue as a predictor for metabolic risk factors in the Korean population. Diabet Med. 2008 Jan;25(1):106-10.
4. Arang Lee et al. Cut-Off Values for Visceral Fat Area Identifying Korean Adults at Risk for Metabolic Syndrome. Korean J Fam Med. 2018 Jul;39(4):239-246.

2. 혈액검사

1) 일반혈액혈구 검사

정소이(서울대학교병원 강남센터 진단검사의학과)

- 검사개요
  - 대부분 기본 패키지에 포함
    혈액 내 존재하는 세 가지 종류의 세포, 즉 적혈구, 백혈구, 그리고 혈소판의 양적 및 질적인 정보를 다양한 지표(parameter)로 파악할 수 있음.
  - 빈혈, 적혈구 증가증, 백혈병, 혈소판 증가증, 혈소판 감소증 등 다양한 혈액질환의 선별에 사용함.
- 검사 방법
  - 자동혈구분석기(automated hematology analyzer)로 검사함.
- 검사 시 주의사항
  - 심한 운동이나 스트레스, 흡연 등이 검사 수치에 영향을 줄 수 있음.
- 검사결과의 해석과 추후관리

(1) 빈혈

전체혈구계산(complete blood cell count, CBC)의 일부인 적혈구 지수, 즉 혈색소(Hb), 적혈구용적률(Hct) 혹은 적혈구 수의 감소로 정의함.

표 2-1. 혈색소 농도(g/dL)에 따른 빈혈의 진단기준(WHO)

연령	경도 빈혈	중등도 빈혈	중증 빈혈
6-59개월	10.0~10.9	7.0~9.9	<7.0
5-11세	11.0~11.4	8.0~10.9	<8.0
12-14세	11.0~11.9	8.0~10.9	<8.0
성인여성(>15세)	11.0~11.9	8.0~10.9	<8.0
임산부	10.0~10.9	7.0~9.9	<7.0
성인남성(>15세)	11.0~12.9	8.0~10.9	<8.0

표 2-2. 빈혈의 형태학적 분류

적혈구 지수	관련 질환
macrocytic anemia MCV > 100fL, MCHC >31%	비타민 B_{12} 결핍, 엽산결핍, 항암제 치료, 항경련제 치료
normocytic normochromic anemia MCV 80~100 fL	급성 실혈, 용혈 빈혈, 재생불량빈혈, MDS
microcytic hypochromic anemia MCV < 80fL, MCHC <31%	철결핍빈혈, 만성 질환, hemoglobinopathy

① 진단

a. MCV, MCHC 등의 parameter

b. 말초혈액도말검사(PBS): 적혈구 크기와 염색 정도, 형태이상, 백혈구, 혈소판 이상을 확인함.

c. Reticulocyte: RBC 생산의 지표, 골수부전에서 감소하고 용혈성빈혈, 출혈에서 증가함.

d. 위/대장내시경 검사, 산부인과 검진, 신기능검사, 간기능검사, 응고검사 결과 등을 참고할 수 있음.

(2) 철결핍빈혈

국내 남자의 2%, 여자의 22% 정도에서 발생하는 발생빈도가 가장 높은 빈혈임.

① 철 관련 검사결과의 해석

전형적인 철결핍빈혈은 혈청 페리틴(serum ferritin)과 혈청 철이 감소하면서 총철결합능(total iron binding capacity, TIBC)과 트랜스페린(transferrin)은 증가함.

표 2-3. 빈혈의 분류에 따른 철 관련 검사 결과

Test	Iron deficiency	Functional iron deficiency	Iron-deficiency anemia	Anemia of chronic disease	IDA+ACD	Normal valve
Serum iron, umol/L	Low	Low-normal	Low	Low	Low	10~30
Transferrin saturation, %	≥16	Low-normal	<16	Low-normal	Low-normal	16~45
Ferritin, ug/L	<30	Normal	<10	>100	<100	40~300 in male 20~200 in femal
Hemoglobin, g/dL	Normal	Normal	Low	Low	Low	>13 in man >12 in woman
MCV, fl	Normal	Normal	<80	Low-normal	Low	80~95
sTFR/log ferritin	NA	NA	>2	<1	>2	NA

IDA, iron deficiency anemia; ACd, anemia of chronic disease; MCV, mean corpuscular volume; sTFR, sluble transferrin receptor; NA, not applicable.
adopted from https://doi.org/10.3904/kjm.2017.92.155

② 철 결핍 원인에 대한 검사

철결핍빈혈은 원인을 교정하여야 근본적인 치료가 되기 때문에 반드시 원인을 찾아야 함.

a. 남성 환자와 노인 환자의 경우 철결핍빈혈의 가장 흔한 원인은 만성적인 출혈로, 반드시 위장 출혈에 관련된 문진과 내시경검사 및 대변 잠혈 검사를 진행하여야 함. 만성출혈을 시사하는 위내시경 소견으로는 궤양, 미란, 혈관형성이상(angiodysplasia)과 종양이고, 대장내시경 소견으로는 치질, 게실, 궤양, 혈관형성이상, 장염(염증성 장질환, 결핵성 장염, 감염성 장염 등)과 종양임. 대변 잠혈 검사는 위염, 십이지장염과 같은 염증이 단순한 흡수 장애 외 출혈을 동반되고 있는지도 감별할 수 있는 검사이므로 유용함. 약물관련병력, 특히 출혈 위험도를 높이는 항혈소판제, 스테로이드, NSAIDs, 항응고제 복용을 반드시 확인하여야 함.

b. 주기적인 월경을 하고 있는 젊은 여성의 경우는 모두 내시경을 할 필요는 없음. 대신 만성적인 출혈을 시사하는 증상 및 소화기 증상에 대해서 문진하여, 필요시 내시경 및 대변잠혈검사를 시행함. 월경 과다가 있는 경우 산부인과 검진이 필수적임.

③ 치료

a. 경구 철분제 복용

a) 가장 좋은(gold standard) 경구 철은 가격이 싸고 생체이용률(bioavailability)이 높은 ferrous sulfate임. 다른 경구 철 화합물로는 iron fumarate, iron gluconate, carbonyl iron 그리고 polysaccharide-iron complex 등이 있음. 권장 용량은 철 성분으로써 100~300 mg/day을 2~3차례 나누어 공복에 복용함. 처방시 철 성분(elementary iron) 함량으로 용량을 계산하여야 함.

b) 경구 철 약제는 복용시 철의 산화 성질로 인하여 위장관 점막을 자극하기 때문에 소화불량, 오심, 구토, 복통, 변비 등의 부작용이 생길 수 있음. 부작용은 약 용량과 비례하니 부작용이 심하면 감량할 수 있음. 공복 복용시 철의 흡수가 잘 되지만 위장관 부작용도 더 잘 생기므로 위장관 부작용이 있다면 식후 또는 식사와 함께 복용할 수도 있음.

c) 빈혈이 교정된 후에도 저장철의 확보를 위하여 6~12개월간 지속적으로 투여함.

b. 정맥 주사 치료

a) 주사 철 제제는 경구 약제 부작용이 있거나 경구 약제가 효과가 없는 경우, 빠른 철결핍빈혈 개선이 필요한 경우, 만성 신질환 환자에서 적혈구 형성인자를 투여하는 경우 적응증이 됨. 염증성 장질환 환자, 심한 자궁 출혈을 보이는 철결핍빈혈의 경우 경구 철 제제가 철 요구량을 충족시킬 수 없으므로 주사제제가 권유되고 있음.

b) 급성 부작용으로 오심, 구토, 두통, 홍조, 근육통, 가려움증, 관절통, 흉부통, 등 통증, 저인산혈증이 있으나 일시적으로 특별한 조치없이 사라지는 것으로 알려져 있음. 과민반응은 드물지만 있으며, 철약제의 과민

반응 과거력이 있는 경우는 금기임. 저혈압, 빈맥, 오심, 구토, 두통, 발열 및 쇼크의 부작용이 발생할 수 있으므로 투여 전 test dose(25 mg)를 투여하고 주의관찰을 요함.

(3) 호산구 증가증

① 정의

말초혈액 1 uL당 호산구가 500개 이상일 경우를 호산구증가증으로 정의함. 혈액 내 호산구의 정상범위는 백혈구의 1~3%이며, 건강한 상태에서는 일반적으로 1 uL당 400개를 넘지 않음. 일중 변동을 보이기 때문에 오전에는 낮고 밤에는 높은 수치를 나타내며, 스트레스, 운동 등에 영향을 받을 수 있음.

② 호산구 증가의 원인

호산구 증가증은 크게 선천성과 후천성으로, 후천성 호산구 증가증은 다시 이차성, 클론성, 특발성 호산구 증가증으로 분류됨. 이차성 호산구 증가증의 가장 흔한 원인으로는 알레르기 질환, 기생충 감염, 약물로 알려져 있음. 특발성 호산구 증가증은 이차성 및 클론성 호산구증가증을 배제하고도 특별한 원인을 찾지 못하는 경우로, 6개월 이상 지속되는 1500개/uL 이상의 말초혈액 호산구증가증이 주요 장기의 침범과 동반되면 특발성 과호산구증가 증후군(idiopathic hypereosinophilic syndrome)으로 정의함.

표 2-4. 호산구 증가증의 원인

Familial
Acquired
  Secondary
    Infection (mostly helminthic)
    Drugs (anticonvulsants, antibiotics, sulpha drugs, anti-rheumatics, allopurinol etc.)
    Allergy (asthma, atopic dermatitis, allergic rhinoconjunctivitis, , food allergy etc.)
    The pulmonary eosinophilias (chronic IEP, acute IEP, Churg-Strauss syndrome, ABPA, etc.)
  Miscellaneous other causes of autoimmune/inflammatory/toxic origin
      Eosinophilia-myalgia syndrome, toxic oil syndrome
      Eosinophilic fasciitis (Schulman syndrome), Kimura disease, Well syndrome
      Connective tissue disease (scleroderma, polyarteritis nodosa, etc.)
      Sarcoidosis, inflammatory bowel disease, chronic pancreatitis
    Malignancy (metastatic cancer, Hodgkin lymphoma)
    Endocrinopathies (Addison disease, growth factor deficiency, etc.)
  Clonal
    Acute leukemia (both myeloid and lymphoblastic)
    Chronic myeloid leukemia
Idiopathic including hypereosinophilic syndrome

③ 진단적 접근

일반 혈액검사에서 호산구의 백분율이 증가되어 있으면 호산구증가증을 의심할 수 있으나 정확한 진단을 위해서는 호산구의 절대수(absolute eosinophil count)를 측정하여야 함.

a. 병력청취

호산구 증가증으로 진단되면 자세한 문진을 통해 모든 약물 복용력과 알레르기 질환의 병력 및 가족력을 확인해야 함. 또한 기생충이나 감염의 가능성을 염두에 두고 특정 기생충이나 감염병이 문제가 되는 지역으로의 여행 여부와 육회, 민물 생선 및 조개류, 동물의 간이나 내장, 동물피 등의 생식 여부를 파악하는 것이 중요함.

a) 약물(한약 포함) 및 건강보조식품 복용력

b) 여행력과 생식 여부

c) 알레르기 질환 병력과 가족력

b. 조직 침범에 따른 증상확인 및 신체검진

침범한 조직에 따라 다양한 임상 양상을 초래할 수 있으나 무증상인 경우가 가장 흔함. 일부 환자에서는 생명을 위협하는 심장이나 신경계 증상이 초기 증상으로 나타나는 경우도 있음. 대표적인 침범 장기로는 피부, 폐, 간, 위장관, 심장, 신경계로 임상양상은 다음과 같음.

표 2-5. 호산구 증가증의 증상

중추/말초신경계	두통, 마비, 사지 이상 감각/저림, 발 처짐
호흡기	마른 기침, 호흡 곤란
순환기	부종, 흉통
소화기	복통, 설사
피부/관절	두드러기, 발진, 혈관 부종, 관절통
비뇨기	부종, 요량 감소

c. 검사

가능하면 모든 과거 검사 결과를 수집하여 호산구 증가증의 발생 시점을 확인해야 함. 조직 침범 여부를 확인하기 위해 기본적인 검사로 간기능 검사, 소변검사, 흉부촬영, 복부초음파, 심전도, 위대장내시경을 시행하고 장기 침범이 의심되는 경우 흉부CT, 복부CT, 심초음파, 뇌MRI, 말초혈액 도말검사, 골수검사 등 정밀검사를 추가로 시행할 수 있음. 기생충 검사를 위해 대변검사와 혈청 내 기생충 항체 검사를 시행하되 최근 국내에서 개회충 감염과 동반된 호산구증가증에 대한 증례가 많이 보고 되고 있으므로 혈청검사 시 포함하도록 함.

a) 과거검사 확인

b) 조직 침범 여부 확인

c) 기생충 대변검사 및 혈청내 기생충 항체검사(개회충 ELISA 검사 포함)

d. 치료

특정 원인과 연관되어 있는 경우 이에 대한 치료와 호산구에 의한 조직 손상을 감소시키기 위한 치료를 우선적으로 시행함. 병력과 신체 진찰 및 기본 검사에서 이상 소견이 없는 경증 호산구증가증 환자에서는 정기적인 관찰(3~6개월마다 혈액검사 및 신체진찰, 6~12개월마다 장기 침범에 대한 평가)만을 제안하고 있음. 클론성 호산구증가증은 혈액학적 질환분류에 따라 백혈병에 준해 치료함.

a) 원인으로 의심되는 모든 약제(한약) 및 건강보조식품을 중단

b) 기생충 감염 치료

c) 알레르기 질환 등 원인 질환에 대한 치료

d) 스테로이드, 면역억제제 - 증상 또는 주요 장기 침범의 명백한 증거가 있을 경우에 한해 시행

참고문헌

1. 대한진단검사의학회 편, 진단검사의학, 제6판, 범문에듀케이션, 2021
2. 김성용. 철결핍빈혈 진단과 최신 치료 경향. 대한내과학회지 2017;92(2): 155-61
3. 호산구증가증의 진단과 치료: 한국인 환자를 위한 지침 초안. 천식 및 알레르기 2006;26:186-97.
4. Mary A. Williamson and L. Michael Snyder. Wallach's Interpretations of Diagnostic Tests Ed.10, Wolters Kluwer, 2014

2) 당뇨병 검사

윤지완(서울대학교병원 강남센터 내분비대사내과)

(1) 검사 개요

- 제2형 당뇨병은 합병증이 나타날 시점까지 진단되지 않는 경우가 흔하며, 당뇨병이 있는 환자의 1/3 정도가 진단이 되지 않고 있는 것으로 추정되고 있음.

- 대한당뇨병학회에서는 40세 이상 성인이거나 위험인자가 있는 30세 이상 성인에서 매년 당뇨병의 선별검사를 시행할 것을 권고함.

표 2-6. 제2형 당뇨병의 위험인자

• 과체중(체질량지수 23 kg/m^2 이상)
• 직계 가족(부모, 형제자매)에 당뇨병이 있는 경우
• 공복혈당장애나 내당능장애의 과거력
• 임신성 당뇨병이나 4 kg 이상의 거대아 출산력
• 고혈압(140/90 mmHg 이상, 또는 약제 복용)
• HDL 콜레스테롤 35 mg/dL 미만 혹은 중성지방 250 mg/dL 이상
• 인슐린저항성(다낭난소증후군, 흑색가시세포증 등)
• 심혈관질환(뇌졸중, 관상동맥질환 등)
• 약물(글루코코르티코이드, 비정형 항정신병약 등)

- 당뇨병의 선별검사는 공복혈당, 당화혈색소(HbA1c), 혹은 경구당부하검사(oral glucose tolerance test, OGTT)로 하나 당뇨병의 병태생리를 파악하기 위해 인슐린 저항성 검사 등을 추가로 시행하기도 하며, 혈당조절의 모니터링을 위해 자가혈당측정 또는 연속혈당측정 등을 이용할 수 있음.

(2) 검사 방법

① 당뇨병 선별검사

- 당뇨병 진단을 위한 검체는 정맥에서 채혈한 혈장(plasma)을 이용하는 것이 원칙임.
- 공복 혈장 혈당은 최소 8시간 이상 음식을 섭취하지 않은 상태에서 측정함.
- 경구당부하검사 방법은 공복과 75 g 당부하 후 2시간에 채혈하는 세계보건기구의 제안이 보편적으로 인정되고 있음. 그러나 검사방법이 상대적으로 번거롭고 시간이 많이 소요되며, 재현성이 떨어지고 검사비용이 더 드는 등의 문제점이 있어 당뇨병의 진단을 위해 필수로 시행되지는 않음.

② 인슐린 저항성 평가

- 인슐린 감수성을 평가하는데 있어 금과옥조(gold standard)는 고인슐린혈증 정상혈당 클램프(hyperinsulinemic euglycemic clamp)이나 검사 방법이 복잡하여 실제 임상에서는 활용하기 어려움.
- 임상에서 사용할 수 있는 간단한 지표들이 제시되어 왔는데, 그 중 가장 흔하게 이용되는 것이 HOMA index임.

$$\text{HOMA-IR(Homeostasis model assessment of insulin resistance)} = \frac{\text{Fasting insulin}(\mu U/mL) \times \text{fasting glucose}(mmol/L)}{22.5}$$

혹은

$$\frac{\text{Fasting insulin}(\mu U/mL) \times \text{fasting glucose}(mg/dL)}{405}$$

③ 연속혈당측정

- 기존에 연속혈당측정은 비용과 착용의 번거로움 등 때문에 주로 제1형 당뇨병 환자에 국한되어 사용되어 왔음.
- 그러나 최근에 보다 비용이 저렴하고 사용이 간편한 간헐스캔 연속혈당측정기기가 개발되어 인슐린을 사용하지 않는 제2형 당뇨병환자에서도 활용 빈도가 늘어나는 추세임.
- 연속혈당측정 센서를 상완의 후측 피하에 부착. 관련앱이 설치된 스마트폰을 센서에 스캔하면 현재 혈당 값과 변화 방향을 알 수 있음. 또한 앱에 음식 및 운동 종류/양, 인슐린 투여량 등에 대한 메모를 남길 수 있음.

(3) 검사 시 주의사항

- 혈장을 이용하여 측정하는 것이 원칙이나 부득이하게 혈청을 이용하는 경우 채혈 30분 이내에 혈청을 분리하고, 해당작용을 저지하기 위해 불화나트륨(NaF)이 들어있는 채혈관을 이용.
- 혈청 분리 전에는 1시간에 평균 10 mg/dL씩 혈당 수치가 낮아질 수 있음.

(4) 검사 결과의 해석

① 당뇨병의 진단

a. 8시간 이상 금식 후 공복 혈장 포도당(FBS) ≥126 mg/dL

b. 75 g OGTT에서 식후 2시간 혈장 포도당(PP2) ≥200 mg/dL

c. HbA1c ≥6.5%

d. 당뇨병의 전형적인 증상(다음, 다뇨, 다식, 체중 감소)이 있으면서 임의 혈장 포도당 ≥200 mg/dL

** 위 기준 중 하나에 해당되는 경우 다른 날에 반복하여 한 가지에 해당되면 당뇨병으로 진단(혈당이 매우 높다면 한번으로도 진단이 가능함)

② 당뇨병 전단계

a. 8시간 이상 금식 후 공복 혈장 포도당(FBS) 100~125 mg/dL

b. 75 g OGTT에서 식후 2시간 혈장 포도당(PP2) 140~199 mg/dL

c. HbA1c 5.7~6.4%

③ 인슐린 저항성

- HOMA-IR 지표의 보편적으로 인정받는 절대적인 정상 기준치는 없으나 대개 1.7이상이면 인슐린 저항성이 상승된 것으로 간주할 수 있음.

④ 연속혈당측정

- 환자는 스마트폰 앱에서 현재 혈당 수치 및 추세화살표, 평균혈당, 저혈당 기록 등을 확인할 수 있음.
- 환자가 의료기관을 등록하는 경우 별도의 소프트웨어를 통해 의료기관과 혈당 측정기록을 공유할 수 있음. 이때 연속혈당측정결과는 아래와 같은 AGP(ambulatory glucose profile) report의 형식으로 보고됨.

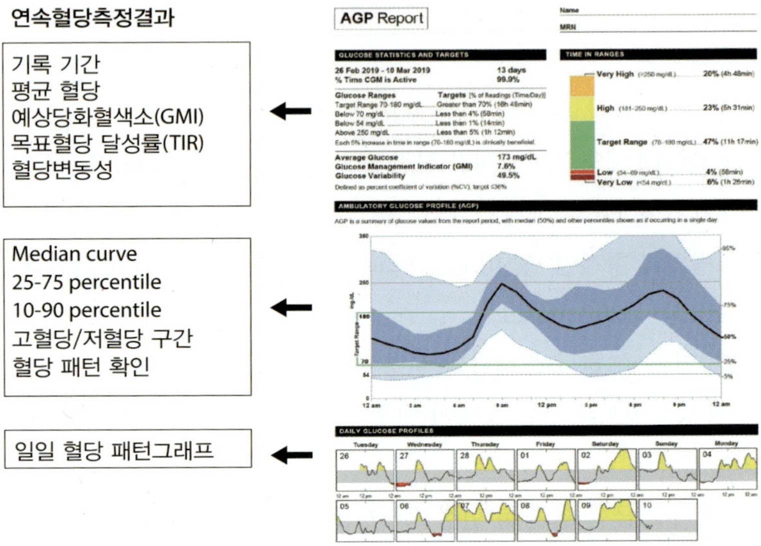

그림 2-1. 연속혈당측정결과(Ambulatory glucose profile report)

표 2-7. 연속혈당측정의 해석을 위한 핵심 측정 기준

핵심 측정 기준	목표치
환자의 연속혈당 측정 기기 사용 기간	14일 이상
연속혈당측정 활성 사용 시간 비율(%)	70% 이상
평균 혈당치	해당없음
혈당 관리 표시기(Glucose management indicator, GMI)	해당없음
변동 계수 (coefficient of variation, %)	36% 이하
목표 범위 내 비율(Time in range, TIR)	70~180 mg/dL 70% 이상

- 이 중 가장 중요한 지표는 TIR (time in range)로 혈당 조절 정도를 반영하며 미세혈관합병증과 상관관계가 있는 것으로 알려져 있음. 환자의 연령, 임신여부 및 당뇨병의 종류에 따라 TIR 목표치를 다르게 설정할 수 있음.

(5) 추후관리

① 당뇨병 전단계

- 생활습관관리를 권고하고, 최소한 1년에 1번 이상 혈당검사(공복혈당, 당화혈색소) 권고.

a. 생활습관의 변화(lifestyle modification)

* 체중조절

- 과체중이거나 비만한 성인은 체중의 5~10% 정도를 감량하고 유지

* 의학영양요법

- 탄수화물은 식이섬유가 풍부한 통곡물, 채소, 콩류, 과일, 유제품의 형태로 섭취, 당류 섭취는 최소화
- 포화지방산과 트랜스지방산이 많은 식품은 불포화지방산이 풍부한 식품으로 대체
- 나트륨 섭취 제한
- 금주 권고

* 운동

- 중등도 강도의 유산소 운동 주 150분 이상, 주 3회 이상, 연속해서 2일 이상 쉬지 않도록
- 저항성 운동은 주 2회 이상 권고

b. 당뇨병 예방을 위한 약물치료

- 체질량지수 23 kg/m^2 이상인 당뇨병 전단계 성인(30~70세)에서 제2형 당뇨병 예방을 위해 메트포민 사용을 고려할 수 있음.

② 당뇨병

: 진료 권고

a. 혈당의 조절 목표

- 당뇨병 초기의 엄격한 혈당 관리가 중요.
- 환자의 연령 및 동반질환 여부 등에 따라 개별화(표 2-8 참고)

표 2-8. 당화혈색소 목표치 개별화의 예

당화혈색소(%)	위험요소
<6.0	40세 이하, 당뇨병 초기, 합병증 없는 경우
<6.5	65세 이하, 당뇨병 10년 이하, 합병증이 없는 경우
7.0 ~	65세 이상, 당뇨병 10년 이상, 합병증을 동반한 경우

위의 예를 참고하여 주치의와 상의하여 결정한다.

b. 생활습관의 변화

- 당뇨병 전단계 참고

c. 약물치료

d. 합병증 관리

- 망막촬영, 미세알부민뇨 검사, 신기능검사 등은 매년 시행하도록 권고
- 대혈관 합병증 평가는 적절한 주기로 검진 시 권고할 수 있음.

표 2-9. 혈당강하제의 종류와 특징

	작용기전 및 복용법	체중 변화	저혈당 (단독)	당화혈색소 감소(단독)	부작용	주의점
Sulfonylureas Glipizide Clipizide Glimepiride Glibenclamide	- 췌장 베타세포에서 인슐린분비 증가 - 식전 복용	증가	있음	1.0-2.0%	저혈당, 구역/구토 등 소화기계 증상, 간기능 이상 또는 간염, 과민반응, 관절통, 요통, 기관지염	- 금기: 중증의 간, 신장장애, 임신 수유, 중증 감염증, 수술전후, 중증외상, 설사, 구토 등 위장장애 -2차 실패
Biguanide Metformin	- 간에서 당신생성 감소 - 말초 인슐린민감성 개선 - 저용량으로 시작하여 점차 증량 - 식사와 함께 투약	없음 또는 감소	없음	1.0-2.0%	유산산증, 소화장애 (설사, 구역, 구토, 복부팽만, 식욕부진, 소화불량, 변비, 복통), 피부발진, 비타민B12 결핍	- 금기 중증 간 또는 신장장애 eGFR[1] <30 , 탈수 심각한 감염, 심혈관계 허탈(쇼크), 급성심근경색증 저산소증 상태 급성 및 불안정형 심부전(안정형 만성심부전에서는 사용가능) - 요오드조영제를 사용하는 검사시 동맥투여시 신장기능과 무관하게 당일부터 48시간까지 중단하고, 신장기능 평가 후 재개 정맥투여시 중등증 신장장애(GFR[1] 30-60)들 동반한 경우 당일부터 48시간까지 중단하고 신장기능 평가 후 재개
Alpha-glucosidase inhibitors Acarbose Voglibose	- 상부위장관에서 다당류 흡수 억제 - 식후 혈당개선 - 하루 3회 식전 복용	없음	없음	0.5-1.0%	저혈당(병용시), 소화장애 (복부팽만감, 방귀 증가, 묽은 변, 배변 횟수 증가 등), 급성간염	- 금기: 소화흡수장애를 동반한 만성장질환, 중증의 간 또는 신장장애(eGFR[1] <25), 고령, 중증감염

Meglitinides Repaglinide, Nateglinide Mitiglinide	- 췌장 베타 세포에서 인슐린분비 증가 - 식후 혈당 개선 - 하루 2-4회 식사 전 복용 또는 매 식사 직전 복용	증가	있음	0.5-1.5%	상기도감염, 변비	- 금기: 중증감염, 수술전후, 중증 간기능장애, 임신 및 수유 - 겜피브로질과 병용 투여 금기(repaglinide) - 투석을 필요로 하는 중증 신장기능장애(nateglinide) - 주의: 중증의 신장기능 장애(repaglinide/mitiglinide)
Thiazolidinediones Pioglitazone Lobeglitazone	- 근육, 지방 인슐린민감성 개선 - 간에서 당신생성 감소 - 식사에 관계없이 1일 1회 복용	증가	없음	0.5-1.4%	부종, 체중증가, 골절, 심부전	금기-심부전, 유당불내성, 활동성 방광염 및 방광암병력(pioglitazone), 원인이 불명확한 육안적 혈뇨(pioglitazone)
DPP-4 inhibitors Sitagliptin Vildagliptin Saxagliptin, Linagliptin Gemigliptin, Alogliptin Teneligliptin Anagliptin Evogliptin	- 인크레틴(GLP-1, GIP) 증가 - 포도당의존 인슐린분비증가 - 식후 글루카곤분비 감소 - 식후 혈당 개선 - 식사에 관계없이 복용	없음	없음	0.5-1.0%	-비인두염, 상기도감염 혈관부종-아나필락시스, 혈관부종 및 스티븐스-존슨증후군을 포함한 박리성 피부질환, 수포성 유사천포창, 중증의 관절통(sitagliptin) -유사천포창(linagliptin, vildagliptin)	금기: 유당불내성(saxagliptin, vildagliptin) 주의: 췌장염, 췌장암, 심부전의 병력 또는 중등도- 중증의 신장장애, 심부전으로 인한 입원의 위험 요소가 있는 환자(saxagliptin) 심부전 NYHA III-IV: 임상경험이 없어 권장되지 않음(alogliptin, teneligliptin, evogliptin, anagliptin, linagliptin, gemigliptin) 심부전 NYHA IV: 임상경험이 없어 권장되지 않음(vildagliptin)

SGLT2 inhibitors Dapagliflozin Empagliflozin Ipragliflozin Ertugliflozin	- 신장에서 포도당 재흡수 억제 - 소변으로 당 배설 증가 - 식사에 관계없이 복용	감소	없음	0.5~1.0%	체중감소, 생식기감염, 회음부 괴저, 배뇨증가, 추정사구체여과율 감소(초기), 적혈구용적률 증가, 케토산증, 하지절단	금기: 유당불내성(dapagliflozin, empagliflozin) eGFR[1] 30 미만, 말기 신장질환 또는 투석 중인 환자 주의 : 급성신장손상 및 신장기능 장애, 고령자(75세이상 주의), 중증 간장애(권장되지 않음), 저혈압(ertugliflozin)
GLP-1 receptor agonists Exenatide Liraglutide Dulaglutide	- 포도당의존 인슐린분비증가 - 식후 글루카곤 분비감소 - 위배출 억제 - 식후혈당 개선 - 식사와 관계없이 피하주사(일 1-2회 또는 주 1회)	감소	없음	0.8~1.5%	위장관 장애	금기: 갑상선수질암의 과거력, MEN2 주의 : 췌장염, 과민반응, 급성신장손상, 중증 간장애, 신장장애, 중증 위마비를 포함한 중증 위장관질환(권장되지 않음)

1) eGFR, estimated glomerular filtration rate (mL/min/1.73 m^2)

참고문헌

1. Treatment Guideline for Diabetes. 대한당뇨병학회. 2021
2. ES Kang, YS Yun, SW Park, et al. Limitation of the validity of the homeostasis model assessment as an index of insulin resistance in Korea. Metabolism. 54(2):206-211, 2005

3) 지질검사

윤지완(서울대학교병원 강남센터 내분비대사내과)

(1) 검사 개요

이상지질혈증은 혈액 내의 지질 또는 지단백이 정상보다 증가하거나 또는 감소하는 이상을 뜻함. 이상지질혈증은 관상동맥질환, 뇌혈관질환 등의 심혈관계 질환에 대한 대표적인 위험인자로 알려져 있으며, 심혈관계 질환의 발생을 예방하기 위해 이를 진단하고 적절히 관리하는 것이 중요함.

(2) 검사 방법

지질검사를 시행하기 전에는 약 12시간 정도의 금식이 필요함. 혈장(plasma)을 이용할 경우 혈청(serum)을 이용하는 경우보다 약 3% 정도 낮게 측정됨. 일반적으로 LDL 콜레스테롤 값은 공복 시의 total cholesterol, triglyceride, HDL-cholesterol 값으로부터 계산할 수 있는데, 다음의 Friedewald 공식을 이용함.

$$\text{LDL-C} = \text{TC} - \text{HDL-C} - \text{TG}/5 \ (\text{측정단위 mg/dL})$$

(3) 검사 시 주의사항

① 12시간 금식이 어려운 경우 최소한 9시간 이상 금식이 필요함. 이 경우 12시간 금식한 경우에 비하여 LDL 콜레스테롤 계산값이 약 2~4% 감소함.

② Triglyceride 농도가 400 mg/Dl 이상인 경우에는 위의 공식으로 계산한 LDL-cholesterol 값이 부정확 해지므로 이 경우 직접 LDL-cholesterol 농도를 측정해야 함. 그러나 38,000여명의 한국인을 대상으로 한 연구에서 TG가 높지 않은 범위에 있더라도 Friedewald 공식을 이용하여 계산한 LDL 콜레스테롤 값이 직접 측정한 값에 비하여 통계적으로 유의하게 낮음을 보고하고 있어, 이상지질혈증 진단과 치료 시 이에 대한 고려가 필요함.

③ 뇌졸중, 외상, 수술, 급성감염, 체중 감소, 임신, 최근 식사의 변화 등에 의해 지질검사 결과가 검사 대상자의 평소 지질 상태를 반영하지 못할 수 있음.

(4) 검사 결과의 해석과 추후관리

① 검사 결과의 해석

검사 결과를 판정할 때에는 각 병원마다 콜레스테롤 측정 방법에 차이가 있으므로 병원 별 정상치를 참고함. 한국지질동맥경화학회 진료지침에서는 표 2-10과 같이 이상지질혈증 분류 기준을 설정하였음.

표 2-10. 한국인의 이상지질혈증 진단 기준

총콜레스테롤	(mg/dL)
높음	≥ 240
경계	200-239
적정	< 200
LDL 콜레스테롤	**(mg/dL)**
매우 높음	≥ 190
높음	160-189
경계	130-159
정상	100-129
적정	< 100
중성지방	**(mg/dL)**
매우 높음	≥ 500
높음	200-499
경계	150-199
적정	< 150
HDL 콜레스테롤	**(mg/dL)**
낮음	≤ 40
높음	≥ 60

a. Lipoprotein(a)

- Lp(a)가 증가되어 있는 경우 심근경색을 포함한 심뇌혈관질환, 대동맥협착증 등의 위험도가 유의하게 올라가는 것으로 알려져 있음.
- Lp(a)의 목표 조절 수치는 아직까지 완전히 표준화 되어 있지 않으나 일반

적으로 ≥30~50 mg/dL인 경우 고위험군으로 분류할 수 있음.

② 추후관리

- LDL 콜레스테롤이 아래 표의 목표치보다 높거나 중성지방 500mg/dL 이상인 경우에는 약물치료를 위해 진료를 권고.

a. LDL 콜레스테롤 및 non-HDL 콜레스테롤에 대한 치료지침

- 한국지질동맥경화학회에서 제시하는 심혈관 위험도에 따른 LDL 콜레스테롤 및 non-HDL 콜레스테롤의 목표치는 아래 표 2-11과 같음.

표 2-11. 한국지질동맥경화학회에서 제시하는 심혈관 위험도에 따른 LDL 콜레스테롤 및 non-HDL 콜레스테롤의 목표치

위험도	LDL 콜레스테롤 (mg/dL)	non-HDL 콜레스테롤 (mg/dL)
관상동맥질환[1)*]	<55	<85
죽상경화성허혈뇌졸중 및 일과성허혈발작* 경동맥질환* 말초동맥질환* 복부대동맥류* 당뇨병(유병기간 10년 이상 또는 주요심혈관질환 위험인자[†] 또는 표적장기손상을 동반한 경우)[2)]	<70	<100
당뇨병(유병기간 10년미만, 주요심혈관질환 위험인자[†]가 없는 경우)	<100	<130
중등도 위험군(주요 심혈관질환 위험인자[†] 2개 이상)	<130	<160
저위험군(주요 심혈관질환 위험인자[†] 1개 이하)	<160	<190

*LDL 콜레스테롤 기저치 대비 50% 이상 감소시키는 것을 동시에 권고

[†]연령(남자≥45세, 여자≥55세), 조기 심혈관 질환 발생 가족력, 고혈압, 흡연, 낮은 HDL 콜레스테롤 수치(<40 mg/dL)

1) 급성심근경색증은 기저치 LDL 콜레스테롤 농도와 상관없이 스타틴을 투약

2) 표적장기손상(알부민뇨, 만성콩팥병(추정사구체여과율 60 mL/min/1.73 m^2 미만), 망막병증, 신경병증, 좌심실비대) 또는 3개이상의 주요 심혈관질환 위험인자를 동반한 당뇨병의 경우: LDL 콜레스테롤 목표치 <55 mg/dL 선택적 고려 가능

b. 고중성지방혈증 치료지침

* 중성지방 ≥ 200 mg/dL

- 체중증가, 음주 및 탄수화물 섭취 증가 등 생활습관 요인을 파악하고 식사조절, 운동 및 체중조절

- LDL 콜레스테롤 상승이 동반되어 있는 경우 스타틴을 우선 투약

* 중성지방 ≥ 500 mg/dL

- 이차성 고중성지방혈증의 원인감별(체중 증가, 음주, 탄수화물 섭취, 만성콩팥병, 당뇨병, 갑상선기능저하증, 임신, estrogen, tamoxifen, glucocorticoid 등의 투약력)
- 피브린산 유도체, 니코틴산, 오메가-3 지방산 등의 약물치료

c. 생활방식교정(Therapeutic lifestyle changes: TLC)

* 식이요법

- 적정체중을 유지할 수 있는 수준의 열량 섭취
- 총 지방 섭취량은 전체 열량의 30% 이내로
- 포화지방산 섭취량은 전체 열량의 7% 이내로
- 포화지방산 섭취를 줄이기 위해 단일 또는 다가 불포화지방산 섭취로 대체하는 것 고려
- 트랜스지방산 섭취 제한
- 고콜레스테롤 혈증인 경우 콜레스테롤 섭취를 제한
- 총탄수화물 섭취량은 총 열량의 65% 이내, 총 당류는 총 열량의 10~20% 이내로 제한
- 1일 25 g 이상의 식이섬유 섭취 권고
- 음주는 하루 1~2잔 이내, 가급적 금주할 것을 권고
- 통곡물 및 잡곡, 채소류, 콩류, 생선류가 풍부한 식사를 하도록 권고

* 운동요법

- 주당 150~300분의 중강도 또는 75~150분의 고강도 유산소 운동
- 일상생활에서 앉아있는 시간을 줄이고 자주 신체를 움직이도록 권고

* 약물요법

- 현재 임상에서 사용되고 있는 약제는 스타틴, 에제티미브, PCSK9 억제제, 피브르산 유도체, 니코틴산, 오메가-3 지방산, 담즙산 수지 등이 있음.

표 2-12. 이상지질혈증 약제의 종류와 특성

스타틴	
용법/용량	Lovastatin: 20~80 mg/일, 저녁식사와 함께 복용 Pravastatin: 10~40 mg/일, 저녁시간 투여가 더 효과적 Simvastatin: 20~40 mg/일, 저녁시간 투여가 더 효과적 Fluvastatin: 20~80 mg/일, 저녁시간 투여가 더 효과적 Atorvastatin: 10~80 mg/일 Rosuvastatin: 5~20 mg/일 Pitavastatin: 1~4 mg/일
추적검사	지질지표, 간기능검사, 근육효소(증상이 있는 경우)
부작용	소화장애, 속쓰림, 복통, 간 독성, 근육 독성, 당뇨병
금기증	활동성 또는 만성간질환이 있는 경우, 임신 혹은 수유부, cyclosporin, macrolide 항생제, 항진균제, cytochrome P450 억제제 병용 시 주의
에제티미브	
용법/용량	10 mg 1일 1회
부작용	복통, 설사, 소화불량, 위식도역류, 식욕감소, 관절통, 피로감, 간기능이상, CK 상승
금기증	약물과민반응, 임신부와 수유부, 급성간질환이나 중등도 이상의 간기능저하
PCSK9 억제제	
용법/용량	Alirocumab 75 mg 또는 150 mg 피하주사
	Evolocumab 140 mg 2주 간격 또는 420 mg 1달 간격 피하주사
부작용	주사부위 이상반응
금기증	약제 과민반응
피브린산 유도체	
용법/용량	Bezafibrate: 400~600 mg/일, 1일 1~3회, 식후
	Fenofibrate: 160~200 mg/일, 1일 1회, 식후즉시
	Gemfibrozil: 600~1200 mg/일, 1일 2회, 식전 30분(스타틴과 병용투여 피할 것)
추적검사	지질지표, 간기능검사, 신기능검사, 근육효소(증상이 있는 경우)
부작용	소화장애, 근육병증
금기증	심한 간질환 및 담낭질환, 피브린산 유도체에 대한 과민반응이 있는 경우 절대금기, 신장기능 저하 시 주의
오메가-3 지방산	
용법/용량	1일 2~4 g
추적검사	지질검사, 간기능검사
부작용	출혈성 뇌졸중, 혈당 상승, 면역 억제 효과, 구역, 구토, 생선냄새 또는 비린맛, 간수치 상승, 두통, 가려움증, 관절통
금기증	약제 과민반응

참고문헌

1. Treatment Guideline for Diabetes. 대한당뇨병학회. 2021
2. ES Kang, YS Yun, SW Park, et al. Limitation of the validity of the homeostasis model assessment as an index of insulin resistance in Korea. Metabolism. 54(2):206-211, 2005
3. 이상지질혈증 진료지침 5판. 한국지질동맥경화학회 진료지침위원회, 2022.
4. Friedewald WT, Levy RI, Fredrickson DS. Estimation of the concentration of low-density lipoprotein cholesterol in plasma, without use of the preparative ultracentrifuge. Clin Chem 1972;18:499-502.

4) 간기능검사

곽민선(서울대학교병원 강남센터 소화기내과)

(1) 검사개요

- 간담도계 질환의 선별, 감별진단, 질병의 중증도 평가 및 치료 반응 평가에 유용
- 총 콜레스테롤, 총 단백, 알부민, 총 빌리루빈, 알칼리성 포스파타제(alkaline phosphatase, ALP), 아미노전이효소(aspartate aminotransferase, AST와 alanine aminotransferase, ALT), 감마글루타밀전이효소(gammaglutamyl trasferase, GGT)를 측정.
- 간질환 이외의 질환에서도 이상 값을 보일 수 있고 진행된 간질환에서 정상일 수 있음. 구체적인 질환 진단에는 한계가 있음.

(2) 검사 방법

- 채혈

(3) 검사시 주의사항

- 알칼리성 포스파타제는 기름진 식사 후 증가할 수 있으므로 공복 상태에서 측정 권고
- 간염 바이러스 감염 이력, 가족력, 음주력, 복용중인 약물, 건강 보조제, 수혈력 등 병력 청취와 간질환 징후와 관련된 신체검진 시행

(4) 검사 결과의 해석과 추후 관리

① 간기능 검사별 이상소견의 해석

a. 아미노전이효소(aminotransferase)

- 경미한 상승시 가장 흔한 원인은 지방간이므로 음주력과 체중 변화 확인. 또한, 약제, 건강보조식품, 한약 복용력을 확인
- AST/ALT 비를 기저 질환 추정에 사용할 수 있음. 대부분의 간질환에서 AST/ALT＜1이나 알코올성 간질환에서는 AST/ALT＞1이며, 간경변증이나 간 이외의 원인(근육손상, 심근경색, 용혈성 질환)으로 아미노전이효소가 상승된 경우에도 AST/ALT＞1일 수 있음.

b. 알칼리성 포스파타제(alkaline phosphatase, ALP)

- 간, 뼈, 태반 등에 분포하며 성장기 아동과 임산부에서는 정상에서도 3배까지 증가 가능
- 간염, 간경변증 등 모든 종류의 간질환에서 비특이적으로 경미하게 상승 가능
- 종양이나 육아종 등 침윤성 간질환에서도 증가할 수 있음.
- GGT와 함께 유의하게 증가한 경우 간내 담즙 정체나 간외 담관 폐색에 대한 감별이 필요.

c. 감마글루타밀전이효소(gammaglutamyl transferase, GGT)

- ALP와 같이 담즙정체 시 주로 증가하므로, ALP가 상승된 경우 GGT 상승 여부에 따라 담즙 정체에 의한 것인지 다른 원인에 의한 것인지 감별하는데 유용.
- 알코올 남용자에게서 많이 증가하나, 특이도가 낮아 GGT 단독으로 알코올 남용을 진단하기에는 한계가 있음.
- 와파린, 페니토인, 바비튜레이트 등의 약물 복용 시에도 상승 가능

d. 총 빌리루빈(total bilirubin)

- 간접 빌리루빈과 직접 빌리루빈을 합친 값임.
- 빌리루빈이 증가한 경우 직접 빌리루빈 검사를 함께 시행하여 포합형인지 비포합형 고빌리루빈혈증인지 감별
- 비포합형 빌리루빈 상승의 가장 흔한 원인은 길버트 증후군(Gilbert

syndrome)과 용혈임. 길버트 증후군은 빌리루빈 대사에 관여하는 효소의 유전적 변이로 빌리루빈 포합 과정에 장애가 생겨, 혈액내 비포합 빌리루빈이 증가하는 것으로, 탈수, 금식, 피로 등에 의해 악화될 수 있음. 길버트 증후군으로 진단된 경우, 치료는 필요 없음.

- 포합형 고빌리루빈혈증은 알코올, 약물, 바이러스 등의 간질환이나 Dubin-Johnson, Rotor 증후군 등 드문 유전성 질환에서 나타날 수 있음.

e. 알부민(Albumin)

- 반감기가 20일로 길어 급성 간손상은 잘 반영하지 못하나 만성 간질환의 예후 인자로 유용
- 영양장애, 신증후군, 단백소실성 위장병증, 만성소모성 질환 등에서도 감소 가능

표 2-13. 간 손상 유형에 따른 검사 항목들의 분류

검사 및 손상 유형	간세포 손상	담즙정체/담도폐쇄	침윤성 질환	합성능 저하
아미노전이효소들	O			
빌리루빈		O		
알칼리성 포스파타제		O	O	
감마글루타밀전이효소		O	O	
알부민				O (만성)

② 간기능검사 이상의 유형별 감별진단

- 우선 간기능 검사 이상이 간질환에 의한 것인지 확인하고, 간세포 손상형(hepatocellular necrosis), 담즙정체형(cholestasis), 침윤형(infiltration)으로 나누어 원인을 생각해볼 수 있음.
- 실제 임상에서는 여러 유형이 혼재되어 있으므로 해석에 주의를 요함.

a. 간세포 손상에 의한 간기능검사 이상

- 주로 아미노전이효소가 상승하고 ALP는 대개 3배 미만으로 상승
- 지방간과 바이러스성 간염, 약물이 가장 흔한 원인이므로 음주력, B형,

C형 간염 검사, 약물복용력에 대한 확인 필요

- 알코올 간질환의 경우 금주 후 추적, 한약이나 생약 복용시 복용 중단 후 추적, 비알코올 지방간의 경우 체중감량 후 추적검사 권고
- 윌슨병 의심시 ceruloplasmin, 자가면역성 간염(주로 20~50대 여성) 의심시 항핵항체 측정
- 원인 미상의 아미노전이효소 상승이 6~12개월 이상 지속되면 간생검 고려
- 아미노전이 효소가 20배 이상 심하게 상승되는 경우는 바이러스 간염(IgM anti-HAV, HBsAg, IgM anti-HBc, anti-HCV 확인), 허혈성 간염, 독성 간염(acetaminophen, halothane 등)을 우선적으로 감별

b. 담즙정체에 의한 간기능검사 이상

- ALP와 GGT의 동반 상승이 있을 경우 가능성이 높으며, 초음파나 컴퓨터 단층 촬영 등 영상검사를 이용하여 간외 담관폐색 및 간내 종괴를 배제
- 영상검사에서 이상이 없는 간내 담즙정체는 약제나 건강식품 복용에 의할 가능성 고려
- 중년 여성에서 간내 담즙정체 관찰시 원발성 담즙성 담관염 고려, 항미토콘드리아 항체 검사

c. 침윤성 질환에 의한 간기능검사 이상

- ALP와 GGT가 현저히 상승되어 있고, 빌리루빈은 정상이거나 약간 상승함.
- 영상 검사로 담도폐색을 배제하고, 간암 유무를 확인. 간생검이 필요할 수도 있음.
- 전이성 간암이나 원발성 간암의 침윤, 결핵 등에 의한 육아종성 질환들 고려

참고문헌

1. Kim KA. Understanding and application of liver function tests. Korean J Med. 2009;76:163-168.
2. 김정룡 소화기계질환. 일조각, 2011.
3. Ahn SY, Park SY. A Diagnostic Approach to Abnormal Liver Function Tests in Asymptomatic Patients. Korean J Med 2012;82:134-142.
4. Zakim and Boyer's Hepatology 7thedition.Elsevier,2018.

5) 신장기능검사

허남주(서울대학교병원 강남센터 신장내과)

(1) 검사 개요

① 사구체여과율

- 임상에서 신장기능을 평가하기 위해 널리 사용됨.
- 단위시간(분) 당 사구체 기저막을 통과하여 요세관으로 여과되는 혈장의 양을 나타냄.

② 사구체여과율 추정

a. 혈청 크레아티닌(Scr) 농도

- 골격근에 있는 크레아티닌과 크레아틴 인산의 대사산물.
- 편리성과 낮은 비용 때문에 신기능을 측정하는 표준 검사가 됨.
- 사구체여과율을 정확하게 반영하지 못하는 단점이 있음.
- 측정 방법에 따라 같은 크레아티닌 농도라도 다르게 보고될 수 있어 주의를 요함.
- 전통적으로 흔하게 사용하는 방법은 Jaffe(alkaline picrate)법임.
- 이 측정법은 크레아티닌 외에 비크레아티닌 색소원도 함께 측정됨.
- 실제보다 높게 측정되는 단점이 있음.
- Isotope dilution mass spectrometry (IDMS) 방법으로 측정한 혈청 크레아티닌 농도는 실제와 유사한 것으로 알려져 있음.
- 따라서 검사실마다 측정방법을 표준화하는 것이 필요함.

b. 사구체여과율 추정 공식

- 크레아티닌 농도 단독 측정의 문제점을 해결하기 위해 크레아티닌 뿐 아니라 근육량과 연관되어 있는 나이, 성별, 인종, 체구와 같은 변수를 포함하는 공식을 이용하여 신기능을 측정함.

(a) Modification of Diet in Renal Disease (MDRD) 공식

- 체표면적으로 보정된 사구체여과율을 추정하는 공식임.
- 혈청 크레아티닌, 연령, 인종, 성별을 이용하여 구할 수 있음.
- 여러 인터넷 사이트에서 숫자를 대입하여 쉽게 계산이 가능함.

- 정상 신기능을 지닌 사람에서는 실제보다 낮게 계산될 수 있음.
- 이는 MDRD 공식이 신기능이 저하된 환자들로부터 도출되었기 때문임.

(b) The Chronic Kidney Disease Epidemiology Collaboration (CKD-EPI) 공식

- 정상 신기능을 보이는 경우에 MDRD 공식이 부정확할 수 있어 CKD-EPI 공식이 개발됨.
- 여러 인터넷 사이트에서 숫자를 대입하여 쉽게 이용이 가능.
- 혈청 크레아티닌치는 IDMS 방법으로 측정된 수치를 대입해야 함.
- 사구체여과율 60 mL/min/1.73 m^2 초과인 경우에는 MDRD 공식보다 더 정확하다고 함.
- 사구체여과율 60 mL/min/1.73 m^2 이하에서는 MDRD 공식과 유사한 정확도를 보인다고 함.
- 현재 많은 병원에서 사구체 여과율 추정 공식으로 사용됨.

(2) 검사 시 주의사항

- 시메티딘(cimetidine), 트리메토프림(trimethoprim), 살리실산(salicylate) 등의 약물을 복용할 경우, 크레아티닌의 세뇨관 분비를 억제하기 때문에 정확한 측정에 방해가 될 수 있음.

* 24시간 소변을 모아서 크레아티닌 청소율을 구하는 경우

- 카페인 함유 물질이나 약물 복용은 삼가야 함.
- 격렬한 운동도 하지 않는 것이 좋음.
- 용변 중의 소변도 모두 모아야 함.

(3) 검사 결과의 해석

- 신장기능 저하가 만성적으로 지속되는 경우 아래와 같이 만성 신질환을 진단할 수 있음. 신 손상 소견이 저명하거나 3단계 이상의 만성 신질환이 관찰되면 신장내과 전문의에게 의뢰.

(4) 만성 신질환(Chronic kidney Disease)

- 미국 국립신장재단(National Kidney Foundation)의 K/DOQI(Kidney Disease Outcomes Quality Initiative) 가이드라인에 따름.
  ① 병리학적 검사나 혈액, 요, 혹은 방사선학적 검사에서 확인된 신장의 해부학적 혹은 기능적 이상이 3개월 이상 지속되거나
  ② 신손상 유무에 관계없이 사구체여과율이 60 mL/min/1.73m^2 미만으로 3개월 이상 지속됨.
  ③ 사구체 여과율과 신 손상 여부에 따라 다음과 같이 단계별로 세분함.

표 2-14. 만성 신질환의 단계

단계	사구체여과율 (mL/min/1.73 m^2)	설명
1	≥ 90	신 손상 + 정상 혹은 증가된 사구체여과율
2	60~89	신 손상 + 경미한 사구체여과율 감소
3	30~59	중등도의 사구체여과율 감소
4	15~29	심한 사구체여과율 감소
5	< 15 또는 투석	신부전(kidney failure)

참고문헌

1. 대한신장학회 편. 임상신장학. 3rd ed, 군자출판사. 59-62. 2022.
2. 서울대학교 의과대학 편. 전정판 신장요로학. 서울대학교 출판부, 157-166. 2005.
3. Harris RC, Neilson EG. Adaptation of the kidney to renal injury. In Fauci AS et al. ed. Harrison's Principles of Internal Medicine. 18th ed, 2289-2293. McGraw-Hill Co. 2011.
4. Ix JH, et al. Equations to estimate creatinine excretion rate: the CKD epidemiology collabolation. Clin J Am Soc Nephrol 6:184-191, 2011.
5. National Kidney Foundation. K/DOQI clinical practice guidelines for chronic kidney disease: evaluation, classification, and stratification. Am J Kidney Dis 39:S1-S266, 2002.
6. Levey AS, Coresh J, Balk E, Kausz AT, Levin A, Steffes MW, Hogg RJ, Perrone RD, Lau J, Eknoyan G. National Kidney Foundation practice guidelines for chronic kidney disease: evaluation, classification, and stratification. Ann Intern Med 139:137-147, 2003.

6) 전해질 및 요산검사

허남주(서울대학교병원 강남센터 신장내과)

(1) 요산

① 검사방법

- 주로 요산분해효소(uricase)를 이용한 방법으로 측정.

② 검사 시 주의사항

- 퓨린이 다량 함유된 음식(간, 콩팥), 과음, 격렬한 운동에 의해 증가될 수 있음.
- 비타민 C나 levodopa, methyldopa 등의 약물에 의한 간섭현상이 일어날 수 있음.

③ 검사의 해석과 추후관리

- 혈청 요산 농도가 7.0 mg/dL 이상이면 고요산혈증이라고 정의.

* 고요산혈증의 원인

- 요산 생산이 증가된 경우
  식이 중 과도한 퓨린 섭취, 혈액암, 방사선 요법, 화학 요법 및 외상, 조직 저산소증.
- 요산 배설이 증가된 경우
  유전적 요인, 신장 기능 저하, 납/유기산 중독 등.
- 체중 증가는 고요산혈증과 밀접하게 연관됨.

* 무증상 고요산혈증

- 요산 농도가 높으나 특별한 증상이 없는 것.
- 이 단계에서는 생활습관 개선을 통해 요산 수치를 낮추는 것이 중요.

* 고요산혈증과 흔히 동반되는 질병: 관절에 염증을 일으키는 통풍 및 요로결석.

* 통풍

- 급성 발작 발생시 소염제 및 콜히친 등의 약물로 염증과 통증을 감소시키는 것이 중요.
- 향후 재발을 막기 위해 요산 강하제를 사용할 수 있음.

(2) 저나트륨혈증

① 정의: 혈청 $Na^+ < 135$ mM(mmol/L, mEq/L)

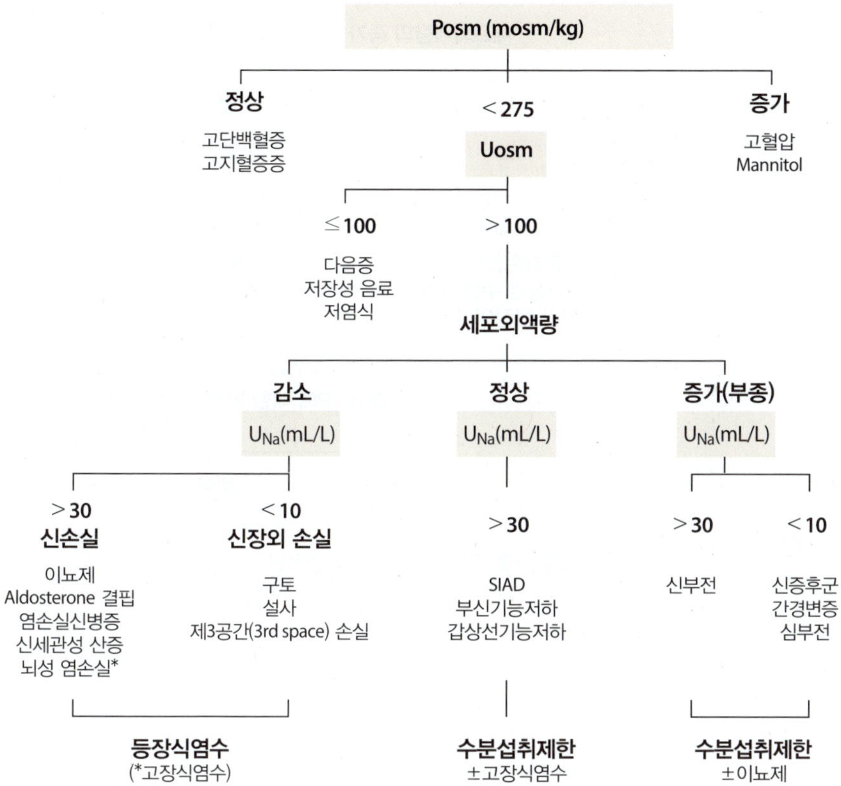

그림 2-2. 저나트륨혈증의 감별진단 및 치료 원칙

(3) 고나트륨혈증

① 정의: 혈청 $Na^+ > 145$ mM(mmol/L, mEq/L)

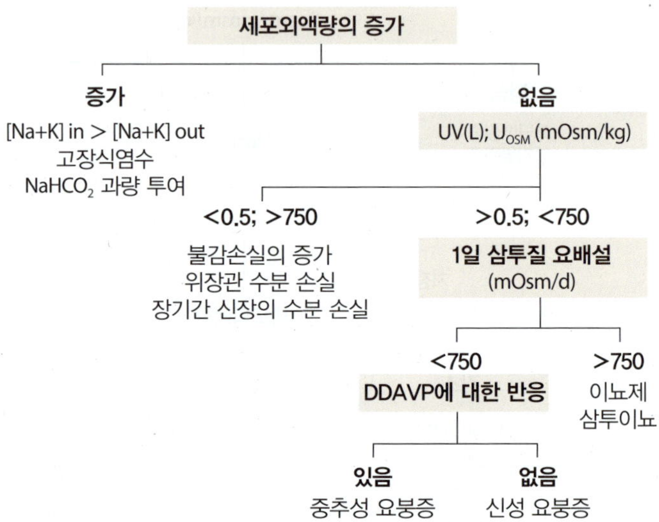

그림 2-3. 고나트륨혈증의 감별진단

(4) 저칼륨혈증 (Hypokalemia)

① 정의: 혈청 $K^+ < 3.5$ mM(mmol/L, mEq/L)

② 결과의 해석: 건강검진에서 시행한 혈액검사에서 저칼륨혈증을 보이는 경우 당일 시행한 대장내시경 장준비를 위한 설사와 관련된 것이 아닌지 확인이 필요함.

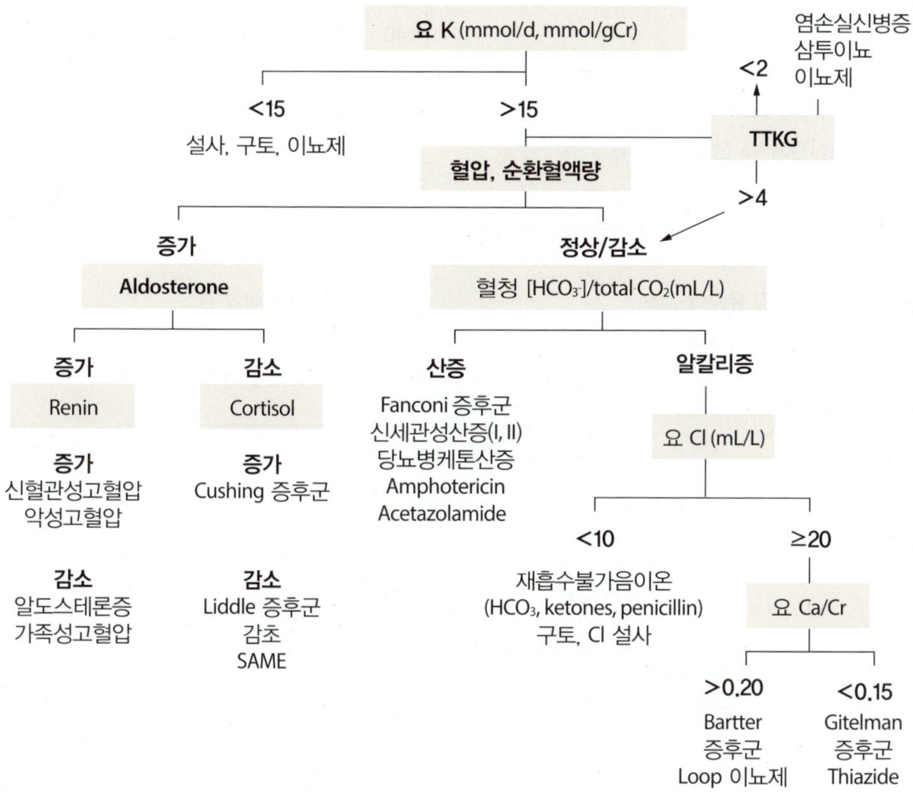

그림 2-4. 저칼륨혈증의 감별진단

(5) 고칼륨혈증(Hyperkalemia)

① 정의: 혈청 K^+>5.5 mM(mmol/L, mEq/L)

② 결과의 해석: 채혈 과정에서 발생한 용혈로 인한 소견이 아닌지 확인이 필요함.

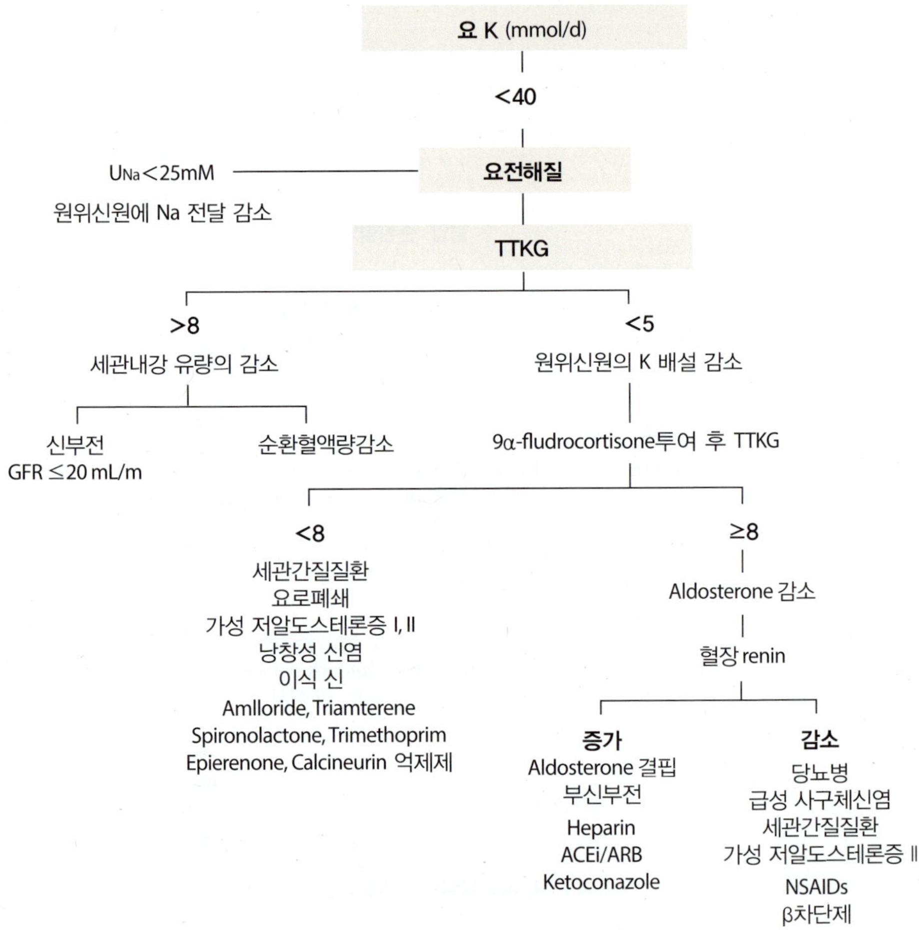

그림 2-5. 고칼륨혈증의 감별진단

참고문헌

1. 진단검사의학, 대한진단검사의학회 편, 제 4판, E-PUBLIC, 2009.
2. 수분, 전해질 및 산염기의 장애, 한진석, 일조각 2018. 115-215.
3. 한진석. 소디움 평형장애. 전정개정판 신장학. 서울대학교출판부. 1999. pp 69-78.
4. Burns CM, Wortmann RL. Diorders of Purine and Pyrimidine Metabolism in Harrison's Principles of Internal Medicine, 18th eds, McGraw-Hill 2011
5. Adrogue HJ, Madias NE. Hyponatremia. N Engl J Med 2000;342(21):1581-9.
6. Adrogue HJ, Madias NE. Hypernatremia. N Engl J Med 2000;342(20):1493-9.
7. Palmer BF. Regulation of potassium homeostasis. Clin J Am Soc Nephrol 2015;10:1050-60.
8. Wu KL et al. Identification of the causes for chronic hypokalemia: importance of urinary sodium and chloride excretion. Am J Med 2017; 130(7):846-55.

7) 갑상선기능검사

김민주(분당서울대학교병원 내분비대사내과)

(1) 검사개요

① 갑상선 기능을 평가하기 위해 혈액(혈청)에서 갑상선자극호르몬(thyroid stimulating hormone, TSH), free thyroxine (T_4), total T_4, free triiodothyronine (T_3), total T_3를 측정함. 주로는 TSH, free T_4를 측정함.

② TSH: 뇌하수체에서 분비되어 갑상선에서 갑상선호르몬 합성을 조절하는 갑상선자극호르몬

③ T_4, T_3: 갑상선에서 분비되는 갑상선호르몬임.

- 갑상선호르몬 중 혈중 농도는 T_4가 T_3보다 더 높으므로 T_4를 주로 측정함.
- 대부분의 갑상선호르몬은 결합단백질과 결합하여 있지만 유리(free) 형태가 활성형이므로 free T_4를 주로 측정함.

④ 항갑상선과산화효소항체(thyroid peroxidase antibody, TPO antibody)

- 갑상선 자가항체 중의 하나
- 갑상선기능저하증은 대부분 하시모토 갑상선염(Hashimoto's thyroiditis)이 원인이고, 하시모토 갑상선염이 있는 경우 TPO 항체가 양성인 경우가 많음.

(2) 검사 과정과 검사 시 주의사항

- 혈액검사를 시행함.
- 금식은 필요하지 않음.
- 갑상선호르몬제 복용중인 경우 혈액검사 당일 갑상선호르몬제를 먹지 않고 채혈: 갑상선호르몬제를 먹고 측정할 경우 갑상선호르몬(free T_4)이 실제보다 높게 나올 수 있음.

(3) 결과 해석과 추후 관리

① TSH 증가, Free T_4 감소 → 명백한 갑상선기능저하증(hypothyroidism) 상태. 약물(갑상선호르몬제) 치료가 필요함.

② TSH 증가, Free T_4 정상 → 무증상 갑상선기능저하증(subclinical hypothyroidism) 상태. 갑상선기능저하증 증상 여부와 TSH 수치에 따라 약물 치료를 결정함.

a. 갑상선기능저하증 증상이 있는 경우 → 심한 피로나 의욕 상실, 식욕이 불량한데도 체중증가가 있거나 부을 때, 추위를 잘 타고, 목소리가 쉬고 변비가 있을 때 약물 치료(갑상선호르몬제)를 환자와 상의하여 결정함.

b. 증상은 없지만 TSH >10 IU/L로 높은 경우 → 3개월 뒤 추적 검사를 실시하고, 여전히 갑상선기능저하증이라면 약물(갑상선호르몬제) 치료를 고려함.

c. 증상도 없고 TSH <10 IU/L로 낮은 경우 → 1년 뒤 추적 검사를 권유함.

③ TSH 정상, Free T_4 감소 또는 TSH 감소, Free T_4 감소 → 재검을 해도 동일한 결과를 보인다면 뇌하수체 기능저하증과 같은 드문 질환을 의심해야 하므로 내분비내과 진료를 권유함.

④ TSH 감소, Free T_4 증가 → 갑상선중독증(thyrotoxicosis) 상태로 갑상선기능항진증(hyperthyroidism)이 의심되는 상황. 갑상선기능항진증인지 갑상선염인지에 대한 감별진단이 필요하므로 내과 진료를 권유함.

⑤ TSH 감소, Free T_4 정상 → 무증상 갑상선기능항진증(subclinical hyperthyroidism) 상태임. 드물게 갑상선기능항진증으로 진행하는 경우가 있으므로 1~3개월 뒤 추적 검사를 실시함.

⑥ TSH 정상, Free T_4 증가 또는 TSH 증가, Free T_4 증가 → 재검을 해도 동일한 결과를 보인다면 TSH를 분비하는 뇌하수체 종양이나 갑상선호르몬 내성 증후군과 같은 드문 질환을 의심해야 하므로 내분비내과 진료를 권유함.

⑦ 갑상선호르몬제를 복용 중인 사람.

a. TSH 증가, Free T_4 감소 또는 TSH 증가, Free T_4 정상 → 갑상선호르몬제가 부족한 상태이므로 담당 의사 선생님과 갑상선호르몬제 증량을 상의하도록 권유함.

b. TSH 감소, Free T_4 증가 또는 TSH 감소, Free T_4 정상 → 갑상선호르몬제가 과다한 상태이므로 담당 의사 선생님과 갑상선호르몬제 감량을 상의하도록 권유함. 갑상선암으로 갑상선수술 후 갑상선호르몬제를 복용하는 경우 갑상선암 재발 방지를 위해서 일부러 TSH를 낮게 유지하고 있을 수 있음. 따라서 갑상선호르몬제 용량 조절은 담당 의사 선생님과 상의하는 것이 좋음.

⑧ TPO 항체가 양성인 경우

- 정상인의 12~14%에서 TPO 항체가 양성.
- TPO 항체가 양성인 경우 하시모토 갑상선염이 있다고 볼 수 있음.
- 현재 갑상선기능이 정상이라면 별다른 치료는 없음.
- TPO 항체가 양성인 사람은 그렇지 않은 사람에 비해 갑상선기능저하증이 생길 확률이 높지만 정기적인 검사가 반드시 필요한 것은 아님.

참고문헌

1. 조보연저 저 임상갑상선학 제4판, 고려의학, 2014.

8) 혈청 검사

정소이, 곽민선(서울대학교병원 강남센터 진단검사의학과, 소화기내과)

(1) 검사개요

- 대부분 기본 패키지에 포함
- 간염, 매독, 후천성면역결핍증 등의 선별검사로 쓰임.

(2) 검사 방법

- 각 항목별 참고

(3) 검사 시 주의사항

- 특별한 주의 사항 없음

(4) 검사결과의 해석과 추후관리

① HAV Ab IgG

a. A형 간염의 임상경과

- A형 간염의 임상 증상은 대개 2개월 이상 지속되나 결국 대개는 후유증이 없이 자연치유 됨. 대부분 영유아 및 소아기에는 가볍게 앓고 지나가는 것으로 생각됨.
- 국내에서는 과거 무증상으로 소아기에 앓고 지나가는 것으로 생각되었으나, 최근 위생상태의 개선과 더불어 항체가 없는 연령대에서 집단발병이 사회적으로 문제가 되기도 하였음.

b. 검사 방법

- 대부분 자동화장비로 주로 화학발광면역측정법(Chemiluminescent immunoassay, CIA)으로 검사를 하고 있음.

c. 검진에서 anti-HAV IgG의 해석

- anti-HAV IgG 음성인 경우 A형 간염 예방접종(6~12개월 간격 2회)이 권유됨.
- 예방접종을 받았으나 anti-HAV IgG 음성인 경우 현재까지 가이드라인은 없음.

② HBsAg (B형 간염바이러스표면항원)/Anti-HBs Ab (B형 간염바이러스표면항체)

a. HBsAg 음성이면서 anti-HBs Ab 양성(≥10 mIU/mL)인 경우 적절한 면역력이 있는 것으로 판단함.

b. B형 간염 예방접종은 성인 예방접종 편을 참고

c. HBsAg 양성인 만성 B형 간염 환자의 경우 소화기내과 전문의 진료를 연계하여, 필요시 적절한 항바이러스 치료를 받을 수 있도록 하고, 최소 6개월마다 간기능검사, AFP, 복부 초음파로 간암 감시검사를 받을 수 있도록 권고.

d. HBsAg 항원 음전: HBsAg (+) 환자는 연간 0.5% 정도에서 HBsAg이 (-)로 소실됨. 간세포암 발생 위험성이 감소하지만 완전히 없어지는 것은 아니고, 드물게 재양전의 가능성도 있으므로 지속적인 간암 감시검사 권고.

e. HBsAg 양성인 50세 이하의 환자에서 A형 간염 항체가 없는 경우 A형 간염 백신 2회 접종을 권고함. B형 간염, A형 간염 중복 감염 시 간부전, 사망률 증가하는 것이 알려져 있음.

③ Anti-HCV (C형 간염바이러스항체)

검진 결과 Anti-HCV Ab양성인 경우는 anti-HCV를 재검사하고 HCV RNA 검사를 함께 시행하며 해석은 표 2-15를 참조할 것.

표 2-15. HCV assay 결과의 해석

검사 결과	진단	계획
Anti-HCV (+) HCV RNA (+)	급성 C형 간염 혹은 만성 C형 간염	소화기내과 진료 연계
Anti-HCV (+) HCV RNA (-)	Anti-HCV 위양성 혹은 HCV RNA 위음성 혹은 Resolution of HCV infection 혹은 Acute HCV infection during period of low level viremia	3~6개월 후 anti-HCV & HCV RNA 재검 혹은 소화기내과 진료 연계
Anti-HCV (-) HCV RNA (+)	Early acute HCV infection 혹은 Chronic HCV infection in setting of immunosuppressed state 혹은 HCV RNA 위양성	3~6개월 후 anti-HCV & HCV RNA 재검 혹은 소화기내과 진료 연계

④ 매독의 혈청학적 검사

a. 비트레포네마검사(nontreponemal test)

- 매독균에 의해 손상된 세포로부터 유리된 지질단백성분과 매독균에 있는 카디오리핀(cardiolipin)에 대한 항체를 검출하는 검사임.
- rapid plasma reagin (RPR) 검사, Venereal disease research laboratory (VDRL)검사, unheated serum reagin (USR) 검사 등이 있음.

b. 트레포네마검사(treponemal test)

- 매독균 항원에 대한 특이 항체를 검출하는 검사임.
- fluorescent treponemal antibody absorption test (FTA-ABS), microhemagglutination-*T. pallidum* (MHA-TP), *T. pallidum* particle agglutination (TPPA), *T. pallidum* enzyme immunoassay (TP-EIA), *T. pallidum* chemiluminescent immunoassay (TP-CLIA) 등이 있음.

c. 전통적인 진단알고리즘

- 비트레포네마 검사를 먼저 시행한 후 양성인 환자에서 트레포네마 검사로 확인검사를 하는 방법

d. 역순 알고리즘(Reverse Sequence Syphilis Screening)

- 최근 검사실이 자동화됨에 따라, 트레포네마 효소면역법 검사를 먼저 실시하고, 결과에 따라 비트레포네마 검사로 항체의 역가를 정하여 추적관찰하는 방법이 주로 쓰이고 있음(그림 2-8).

e. 매독의 혈청학적 검사 결과 해석

표 2-16. 매독의 혈청학적 검사 결과 해석

비트레포네마 검사	트레포네마 검사	해석
양성	양성	매독(과거 혹은 현재)
양성	음성	비트레포네마 검사 위양성
음성	미시행	1. 매독이 아님 2. 위음성: 1차매독 초기, 치료된 매독, 장기간 치료받지 않은 만기매독, 전지대(prozone)현상
미시행	음성	1. 매독이 아님 2. 위음성(1차 매독 초기) 3. 혈청전환
음성	양성	다른 트레포네마 검사를 추가적으로 시행 1. 양성 → 치료된 매독, 장기간 치료받지 않은 만기매독, 1차매독 초기, 전지대현상 2. 음성 → 트레포네마 검사 위양성

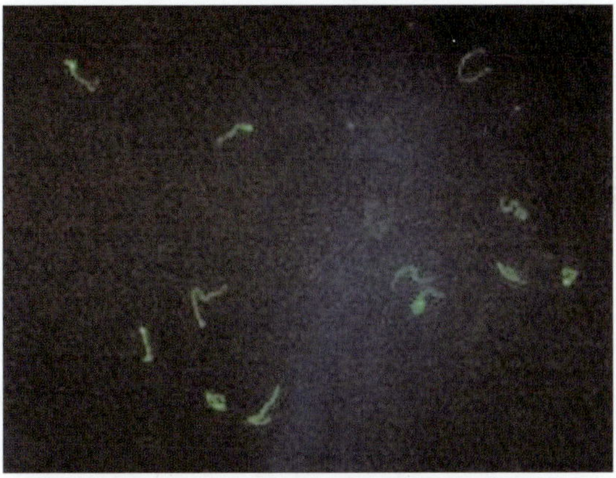

그림 2-6. FTA-ABS 양성 결과(CDC/PHIL file photo)

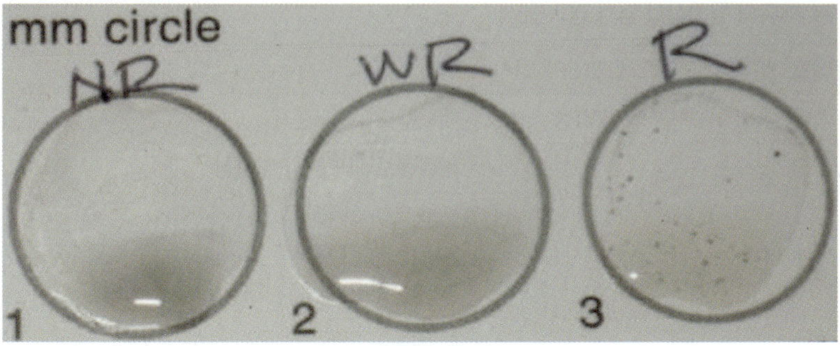

그림 2-7. RPR 검사의 nonreactive, weakly reactive, strongly reactive 결과

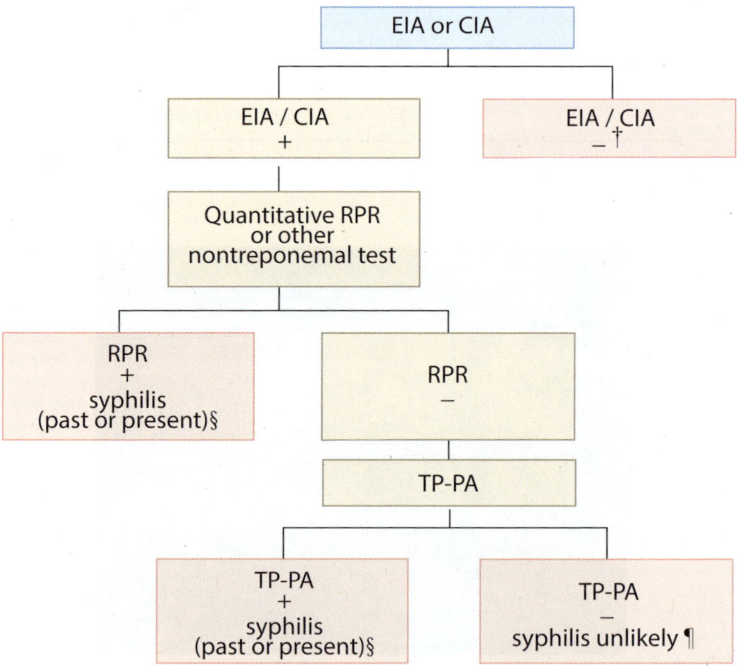

Abbreviations: EIA/CIA = enzyme immunoassay/chemiluminescence immuno assay; RPR = rapid plasma reagin; TP-PA = *Treponema pallidum* particle agglutination.

* Despite these recommendations for reverse sequence screening, CDC continues to recommend the traditional algorithm with reactive nontreponemal tests confirmed by treponemal testing.

† If incubating or primary syphilis is suspected, treat with benzathine penicillin G 2.4 million units intramuscularly in a single dose.

§ Evaluate clinically, determine whether treated for syphilis in the past, assess risk for infection, and administer therapy according to CDC's 2010 STD Treatment Guidelines (available at http://www.cdc.gov/std/treatment/2010).

¶ If at risk for syphilis, repeat RPR in several weeks.

그림 2-8. 미국 질병통제 예방센터(CDC)의 Reverse Sequence Syphilis Screening 알고리즘

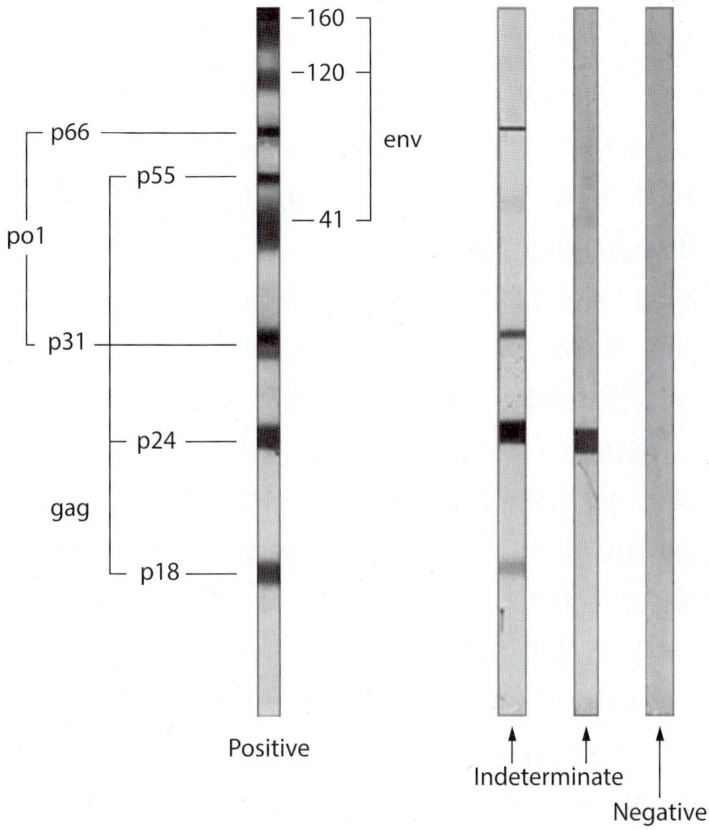

그림 2-9. HIV-1 웨스턴블롯(Western blot)

⑤ 후천성면역결핍증의 혈청학적 검사

a. HIV 선별 검사

- 현재 대부분의 검사실에서 제4세대 효소면역법(enzyme immunoassay, EIA) 또는 화학발광면역법(chemiluminescence immunoassay)의 자동화 장비를 사용하여 혈청 내의 HIV1gp41, HIV2gp36, HIV1 subtype O 및 HIV p24항원에 대한 항체를 검출함.
- 시약설명서에는 HIV 항체가 있는 검체에서 4세대 항체 검사의 민감도는 100%, 특이도는 99.72~99.87%로 보고하고 있음.
- 위양성을 초래하는 원인으로는 자가항체, 중증의 간질환, 면역글로불린주사, 인플루엔자 백신 투여, 종양 등의 경우가 있으며 위음성의 원인으로는 B세포 기능 이상으로 인한 항체 생성 이상 등이 있음.
- Anti-HIV 양성인 경우 보건환경연구원에 확진 검사를 의뢰하여야 함.

b. HIV 확진을 위한 검사

- 우리나라와 같이 유병률이 낮은 인구집단에서는 ELISA 위양성률이 상당히 높게 나오므로 ELISA 양성 검체는 반드시 확진 검사를 해야 함.
- 웨스턴블롯은 가장 흔히 사용되는 확진법으로 HIV 감염 여부의 최종 확인 뿐만 아니라 감염자에서 바이러스의 어느 단백에 대한 항체가 생겼는지 알 수 있음.
- Association of state and territorial public health laboratory director (ASTPHLD)와 미국질병관리본부(CDC)의 권고로 p24, gp41, gp120/gp160 세 가지 주요단백 중 두 가지에 양성을 보이는 것을 HIV 양성이라 진단하는 것이 보편적임.

참고문헌

1. Treatment Guideline for Diabetes. 대한당뇨병학회. 2021
2. ES Kang, YS Yun, SW Park, et al. Limitation of the validity of the homeostasis model assessment as an index of insulin resistance in Korea. Metabolism. 54(2):206-211, 2005
3. 만성 B형간염 진료 가이드라인, 대한간학회, 2022
4. Chu CM, Liaw YF. Increased incidence of fulminant hepatic failure in previously unrecognized HBsAg carriers with acute hepatitis independent of etiology. Infection 33:136-139, 2005
5. C형간염 진료 가이드라인, 대한간학회, 2015
6. 대한진단검사의학회 편, 진단검사의학, 제6판, 범문에듀케이션, 2021.
7. 조상헌 외, 한국인의 건강검진, 고려의학, 2013.
8. Patel P, Bennett B, Sullivan T, Parker MM, Heffelfinger JD, Sullivan PS; CDC AHI Study Group. Rapid HIV screening: missed opportunities for HIV diagnosis and prevention. J Clin Virol. 2012 May;54(1):42-7. doi: 10.1016/j.jcv.2012.01.022. Epub 2012 Feb 29. PMID: 22381919; PMCID: PMC6195213.
9. Wallach's Interpretations of Diagnostic Tests Ed.10

9) 종양표지자 검사

정소이(서울대학교병원 강남센터 진단검사의학과)

(1) 검사개요

- 대부분 기본 패키지에 포함

  대부분의 가이드라인에서 종양의 선별목적으로 검사하는 것은 권장하지 않으며, 종양의 예후를 예측하거나 추적관찰시 사용하도록 하였으나, 대부분의 건강검진 센터에서는 이를 기본 패키지에 포함시키고 있어 적절한 해석의 가이드라인이 필요함.

(2) 검사 방법

- 대부분의 국내 대학병원, 준종합병원, 수탁기관에서는 화학발광면역측정법(Chemiluminescent immunoassay, CIA)으로 검사를 하고 있음.

(3) 검사 시 주의사항

- PSA 검사용 혈액검체는 생검, 절제 등과 같은 전립선 처치 전에 채집해야 함.

(4) 검사결과의 해석과 추후관리

① 종양표지자 검사의 참고범위(reference range)와 절단치(cutoff)

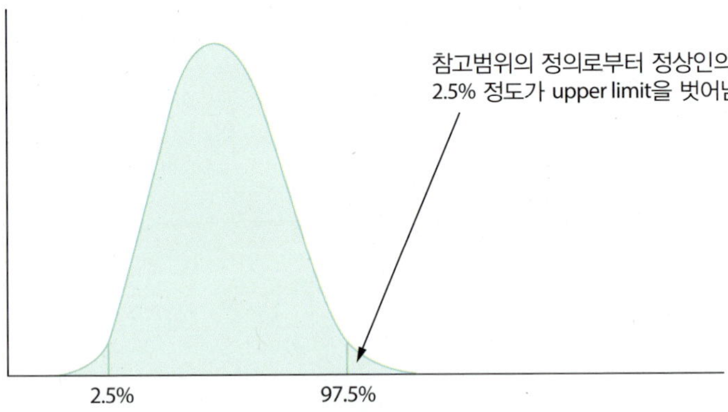

그림 2-10. 참고범위의 정의

- 대부분의 종양표지자는 2.5~97.5%의 정상인에서 나타나는 범위를 지정한 것임. 따라서, 증상이 없는 사람을 대상으로 검사를 하는 경우 5%의 확률로 참고범위를 벗어난 값이 나올 수 있음.

② 종양표지자 검사 방법의 차이

- 종양표지자의 경우 PSA를 제외한 대부분의 검사항목이 표준화가 되어 있지 않기 때문에 검사방법에 따라 값이 달라질 수 있음. 따라서 종양표지자 값이 상승되어 있을 경우 같은 의료기관에서 같은 검사 방법으로 추적관찰을 하는 것이 의미가 있음.
- 현실적으로 다른 기관을 거쳐온 수진자가 있는 경우 우리 기관에서도 종양표지자 검사를 실시하여 차이가 나는 정도를 먼저 파악해야 함. 만약 차이가 크게 나는 경우 즉시 추가 검사를 실시하는 것 보다는 2~3주 이상의 간격을 두고 종양표지자의 증가 여부를 파악하는 것이 좋음.

③ 종양표지자와 위양성

- 모든 암 환자에서 종양표지자가 증가하지는 않지만 종양표지자가 증가하는 경우 참고범위보다 현저히 증가하는 경우가 대부분임.
- 종양의 증거 없이 종양표지자가 상승하는 경우, 수진자의 간기능, 신기능을 사전에 점검해야 함. 또한, 종양표지자는 정상 조직에서도 분비되고 조직 특이성이 없는 경우가 대부분이므로 양성 질환의 존재 여부를 확인해야 함(표 2-15 참고).

표 2-18. 종양표지자의 위양성

		위양성			
종양 표지자	참고범위 (본원)	경도 증가	중증도 증가	심한 증가	암
AFP	≤ 8.78 ng/mL	자가면역질환	간담도 질환	임신, 신생아. 간질환(<100 ng/mL), 유전성 타이로신혈증. 모세관확장실조	간암, 생식세포암(난소, 고환), 위암
CA 15-3	≤ 35 U/mL	G-CSF 치료. 폐의 감염성질환, 자가면역질환, 난소낭종(<100 U/mL)	신부전, 간질환 (<100 U/mL)	거대적혈모구빈혈	유방암,난소암, 비소세포폐암, 림프종
CA 19-9	≤ 37 U/mL	양성 폐질환	위장관 질환, 자궁내막증, 난소낭종, 간질환, 신부전 (<400 U/mL)	췌장염, 담즙 정체 (<1000 U/mL), 점액낭종, 기관지확장증 (<500 U/mL)	위장관 암, 췌장암, 난소의 점액암종과 미분화암
CA 125	≤ 35 U/mL	배란, 월경, 폐감염, 만성폐쇄성폐질환 (<100 U/mL). 신증후군, 부인과적 질환 /낭종/자궁내막증/자궁근종(<200 U/mL)	간부전, 신부전 (<300 U/mL). 임신	체액 정체: 감염 또는 종양에 동반된 장액성 삼출 (<1000 U/mL)	난소암, 폐암, 자궁내막암
CEA	≤ 5 ng/mL	흡연자의 5%, 여러 양성 질환 (<15 ng/mL) 갑상선 기능저하증, 당뇨병, 호산구 증가증 등	간부전, 신부전, 궤양성장염, 크론병 (<25 ng/mL)		소화기 종양, 갑상선수질암, 유방암, 폐암 등
PSA	≤ 3 ng/mL	전립선 탐색 수기, 신부전	전립선비대증	전립선염	전립선암

④ 각 종양표지자 별 해석 및 추후관리

※ 주의

아래 참고 범위 및 해석의 cutoff는 서울대학교병원 강남센터 기준으로 작성하였으며 적절한 해석의 cutoff는 검사방법마다 다를 수 있으므로 각 의료기관 및 검사기관별로 평가하여 설정하여야 함.

a. CEA (참고범위 ≤ 5.0 ng/mL)

i. 5~10: 흡연자는 금연 후 4주 F/U

ii. 5~10: non-smoker는 대장내시경 검사 권유. 아니면 4주 뒤 FU

iii. ≥10: 먼저 colonoscopy, LDCT, abdomen CT, thyroid USG, gynecologic USG, mammogram, breast USG 등을 확인(대부분 검진 시 검사가 되어 있는 경우가 많음)

(***유방암, 폐암, 췌장암, 난소암, 갑상선 암 등 CEA 상승시킬 수 있는 질환에 대한 Screening 이 필요함)

→ w/u 후 이상이 없다면 2~3개월 후 추적검사 하여 지속적으로 상승되어 있으면 종양내과 진료 권유

- 서울대학교병원 강남센터 연구 결과, 2015년 3월부터 2016년 2월까지 건강검진을 받은 25,786명을 대상으로 의무기록을 분석하였을 때 2.3%가 CEA 수치가 5.0 ng/mL를 초과하였음. 해당 연구 결과, Abbott Architect i2000sr 장비로 측정한 CEA 수치는 20.0 ng/mL까지는 종양의 증거가 없는 경우가 많았음.

- 서울대학교병원 강남센터의 또 다른 연구에서, 당뇨병 환자에서는 HbA1c와 CEA 간 양의 상관관계가 있었음. 종양의 증거가 없으면서 CEA가 높은 수진자 중 혈당 조절이 불량한 당뇨병 환자의 경우는 혈당 조절 후 CEA를 f/u 해보는 것이 도움이 되겠음.

b. CA 19-9 (참고범위 ≤ 37 U/mL)

상승시 아래의 질환 여부 확인 및 추적관찰, 필요시 복부 CT (pancreatobiliary protocol) 평가

*** 췌담도계 암과 연관 없이 CA19-9 증가할 수 있는 경우**
- 부인과 질환 (난소 낭종, 자궁내막증, 자궁근종, 자궁선근증 등)
- 내분비대사질환 (당뇨, 갑상선 기능이상 등)
- 호흡기 질환 (기관지확장증, 폐결핵, NTM 등)
- 췌장 및 담도계 염증
- 건강보조식품이나 한약제 복용 등

c. PSA (참고범위 ≤ 3 ng/dL)
- PSA는 50세 이상 매년 검진하는 것을 권유함(전립선암 가족력이 있는 경우 40세 이상).
- PSA는 높은 조직특이성 및 민감도로 인해 전립선 암의 선별, 진단, 암 위험도 예측 및 재발의 표지자로 매우 유용하게 사용되며, 지금까지 발견된 종양표지자 중 가장 널리 사용되는 것에 속함.
- Percent free PSA(%fPSA)는 일반적으로 전립선암에서 복합형 PSA가 증가하는 사실을 이용하여 전체 PSA 중 유리형 PSA의 백분율을 계산한 것으로 PSA 수치가 4~10 ng/mL인 환자에 대한 전립선암 검출에서 유용하게 사용됨.
- PSA는 전립선암, 전립선염, 전립선 비대, 약물(테스토스테론), 시술(전립선 마사지, 조직검사, 도뇨관, 방광경, 직장 수지 검사 등)에 의해 증가할 수 있으므로 해석에 주의가 필요함.
  i. 3~4 ng/dL 미만: 4주 후 재검(재검시 PSA, free PSA 시행)
     3.0 이상 지속 시 비뇨의학과 refer
  ii. 4 ng/dL 이상: 비뇨의학과 refer

표 2-19. PSA 수치에 따른 전립선암 진단율

Total PSA	
Probability of Cancer	**PSA Total Levels**
1%	0~2ng
15%	2~4ng
25%	4~10ng
>50%	>10ng
Percent Free PSA	
Probability of Cancer	**Percent Free PSA**
56%	0~10%
28%	10~15%
20%	15~20%
16%	20~25
8%	>25%

참고문헌

1. Soie Chung. False-positive Elevations in Carcinoembryonic Antigen Levels at a Health Screening Center. Lab Med Online 2019;9(3):146-152.
2. Soie Chung, Yunhwan Lee, and Eun Youn Roh. HbA1c showed a positive association with carcinoembryonic antigen (CEA) level in only diabetes, not prediabetic or normal individuals. JCLA 2019 Jul;33(6):e22900.
3. 조상헌 외, 한국인의 건강검진, 고려의학, 2013.
4. Mary A. Williamson and L. Michael Snyder. Wallach's Interpretations of Diagnostic Tests Ed.10, Wolters Kluwer, 2014.

10) 류마티스 검사

정소이(서울대학교병원 강남센터 진단검사의학과)

(1) 검사개요

- 조조강직, 관절통, 피로, 미열 등의 증상이 있어 류마티스 질환이 의심되는 경우에 검사를 시행함.

(2) 검사 방법

- 각 검사 항목별 방법 참고

(3) 검사 시 주의사항

- 특별한 주의사항 없음

(4) 검사결과의 해석과 추후관리

① 형광 항핵항체 검사(Fluorescent Anti-nuclear antibody, FANA)

- ANA는 세포를 구성하는 핵물질은 물론 세포질 구성성분에 대한 자가항체들의 총칭임. 간접면역형광법이 보편적으로 가장 많이 이용되는 검사법으로, 혈액 내 항핵항체의 존재를 확인하는 검사임.
- FANA 검사는 특히, 전신성 루푸스(SLE) 환자의 95% 이상에서 양성반응을 나타내는 매우 예민한 검사임. 정상 성인의 약 2%에서도 양성을 보일 수 있으나 대개 약한 양성반응을 보임(주로 70세 이상의 노인, 특히 여자).
- 흔한 패턴은 homogeneous (SLE 등), speckled (SLE, 쇼그렌 증후군, 경피증, 다발성 근염등), nucleolar(경피증, 다발근육염 등), centromere pattern (경피증 등) 등이 있음.

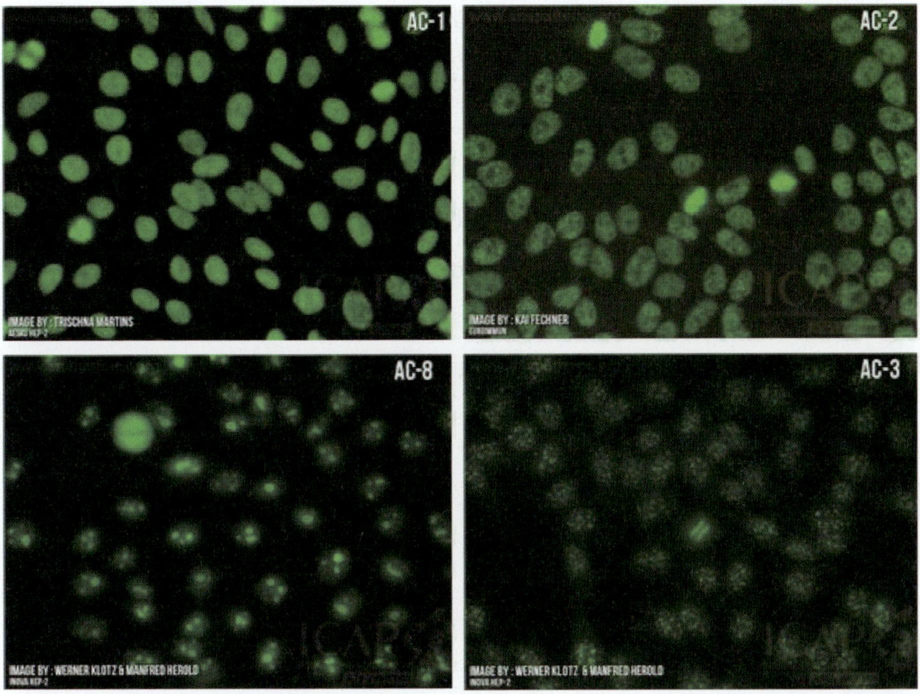

그림 2-11. 여러 ANA 형광 패턴 (왼쪽 위부터 시계방향으로 nuclear homogeneous, nuclear dense fine speckled, centromere, homogeneous nucleolar) images from https://www.anapatterns.org/nuclear_patterns.php

② 류마티스 인자(Rheumatoid factor, RF)

- 류마티스 관절염과 쇼그렌증후군의 진단을 돕기 위하여 검사함
- 류마티스 관절염 환자의 약 75%, 쇼그렌 증후군의 60~70% 정도에서 양성을 보임
- 류마티스 질환이 아닌 경우에도 감염, 종양, 폐질환, 신장질환, 정상인에서도 검출될 수 있음.
- 주로 비탁법(nephelometry) 또는 혼탁도측정법(turbidimetry)를 사용하여 측정함.

③ 항CCP 항체(anti-cyclic citrullinated peptide, anti-CCP)

- 류마티스 관절염과 다른 유형의 관절염과의 감별진단 또는 류마티스 관절염 환자의 예후 평가를 위해 검사함.
- anti-CCP 및 RF에 모두 양성을 보이는 환자들은 RA일 가능성이 높고, 더 심한 형태로 발전할 수 있음. anti-CCP 양성, RF 음성 결과를 보이면서 임상 징후가 류마티스 관절염을 시사한다면 향후 류마티스 관절염이 발생하거나 조기 류마티스 관절염일 가능성이 있음을 시사함.
- ELISA 측정법을 이용하며 현재 3세대 ELISA 검사법까지 소개되어 특이도가 매우 높아짐(96~98%).

참고문헌

1. LAB TESTS ONLINE. available from https://labtestsonline.kr
2. 대한진단검사의학회 편, 진단검사의학, 제6판, 범문에듀케이션, 2021.
3. Mary A. Williamson and L. Michael Snyder. Wallach's Interpretations of Diagnostic Tests Ed.10, Wolters Kluwer, 2014.
4. International Consensus on ANA Patterns. available from https://www.anapatterns.org/

3. 요 검사

허남주(서울대학교병원 강남센터 신장내과)

1) 요검체의 채취 및 보관

- 일반 요검사를 위한 검체는 임의배뇨 검체로도 적절하며 격심한 활동이나 특이한 식이 후가 아니라면 대체로 무방함.
- 소변을 볼 때 첫 30 mL 정도는 버리고 중간뇨를 깨끗하고 건조된 용기에 받는 것이 좋으며, 세균감염의 원인을 밝히기 위한 요검체는 무균적 배뇨검체를 채취하여 검사하는 것이 바람직함.
- 배뇨검체의 채취시기는 아침 첫 뇨가 가장 농축상태이므로 좋으며, 원칙적으로 요검사는 검체채취 후 2시간 이내에 검사하는 것이 바람직한데 여의치 못한 경우에는 마개를 덮은 후 냉장고에 보관하여 사용하되 수 시간이 경과되기 전에 검사를 완료하여야 함.
- 간혹 특정한 목적을 위하여 24시간 동안 소변을 모아야 할 때도 있는데, 이때는 채취 시작 시점에 우선 소변을 버리고 그 이후로 24시간 동안 나오는 소변을 모두 모음. 대변 볼 때 나오는 소변도 모아야 하며, 24시간이 끝나는 시점에 마지막으로 나오는 소변까지 모음.

2) 시험지봉을 이용한 요검사

- 요검사용 시험지봉은 요성분의 병적 변화를 보기 위하여 흰 플라스틱 받침대에 시약이 함유되어 있는 반응지가 붙어 있어서 간편하게 선별검사로 이용할 수 있음.
- 비중, pH, 단백, 당, 케톤, 빌리루빈, 유로빌리노겐, 아질산염, 백혈구 등의 검사를 동시에 간편하게 실시할 수 있고 이들 중 한 가지 또는 몇 가지 검사만 할 수 있는 시험지봉이 시판되고 있음.

① 주의 사항

a. 비타민 C는 강력한 환원제이므로 적어도 10시간 전부터 투약을 중지한 후 요검사를 실시하여야 함.

b. 아질산염 검사시는 소변이 4~6시간 방광에 저류되어야 하므로 아침 첫 소변이 가장 이상적임.

c. 시험지 봉의 보관은 흡습제가 든 병에 직사광선을 차단하여(갈색병) 30℃ 이하에 보관함.

표 3-1. 검사의 해석

검사항목	임상적 의의
비중	1) 정상: 1.016~1.022 2) 비중의 증가(>1.030): 탈수, 당뇨 3) 비중의 감소(<1.007): 희석뇨, 신세뇨관 이상
pH	1) 정상: pH 6 (4.6~8) 2) 산성뇨: 기아, 고단백식이, 대사성 및 호흡성 산증, 산 생성세균 3) 알칼리뇨: 채식(식이), 대사성 및 호흡성 알칼리증, 암모니아 생성세균
단백	글로불린보다 알부민이 더 예민하게 검출. 위양성: alkaline, highly buffered urine 위음성: hemoglobin, Bence-Jones protein
당	요중 glucose는 혈당이 180 mg/dL이 넘거나 과도한 운동시 나타난다. 위양성: oxidizing agents 위음성: sodium fluoride
케톤	요중에 나오는 케톤체 중 acetoacetic acid가 주로 측정된다. 1) 당뇨병성 케톤산증의 진단 2) 스트레스, 임신, 과도한 운동, 금식
빌리루빈	수용성인 직접 bilirubin의 혈중치가 증가할 때 요중으로 배설 양성: 담도폐쇄, 간질환, hemoglobin 대사이상
유로빌리노겐	증가: 용혈성 황달, 간세포성 손상 감소: 총담관(CBD)이 완전히 막힌 경우
잠혈	양성: 혈뇨, 혈색소뇨(hemoglobinuria), 미오글로빈뇨
아질산염	요중 세균이 10^5/mL 또는 그 이상 있을 때 양성반응이 나타나며 정색 반응은 세균수에 비례하지는 않음. 음성결과가 반드시 요중 세균이 없다는 것을 증명하는 것은 아님.

3) 요침사 검경

- 요침사 검사는 배뇨 후 4시간 이내의 신선뇨로 실시해야 함.
- 요에는 유기성분인 적혈구와 백혈구, 상피세포, 세균 등과 무기성분인 각종 염류와 이의 결정들이 존재하므로, 현미경을 통하여 이들을 확인하여 요로 질환이나 기타 질환의 진단 및 경과의 판정에 이용함.

① 참고치

a. 적혈구: 0~1/HPF

b. 백혈구: 남 0~1/HPF, 여 0~3/HPF

c. 상피세포: 남 0~1/HPF, 여 10개 이하/HPF

② 임상적 의의

a. 적혈구: 신장-요로계 질환(염증, 감염, 결석, 종양)

b. 백혈구: 신장-요로계 염증질환(신우신염, 방광염, 요도염, 신결핵 등)

③ 상피세포

a. 편평세포: 주로 질, 요도에서 유래되므로 여자에서 흔히 발견됨.

b. 이행상피세포: 하부요로, 방광 등에서 유래되며 이 세포가 많이 나오고 핵의 불균형이 있으면 종양을 의심할 수 있음.

c. 신세뇨관상피세포: 신세뇨관을 이루는 상피세포에서 유래하며 바이러스 질환(CMV 감염), 바이러스성 간염 때 나타남.

④ 미생물

a. 박테리아: 오염된 것이 아니라면 요로감염을 의심함.

4) 24시간 요 검사

(1) 단백뇨

- 단백뇨의 정량을 위해서는 24시간 요를 사용하는 것이 표준 검사이나, 24시간 단백뇨 측정의 대안으로 무작위 단회뇨 단백/크레아티닌 비를 측정할 수 있음.

- 그러나 하루 단백뇨가 1 g/L 이상인 경우에는 단회뇨 단백/크레아티닌 비가 실제 하루 단백 배설량을 정확하게 반영하지 못할 수 있음.

표 3-2. 알부민뇨의 정의

분류	AER (mg/24hours)	ACR (mg/g)	해석
A1	<30	<30	Normal to mildly increased
A2	30~300	30~300	Moderately increased
A3	>300	>300	Severely increased

AER: albumin excretion rate, ACR: albumin to creatinine ratio (KDIGO 2012 Clinical Practice Guideline)

(2) 요 크레아티닌

- 24시간 요 수집의 적절성을 평가하기 위해 사용할 수 있음. 일반적으로 50세 이하.
- 성인에서 24시간 크레아티닌 배설량은 다음과 같음.
- 남자: 20~25 mg/kg lean body Wt, 여자: 15~20 mg/kg lean body Wt.
- 50세에서 90세까지는 근육량 감소로 점진적으로 요배설량이 50% 정도 감소함.

(3) 나트륨

- 정상 성인에서 24시간 소변 나트륨 배설은 일일 염분 섭취량을 반영함. 따라서 이 수치를 통해 수진자의 염분섭취량을 확인하고 어느 정도 조절해야 하는지 권고할 수 있음.

(4) 칼슘

- 재발성 요로결석이 있는 경우 고칼슘뇨증 여부를 확인하여 치료 결정을 할 수 있음. 고칼슘뇨증과 골밀도 저하가 동반된 경우 칼슘의 요배설을 줄이기 위한 치료를 고려할 수 있음.

참고문헌

1. 대한신장학회 편. 임상신장학. 군자출판사. 2022. 53-59.
2. 서울대학교 의과대학 내과학교실. SNUH Manual of Medicine, 6thedition, 고려의학, 2022: 639-649.
3. 서울대학교 의과대학 편. 전정판 신장요로학. 서울대학교 출판부, 2005:183-207.
4. 대한진단검사의학회 편. 진단검사의학. 제4판. e-PUBLIC, 2009:421-441.
5. Linne JJ, Ringsrud KM: Basic technique in clinical laboratory science, 3rd ed, St. Louis, 1992, Mosby
6. Ringsrud KM, Linné JJ. Urinalysis and Body fluids. A color text and atlas. 1st ed. St. Louis, Mosby-Year Book, 1995: 1-249.
7. Henry JB, Lauzon RB, Schumann GB: Basic examination of urine. In Henry JB, ed. Clinical diagnosis and mangement by laboratory methos. 19th ed. Philadephia: WB Sauders, 1996:411-456.

4. 대변검사

임선희(서울대학교병원 강남센터 소화기내과)

1) 대변 기생충 검사(Stool parasite examination)

(1) 검사 개요

- 소화기관이나 소화기관에 연결된 장기에 기생하고 있는 기생충, 원충 감염 여부 검사.
- 대변을 Swab을 이용해 대변 2 g 정도를 채취하여 무균통에 담아 운반한 후 현미경으로 충란 혹은 충체를 관찰함.

(2) 검사 방법

- 현미경 검사는 직접도말법, 집란법, 또는 영구표본염색 등의 방법을 이용함.
- 직접도말법으로는 운동성이 있는 원충류의 영양형을, 집란법으로는 원충류의 포낭형과 윤충류의 충란이나 유충을 더 잘 발견할 수 있고, 영구 표본염색은 원충류 영양형의 형태 관찰에 유용함.

(3) 검사 시 주의사항

- 장조영제(Barium sulfate), 미네랄 오일, 비스무스, 기생충 약, 지사제 등의 복용을 한 경우 검출 민감도가 떨어질 수 있으므로 이런 약제를 썼을 경우 1~2주 후에 검체를 채취함.
- 대장내시경 검사를 하시는 분은 건강진단 전날 장 세척약 복용 전에 채취하도록 함.
- 소변이나 화장실 물 등이 닿지 않도록 잘 관리함.
- 채취 후 보관은 4℃에서 하도록 함.

(4) 검사 결과의 해석과 추후관리

- 양성: 기생충 감염 혹은 군락을 강하게 시사함. 각 기생충 종류에 따라 치료
  음성: 음성이라고 하더라도 기생충 감염을 완전히 배제할 수는 없음.

기생충 치료의 실제(2020년도 기생충감염병 관리지침 참조-질병관리본부 발행)

Clonorchis sinensis: Praziquantel 25 mg/kg tid for 2d

Paragonimus westermani: Praziquantel 25 mg/kg tid for 2~3d

Metagonimus yokogawai: Praziquantel 10 mg/kg single dose

[in Uptodate, 25 mg/kg tid for 1d, 10~20 mg/kg single dose, 25 mg/kg single dose by WHO]

Ascaris lumbricoides: Albendazole 400 mg 1T single dose

Trichuris trichiura: Albendazole 400 mg 1T qd, 20일 간격으로 3회이상 반복투약[in CDC, albendazole 400 mg 1T qd for 3 days]

Enterobius vermicularis: Albendazole 400mg 1T qd, 20일 간격 3회이상 반복투약[in CDC, albendazole 400 mg 1T qd -> another single dose, 2 weeks later]

2) 대변 잠혈 검사(Fecal occult blood test, FOBT)

(1) 검사 개요

- 대변 내에 있을 수 있는 잠혈 유무를 검사함.
- 정상인은 위장관계 상피세포의 탈락을 통하여 하루에 0.5~1.5 mL의 실혈을 하는데 이 정도 이상, 즉, 5~10 mL의 실혈이 있는 경우 양성으로 검사할 수 있음(이는 사람의 평균 혈색소가 15 g/dL, 하루에 배출하는 대변량이 150 g이라고 가정하였을 때 Hb 5~10 mg/ 대변(g)에 해당).

(2) 검사 방법

- Guaiac based test: 혈구내 heme peroxidase에 의해 guaiac이 산화되는 반응을 이용하여 잠혈을 검출함. guaiac test에서 위양성[by plant peroxidase activity(당근) or by animal heme(붉은 고기)] 또는 위음성(by vitamin C, etc)에 주의
- Immunoassay based test: Human globin을 표적으로 하는 항체를 이용하는 면역화학적 방법으로 잠혈을 검출함. 이 검사에서는 식이, 약물, 또는 비타민 제한이 요구되지 않음.

(3) 검사 시 주의사항

- 장조영제(Barium sulfate), 미네랄 오일, 비스무스, 비스테로이드성 소염제, 지사제 등의 복용을 한 경우 검출 민감도가 떨어질 수 있으므로 이런 약제를 썼을 경우 1~2주 후에 검체를 채취하도록 함.
- 검진기관의 검사방법에 따라 1주일 전부터 vitamin C (250 mg 이상) 등, 3일전부터 적색고기, 즉, 돼지고기, 소고기, 양고기 등, 섭취 회피가 필요할 수 있음.
- (여성 경우) 생리 중인 경우는 검사 날짜를 생리 1주일 후로 연기
- 대장내시경 검사를 하시는 분은 건강진단 전날 장 세척약 복용 전에 채취하도록 함.
- 소변이나 화장실 물 등이 닿지 않도록 관리함.
- 채취 후 보관은 4℃에서 하도록 함.

(4) 검사 결과의 해석과 추후관리

- 대장암, 게실질환, 용종, 허혈성 장질환, 염증성 장질환, 외상, 출혈소인, 치질, 등에서 양성으로 나올 수 있음.
- 대변 잠혈 검사 양성인 경우 반복 검사 후 지속적 양성인 경우 대장내시경을 시행하여 확인을 하여야 함. 경우에 따라서는 반복 검사 없이 대장내시경 검사를 시행할 수도 있음.
- 음성인 경우, 대장암 국가검진 차원에서 50세 이상에서 1년 주기로 검사 실시

3) 대장암 대변 특수 검사(Earlytect–C®)

(1) 검사 개요

- 대변 속에 존재할 수 있는 대장암의 특정 바이오마커인 '메틸화된 신데칸-2' DNA를 실시간 중합효소 연쇄 반응(real-time polymerase chain reaction) 방법으로 측정하여 진단하게 됨.
- 대장 조직에는 'syndecan-2'라고 하는 유전자가 있는데 대장 종양(대장암 및

대장선종)이 있을 때 이 유전자에 메틸화 현상이 일어나 그 세포 탈락으로 대변에서 비정상 DNA. 즉, '메틸화된 신데칸-2' DNA를 발견할 수 있게 되지만 정상 대장세포에서는 메틸화 현상이 발견되지 않는 점을 이용함.

(2) 검사 방법

- 배변 후 수집키트 내의 도구를 이용하여 대변의 서로 다른 부위 5군데에서 충분한 양(보통 6 g)을 용기에 담고 섞이게 흔들어 줌, 검체 실온 보관 가능.
- 검사기관으로 보내어진 분변에서 DNA 추출
- bisulfite 시약으로 처리 후 PCR 돌림: 먼저 검체 내 COL2A1 유전자가 최소 검출한계에 도달하는지를 보고 human DNA 존재 여부를 판단함. 도달한다면 '메틸화된 신데칸-2' 양을 검출하게 됨.

(3) 검사 시 주의사항

- 검사 전 먹던 약을 중단할 필요는 없으며 평소와 다름없이 식사를 하시면 됨.
- 이전에 대장선종이 발견되었거나 염증성 장질환이 있는 경우, 대장암 위험이 높은 경우에는 이 검사가 권고되지 않음(이런 경우는 더 정확한 선별검사인 대장 내시경이 권고됨).
- 대변 잠혈 양성인 경우에도 이 검사보다는 대장내시경이 더 권고됨.

(4) 검사 결과의 해석과 추후관리

- DNA가 음성이라는 것은 대장암에 관련된 유전자 변이가 발견되지 않았다는 뜻이며, 이는 수진자가 대장암에 걸렸을 확률이 적다는 의미일 뿐 100% 대장암이 없음을 의미하지는 않음. 음성인 경우 특이 증상이 없다면 3년 후 다시 검사해 볼 수 있겠음.
- 만약 검사가 양성이라면, 메틸화가 일어난 DNA가 있다는 뜻이니 대장암이나 대장 선종이 있을 가능성이 있으므로 대장내시경으로 꼭 확인이 필요함을 의미함.

참고문헌

1. 조상헌 외, 한국인의 건강검진, 고려의학, 2013.
2. 2020년도 기생충감염병 관리지침-질병관리본부 발행
3. Rabeneck L, Rumble RB, Thompson F, Mills M, Oleschuk C, Whibley A, et al. Fecal immunochemical tests compared with guaiac fecal occult blood tests for population-based colorectal cancer screening. Can J Gastroenterol. 2012;26:131-47.
4. earlytect.co.kr

5. 호흡기검사

1) 흉부촬영

최승호(서울대학교병원 강남센터 호흡기내과)

(1) 검사 개요

① 호흡기 질환의 진단에 있어 기본검사.

② 검사시간이 짧고 단 1회의 촬영으로 전 폐야를 볼 수 있는 장점이 있음.

③ 방사선 노출량이 적음.

(2) 검사 방법

① 촬영 방법에 따라

a. 후전면촬영(Posterior-Anterior view, PA view)

- 흉부 후전면 촬영은 환자가 서있는 상태에서 필름을 앞가슴에 대고 X-ray 튜브를 환자 등 뒤로 약 1.5 m정도 떨어뜨려 촬영.

b. 전후면 촬영(Anterior-Posterior view, AP view)

- 환자가 일어서지 못할 상황 등에서 차선책으로 쓰임.

c. 측면 촬영(Lateral view)

- 정면 사진에서 심장, 대혈관, 척추 등 구조물에 가려 보이지 않는 병변을 찾아내고자함.

d. 측와위 수평방향 촬영(Lateral Decubitus view)

- 흉수의 여부와 흉수가 유동성을 가지는지 판단하고자 함.

(3) 검사 시 주의사항

① 흉부촬영은 촬영 기법상 여러 구조물이 한 평면에 관찰되는 사진이므로 실제적으로 임상적으로 문제되지 않는 소견이 이상소견으로 잘못 오인되거나 실제 문제되는 임상적 질환이 있음에도 정상 구조물에 겹쳐지거나 가려져 잘 관찰되지 않는 단점이 있음.

② 환자의 임상 상황과 연관지어 흉부촬영 사진을 검토.

- 정상 흉부촬영 영상은 특정 질환의 검사 전 확률을 예측하는데 도움을 주며 검사 후 확률이 낮은 경우 더 이상의 검사 필요성을 낮춤.

③ 후전면 촬영인지 전후면 촬영인지 혹은 충분한 흡기가 이루어 졌는지 여부 확인.

- 흡기가 충분하지 않은 경우에는 심장의 크기가 커져 보일 수 있으며 폐가 충분히 팽창하지 못했기 때문에 혈관들이 폐하부에 뭉쳐 보일 수 있으며 이 경우 폐 하부의 감염 또는 폐허탈과 같은 질환으로 오인할 수 있음.

④ 놓치기 쉬운 부위를 다시한번 확인.

- 폐첨부, 심장과 겹치는 부위, 횡격막 하부 등의 위치는 흉부촬영에서 병변이 있더라도 놓치기 쉬운 부위이므로 보다 세심한 관찰 및 확인이 필요함.

(4) 검사결과의 해석과 추후관리

① 고립성 폐결절(Solitary Pulmonary Nodule, SPN)

- 폐실질의 둥글거나 타원형의 음영 증가 병소 중 3 cm 미만의 국소 병변을 지칭
- 가장 흔한 원인은 이전의 염증 흔적에 의한 양성 육아종.
- 폐암, 전이성 폐암과 같은 악성 종양, 과오종(hamartoma)과 같은 양성 종양, 동정맥 기형, 기질성 폐렴(organizing pneumonia) 등을 감별해야 함.
- SPN이 관찰되는 경우 가장 문제가 되는 임상적인 상황인 악성 결절의 가능성을 배제하는 것이 중요.
- 악성 결절이 의심되는 경우에는 CT, 조직검사, PET 등과 같은 추가 정밀검사를 시행하여야 함.

*** SPN이 양성 결절의 가능성을 시사하는 소견**

- 몇 주이내의 추적검사에서 크기가 감소하는 경우
- 양성 석회화(중심성, 층판형, 팝콘, 점상형의 석회화)가 있는 경우
- 2년 이상의 추적검사에서 변화가 없는 경우 → 이 경우에 100%는 아니더라도 양성 결절일 확률은 매우 높으며 이전 검사와 비교를 해보는 것이 임상적인 판단을 내리는 데 있어 매우 중요함

*** SPN이 악성 결절의 가능성을 시사하는 소견**

- 직경이 3 cm 이상인 경우
- 결절의 경계가 불분명하거나 바늘모양의 경계(spiculated margin)을 보이는 경우
- 결절의 경계부위에서 뻗어나가는 방사상의 선들이 관찰되는 경우
- 결절 변연부에 석회화가 위치하는 경우에는 일부 반흔 암(scar cancer)를 의심하는 소견임

② 흉부촬영에서 SPN이 관찰되는 경우에 유의사항

- 늑골, 유두 음영 등과 같은 구조물의 가능성은 없는지 확인.
- 이전 사진과의 비교
  - 흉부촬영에서 양성을 시사하는 소견이 확실하다면 추적검사 권유.
  - 불분명한 소견이거나 악성 결절을 시사하는 소견이 있다면 정밀 검사 권유.

2) 흉부 CT

최승호(서울대학교병원 강남센터 호흡기내과)

(1) 검사 개요

① 저선량 흉부 CT (LDCT)는 조영 증강을 하지 않으며 고식적 흉부 CT검사에 비해 방사선 노출량은 줄이면서도 폐실질의 병변을 관찰할 수 있는 해상도를 유지하도록 촬영.

- 흉부촬영에서 흉곽의 구조물에 겹쳐지거나 가려져서 관찰이 어려운 폐실질, 심장 뒷부분, 종격동의 이상소견까지 관찰할 수 있음.
- 흉부촬영검사에서는 1 cm미만의 작은 폐암을 조기 발견하기 어려운 경우가 많아 단점으로 지적되어 왔는데 LDCT는 5 mm이하의 작은 폐병변도 관찰되므로 폐암을 조기에 발견할 수 있는 장점이 있음.

② 폐암 검진

- National Lung Screening Trial (NLST) 연구에서 30갑년 이상의 흡연력과 금연한지 15년이 경과하지 않은 55~74세 대상군에서 폐암 사망률과 전체 사망률이 의미 있게 감소되는 것이 입증됨.
- USPTF(US Preventive Task Force) 폐암 검진 권고(2021).
  50~80세.

20갑년 이상의 흡연력이 있는 현재 흡연자 혹은 금연 후 15년이 경과하지 않은 과거 흡연자.

- 국가 폐암 검진 권고.

  만 54~74세.

  30갑년 이상의 현재 흡연자를 대상으로 2년 마다 LDCT를 촬영.

③ 흉부촬영에서 관찰되는 이상 병변의 정확한 임상적인 판단을 위하여 추가 검사로 권유.

(2) 검사 방법

① 저선량 흉부CT

- 흉부CT는 기본적으로 금식 필요하지 않음.
- 조영증강을 하지 않아 특별한 전처치가 필요 없음.
- 검사 시 흡기가 충분히 된 상태에서 숨을 잘 참는 것이 중요.
- 고식적 흉부CT검사에 비해 1/6~1/10 정도로 방사선 노출량이 적음.

② 국가 폐암 검진의 질관리 요구 사항

- 16열 이상의 CT검사 장비를 이용하여 3.0 mGy이하의 방사선량으로 1.5 mm미만의 절편두께로 검사를 시행.
- 검진기관에 상근하는 양성의학과 전문의가 영상을 판독하여야 하며 해당 전문의는 관련 교육을 이수하여야 함.
- 결과 상담 임상 의사도 폐암 검진에 대한 관련 교육을 이수하고 검진 결과 상담 및 금연 상담을 제공하여야 함.

(3) 검사 시 주의사항

① LDCT는 조영제를 사용하지 않는 CT검사로 폐문부위 주요 혈관근처, 종격동의 병변 확인 및 감별을 하는데 제한적이므로 상기 부위의 임상적 평가를 위해서는 조영증강 흉부CT검사가 권유됨.

② 고식적 흉부CT검사에서 조영제를 사용하는 경우에는 일부 환자에서 조영제에 대한 과민 반응이 발생하며 신장기능 저하환자에서 신부전을 악화시킬 수 있는 부분에 대한 주의와 설명이 필요함.

(4) 검사결과의 해석과 추후관리

① 폐결절

a. 폐결절의 성상에 따른 분류

- 고형 결절(solid nodule)
- 부분 고형 결절(part solid nodule)
- 간유리 결절(ground glass nodule, GGN)

b. 발견시기에 따른 분류

- 첫 검진에서 발견된 경우
- 전에 없던 새로운 결절이 발생할 경우
- 이전부터 있었던 결절인 경우

c. 결절의 성상, 크기, 발견 시기를 토대로 결절을 범주화하고 각 범주에 맞는 진료계획 수립

② 폐결절의 범주(Lung-RADS)

- 폐결절의 성상, 크기에 따른 분류(표 5-1)

표 5-1. 폐결절의 분류(Lung-RADS).

Category	Category description	Findings
0	Incomplete	Prior chest CT examination(s) being located for comparison Part or all of lungs cannot be evaluated
1	Negative	No lung nodules Nodule(s) with specific calcification: complete, central, popcom, concentric rings, or fat-containing nodules
2	Benign	Solid nodule(s): < 6 mm OR new < 4 mm Part solid nodule(s): < 6 mm total diameter on baseline screening Non-solid nodules(s) (GGN): < 20 mm OR ≥20 mm and unchanged or slowly growing Category 3 or 4 nodules unchanged for ≥3 months
2b[a]	Benign	Category 3 or 4 nodules with definite benign findings

3	Probably benign	Solid nodule(s): ≥ 6~8 mm at baseline OR new 4~6 mm Part solid nodule(s): ≥ 6 mm total diameter with solid component < 6 mm OR new < 6 mm total diameter Non-solid nodules(s) (GGN: > 20 mm on baseline CT or new
4	Suspicious	Solid nodule(s): ≥ 8~15 mm at baseline OR growing < 8 mm OR new 6~8 mm Part solid nodule(s): ≥ 6 mm with solid component ≥ 6~8 mm OR with a new or growing < 4 mm solid component Endobronchial nodule
4B	Very suspicious	Solid nodule(s): ≥ 15 mm at baseline OR new or growing, and ≥ 8 mm OR Part solid nodule(s) with: solid component 28 mm OR with new or growing 24 mm solid component
4X	Very suspicious	Category 3 or 4 nodules with additional features or imaging findings that increase the suspicion of malignancy
C	Prior lung cancer	Modifier. may add on to category 0–4 coding
S	Others	Modifier: may add on to category 0–4 coding

Lung-RADS, lung-imaging reporting and data system; CT, computed tomography; GGN, ground glass nodule.
[a] 2b Suggested by Korean Society of Thoracic Radiology.

③ 폐결절의 범주에 따른 암위험도 평가(표 5-2)

표 5-2. Lung-RADS에 기초한 폐결절의 암 위험도 평가 및 관리

Solid nodule		
Size	Timing/Change	Cat.
<6 mm	Baseline	2
	No change	2
	Growing	4A
	New (<4 mm)	2
	New (4.6 mm)	3
6~8 mm	Baseline	3
	No change	2
	Growing.	4A
	New	4A
8~15 mm	Baseline	4A
	No change	2
	Growing	4B
	New	4B
≥15 mm	Baseline	4B
	No change I	2
	Growing	4B
	New	4B

Part solid nodule		
Size	Timing/Change	Cat.
<6 mm	Baseline	2
	No change	2
	Growing (solid <4 mm)	4A
	Growing(solid 4~6 mm)	4B
	New	3
≥6 mm (solid <6 mm)	Baseline	3
	No change	2
	Growing (solid <4 mm)	4A
	Growing (solid 4~6 mm)	4B
	New (solid <4 mm)	4A
	New (solid 4~6 mm)	4B
≥ 6 mm (solid 6~8 mm)	Baseline	4A
	No change	2
	Growing	4B
	New	4B
≥8 mm (solid ≥8 mm)	Baseline	4B
	No change I	2
	Growing	4B
	New	4B

Ground glass nodule		
Size	Timing/Change	Cat.
<20 mm	Baseline	2
	No change	2
	Growing	2
	New	2
≥20 mm	Baseline	3
	No change	2
	Growing	2
	New	3

Other	Cat.
Endobronchial nodule	4A
Cat. 3,4+additional finding ; Consolidation, atelectasis, lymph node enlargement, other (spiculation, etc.)	4X
Other clinically significant findings	S
Prior lung cancer	C

Category	Description	Prob.cancer	Manage New
0	Incomplete	Not evaluable	Additional LDCT images and/or comparison to prior chest CT images
1	Negative	< 1%	Continue annual screening with LDCT in 12 months
2, 26°	Benign	< 1%	Continue annual screening with LDCT in 12 months
3	Probably benign	1~2%	Follow up LDCT in 6 months

** 주의해야할 폐결절의 변화
- 추적검사에서 결절의 크기 증가
- 추적검사에서 새로운 결절의 발생.
- 부분 고형, 간유리 결절에서 내부의 고형 부분의 증가

④ 폐결절의 추적검사

- 고형 결절의 경우 2년간의 추적관찰에서 변화가 없는 경우 양성 결절로 판단 고위험 흡연자에서는 조기 진단을 위한 정기적인 흉부CT검사는 지속.
- 부분 고형, 간유리 결절의 경우 최소 5년 간의 추적검사가 필요함. 부분 고형, 간유리 결절은 서서히 자라는 임상적인 특징을 보이므로 폐암의 가능성를 확인하거나 배제하기 위하여 보다 장기간의 추적관찰이 필요함.

⑤ 폐결핵

a. 폐결핵이 의심되는 환자에서 흉부CT검사는 결핵 활동성 판정 여부 및 폐암 등의 다른 폐질환의 감별에 있어 흉부촬영보다 높은 정확성을 보임.

b. 활동성 폐결핵을 시사하는 흉부CT 소견
- 폐실질 내부의 공동(cavity).
- 소엽 중심성 소결절(나뭇가지 발아 모양; tree-in-bud appearance) 등 기도를 통한 폐결핵 파급 소견.
- 흉수, 농흉, 기관지흉막루(bronchopleural fistula) 등의 흉막성 합병증.

c. 흉부CT에서 비교적 명확한 활동성 폐결핵의 소견이 있을 때에도 결핵의 확진과 내성결핵의 진단을 위해서는 결핵균 검사를 시행하여야 함.

⑥ 비결핵 항산균(Nontuberculous mycobacteria, NTM) 폐질환

a. 150여종이 넘는 균종에 의한 질환.

b. 폐질환이 NTM으로 인한 잘환의 90%이상을 차지함.

c. 자연환경에 정상적으로 널리 분포하고 있으며 객담 등의 호흡기 검체에서 NTM이 분리되었을 때 오염균 혹은 집락균과 폐질환의 원인균과의 구별이 필요함.

d. 진단 기준

- 임상적으로 호흡기 증상을 가지고 있으면서 방사선학적으로 흉부 X선검사에서 결절성 혹은 공동성 병변이 있거나 고해상도 CT검사에서 다병소의 기관지확장증 혹은 이에 동반한 다발성 소결절을 가진 환자에 적용.
- 미생물학적으로 최소 2회 객담 검사에서 배양 양성을 보이거나 최소한 기관지 세척액 1회에서 배양 양성인 경우, 경기관지 폐생검 등 조직배양이 양성이거나 또는 조직검사에서 육아종 등 항산균 감염의 병리학적 증거가 있으면서 1회 이상 객담 또는 기관지 세척액에서 배양이 양성.

e. 항산균 도말검사에서 NTM 모양은 결핵균과 구별이 되지 않으므로 NTM 폐질환의 빈도가 상대적으로 높은 국가에서는 결핵균 핵산증폭검사를 시행하여 이 검사에서 양성을 보일때는 폐결핵으로 진단하고 음성을 보일 때는 NTM에 감염된 것으로 잠정 진단 후 최종 진단을 배양결과를 가지고 판단하도록 권장.

f. M avium complex 폐질환

- M avium complex는 가장 흔한 NTM 폐질환의 원인균이며 섬유공동형(fibrocavitary form)과 결절 기관지확장증형(nodular bronchiectatic form)이라는 서로 다른 두 가지 임상 양상을 가짐.
- 결절 기관지확장증형의 M avium complex 폐질환은 중년 이상의 비흡연자 여성에서 주로 호발하며 국내에서 전체 M avium complex폐질환의 다수를 차지하고 있음.
- 특징적인 방사선학적 소견

  기관지확장증에 동반되는 다발성 중심소엽성 결절(centrilobular nodule) 소견

⑦ 간질성 폐질환

a. 간질성 폐질환의 가장 흔한 원인

- 특별성 폐섬유화증(idiopathic pulmonary fibrosis, IPF)
- 사르코이드증(sarcoidosis)
- 교원성 질환(connective tissue disease)과 관련된 폐침윤
- 약물 유발성 간질성 폐질환

b. 고해상도 흉부CT검사에서 주로 폐저부에서 미세결절형(micronodular), 망상형(reticular), 망상-미세결절형 등의 간질성 음영이 관찰되며 진행된 경우에는 낭포들이 모인 봉와양(honeycomb appearance) 폐소견이 나타남.

⑧ 종격동 종양

a. 각 종격동에 호발하는 종격동 종양(표 5-3)

표 5-3. 위치에 따른 호발하는 종격동 종양

전 종격동	중 종격동	후 종격동
흉선 흉선종/암 흉선 낭종 흉선 과증식	기관지 낭종	신경성 종양
림프종	심외막 낭종	
생식세포종	림프절 비대 림프종 유육종증 전이성 암	

b. 저선량 흉부CT검사에서 종격동 병변이 우연히 관찰되는 경우 조영증강 흉부CT검사로 자세한 확인이 필요함.

c. 종격동 종양은 금기사항이 없는 한 일반적으로 수술로 제거하는 것이 원칙.

d. 조직확인을 위해 침 생검술, 종격동경 검사, 개흉생검술을 고려할 수 있으며 많은 경우에 개흉을 통한 종양제거를 통해 진단 및 치료를 동시에 하는 경우도 많음.

참고문헌

1. 조상헌 외, 한국인의 건강검진, 고려의학, 2013.
2. 대한 결핵 및 호흡기학회, 호흡기학, 군자출판사
3. 대한 결핵 및 호흡기학회, 결핵진료지침(4판), 2020.
4. 장승훈, 국가 폐암 검진, 대한내과학회지 ; 제 95권 제 2호, 2020.

3) 폐기능검사(Pulmonary function test) 권성연(서울대학교병원 강남센터 호흡기내과)

(1) 검사 개요

피검자가 공기를 들이마시고 내쉬는 호흡 기능에 대한 검사. 검진기관에서는 무증상이거나 증상이 경미한 수진자의 선별검사 목적으로 사용하므로 여러 폐기능검사 중 주로 폐활량검사(spirometry)와 기관지확장제 반응검사(post-bronchodilator test)에 국한하여 시행함.

(2) 검사 방법

① 폐활량측정법(spirometry)

피검자가 들이마시고 내쉬는 공기의 부피와 유량을 측정하는 검사. 측정하는 주요 지표는 노력폐활량(forced vital capacity, FVC)과 FVC 측정 과정 중 처음 1초간에 배출되는 유량을 측정하는 1초 노력호기량(forced expiratory volume in one second, FEV_1) 등임. 앉은 자세에서 nose clip으로 코를 막고 입으로만 호흡이 가능한 상태로 마우스피스를 물고 검사. 평상호흡을 하다가 최대로 숨을 들이마신 후 6초 간 강하고 빠르고 내쉬고 이후로는 천천히 끝까지 내쉰 뒤 평상호흡으로 돌아오는 과정으로 진행함.

② 기관지확장제검사(post-bronchodilator test) (기도가역성검사)

속효 기관지확장제를 흡입한 후 폐활량 변화를 측정하는 검사법. 폐쇄 환기장애가 관찰된 경우에 기관지확장제에 의한 FEV_1의 가역성을 측정하여 천식과 COPD를 구별하는 데 도움을 줌.

천천히 숨을 충분히 내쉬고 스페이서(spacer device)를 입에 문 상태에서

Albuterol 계량흡입기(metered dose inhaler, MDI) 100 μg (1회)을 스페이서에 분무한 후 숨을 천천히 최대한 깊게 들이마시고 참은 후 내쉬는 과정을 30초 이내의 간격으로 4회 반복함. 원래 총 400 μg 약제가 투여되어야 하나, 대상자의 심박수에 영향을 미치거나 손떨림 등이 발생할 우려가 있는 경우 용량을 감량함. 마지막 약제 흡입이 끝난 후 10~20분 사이에 폐활량검사를 다시 시행함.

(3) 검사 시 주의사항

① 정확한 검사를 위해서는 최대한 세고 빠르게 숨을 쉬는 노력을 해야 함을 설명하고 시범을 보임. 검사 단계별로 최대로 깊게 들이마시고 내쉬도록 유도. 적어도 6초 이상 호기를 유지할 수 있도록 격려. 오류가 없는 적합한 검사가 3회 이상 나올 때까지 검사를 반복(최대 8회).

② 기관지확장제를 투약 중인 수진자에서 기저 폐기능을 알고자 할 때는 약제를 중단하고 검사하는 것이 원칙임(약제 작용 시간에 따라 속효 기관지확장제(베타2 항진제인 albuterol/salbutamol; 항콜린제인 ipratropium bromide)는 6시간, 테오필린은 12~48시간, 지속 베타2 항진제는 24~48시간 중단 필요. 감기약, 기침 콧물약에도 기관지확장제가 포함되어 있을 수 있으므로 확인 필요). 그러나 질병의 경과 판단을 목적으로 검사할 때는 약제를 유지하고 검사할 수 있음. 특히 내시경 등의 검사가 같은 날 예정되어 있다면 안전한 검사 진행을 위해 약제를 유지하도록 하고 검사 해석 시 이 사항을 참고함.

③ 담배는 최소 검사 1시간 전부터 중단 필요.

④ 금기

a. 최근 3달 이내에 안과 수술, 개심술, 개복술, 뇌졸중, 심장마비, 심근경색증, 기흉, 망막박리, 대동맥류가 있었던 경우

b. 과호흡 혹은 최대 노력호흡이 문제가 될 수 있는 질환(모야모야병, 반복 자발기흉)

c. 현재 결핵 등 호흡기감염을 갖고 있거나 이에 노출된 가족

d. 지난 한달 내 대량 객혈이 있었던 경우

e. 수축기 혈압 200 mmHg 초과 혹은 이완기 혈압 140 mmHg 초과.

f. 이외에 검사에 협조가 어려운 경우, 구토, 어지럼증 등을 호소하는 경우에는 검사를 피하는 것이 좋음.

(4) 검사 결과의 해석과 추후관리

① 검사와 장비의 정도 관리가 중요하며 폐기능 검사 지침 참조(참고문헌).

② 폐기능검사의 정상예측치는 성별, 나이, 신장, 체중, 인종 등에 따라 달라지므로 각 나라의 정상 예측치를 사용함.

③ 폐쇄 환기장애: 기도 폐쇄로 인해 노력호기 시 최대용적인 FVC 대비 최대 유속이 감소한 것을 의미함. FEV_1/FVC가 0.7 미만인 경우. 다만, 젊은 연령에서는 FEV_1/FVC가 0.75~0.80이더라도 임상 증상과 병력이 있다면 폐쇄 환기장애를 의심함. 연령이 증가할수록 정상적으로도 FEV_1/FVC가 감소하므로 위험인자가 없는 정상 고령에서는 위양성률이 높아질 수 있음을 고려해야 함. 대표적 질환은 천식과 만성폐쇄성폐질환 등.

④ 제한 환기장애: FVC가 80% 미만으로 감소한 경우 의심할 수 있음. 수진자가 충분한 흡기-호기 노력을 하지 않은 경우에도 이런 소견이 보일 수 있으므로 확진을 위해서는 체적변동기록기(plethysmography)로 TLC (total lung capacity)가 감소하는 것을 확인해야 하나 대부분의 검진 센터에서는 시행하지 않음. 폐섬유증, 흉벽 질환 또는 신경-근 질환 등이 있으며 폐실질 질환과 흉벽질환및신경-근질환을 감별하기 위해서는 폐확산능검사(diffusing capacity, DLco)가 필요하나 역시 대부분의 검진 센터에서는 시행하지 않음.

⑤ 혼합 환기장애: 폐쇄 및 제한 환기장애가 함께 있는 경우로 FEV_1/FVC가 0.7 미만으로 감소하고 FVC가 80% 미만으로 감소한 경우에 의심하고 제한 환기장애 동반 여부 확인에는 TLC (total lung capacity) 측정이 필요함. 결핵 후유증으로 인해기도 폐쇄가 동반된 섬유흉(fibrothorax)이나 흡연가에서 COPD와 폐섬유증이 동반된 경우 등.

⑥ FEV_1과 FVC가 모두 감소하고 FEV_1/FVC가 거의 정상인 경우: 수진자가 흡기와 호기를 제대로 완료하지 못한 경우에 흔히 관찰되고 일부 호기 초반에

소기도의 폐쇄로 인해 RV(residual volume)가 증가된 경우가 있음.

⑦ 환기장애의 중증도: FEV_1/FVC가 아닌 FEV_1의 정상예측치에 대한 퍼센트를 이용함. 학회마다 약간씩 다른 기준이 제시되어 있으며 실제 의료기관에서는 편의성을 고려하여 정리한 기준을 사용함.

⑧ 상기도 및 중심기도 협착: 최대 흡기-호기과정을 통해 얻어진 기류-용적 곡선에서 흡기 혹은 호기에 고원(plateau)이 형성되었는지 확인을 통해 평가하며 FEV1으로 중증도를 평가할 수 없음.

⑨ 기관지확장제에 대한 양성 반응 평가: FVC 또는 FEV_1이 기저치 대비 12% 이상 증가하며, 동시에 200 mL 이상 증가한 경우로 정의. 기관지확장제 반응을 흡입 전 지표에 대한 비율로 표현하는 경우, 변화량의 크기가 동일하다 하더라도 폐활량의 기저치가 작을수록 더 크게 계산되는 경향이 있음을 유의. 기관지확장제 반응이 양성인 경우 일반적으로 천식을 시사하나 이 소견만으로 COPD를 배제하기는 어려움.

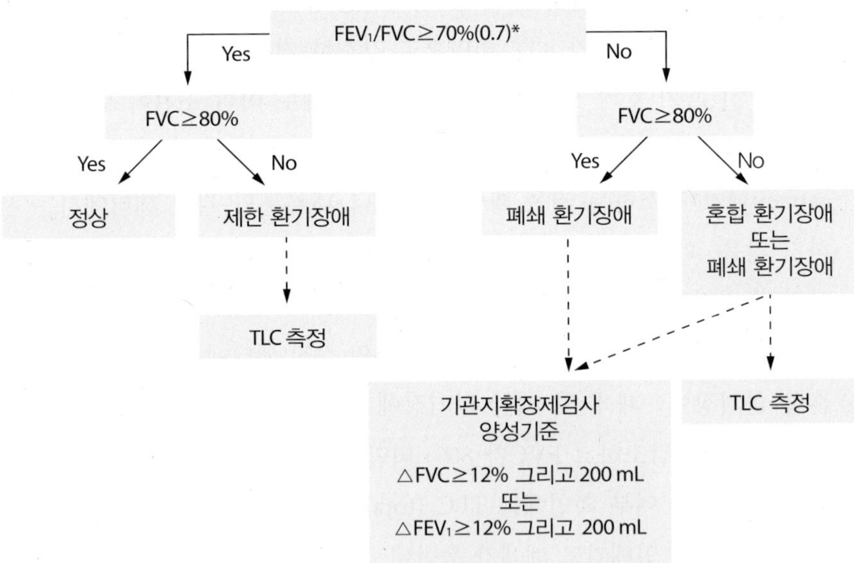

*젊은 연령에서는 0.75~0.8 정도로 상향가능
△FVC: FVC 변화량, △FEV_1: F EV_1 변화량

그림 5-1. 폐기능 검사의 해석

⑩ 반복 측정시 관찰되는 폐활량 지표 변화: 단기간의 두 시점 비교시, FEV_1이 기저치 대비 12% 이상이고 절대치가 200 mL 이상인 경우 유의한 변화로 판단. 1년 경과 후 비교시, 폐활량검사 결과가 상대적으로 정상인 사람에서 1년 간격으로 측정한 FEV_1이나 FVC의 차이가 15% 이상인 경우 유의한 변화로 판단.

표 5-4. 폐쇄 환기장애의 중등도 분류

Degree of severity (% of predicted FEV_1)	GOLD	ATS/ERS	SEPAR/ALAT	NICE
Mild	≥80%	>70%	≥80%	50~80%
Moderate	50~79%	60~69%	≥50~<80%	30~49%
Moderately severe	–	50~59%	–	–
Severe	30~49%	35~49%	≥30~<50%	<30%
Very severe	<30%*	<35%	<30%	–

FEV_1, force expiratory volume in 1 s; GOLD, global initiative for Chronic Obstructive Lung Disease; ATS, American thoracic Society; ERS, European Respiratory Society; SEPAR, Spanish Society of pulmonaology and Thoracic Surgery; ALAT, Latin american thoracic Society; NICE, National Institute for Health and Clinical Excellence.
*or <50% plus respiratory failure.

표 5-5. 제한 환기장애의 중증도 분류

Degree of severity	ATS (% of predicted VC)	ATS (% of predicted TLC)	ATS/ERS (% of predicted FEV_1)
Mild	<LLN but ≥70%	<LLN but ≥70%	<70%
Moderate	60~69%	60~69%	60~69%
Moderately severe	50~59%	<60%	50~59%
Severe	34~49%		35~49%
Very severe	<34%		<35%

VC, vital capacity; TLC, total lung capacity; FEV_1, forced expiratory volume in 1 s; ATS, American thoracic Society; ERS, European Respiratory Society

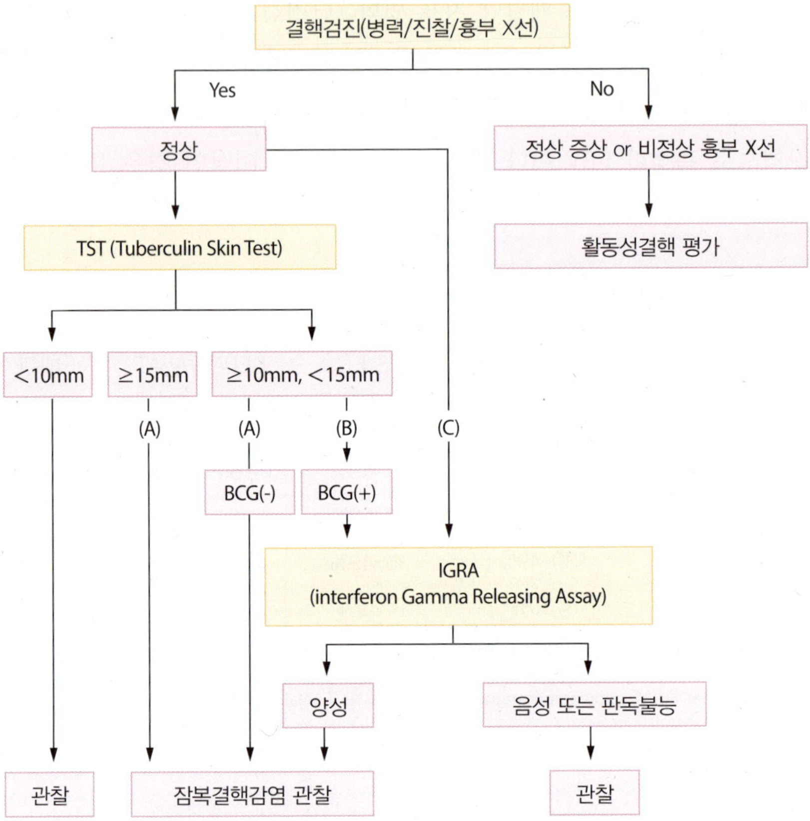

그림 5-2. 정상면역 성인에서 잠복결핵감염의 진단.
TST 단독(A). TST/GRA 2단계 검사(B). IGRA 단독 검사(C) 중 상황에 따라 적절한 방법을 선택할 수 있다.

참고문헌

1. 결핵 및 호흡기학회. 폐기능검사 지침. 2016.
2. 서울대학교병원 강남센터. 한국인의 건강검진. 고려의학. 2013.

4) 결핵균 감염 검사(결핵에 대한 면역학적 진단)

권성연(서울대학교병원 강남센터 호흡기내과)

(1) 검사의 개요

결핵균 감염 여부를 진단하는 검사. 활동성 결핵의 진단을 위한 보조적 검사로 사용될 수도 있으나 대부분 잠복결핵감염(latent tuberculosis infection, LTBI, 결핵균에 감염되어 체내에 소수의 살아있는 균이 존재하나 외부로 배출되지 않아 타인에게 전파되지 않으며 증상이 없고 항산균 검사와 흉부 X선 검사에서 정상인 경우)의 진단을 위해서 사용함.

LTBI 검사는 원칙적으로는 전염성 결핵 환자와의 접촉자나 결핵 발병의 위험성이 높은 군에서 시행하도록 권장하고 집단적 선별검사로 시행할 것을 권장하지는 않음. 다만 의료인의 경우에는 결핵균 감염의 위험성이 높고, 결핵 발병 시 환자에 미치는 영향이 크기 때문에 검사를 시행하도록 하고 있고, 개정된 결핵예방법(표)에 따라 학교, 아동복지시설 등에서도 검사 결과를 제출하도록 요구받는 경우들이 있어 검진센터에서도 검사가 늘어나고 있음.

여기서는 검진센터 상황에서 선별검사 목적으로 검사를 시행하는 성인의 경우에 한하여 기술함.

결핵예방법

제11조(결핵검진등) ① 다음 각 호의 어느 하나에 해당하는 기관·학교의 장 등은 그 기관·학교 등의 종사자·교직원에게 결핵검진 등을 실시하여야 한다. 다만, 다른 법령에 따라 건강진단을 받은 경우에는 이 법에 따른 결핵검진 등을 받은 것으로 갈음할 수 있다. <개정 2016. 2. 3.>

1. 「의료법」 제3조에 따른 의료기관의 장
2. 「모자보건법」 제15조에 따른 산후조리업자
3. 「초 · 중등교육법」 제2조에 따른 학교의 장
4. 「유아교육법」 제7조에 따른 유치원의 장
5. 「영유아보육법」 제10조에 따른 어린이집의 장
6. 「아동복지법」 제52조에 따른 아동복지시설의 장
7. 그 밖에 보건복지부령으로 정하는 기관 · 학교 등의 장

(2) 검사 방법

전통적인 투베르쿨린 검사(tuberculin skin test, TST)와 비교적 최근에 사용되기 시작한 인터페론감마 분비검사(interferon-gamma releasing assay, IGRA)가 있음.

① 투베르쿨린 검사(TST)

TST는 결핵균의 배양액으로부터 정제한 purified protein derivatives (PPD)를 피내에 주사(intradermal injection)하여 이전에 결핵균에 감작된 T 림프구에 의한 지연과민반응이 발생하는지 확인하여 결핵균 감염 여부를 진단하는 검사법.

2 TU의 PPD RT 23을 피내주사하고 48~72시간 후에 판독함. 판독기준은 경결이 10 mm 이상이면 양성으로 판독함.

② 인터페론감마 분비검사(IGRA)

혈액으로 검사함. 과거 결핵균에 감작된 T 림프구에 결핵균 항원을 자극하여 분비되는 인터페론 감마의 농도를 ESLISA 방법으로 측정하여 결핵균 감염 유무를 진단함. 현재 사용되고 있는 검사법은 QuantiFERON-TB Gold Plus®과 T-SPOT.TB® 등이 있음.

표 5-6. 투베르쿨린 검사와 인터페론감마 분비검사의 장 · 단점

	투베르쿨린 검사	인터페론감마 분비검사
장점	1) 축적된 임상자료가 있음 2) 체내 검사로서 검사자와 검사 환경에 의한 결과 오류의 가능성이 적음 3) 질병으로 진행하는 위험도 예측의 근거가 충분 4) 저렴한 비용	1) 이론적으로 위양성의 가능성이 적음 (검사의 특이도가 높음) 2) 1회 방문으로 간편 3) 재검사 시의 증폭 효과가 없음 4) 체외 검사로 이상반응의 우려가 없음
단점	1) 위양성 문제(BCG, 비결핵 항산균 감염 등) 2) 2회 방문으로 번거로움 3) 재검사 시의 증폭(boosting) 4) 체내 검사로서 이상반응의 위험	1) 비용이 더 많이 듦 2) 장비가 구비된 검사실이 필요 3) 림프구의 생명력 유지를 위해 검체 취급에 유의해야 함 4) 소아에서는 축적된 임상자료가 아직 부족 5) 소아 연령에서 위음성 문제(낮은 민감도)

(3) 검사 시 주의사항

① LTBI는 활동성 결핵을 배제한 후에 진단이 가능함.

② 정상면역인에서는 TST 단독, IGRA 단독 혹은 TST/IGRA 2단계 검사 모두 사용 가능함.

③ 과거 결핵치료력이 있는 경우에는 양성이 나오고 잠복결핵 검사가 추가적인 정보를 제공해 주지 못하므로 시행하지 않음.

(4) 검사 결과의 해석과 추후관리

① 이 검사를 통해 활동성 결핵, 치유된 결핵, 잠복결핵감염을 구별할 수 없음.

② 잠복결핵의 약 90%는 평생 증상을 일으키지 않고 전염성이 없는 상태로 잠복해 있으나 약 10%에서는 활동성 결핵으로 진행함. 특히 결핵균에 노출된 후 1~2년 이내에 활동성 결핵으로 진행할 가능성이 가장 높음.

③ 2018년 질병관리본부 자료에 의하면 20대의 5.4%, 30대의 12.4%, 40대의 23.0%, 50대의 35.7%, 60대의 43.2%에서 잠복결핵 양성으로 확인됨. 양성이 나오는 비율이 비교적 높고 특히 연령이 증가할수록 양성률이 높으며 단지 양성이 나왔다고 해서 반드시 치료를 받아야 하는 것은 아니므로 지나친 우려를 하지 않도록 설명이 필요함.

④ 활동성 결핵으로 발병할 가능성, 실제 발병했을 때의 위험성, 해당 지역의 사회적 상황과 유병률, 치료의 효과 등을 고려해서 결정하므로 나라마다 치료 기준이 다를 수 있음. 표의 치료 권고 기준을 참고하여 판단.

⑤ 결핵균 감염 시 결핵균 항원에 대한 지연 과민반응은 결핵균에 감염된 후 2~8주에 형성되므로 전염성 결핵 환자와 접촉을 하고 8주가 경과되지 않은 경우 LTBI에 대한 검사 결과가 아직 음성으로 나올 수 있음.

- LTBI로 판명된 아래의 경우에는 LTBI 치료를 시행한다(결핵발병 고위험군).
  - HIV 감염인(IA)
  - 장기 이식으로 면역억제제를 복용 중이거나 복용 예정자(IIB)
  - TNF 길항제 사용자 혹은 사용예정자
  - 흉부X선상 과거 결핵치료력 없이 자연 치유된 결핵병변이 있는 경우
  - 모든 연령에서 최근 2년 내 감염이 확인된 경우(TST 또는 IGRA 양전이 확인된 경우)
- LTBI로 판명된 아래의 경우에는 LTBI 치료를 고려한다(결핵발병 중등도 위험군).
  - 규폐증(IB)
  - 장기간 스테로이드를 사용중이거나 사용예정자(IIB) (15 mg/일 이상 perdnisone, 1달 이상 사용하는 경우)
  - 투석 중인 만성신부전(IIB)
  - 당뇨병(IIB)
  - 두경부암 및 혈액암
  - 위절제술 혹은 공회장우회술(jejunoielal bypass) 시행 혹은 시행예정자(IIB)
- 흉부X선에서 과거 결핵치료력 없이 자연 치유된 결핵병변 있으며 아래의 조건을 만족하는 경우에는 LTBI 검사 결과와 무관하게 LTBI 치료를 시행한다(IIA).
  - HIV 감염인
  - 장기 이식으로 면역억제제를 복용 중이거나 복용 예정자
  - TNF 길항제 사용자 혹은 사용예정자

표 5-7. 질병관리본부 기준에 의한 의료기관 종사자 분류

1군	결핵환자를 검진 · 치료 · 진단하는 의료인 및 의료기사 등(호흡결핵환자와 접촉가능성이 높은 종사자)	호흡기내과 외래 병동, 기관지내시경, 결핵균검사실, 폐기능검사실등 감염내과외래 병동, 내과중환자실, 응급실 등 소아호흡기알레르기 클리닉 등 흉부영상 촬영 부서
2군	면역이 약하여 결핵발병시 중증결핵 위험이 높은 환자와 접촉하는 종사자	신생아실, 신생아중환자실 등 1,2차 분만의료기관, 조산원등 장기이식병동, 혈액암병동, 투석실, HIV 관련 부서 등
3군	그 밖에 호흡기 감염이 우려되는 의료기관 종사자(호흡기결핵환자와 접촉가능성이 비교적 낮은 종사자)	1군 또는 2군에 해당하지 않는 임상과 의료인 및 의원급 의료기관 등
4군	기타 의료기관 종사자(그 밖의 결핵감염 위험도가 낮은 종사자)	환자와의 접촉 가능성이 낮은 사무직 종사자 등

참고문헌

1. 결핵 진료지침 개정위원회. 결핵 진료지침(4판). 2020.
2. 서울대학교 의과대학 내과학교실. 6th SNUH manual of medicine. 고려의학. 2022.

6. 내분비검사

1) 골밀도 검사

윤지완(서울대학교병원 강남센터 내분비대사내과)

(1) 검사개요

- 골다공증은 '골량의 감소와 미세구조의 이상으로 인해 뼈가 약해져서 부러지기 쉬운 상태가 되는 질환'으로 일반적으로 골밀도 검사를 통해 진단함.
- 검진을 통해 골다공증 및 골감소증을 미리 발견하여 관리함으로써 골다공증성 골절을 예방할 수 있는 의의가 있음.

(2) 검사방법

: 이중에너지 X선 흡수계측법(dual-energy X-ray absorptiometry, DXA)

- 골밀도 측정의 표준검사
- 두 가지 다른 에너지 레벨의 X선을 조사하여 골조직에 일부 흡수된 후 반대편에 투과된 X선량을 측정하고 이를 통해 골밀도를 정량함.
- DXA에 의한 방사선 노출(1-4uSv)은 매우 적어 일반적인 하루 환경 방사선과 비슷한 정도.
- 요추와 대퇴골은 골다공증 골절이 흔히 발생하는 부위로 이 두 부위의 골밀도를 측정하여 가장 낮은 수치를 기준으로 골다공증을 진단함.

(3) 검사 시 주의사항

- 영상촬영과 소프트웨어를 이용한 분석과정과 질 관리를 위해 검사를 담당하는 전문의료기사의 숙련도가 중요.
- 팬텀을 이용하여 주 1회 보정할 것을 권고함.
- 매우 적은 양이긴 하지만 이온화 방사선이 사용되므로 검사 전 임신 여부를 확인해야 함.
- 검사 전 조영제를 사용한 경우, 또는 스캔 부위에 이물질이 있는 경우 골밀

도에 영향을 미칠 수 있으므로 가능하면 조영제 사용 전 검사를 권고하고, 이물질이 있는 경우 미리 제거하도록 함.

- 추적 검사는 반드시 동일한 관심영역(ROI: region of interest)을 선택해야 검사의 정밀도를 높일 수 있음.
- 좌, 우 대퇴골 중 어떤 부위를 측정해도 좋으나 가능하면 병소가 없는 부위를 선택해야 함.

(4) 검사 결과의 해석 및 추후관리

① 요추 및 대퇴골의 골밀도 해석

- WHO에서는 골밀도 검사결과를 다음과 같이 구분하고 있음.

> T-값 ≥ -1.0 : 정상
> -1.0 > T-값 > -2.5 : 골감소증
> T-값 ≤ -2.5 : 골다공증
> T-값 ≤ -2.5 + 골다공증 골절 : 심한 골다공증

- 요추, 대퇴골 전체, 대퇴골 경부 중 가장 낮은 T-값을 이용하여 골다공증 진단함.
- 요추는 L_1에서 L_4까지의 평균치를 기준으로 진단함. 65세 이상에서는 퇴행성 변화로 오히려 높게 측정되는 오류가 흔히 발생하므로 주의를 요하며, 압박골절, 퇴행성 변화가 있는 부위를 배제한 후 진단함. 이런 변화로 평가할 수 있는 요추가 한 부위밖에 남지 않은 경우에는 대퇴골 결과를 기준으로 진단함.
- 폐경 전 여성과 50세 이전 남성에서는 T-값을 사용하지 않고 Z-값을 사용.
- Z-값이 -2.0 이하이면 '연령기대치이하(below the expected range for age)'라 정의하고, 이차성 골다공증과 감별하기 위해 추가 검사가 필요할 수 있음.

② 골다공증 및 골감소증의 관리

- 골다공증의 경우 일반적으로 약물치료가 필요하므로 해당과에 진료 의뢰
- 골감소증의 경우 영양요법 및 운동 등을 권유

a. 칼슘

- 칼슘은 역치영양소(threshold nutrient)로 적게 섭취하면 골소실과 골량 감소가 발생하므로 부족한 양을 섭취하는 것이 필요하지만, 필요량보다 섭취를 증가시켜도 더 이상의 이익은 없으므로 과량 섭취하지 않도록 함.
- 대한골대사학회에서는 1일 800~1,000 mg의 칼슘 섭취를 권장함.
- 칼슘 보충제는 식사를 통한 칼슘 섭취가 부족할 때 투여함. 탄산칼슘(calcium carbonate)의 경우 약 40%, 구연산칼슘(calcium citrate) 의 경우 약 24.1%의 칼슘이 포함되어 있음. 탄산칼슘은 위산분비가 감소되어 있는 경우 흡수가 낮아지므로 음식과 함께 복용해야 하는 반면 구연산칼슘의 흡수에는 위산이 필요하지 않음. 칼슘 보충제는 하루 2~4회로 나누어 복용하는 것이 흡수에 도움이 됨.

b. 비타민 D

- 비타민 D는 자외선에 의해 피부에서 생성되거나 음식을 통해서 섭취됨.
- 음식 공급원은 간유, 등푸른 생선, 계란, 버섯 등으로 매우 제한적임.
- 대한골대사학회는 1일 800 IU 이상의 비타민D 섭취를 권장함.
- 골다공증 예방을 위해 비타민 D를 20 ng/mL 이상, 골다공증 치료와 골절 예방을 위해 30 ng/mL 이상을 유지하는 것을 권고함.

c. 기타 생활습관관리

- 카페인 섭취를 피하고, 음주량을 줄는 것이 도움이 됨.
- 유산소운동, 저항성운동 및 균형 훈련 등을 권유하며 낙상하지 않도록 주의가 필요함.

d. 골다공증의 약물치료

- 골다공증의 치료 약제에는 여성호르몬, 선택적 에스트로겐 수용체 조절제(selective estrogen receptor modulator, SERM), 비스포스포네이트, RANKL 억제제, sclerostin 억제제, 부갑상선호르몬 수용체 작용제 등이 있음.

참고문헌

1. 골다공증의 진단 및 치료 지침 2022, 대한골대사학회 진료지침위원회
2. EH Kim, IJ Kim and YK Jeon. Measurement and Interpretation of Dual-Energy X-ray Absorptiometry Bone Density Measurements. Korean J Med. 2019;94(3):268-272.

2) 갑상선 초음파

한솔비, 김민주(서울대학교병원 강남센터 영상의학과, 분당서울대학교병원 내분비대사내과)

(1) 검사 개요

- 선택적 검사.
- 두경부 방사선 조사, 골수 이식을 위한 전신방사선조사, 갑상선암의 가족력, 14세 이전 체르노빌의 방사선 낙진 노출, 갑상선기능저하증이나 갑상선기능항진증이 의심되는 전신 소견이 있는 경우, 결절이 만져지는 경우, 림프절이 같이 만져지는 경우, 원인이 불명확한 음성 변화가 있는 경우에 고려.

(2) 검사 방법

- 선형 탐촉자를 사용하여 고주파 (10~15 MHz, >7.5 MHz)로 스캔.
- 수진자는 양와위, 목을 뒤로 젖힌 자세를 취하도록 함.
- 우엽과 좌엽의 횡단과 종단 스캔을 모두 포함.
- 갑상선과 중앙/외측 림프절 모두 검사.
- 초음파 인공물(artifact) 피하기 위해서는 적정한 정도의 압박이 필요하며 필요한 경우 수진자 고개를 반대측으로 회전.
- 결절이 있다면 크기와 볼륨 측정하고 필요하다면 결절의 감별을 위해 도플러(doppler) 검사도 시행할 수 있음.

(3) 검사 시 주의사항

- 정상 구조물과 혼돈하지 않도록 갑상선 주변의 정상 해부학을 숙지.
- 림프절 비대와 부갑상선 병변도 놓치지 않도록 확인 필요.

(4) 검사결과의 해석과 추후관리

a. 미만성 갑상선 질환(diffuse thyroid disease) / 갑상선염

- 그레이브스병(Graves' disease)
  - 초음파 소견은 비특이적으로 균질한 동일에코에서 불균질한 저에코까지 다양하게 관찰.
  - 도플러(doppler) 검사에서 혈류가 매우 증가되어 있음.
- 하시모토 갑상선염(Hashimoto's thyroiditis)
  - 갑상선에코가 불규칙하게 감소하는 것(diffuse heterogenous parenchymal echogenicity)과 수많은 저에코의 미세결절(micronodulation)이 보이는 것이 특징적.
  - 도플러(doppler) 검사에서 혈류가 정상이거나 감소되어 있음.
  - 림프절이 함께 커져 있는 경우가 흔함.
- 아급성 갑상선염(Subacute thyroiditis)
  - 대부분 경계가 불분명한 저에코 병변으로 관찰됨.
  - 때로 갑상선암이 의심되는 결절로 오인되기도 함.
  - 목의 통증, 압통이 있는 것이 특징적인 증상.
- 무통성 갑상선염(Painless thyroiditis)
  - 초음파는 만성갑상선염의 소견으로 비특이적.
  - 목의 통증이나 압통이 없음.

b. 갑상선 결절

- 갑상선 결절의 분류
  - 갑상선초음파에서 보이는 갑상선 결절은 대한갑상선영상의학회에서 2021년에 발표한 Korean Thyroid Imaging Reporting and Data System (K-TIRADS)에 의해 분류함(표 6-1).
  - K-TIRADS는 5개의 진단 범주로 구성되며 결절의 암 위험도는 결절의 고형도(solidity)와 에코(echogenecity)를 기초로 4가지 단계로 분류되어 있으며 각 범주에서 예측 초음파 지표 종류와 예측도를 평가한 후 이를 종합하며 전체 TIRADS를 구성하였음(표 6-1).

표 6-1. K-TIRADS에 기초한 갑상선 결절의 암 위험도

카테고리	초음파 유형	암 위험도(%)
K-TIRADS 5 높은 의심	암 의심 초음파 소견이 있는 저에코 고형 결절	>60
K-TIRADS 4 중간 의심	1) 암 의심 초음파 소견이 없는 저에코 고형 결절 2) 암 의심 초음파 소견이 있는 부분 낭성 또는 등/고에코 결절 3) 완전히 석회화된 결절	10-40
K-TIRADS 3 낮은 의심	암 의심 초음파 소견이 없는 부분 낭성 혹은 등/고에코 결절	3-10
K-TIRADS 2 양성	1) 등/고에코 해면 모양 결절 2) comet-tail artifact가 보이는 부분 낭성 결절 3) 순수 낭종	<3
K-TIRADS 1 무결절		

암 의심 초음파 소견 (그림 6-1).
① 미세석회화(punctate echogenic foci or microcalcification)
② 비평행 방향성(nonparallel orientation or taller-than-wide)
③ 불규칙한 경계(irregular margin)

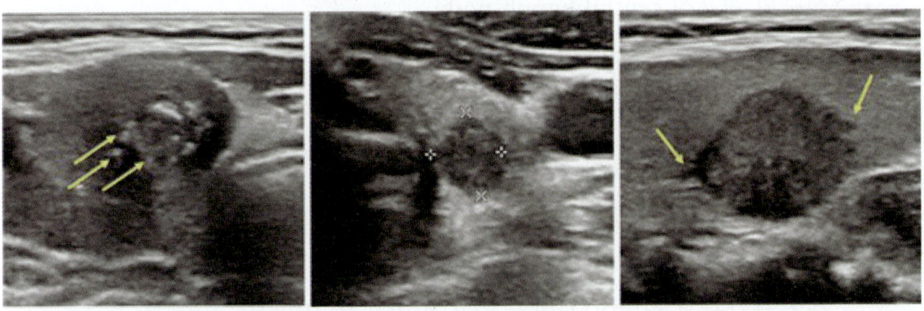

그림 6-1. 암 의심 초음파 소견. 미세석회화, 비평행 방향성, 불규칙한 경계.

- 갑상선 세침흡인검사의 결정
  - K-TIRADS에 따라 갑상선암의 위험도가 높은 경우 갑상선 세침흡인검사(FNA, fine needle aspiration)를 권고.
  - 갑상선 FNA 권고안: 2016년 갑상선학회의 갑상선결절 권고안 또는 2021년 대한갑상선영상의학회의 권고안에 따라 FNA를 결정함(표 6-2).

표 6-2. K-TIRADS에 기초한 갑상선결절 세침흡인검사 기준

카테고리	2016년 갑상선학회 권고안	2021년 대한갑상선영상의학회 권고안
K-TIRADS 5 높은 의심	>1 cm (선택적으로 >0.5 cm)	>1.0 cm
K-TIRADS 4 중간 의심	≥1 cm	>1.0-1.5 cm
K-TIRADS 3 낮은 의심	≥1.5 cm	>2.0 cm
K-TIRADS 2 양성	≥2 cm	not indicated
K-TIRADS 1 무결절		

- 갑상선 결절의 관찰
  - 갑상선 FNA가 필요하지 않거나 이미 이전에 FNA를 통해 양성 결절로 진단된 경우라면 1~2년마다 추적 검사(갑상선 초음파)를 시행.

c. 그 외 갑상선 초음파에서 잘 보이는 갑상선 외 병변

- 중심구획 림프절 central lymph node
  - 목의 림프절은 위치에 따라 level I~VII으로 분류하는데 갑상선 주변이 level VI이고 중심 구획(central compartment)이라고도 부름.
  - Level VI 림프절이 커져 있는 경우 갑상선결절 혹은 부갑상선과 구분할 필요가 있음.
  - 정상 림프절에서 보이는 fatty hilum이 소실된 낮은 에코의 결절로 보이는 경우 부갑상선 병변이나 병적 림프절(림프절 전이)을 고려.
- 부갑상선 질환
  - 정상 부갑상선은 초음파에서 보이지 않음.
  - 부갑상선에 결절이나 비후가 발생하면 크기가 증가하면서 갑상선 뒤쪽에서 다양한 에코의 결절로 나타남.
  - 부갑상선 결절의 경우 peripheral or polar vascularity가 관찰됨(림프절 비대와 감별점).

- 부갑상선 결절의 경우 FNA를 하고 FNA 검체에서 부갑상선호르몬(PTH)을 측정해서 확인할 수 있음.
- 부갑상선 선종(parathyroid adenoma) 또는 부갑상선 비후(parathyroid hyperplasia)가 관찰되고 혈중 칼슘 수치가 높은 경우 → 부갑상선기능항진증(hyperparathyroidism)이 의심되므로 내분비내과 진료 권고.
- 부갑상선 낭종(parathyroid cyst) → 별도의 검사나 치료가 필요하지 않음.

• 하인두 및 식도 병변
- 식도 게실: 식도의 전외측 벽에서 발생하며 갑상선 좌엽 후방에서 흔히 관찰됨. 내부에 공기를 포함함. 침을 삼킬 때 게실의 모양이 변하고 내부에서 공기가 이동하는 것을 볼 수 있음.
- 하인두암: 이상와 누공(pyriform sinus)에서 가장 많이 발생. 갑상선의 후내측면을 침범하는 불규칙한 저에코 종양으로 관찰됨.

• 기관 병변
- 기관의 후외측에 위치하며 공기에 의한 반향인공물로 채워진 종괴 모양 병변으로 관찰됨.
- 석회화 동반한 갑상선 결절 혹은 식도 게실과 구분 필요.

참고문헌

1. 조상헌 외, 한국인의 건강검진, 고려의학, 2013.
2. 김은경, 곽진영, 갑상선 초음파와 중재, 4판, 가본의학서적, 2017.
3. 2017 대한갑상선영상의학회 연수강좌, Thyroid and parathyroid disease: imaging and intervention.
4. Ha EJ, Chung SR, Na DG, Ahn HS, Chung J, Lee JY et al. 2021 Korean Thyroid Imaging Reporting and Data System and Imaging-Based Management of Thyroid Nodules: Korean Society of Thyroid Radiology Consensus Statement and Recommendations. Korean J Radiol. 2021;22(12):2094-2123.
5. Yi KH, Lee EK, Kang H, Koh YW, Kim SW, Kim IJ et al. 2016 Revised Korean Thyroid Association Management Guidelines for Patients with Thyroid Nodules and Thyroid Cancer. Int J Thyroidol. 2016;9(2):59-126.

7. 심혈관 검사

1) 심전도

최수연(서울대학교병원 강남센터 순환기내과)

(1) 검사 개요

피부에 전극을 부착하여 심장이 생성하는 전기적 활성도를 파형으로 기록하는 검사. 부정맥, 심근경색, 심장비대 등의 진단에 유용하며, 흉통, 호흡곤란, 가슴 두근거림, 어지럼증 등의 심장질환의 증상이 있을 때 하는 기본 검사임.

(2) 검사 방법

침대에 편안하게 누운 상태에서 양쪽 팔, 다리, 흉부에 전극을 부착하여 심장의 전기신호를 심전도계를 통해 측정. 시간 축 해상도를 25 mm/s 속도로, 파형의 크기를 10 mm/mV로 표준화함.

(3) 검사 시 주의사항

특별한 준비사항은 없으며, 검사 중 말을 하거나 움직이는 경우 정확한 검사가 불가능할 수 있으므로 편안한 자세로 안정을 취한 상태에서 검사함.

(4) 검사 결과의 해석과 추후관리

심전도는 임상 소견과 같이 판독해야 함.

심전도 판독의 순서: 심방 박동수 → 심실 박동수 → 율동의 규칙성 → P파 (모양, 크기, 폭) → PR간격 → QRS (전기축, 모양, 크기, 폭) → QT, QTc 간격 → ST 분절→ T파 모양 → U파 모양

① 좌심실 비대

a. 원인: 고혈압, 비후성 심근증, 대동맥판막 협착증 등 다양함.

b. 35세 이하, 발열, 빈혈, 갑상선기능항진증 등에서는 좌심실 비대 없이 전압을 증가시키므로 이 경우는 QRS 크기만으로 좌심실 비대를 진단하면 안 됨.

c. 심전도에서 처음으로 발견된 좌심실 비대의 경우 심장초음파 검사 권유.

d. 좌심실 비대는 고혈압에 의한 장기손상이므로 고혈압 환자는 고혈압약의 조정 등으로 혈압을 철저하게 관리하고 1년 후 추적검사 권유.

② 우심실 비대

성인에서 좌심실벽이 우심실벽보다 3배 정도 두꺼움. 우심실 비대 심전도 소견이 나타나기 위해서는 우심실이 상당히 비대되어야 함. 심전도에서 처음으로 발견된 우심실 비대의 경우 심장초음파 검사 권유.

③ 심근경색

a. Pathologic Q wave

- 심근경색의 가장 중요한 심전도 소견.
- Q wave 폭≥0.04 sec, Q/R ratio ≥25%

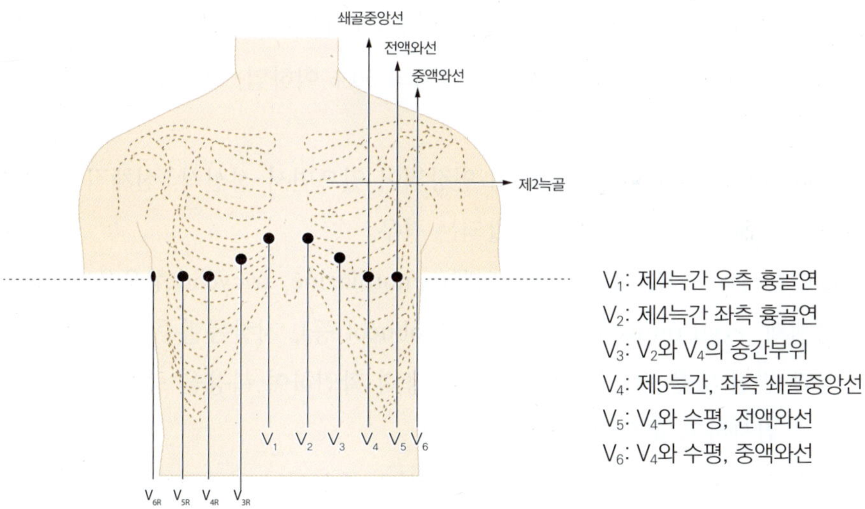

그림 7-1. 심전도 흉부유도의 위치

b. ST elevation

- 두 개 이상의 연속된 유도에서 0.1mV이상 ($V_{1\text{-}3}$에서는 0.2mV이상).
- Upward convex/ Reciprocal change.

c. T wave

- 발생 초기 높고 뾰족한 대칭적인 T파.
- 수 일~수 주 내에 대칭의 뾰족한 하향T파로 변화.

④ Nonspecific ST-T change/Poor R progression

a. 전형적인 협심증 흉통이 있는 경우: 순환기내과 진료 연계.

b. 비전형적인 흉통이나 호흡곤란 증상이 있는 경우, 또는 무증상이나 다수의 심혈관 질환 위험인자가 있는 경우: 운동부하심전도, 심장혈관 CT 등 관상동맥질환에 대한 검사 고려.

c. 무증상이고, 이전 심전도와 비교하여 변화 없는 경우: 이전에 관상동맥질환에 대한 검사를 마쳤고, 심혈관계 증상의 변화가 없는 경우 매년 정기 심전도 추적 검사.

⑤ QT prolongation

a. 정상 QTc 간격: 남자 <0.43 sec, 여자 <0.45 sec. 일반적으로 심박수 분당 60-100회에서 QT 간격은 RR 간격의 50% 이하임. 0.5 sec 이상이면 심실성 부정맥 위험이 높음.

b. Long QT 증후군: QTc 간격이 연장되어 있으면서 정신적, 신체적 스트레스 등으로 심실성부정맥이 유발되는 경우.

c. QT 간격을 증가시킬 수 있는 약물(penothiazine, tricyclic 항우울제, 항부정맥제, erythromycin, cisapride, probucol 등), 저칼륨혈증 등 전해질 이상과 관련 있을 수 있으므로 약물 복용력 확인하여 복용을 중단하고, 전해질을 검사하고 교정 후 심전도 재시행.

d. 실신, 복잡형 심실성 부정맥 발생, 급사의 증상이나 가족력 등이 있으면 유전성인 선천성 long QT 증후군의 가능성이 있으므로 순환기내과 연계.

⑥ 조기박동

a. 매우 흔한 부정맥으로, 빈도가 낮고, 증상이 없는 경우 대부분 치료가 필요 없음. 유발인자(스트레스, 술, 흡연, 카페인 음료 등)를 조절하는 것만으로도 증상 호전에 효과적이나 증상이 심한 경우는 베타차단제를 우선 사용해 볼 수 있음.

b. 심한 두근거림, 어지러움, 실신과 같은 동반 증상이 있는 경우 Holter 검사 등 wearable ambulatory ECG monitoring 등의 활동 심전도 검사 권유.

c. 심실조기박동

- 기저 심장질환에 대한 치료가 우선임.
- 빈번한 심실조기박동, 복합형 심실조기박동이 있으면, 심장질환을 확인하기 위한 심장 초음파 검사, 운동부하심전도 및 심장혈관CT검사 등을 고려할 수 있음.
- 빈번하고 증상이 심한 심실조기박동의 경우 베타차단제나 항부정맥제를 사용해 볼 수 있으며, 약물치료에도 불구하고 호전이 없거나 좌심실 기능부전이 동반되어 있는 경우 전극도자절제술을 고려할 수 있으므로 순환기내과 연계.

⑦ 방실차단

a. 2도 방실차단 Mobitz II형, 고도 방실차단, 3도 방실차단(완전 방실차단)은 가역적, 또는 생리적인 원인으로 인해 일시적으로 발생한 경우가 아니면 증상과 무관하게 영구형 심장박동기를 삽입해야 하므로 순환기내과 진료 연계.

b. 1도 방실차단, 2도 방실차단 Mobitz I형: 대부분 치료가 필요 없음. 서맥의 증상(가슴 답답함, 호흡곤란, 어지럼증, 피곤함, 만성 두통, 실신)이 없으면 경과관찰.

⑧ 각차단

a. 우각차단(right bundle branch block, RBBB): 임상적 의의 없는 경우가 많으나 간혹 우심실비대 또는 확장이 있는 심장질환(예: 심방중격결손)이 있을 수 있으므로 심비대가 있거나 청진소견이 이상이 있으면 심장 초음파 권유.

b. 좌각차단(left bundle branch block, LBBB): 대개 심장질환이 동반된 경우가 많으므로 심초음파 권유, 운동부하심전도는 기저 심전도 이상으로 정확도가 떨어지므로 허혈성심질환의 선별검사로 부적절함. 협심증 증상이 있고 새로 생긴 LBBB는 관상동맥질환 가능성 있으므로 순환기내과 진료 연계.

c. 좌전 섬유속차단(left anterior fascicular block, LAFB), 좌후 섬유속차단(left posterior fascicular block, LPFB)

d. Bifascicular block (RBBB+LAFB or LPFB등): 당장 치료가 필요하지 않으나 향후 남은 하나의 fascicle에 문제가 생기면 완전 방실차단이 생길 수 있으므로 서맥으로 인한 증상이 생기면 순환기내과 진료 받도록 함.

⑨ Wolff-Parkinson-White (WPW) 증후군

a. 조기흥분증후군은 선천적으로 정상전도로 외에 부전도로가 있어 정상 전도로와 부전도로를 통한 자극전도로 심방이나 심실이 조기에 흥분하여 빈맥이 발생하는 증후군임. 부전도로로 방실부전도로인 Kent섬유가 가장 흔하며, 이로 인해 WPW 증후군이 발생할 수 있음. Ebstein anomaly, 비후성 심근증, 승모판탈출증 등에서도 나타날 수 있으므로 심장 초음파 확인이 필요함.

b. WPW 증후군에서 빈맥이 발생하면 방실부전도로는 전도지연이 없어 심박수가 매우 빨라 증상이 심하며, 발작성 심실상성빈맥과 심방세동이 가장 흔함. 심방세동이 발생하는 경우는 심부전이나 심실세동을 유발할 수 있음. 빈맥성 부정맥의 증상이나 과거력, 심장 질환이 있는 경우, 증상이 없더라도 직업적으로 항공기 조종사 등 부정맥을 철저히 감별해야 하는 경우에는 치료(전극도자 절제술)를 고려할 수 있으므로 순환기내과 진료 연계.

c. 빈맥의 발생이 없거나 심장질환이 없는 경우는 예후가 매우 양호함.

⑩ Sinus bradycardia

a. 각성상태에서 심박수가 40회 미만이면서 실신, 어지럼증, 호흡곤란 등의 서맥의 증상 있으면, 가역적인 원인을 교정(베타차단제 등의 약물 조절 등)하고, 가역적인 원인이 없으면서 동기능 부전에 의한 증상이 있는 경우, 증상을 유발하는 심박수 변동부전이 있는 경우는 영구형 심장박동기를 삽입해야 하므로 순환기내과 진료 연계.

b. 심박수 변동부전(chronotropic incompetence): 동성 서맥 환자가 운동 중 호흡곤란 증상이 있으면, 운동부하검사를 시행하여 운동에 따른 심박수 상승을 확인함. 운동 중 심박수가 [(220-연령)×85%]에 도달하지 못하거나,

<80% heart rate reserve인 경우에 심박수 변동부전이 있다고 진단함.

⑪ Sinus tachycardia

운동, 흥분, 고열, 갑상선기능항진증, 빈혈, 심부전 등의 교정요인이 있는지 확인.

⑫ 심방세동

a. Irregularly irregular rhythm, 심전도에서 등전위선을 확인할 수 없는 매우 불규칙한 fibrillation wave.

b. 혈색전증에 의한 뇌졸중 예방, 심박수 조절, 리듬 조절이 주요 치료 방침임.

c. 심장질환, 갑상선 기능항진증, 과음 등 유발/악화인자가 있는지 확인.

d. 심방세동의 뇌경색 위험도 예측은 CHA2DS2VASc 점수 체계를 이용하는 것이 권장됨. CHA2DS2VASc 점수 2점 이상의 남자, 3점 이상의 여자는 항응고치료가 반드시 필요함. 남자1점, 여자 2점의 경우는 개인의 특성과 환자의 선호도에 따라 항응고치료 여부 결정. 아스피린을 포함한 항혈소판제 단독요법은 추천되지 않음.

약자	점수	CHA_2DS_2VASc	
C	1	Congestive heart failure	울혈성 심부전: 임상적 심부전, 중등도 이상의 좌심실 기능 저하 (LVEF≤40%) 또는 비후성 심근 병증
H	1	Hypertension	고혈압, 혹은 항고혈압 치료받는 환자
A2	2	Age 75	나이 75세 이상
D	1	Diabetes	당뇨병: 인슐린이나 경구 혈당 강하제 치료를 받거나 공복 혈당이 126 mg/dL (7 mmol/L) 이상
S2	2	Stroke	뇌졸중, 일과성허혈발작 혹은 혈전색전증 병력
V	1	Vascular disease	혈관 질환 조영술상 의미있는 관상동맥 질환, 심근경색의 병력, 말초혈관 질환, 대동맥 프라크
A	1	Age 65	나이 65~74 세
Sc	1	Sex	성별 (여성)
최고점수	9		

⑬ 그 외 심전도

표준 12유도 심전도는 기록 시간이 10초에 불과하므로 진단을 위해 더 긴 시간 동안의 기록이 요구되는 경우에는 Holter monitoring, wearable ambulatory ECG monitoring 등의 활동 심전도 검사를 권유함.

2) 활동 심전도 검사

최수연(서울대학교병원 강남센터 순환기내과)

(1) 검사 개요

① 부정맥 의심 증상(가슴 두근거림, 심박동이 불규칙하게 뛰거나 건너뛰는 느낌, 호흡곤란, 흉통, 흉부 불쾌감, 어지럼증, 실신, 운동 중 호흡곤란 등)이 있는 경우 정확한 진단을 위해 증상이 있을 당시의 심전도가 필요함. 그러나 부정맥은 짧게 발작적으로 일어나는 경우가 많고, 치료가 필요한 부정맥 중 증상이 없는 경우도 있기 때문에, 일반 심전도만으로 진단이 어려우므로 활동 심전도 검사로 부정맥 진단율을 높일 수 있음.

② 활동 심전도 검사가 도움이 되는 경우

a. 부정맥으로 의심되는 증상이 있는 경우 부정맥을 진단하고, 증상과 심전도와의 관련 확인.

b. 원인을 알 수 없는 뇌졸중이 발생한 경우 심방세동이 있는지 확인하기 위해.

c. 심방세동 위험이 높은 경우.

d. 부정맥으로 치료 중인 경우 치료의 반응을 보기 위해.

(2) 검사 방법

① 홀터(Holter)검사: 24시간동안 3 leads 심전도 기록.

② 패치형 활동 심전도: 패치 내 심전도 기록 센서와 저장 칩이 내장되어 3일~14일(보통 3~7일) 동안 피부에 부착하여 활동 중 심전도를 기록함. 생활 방수가 되어 검사 기간 동안 가벼운 샤워와 운동이 가능하고 지속 부착하는 형태(예: CardeaSOLO, AT-Patch), 방수가 안 되고 자가로 탈부착 가능한 형태(예: mobiCARE, S-Patch Cardio) 등 다양한 종류가 있음.

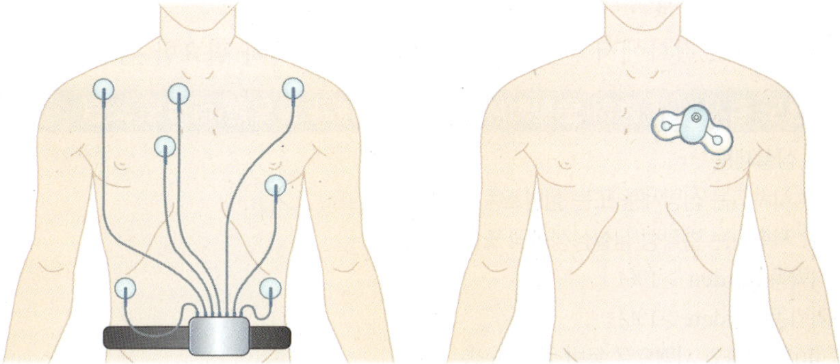

그림 7-2. 홀터 검사와 패치형 활동 심전도

(3) 검사 시 주의사항

① 대개 기록된 심전도가 의료진에게 실시간 전송되지 않고, 저장된 심전도를 이후 한 번에 분석하는 검사이므로, 생명을 위협하는 심실빈맥, 심실세동과 같은 부정맥이나 심근경색을 진단하는 검사가 아님.

② 패치 부착에 따른 피부 염증 반응이 있을 수 있음. 테이프 등에 피부 이상 반응이 심한 경우는 1일 검사인 홀터검사를 권유함. 전극 부착에 따른 피부 염증 반응이 있는 경우는 피부과 진료 또는 스테로이드 함유 연고 도포 권유.

③ 검사의 정확도를 높이기 위해 검사 중 전기장판, 전기안마의자 등 사용을 금함.

(4) 검사 결과의 해석과 추후관리

① 활동 심전도 검사에서 흔히 순환기내과 진료 연계가 필요한 심전도 소견

활동 심전도 검사에서 흔히 순환기내과 진료 연계가 필요한 심전도 소견
심실빈맥, 심실세동 30초 이상 지속되는 심방세동 또는 심방조동 30초 이상 지속되는 발작성 심실상성빈맥 또는 심방빈맥 심방조기박동(burden >1%) 심실조기박동(burden >1%) 각성 중 40회 이하의 서맥으로 동반 증상이 있는 경우 각성 중 maximum RR interval 3초 이상의 동정지 Mobitz 2형 2도 방실차단, 고위 방실차단(high grade AV block), 완전 방실차단(complete AV block)

② 심방세동/조동: single lead ECG에서 심방세동/조동이 30초 이상 지속되는 경우 증상과 무관하게 임상적 심방세동/조동으로 진단함. 심방세동 환자는 뇌경색 예방, 증상 조절을 위한 박동수 및 리듬 조절(동율동 전환), 위험인자 관리 등의 치료를 위해 순환기내과 진료 연계.

③ 발작성 심실상성 빈맥(PSVT): 갑자기 규칙적인 빈맥이 시작되며 대개 심박동수는 분당 150회 이상으로 두근거림, 호흡곤란, 가슴 불편감, 어지럼증, 실신 등의 증상을 유발할 수 있음. 심장돌연사를 일으키는 경우가 거의 없어 그 자체로는 예후가 양호하지만, 드물게 WPW증후군이나 심방세동이 동반된 경우 사망할 수도 있음. PSVT는 주로 방실결절이나 심방-심실의 회귀(reentry)에 의해 발생하는데, 전극도자절제술의 성공률은 95% 정도로 매우 높아 완치할 수 있으므로, 증상이 있고 반복적으로 발생하는 경우에 전극도자절제술 치료를 위해 순환기내과 진료 연계.

④ 동기능 부전(sinus node dysfunction), 동성서맥, 동정지: 서맥은 심박수가 분당 60회 이하인 경우이지만, 휴식, 수면 중, 잘 훈련된 운동선수들에서는 흔히 관찰되며, 증상이 없는 동성서맥은 치료의 대상이 아님. 증상이 있는 서맥성 부정맥의 치료는 인공 심박동기를 삽입하는 것임. 각성 중 40회 이하의 동성서맥이나 3초 이상의 동정지가 있으면서 관련 증상(가슴 답답함, 호흡곤

란, 어지럼증, 피곤함, 만성 두통, 실신 등)이 있을 때는 인공 심박동기 삽입을 고려해야 하므로 순환기내과 진료 연계.

⑤ 조기박동: 매우 흔함. 10% 이상인 경우 매우 빈번한 것으로 판단함. 증상이 없거나, 빈도가 낮으면 경과 관찰. 증상이 동반되면서 빈번한 빈도(적어도 1% 이상)인 경우 순환기내과 진료 연계.

a. Complex, multifocal ventricular premature beats: 심장의 구조와 기능, 관상동맥질환 확인 위한 추가 검사와 경과관찰 위해 순환기내과 진료 연계.

b. Frequent ventricular premature beats (burden 5~10% 이상): 관상동맥질환, 심근증, 좌심실 기능저하 등 질환 동반 가능성 있으므로 추가 검사와 경과관찰 위해 순환기내과 진료 연계. 현재 좌심실 기능 정상이어도, 빈번한(10% 이상) 경우, 장기적인 좌심실 기능저하 및 허혈성 심질환 여부 확인을 위해 주기적인 평가 권유.

⑥ 활동 심전도 검사의 부정맥 전문가 응급 의뢰 기준(2017 ISHNE-HRS expert consensus statement)

Emergency notification
① Sustained (≥30s), regular, wide complex tachycardia at ≥160 bpm ② Prolonged asystole
24-hr notification criteria
① Sustained (≥30s), regular, wide complex tachycardia at <160 bpm ② Sustained, regular, supraventricular tachycardia ≥150 bpm if reported by the patient as being associated with symptoms (manually triggered), otherwise office-hour notification ③ Pause ≥4 s if reported by the patient as being associated with symptoms (manually triggered), otherwise office-hour notification ④ Type II second-degree or third-degree atrioventricular (AV) block, whether or not associated with symptoms ⑤ All reported syncopal episodes ⑥ Sustained bradycardia (heart rate ≤30 bpm) if reported by the patient as being associated with symptoms (manually triggered), otherwise office-hour notification

Office hour notification criteria
① Atrial fibrillation and/or flutter a duration ≥30 s Ventricular response ≥150 bpm for ≥60 s ② Wide complex tachycardia ≥120 bpm lasting between 3 beats and 30 s (non-sustained) and not meeting emergency or 24-hr notification criteria

참고문헌

1. 최윤식. 임상 심전도학 제5판. 서울대학교출판문화원. 2009.
2. 서울대학교 의과대학 내과학교실 . 6th edition SNUH manual of medicine. 2022
3. Kusumoto FM, Schoenfeld MH, Barrett C, Edgerton JR, Ellenbogen KA, Gold MR, et al. 2018 ACC/AHA/HRS Guideline on the evaluation and management of patients with bradycardia and cardiac conduction delay. Circulation 2019;140:e382-e482.
4. Hindricks G, Potpara T, Dagres N, Arbelo E, Bax JJ, Blomström-Lundqvist C, et al. 2020 ESC Guidelines for the diagnosis and management of atrial fibrillation developed in collaboration with the European Association for Cardio-Thoracic Surgery (EACTS). Eur Heart J 2021;42:373-498.
5. Brugada J, Katritsis DG, Arbelo E, Arribas F, Bax JJ, Blomström-Lundqvist C, et al. 2019 ESC Guidelines for the management of patients with supraventricular tachycardia. Eur Heart J 2020:41:655-720.
6. Al-Khatib SM, Stevenson WG, Ackerman MJ, Bryant WJ, Callans DJ, Curtis AB, et al. 2017 AHA/ACC/HRS Guideline for management of patients with ventricular arrhythmias and the prevention of sudden cardiac death. Circulation 2018;138:e272-e391.
7. Steinberg JS, Varma N, Cygankiewicz I, Aziz P, Balsam P, Baranchuk A, et al. 2017 ISHNE-HRS expert consensus statement on ambulatory ECG and external cardiacmonitoring/telemetry. Heart Rhythm 2017;14:e55-e96.

3) 운동부하심전도

최수연(서울대학교병원 강남센터 순환기내과)

(1) 검사 적응증

① 무증상, 관상동맥질환 과거력이 없는 일차예방에서 심혈관질환 중등도 위험군에서 심혈관질환 발생 위험 평가, 또는 운동 능력(exercise capacity)을 평가함.

- 당뇨병 환자로서 격렬한 신체 활동이 예정된 경우
- 45세 이상의 남자, 55세 이상의 여자로서 격렬한 운동이 예정된 경우로 특히, 이전에 주로 앉아서 생활하던 경우 또는 대중의 안전과 관련된 직업에 종사하는 경우, 또는 관상동맥질환 위험이 높은 다른 질환을 동반한 경우(말초혈관질환, 만성 신부전증 등)

② 관상동맥질환의 저위험군일 경우 협심증으로 의심되는 증상이 있을 때 허혈성 심질환 screening으로 시행함.

※ 관상동맥질환 중등도 이상의 위험군으로 협심증으로 의심되는 증상이 있는 경우는 즉시 심장혈관 CT 검사로 관상동맥질환 여부를 확인함.

③ 관상동맥질환 기왕력이 있으면서 임상 양상에 유의한 변화가 있는 경우 증상을 확인하고 예후를 평가하기 위하여 시행.

(2) 검사 방법

① 주로 사용하는 Bruce protocol은 매 3분마다 treadmill 벨트의 속도(2.7, 4.0, 5.4, 6.7, 8.0 km/hr)와 경사도(10,12,14,16,18%)를 증가시키면서 운동을 하며, 12 유도 심전도, 혈압, 심박수를 기록함. 1-5단계의 운동 능력은 각각 4.6, 7.0, 10.2, 13.5. 14.9 METs 에 해당함.

② 통상적인 검사는 symptom-limited exercise로서 운동을 중단해야 하는 증상이나 징후(흉통, 피로, 저혈압, 2 mm 이상의 ST분절 하강 등) 또는 목표 심박수 [(220-연령)×85%]에 도달할 때까지 운동함.

(3) 검사 시 주의사항

① 검사의 안정성: 검사 중 심근경색증이 발생하거나 사망할 확률은 2,500건 당 1 정도임. 검사 시행 전 검사의 안정성에 대해 설명 후 동의서를 받음.

② 비적응증

a. 절대 금기증과 상대 금기증

절대 금기증	상대 금기증
급성 심근경색 2일 이내	좌주간지(left main) 관상동맥 협착
고위험 불안정 협심증	중등도 이상의 판막협착증
증상이 있거나 혈역학적으로 불안정한 부정맥	중증 고혈압: 수축기 혈압 >200 mm Hg 또는 이완기 혈압 >110 mm Hg
증상이 있는 심한 대동맥판막협착증	빈맥성 부정맥 또는 서맥 부정맥
증상이 조절되지 않는 심부전	비후성 심근증, 좌심실 유출로 폐쇄질환
급성 폐색전증 또는 폐경색	고도 방실전도장애
급성 심근염 또는 심낭염	전해질 불균형
급성 대동맥박리	운동을 할 수 없는 정신적, 신체적 제약

※ 만성 대동맥판막역류 환자에서 운동능력과 증상을 평가하기 위해 시행할 수 있음.
운동 유발 부정맥이 있거나 의심되는 경우 부정맥 확인을 위해 시행할 수 있음.

b. 안정 시 심전도 이상으로 ST분절 변화를 판독할 수 없어 진단의 효용이 떨어지는 경우

- 조기흥분증후군[pre-excitation (Wolff-Parkinson-White)syndrome)].
- 심실조율박동(electronically paced ventricular arrhythmia).
- 안정 시 심전도에서 ST분절 하강이 1 mm (0.1 mV) 이상인 경우.
- 완전좌각차단(complete left bundle-branch block).

c. 운동 중 급격한 혈압의 상승이 영향을 미칠 수 있는 질환이 있는 경우는 의사의 확인 후 시행(예: 치료되지 않은 뇌동맥류, 운동 중 혈압 상승이 안구 뒤의 압력을 높일 수 있음을 고려하여 안과 수술 후 급성기 등).

③ 검사를 조기에 종료해야 하는 경우

a. 운동 중 수축기 혈압이 운동 전에 비해 10 mmHg이상 감소하면서 심근허혈의 징후 동반.

b. 중등도 이상의 허혈성 흉통.

c. 청색증(cyanosis) 등 혈액순환 장애의 징후.

d. 불균형, 어지럼증 등 신경계 증상 진행.

e. 1 mm (0.1 mV) 이상의 ST분절의 상승이 안정 시 심전도에서 Q파가 없는 유도에서 관찰(단, V_1, aVR 유도는 제외).

f. ST 분절, QRS파의 심한 변화: 2 mm (0.2 mV)이상의 수평형 또는 하강형의 ST분절의 하강, 전기축의 심한 전위.

g. 심한 고혈압: 수축기 혈압 >250 mmHg, 또는 이완기 혈압 >115 mmHg

h. 지속적인 심실빈맥.

i. 피로감, 호흡곤란, 천명음(wheezing), 다리 근육 경련 및 파행(claudication).

j. 환자가 검사의 중단을 요구할 때.

k. 심전도나 수축기 혈압의 감시가 어려운 경우.

(4) 검사 결과의 해석과 추후관리

운동부하심전도 검사 결과 심혈관 질환의 중등도 이상 위험군에서 양성 소견, 또는 다혈관 협착 관상동맥질환이나 심장사건의 나쁜 예후를 의미하는 소견이 있을 때는 관상동맥질환 등 심장질환을 확인하기 위한 정밀 검사와 추적관찰을 위해 순환기 내과 진료가 필요함.

① 양성(positive)

QRS파 끝의 J point로부터 최소 60~80 msec 이상 수평형(horizontal) 혹은 하강형 (down-sloping) ST분절 하강이 1 mm (0.1 mV) 이상 있을 때(그림 7-3).

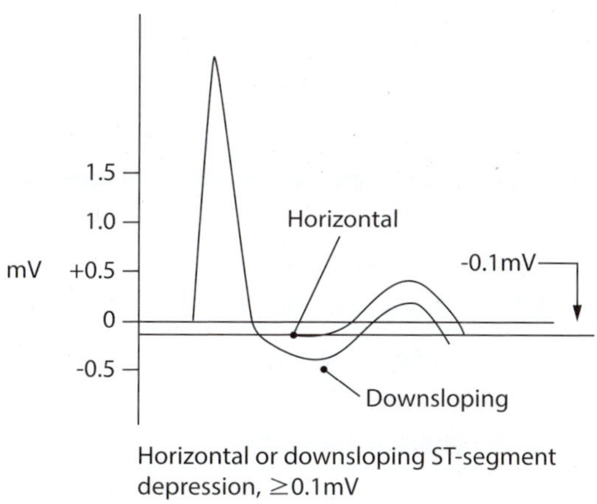

그림 7-3. 운동부하심전도 양성의 ST분절 소견

② 양성 의심(suggestive positive)

a. 1 mm (0.1 mV) 이상의 ST분절의 상승이 안정 시 심전도에서 Q파가 없는 유도에서 관찰(단, V_1, aVR 유도는 제외).

b. 2 mm (0.2 mV) 이상의 상승형(up-sloping) ST분절의 하강.

c. 빈번한 심실조기박동 또는 다형성(multifocal) 심실조기박동.

d. 낮은 운동 강도(연령별 최대 심박수 70%미만) 에서 발생한 심실빈맥.

e. 운동 중 수축기 혈압이 운동 전에 비해 10 mmHg이상 감소.

f. 운동 중 발생한 허혈성 흉통.

③ 다혈관 협착 관상동맥질환이나 심장사건의 나쁜 예후를 의미하는 소견

a. 하강형의 2 mm (0.2 mV) 이상의 ST분절의 하강이 6METs 이하에서 시작되고, 5개 유도 이상에서 나타나며 회복기에 5분 이상 지속되는 경우.

b. 1 mm (0.1 mV) 이상의 ST분절의 상승이 안정 시 심전도에서 Q파가 없는 유도에서 관찰.

c. 지속성 또는 증상이 있는 심실빈맥 발생.

d. 운동 중 수축기 혈압이 운동 전에 비해 10 mmHg이상 감소.

e. 낮은 운동 강도에서 허혈성 흉통이 발생할 때(2단계를 완료 못함, 또는 <7 METs, 또는 연령별 최대 심박수 75%미만).

f. 6 METs 이상의 운동을 하지 못할 때.

④ Duke treadmill score

관상동맥협착이 의심되는 환자에서 운동부하심전도가 양성으로 나왔을 때 예후 예측.

Duke treadmill score=exercise time-(5×ST deviation)-(4×exercise angina)
exercise time: 분 ST deviation: mm, 1 mm미만은 0으로 함 exercise angina: 흉통 없음 0, 운동을 제한하지 않는 흉통 1, 운동을 제한시키는 흉통 2
• 고위험군: ≤ -11점, 연간 심혈관 사망률 5% • 중등도 위험군: 고위험군과 저위험군의 사이 • 저위험군: ≥ +5점, 연간 심혈관 사망률 <0.5%

참고문헌

1. Gibbons RJ, Balady GJ, Beasley JW, Bricker JT, Duvernoy WF, Froelicher VF, et al. ACC/AHA Guidelines for Exercise Testing: Executive Summary. Circulation 1997;96:345-54.
2. Gibbons RJ, Balady GJ, Bricker JT, Chaitman BR, Fletcher GF, Froelicher VF, et al. ACC/AHA 2002 guideline update for exercise testing: summary article (Committee to Update the 1997 Exercise Testing Guidelines). Circulation 2002:106:1883-92.
3. Fihn SD, Gardin JM, Abrams J, Berra K, Blankenship JC, Dalla AP, et al. 2012 ACCF/AHA/ACP/AATS/PCNA/SCAI/STS Guideline for the diagnosis and management of patients with stable ischemic heart disease: a report of the American College of Cardiology Foundation/American Heart Association Task Force on Practice Guidelines, and the American College of Physicians, American Association for Thoracic Surgery, Preventive Cardiovascular Nurses Association, Society for Cardiovascular Angiography and Interventions, and Society of Thoracic Surgeons. J Am Coll Cardiol 2012;60:e44-e164.

4) 심장초음파

이희선(서울대학교병원 강남센터 순환기내과)

(1) 검사 개요

기본적으로 검진 심장초음파는 경흉부심장초음파를 의미하며, 초음파를 이용하여 비침습적으로 여러 방향에서 절단된 심장의 단면을 관찰하여, 심장의 구조와 기능에 대해 종합적으로 평가하는 검사임.

흉통, 호흡곤란, 두근거림, 실신 등 증상을 가진 환자에서 심장병이 의심될 때 병력, 신체검사 등과 더불어 시행할 것이 권고되며, 관상동맥질환 치료 후 심기능 평가나, 부정맥, 고혈압 환자의 초기 평가에도 필수적인 검사임.

무증상 성인에서 검진목적으로는 아래와 같은 경우 권장됨.

① 심혈관질환의 가족력

② 원인이 불분명한 심근증 환자의 직계 존비속

③ 심장을 침범할 수 있는 전신질환 과거력(e.g. 만성신질환, 전신성 홍반성 루푸스, sarcoidosis 등)

④ Marfan syndrome 이나 연관된 Connective tissue disease 환자

⑤ 심장독성이 있는 약제를 투여받은 환자의 심기능 평가

(2) 검사 방법

① 검사복을 열고 가슴에 심전도 전극을 부착한 후, 좌측(일부는 우측)으로 비스듬히 누워 왼팔을 위로 올린 자세로 준비함.

② 초음파 탐촉자에 수용성 젤리를 발라 가슴부위에 약간의 압력을 가하며 피부와 접촉시켜 다양한 각도의 영상을 확보함.

③ 검사가 종료되면 가슴에 묻은 젤리를 닦고 검사복을 닫고 마무리함.

④ 예상 소요시간은 수진자 상태 및 획득 영상 수에 따라 차이가 있으나, 일반적으로 약 20~30분 정도 소요됨.

방법은 2D, m-mode, doppler, 3D, stress, contrast echocardiography 등이 있으나 검진에서는 앞에 세 가지 방법이 주로 사용되고 있음.

(3) 검사 시 주의사항

특별한 준비사항은 없으며, 편안한 자세로 안정을 취한 상태에서 검사함. 간혹 검사자의 요구에 따라 호흡의 조절이 필요할 수 있음.

(4) 검사 결과의 해석과 추후관리

심장초음파에서는 방실/대혈관의 크기, 판막을 통한 혈류 속도 등을 측정할 수 있음. 다양한 각도의 영상에서 여러 번의 측정으로 정량적으로 판독해야 함.

검진에서는 “정상” 심장임을 아는 것이 중요한데, 때때로 수치에 기반한 정량적인 판독과 눈으로 보는 정성적인 판독의 비교가 필요하며, 이를 위해서는 많은 “정상” 심장 영상을 보고 익히는 연습이 요구됨.

인종, 연령, 성별, 키, 체중 등에 따라 정상 방실/대혈관의 크기 분포는 다를 수 있음. 정상 한국인 성인의 참고치는 아래와 같음.

표 7-1. M-mode variables according to gender from the NORMAL study (total 1,003; mean age 48±16 years, men 487 [48.6%])

Variables	Men		Women		Total		p
	Mean±SD	95% CI	Mean±SD	95% CI	Mean±SD	95% CI	
LVEDD(mm)	50.5±3.3	44.0~57.0	47.4±3 3	41.0~53.9	48.9±3.6	41.8~56.1	< 0.0001
LVESD(mm)	30.9±2.9	25.3~36.5	28.7±2.8	23.3~34.1	29.8±3	23.9~35.7	< 0.0001
LVEDD index(mm/m²)	28.3±2.2	23.9~32.7	30.6±2.5	25.7~35.5	29.5±2.6	24.3~34.6	< 0.0001
LVESD index(mm/m²)	17.3±1.7	13.9~20.7	18.5±1.9	14.8~22.2	17.9±1.9	14.2~21.6	< 0.0001
LVEF(%) by linear method	62.4±4.6	53.5~71.5	63.3±4.3	54.8~71.8	62.9±4.5	54.1~71.7	0.0023
IVSWT(mm)	8.2±1.1	6.3~10.2	7.4±0.9	5.7~9.1	7.8±1	5.9~9.8	< 0.0001
LVPWT(mm)	8.2±0.9	6.5~9.9	7.4±0.8	5.8~9.0	7.8±0.9	6~9.6	< 0.0001
LA AP diameter(mm)	36.1±3.9	28.5~43.6	33.6±4.0	25.7~41.5	34.8±4.1	26.7~42.9	< 0.0001
Aortic root diameter(mm)	32.2±3.0	26.4~38.1	28.7±2.8	23.2~34.3	30.4±3.4	23.8~37.1	< 0.0001
RV end-diastolic free wall thickness(mm)	4.2±0.9	2.5~6.0	4.0±0.8	2.4~5.6	4.1±0.9	2.4~5.8	< 0.0001
TAPSE(mm)	22.6±3.2	16.3~29.0	22.3±3.l	16.3~28.3	22.5±3.1	16.3~28.6	0.0898

LVEDD: left ventricular end-diastolic dimension, 좌심실 이완기말 내경, LVESD, left ventricular end-systolic dimension, 좌심실 수축기말 내경, LVEF: left ventricular ejection fraction, 좌심실 구혈률, IVSWT: interventricular septal wall thickness, 심실중격두께, LVPWT: left ventricular posterior wall thickness, 좌심실 후벽두께, LA: left atrium, 좌심방, AP: anteroposterior, 전후, RV: right ventricular, 우심실, TAPSE: tricuspid annular plane systolic excursion, 삼첨판륜 수축기 이동거리, SD: standard deviation, 표준편차, CI: confidence interval, 신뢰구간

① 좌심실 수축기능 장애, 좌심실 국소 벽운동 장애

a. 기저 관상동맥질환의 가능성을 시사함.

- 특히 국소 벽운동 장애의 경우, 위치에 따라 문제가 되는 혈관까지 추정할 수 있음.

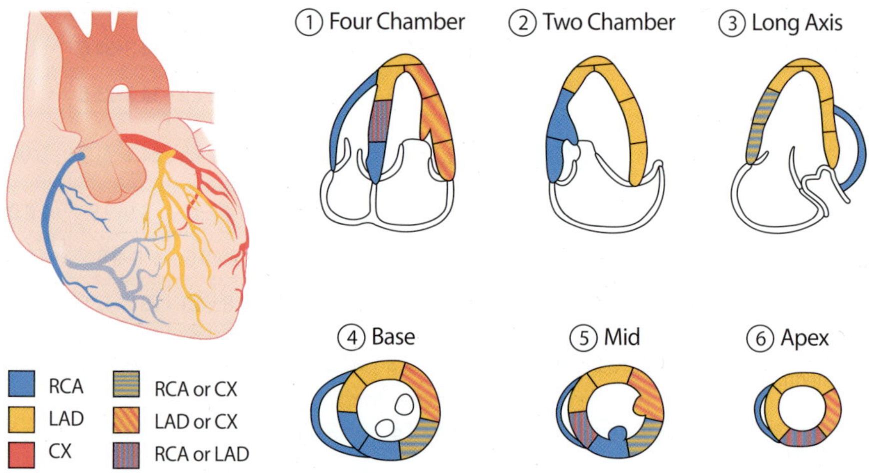

LAD: left anterior descending coronary artery, 좌전하행지, LCX: left circumferential coronary artery, 좌회선지, RCA: right coronary artery, 우관상동맥

그림 7-4. 좌심실 국소 벽운동 장애 부위에 따른 원인 관상동맥

b. 검진 시 심장혈관 CT를 통해 원인 확인이 가능함.

c. 처음 발견되었거나 이전과 변화된 소견이면 증상 무관하게 순환기내과 진료 연계를 고려함.

d. 무증상이고 같이 시행한 심장혈관 CT가 정상이면 위험인자 관리하면서 경과 관찰 가능함. 1년 후 추적검사 권유함.

② 좌심실 확장

a. 좌심실 수축기능 저하가 동반되어 있으면 확장성 심근증(dilated cardiomyopathy) 의심하에 순환기내과 진료 연계함.

b. 무증상이고 좌심실 수축기능이 정상이면 1년 후 추적검사 권유함.

c. 지나친 비만, 검사창이 좋지 않거나(poor echo window), 검사자의 숙련도

가 떨어지거나, 정성적인 판독과 차이가 클 경우, 좌심실의 크기가 잘못 측정되었을 가능성이 있음을 인지해야 함.

③ 좌심실 이완기능 장애

a. 노화가 가장 중요한 clinical condition임.

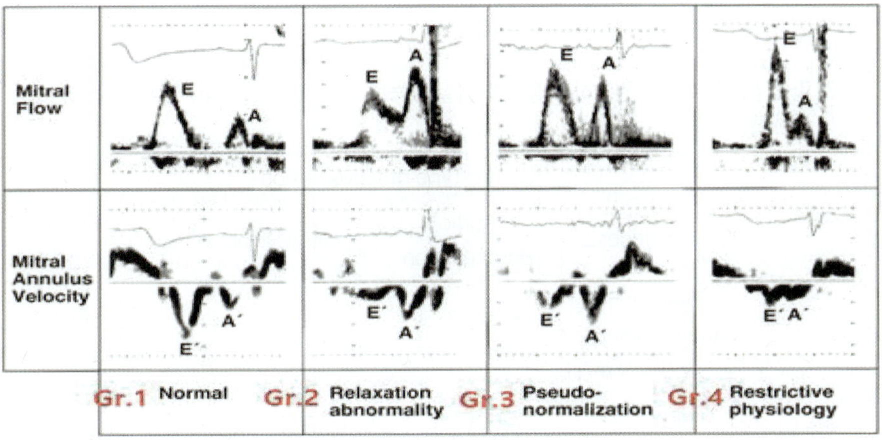

그림 7-5. Mitral inflow pattern and mitral annulus velocity of diastolic function

b. 심부전 증상(호흡곤란, 운동능력 저하, 부종 등) 및 신체검진(경정맥 확장, 수포음, 심비대, 폐울혈 등) 중 하나 + 검진 심장초음파에서 좌심실 구혈률이 50% 이상이면서 아래 소견 중 하나가 있을 경우,

- E/e' >15
- E/A < 0.5, DT > 280 ms or LAVI > 40 mL/m^2 or LAVMI 122 g/m^2(여), > 149 g/m^2(남) or 심방세동 or Ard-Ad > 30 ms

: 이완기 심부전 의심 하에 순환기내과 진료 연계함.

c. 무증상이면 경과 관찰 가능. 심혈관 질환의 위험 요인 관리, 중등도 이상 강도의 규칙적인 유산소 운동과 철저한 혈압/혈당 관리, 체중조절을 권유함. Gr. 2 이상이면 1년 후 추적검사 권유함.

④ 판막 질환

a. 증상이 있거나, 무증상이더라도 중증의 판막 질환이 있을 경우, 즉시 순환기내과 진료 연계함.

b. 무증상의 진행성 판막 질환(경도~중등도)의 경우, 판막의 morphology에 따라, stenosis 또는 regurgitation 여부에 따라, 증상 여부에 따라, chamber 크기에 따라 추적검사 시기가 다름. 대부분 심장초음파 결과지에 다음 검사 시기를 권유해주므로 해당 시기에 시행하면 되나, 언급이 없다면 아래 미국심장학회의 권고를 참고할 수 있음.

표 7-2. 미국 심장학회에서 권고하는 정상 좌심실 기능을 가진 무증상 판막질환 환자의 심장초음파 시행 주기

Stage	Type of Valve Lesion			
	Aortic stenosis	Aortic Regurgitation	Mitral Stenosis	Mitral Regurgitation
Progressive (Stage B)	Every 3~5y (mild severity; V_{max} 2.0~2.9 m/s)	Every 3~5y (mild severity)	Every 3~5y (MV area > 1.5cm^2)	Every 3~5y (mild severity)
	Every 1~2y moderate severity; V_{max} 3.0~3.9 m/s)	Every 1~2y (moderate severity)		Every 1~2y (moderate severity)
Severe asymptomatic (Stage C_1)	Every 6~12 mo (V_{max} >4 m/s)	Every 6~12 mo	Every 1~2y (MV area 1.0~1.5 cm^2)	Every 6~12 mo
		Dilating LV; More frequently	Every year (MV area < 1.0 cm^2)	Dilating LV; More frequently

c. 경미한 판막질환의 경우, 대부분 노화에 따른 이차적인 소견이므로 경과 관찰 가능함. 향후 증상의 변화가 생기면 재평가가 필요함.

⑤ 비후성 심근증(hypertrophic cardiomyopathy)

a. 검진 심장초음파 시행의 증가로 무증상 비후성 심근증의 진단률이 높아짐.

b. 대부분 심전도로 의심하고, 특징적인 심장초음파 소견으로 확진이 가능함.

- 비대칭적 심실중격비후(asymptomatic septal hypertrophy): 심실중격 두께가 비대칭적으로 15 mm 이상이거나 후벽의 1.3배 이상
- 승모판 전엽의 수축기 전방이동(systolic anterior movement of MV)

- 좌심실유출로의 특징적인 doppler 모양: 수축기 후반부 dagger shape
- Apical HCM: 심첨부만 두꺼워지는 spade-shape

c. 처음 검진에서 진단된 비후성 심근증은 추가 검사(필요 시 유전자 검사 포함)를 위해 순환기내과 진료 연계함.

d. 증상이 있거나, 부정맥(심방세동, 비연속성 심실빈맥 등)이 동반된 경우, 급사의 가족력이 있는 경우, 추가 검사 및 치료를 위해 순환기내과 진료 연계함.

e. 진단이 불확실하거나 검사창이 좋지 않거나(poor echo window), ICD 삽입 등을 위한 decision-making이 필요할 때, cardiac MRI를 고려할 수 있으며, 순환기내과 진료 연계함.

f. 기존의 비후성 심근증 환자가 무증상일 경우, 1~2년 간격으로 심장초음파 추적검사를 권유함.

⑥ 기타 선천성 심질환(VSD, ASD, PDA 등)

a. 검진 심장초음파에서 뒤늦게 우연히 발견된 무증상의 성인 선천성 심질환은 교정이 필요하지 않은 경우가 대부분임.

b. 증상, defect size/number, shunt 정도/방향, Rt. chamber size, 동반 기형 등이 중요하며 그에 따라 추가 평가(경식도 심장초음파 포함) 및 치료가 필요한 경우 심장초음파 결과지에 순환기내과 진료 연계를 권고함.

⑦ 대동맥류

a. 상행대동맥 확장은 4.0 cm 이상인 경우로 정의함.
하행/복부 대동맥류는 정해진 cut-off 없이 대략 정상 동맥 크기의 1.5배 이상인 경우로 정의함.

b. 심장초음파에서 동맥경화반이 동반된 대동맥류는 중등도 이상의 스타틴, 저용량 아스피린 치료를 위해 순환기내과 진료 연계함. 동맥경화반이 동반되지 않았더라도 대동맥류에 대해서 스타틴치료는 고려해 볼 수 있음.

c. 흉부대동맥 확장은 진행 속도 확인을 위해 1년 후 추적검사 권유함. 안정적일 경우, 크기에 따라 6~24개월 간격이 합리적임.

d. 복부대동맥류는 심장초음파로의 추적관찰은 권장하지 않음.

⑧ 심낭삼출

a. 삼출액의 양, 혈역학적 중요도가 중요함.

표 7-3. 심낭삼출의 정량화

	M-mode에서 장측- 벽측 심낭막 사이의 거리	반정량적 방법
소량	10 mm 이하	1 cm 미만 + 심장 일부
중등도	10~20 mm	1 cm 미만 + 심장 전체
대량	20 mm 이상	1 cm 이상 + 심장 전체

b. 검진 심장초음파에서 우연히 발견된 무증상 심낭삼출의 절반 이상은 idiopathic 이며, 그 외에 결핵/바이러스 등 감염, 종양, connective tissue disease, 갑상선질환, 만성 신질환 등의 원인이 있음. 원인에 대한 확인이 필요함.

c. 증상이 있거나 염증 마커(CRP 등)가 증가되어 있다면 심낭염 의심 하에 순환기내과 진료 연계함.

d. 무증상, 소량의 심낭삼출은 추적관찰이 없어도 예후가 좋음. 중등도 - 대량의 심낭삼출은 6개월 후 추적검사 권유함.

⑨ 심장 내 종괴

a. 원발성 종양은 드문 편이며, 그 중 대부분은 양성, 점액종(myxoma)임.

- 난원와(fossa ovalis) 부근에 다리(pedicle)을 통해 좌심방 쪽으로 붙어있음.
- 심장박동에 따라 승모판/삼첨판을 통해 왕복운동을 보이기도 함.
- vegetation, thrombi, other cardiac mass 와 감별이 필요함.

b. 발견되면 추가 검사 및 치료를 위해 순환기내과 진료 연계함.

참고문헌

1. 한국심초음파학회. 심초음파 지침서. 2016.
2. Choi JO, Shin MS, Kim MJ, Jung HO, Park JR, Sohn IS, et al. Normal Echocardiographic Measurements in a Korean Population Study: Part I. Cardiac Chamber and Great Artery Evaluation. J Cardiovasc Ultrasound. 2015;23:158-72.
3. Lang RM, Bierig M, Devereux RB, Flachskampf FA, Foster E, Pellikka PA, et al. Recommendations for chamber quantification: a report from the American Society of Echocardiography's Guidelines and Standards Committee and the Chamber Quantification Writing Group, developed in conjunction with the European Association of Echocardiography, a branch of the European Society of Cardiology. J Am Soc Echocardiogr. 2005;18:1440-63.
4. Sohn DW, Chai IH, Lee DJ, Kim HC, Kim HS, Oh BH, et al. Assessment of Mitral Annulus Velocity by Doppler Tissue Imaging in the Evaluation of Left Ventricular Diastolic Function. J Am Coll Cardiol. 1997;30:474-80.
5. Otto CM, Nishimura RA, Bonow RO, Carabello RO, Erwin JP, Gentile F, et al. 2020 ACC/AHA Guideline for the Management of Patients With Valvular Heart Disease: A Report of the American College of Cardiology/American Heart Association Joint Committee on Clinical Practice Guidelines. Circulation. 2021;143:e72-e227.
6. Writing Committee Members, Isselbacher EM, Preventza O, Black JH, AugoustidesJG, Beck AW, et al. 2022 ACC/AHA Guideline for the Diagnosis and Management of Aortic Disease: A Report of the American Heart Association/American College of Cardiology Joint Committee on Clinical Practice Guidelines. J Am Coll Cardiol. 2022;80:e223-e393
7. Adler Y, Charron P, Imazio M, Badano L, Baron-Esquivias G, Bogaert J, et al. 2015 ESC Guidelines for the diagnosis and management of pericardial diseases: The Task Force for the Diagnosis and Management of Pericardial Diseases of the European Society of Cardiology (ESC) Endorsed by: The European Association for Cardio-Thoracic Surgery (EACTS). Eur Heart J. 2015;36:2921-64.
8. 서울대학교 의과대학 내과학교실 . 6th edition SNUH manual of medicine. 2022

5) 심장 CT

이희선(서울대학교병원 강남센터 순환기내과)

(1) 검사 개요

CT 관상동맥 조영술과 칼슘 스캔을 포함하며, 심장, 대혈관, 관상동맥의 단면을 촬영하고 3차원 영상으로 재구성하여 심장 및 혈관 구조의 이상을 평가하는 검사.

① 관상동맥 석회화 지수(CACS; coronary artery calcium score)
관상 동맥의 동맥경화에 의한 석회화 침착을 정량화하여 점수화함. Agatston score

② CT 관상동맥 조영술(CT coronary angiography)
조영제를 통해 관상동맥 동맥경화반(atherosclerotic plaque) 및 협착의 위치, 정도, 범위, 특성을 직접 영상화하여 평가함.

(2) 검사 방법

① 앞 가슴에 심전도 전극을 부착하고 조영제 투입을 위한 정맥주사를 확보한 후 CT 검사대 위에 편안하게 누움.

② 검사 전 투여약물

a. 니트로글리세린 설하정: 혈관 확장을 위해

b. (일부) 베타 차단제: 심박수 조절 위해

③ 관상동맥 석회화 지수 측정을 위한 칼슘 스캔을 먼저 시행.
이후 정맥을 통해 조영제를 주입하여 CT 관상동맥 조영술을 시행함. 이 때 호흡조절 필요.
혈관 내 병변의 유무, 특징을 자세히 평가하기 위해서는 조영증강 CT로 시행해야 함.

④ 예상 소요시간 : 20~30분 정도

* 과거에는 조영제에 의한 오심, 구토로 인한 흡인성 폐렴을 예방할 목적으로 조영증강 CT 전 금식을 시행하는 것이 일반적이었으나, 조영제의 발전과 함께 오심, 구토 등의 부작용은 감소하였고, 금식과 흡인성 폐렴 발생율의 연관성은 밝혀진 바 없음. 특히 고령의 환자에게는 긴 금식시간으로 인한 저혈당, 탈수 및 조영제 관련 신독성의 위험성을 높일 수 있어, 오히려 이득보다 위험이 더 높아질 수 있음. 따라서 현재는 조영제 검사 전 금식을 꼭 시행하고 있지는 않음.

(3) 검사 시 주의사항

① 검사 전 심박수에 영향을 줄 수 있는 카페인, 음주, 흡연 등을 피하도록 권고.

② 당뇨병 약물 중 메포민을 복용하고 있다면 검사 당일부터 검사 후 48시간까지 복용을 중지함.

③ 조영제 과민반응 부작용 과거력이 있던 수진자는 중증도에 따라 CT 전처치 예방조치가 필요하거나 조영제의 종류를 변경해야 함. 전처치를 하더라도 약 10%에서는 과민반응 부작용이 재발하는 것으로 알려져 있으므로 되도록이면 요오드화 조영제를 사용하지 않는 검사로 대체할 것을 권함.

④ 검사 후 조영제 배출을 위해 충분한 수분섭취를 권장함.

(4) 검사 결과의 해석과 추후관리

① 관상동맥 석회화 지수(CACS; coronary artery calcium score)

a. 서울대학교병원 강남센터 자료 분석에서 검진에 내원한 건강한 무증상 한국인 남성은 만 50세 이상부터, 여성은 만 60세 이상부터 급격하게 CACS 증가가 관찰됨.

b. CACS는 무증상 성인에서 10-year ASCVD risk가 중등도(7.5~20% by pooled cohort equation)이거나, 전통적인 심혈관계 위험인자만으로 decision- making 하기 어려운 경우, 아래와 같이 risk stratification에 도움을 줌.

- CACS ≥ 100 이거나 age/sex group 대비 ≥ 75% 이면 위험도 한단계 증가
- CACS = 0 이면 위험도 한단계 감소

c. CACS가 증가함에 따라 향후 심혈관 질환 및 심장관련 사망의 위험이 유의하게 단계적으로 증가됨. 따라서 CACS가 높아질수록 교정 가능한 다른 위험요인(혈압, 혈당, 콜레스테롤, 흡연, 비만 등)을 적극적으로 철저히 관리하도록 함.

- CACS = 0: normal
- 0 < CACS < 100: low risk
- 100 ≤ CACS < 400: intermediate risk
- CACS ≥ 400: high risk group

d. 참고 - Warranty period

: 국내 검진센터들에서 모은 cohort 자료를 이용한 multicenter study에서 무증상 성인에서 CACS에 따른 all-cause mortality에 대한 warranty period를 분석한 결과임.

- 심혈관계 위험인자 수와 무관하게 CAC >0군에서 CAC=0인 군보다 사망률이 증가하였음.
- CACS가 0인 경우, 당뇨나 고혈압이 있더라도 all-cause mortality의 warranty period는 7년에 달한다는 것을 확인함.

표 7-4. Indicators of Risk of ACM vs. CAC Score and RF

	n	Univariable			Multivariable			Warranty period (years)
		HR	95% CI	P-value	HR	95% CI	P-value	
Overall								
CAC score=0	30,605	1 (Ref)			1 (Ref)			9
CAC score >0	17,610	2.56	2.11~3.12	<0.001	2.20	1. 70~2.86	<0.001	5
HTN								
CAC score=0	5,799	1 (Ref)			1 (Ref)			7
CAC score >0	6,727	2.3	1.61~3.27	<0.001	2.42	1.54~3.83	<0.001	4
DM								
CAC score=O	1,863	1 (Ref)			1 (Ref)			7
CAC score >0	2,766	2.19	1.28~3.74	0.004	2.01	1.06~3.82	0.03	3
Current smoking								
CAC score=O	6,485	1(Ref)			1 (Ref)			8
CAC score >0	3,805	2.05	1.39~3.04	<0.001	1.61	1.00~2.60	0.05	4
HDL-C <40mg/dL								
CAC score=0	4,058	1 (Ref)			1 (Ref)			8
CAC score >0	2,905	2.86	1.81~4.54	<0.001	2.60	1.35~5.02	0.004	4
LDL-C ≥130mg/dL								
CAC score=0	11,836	1 (Ref)			1 (Ref)			9
CAC score >0	6,872	2.21	1.57~3.10	<0.001	2.12	1.42~3.16	<0.001	5

e. 제한점

- Non-calcified(soft) plaque는 CACS로 측정이 안 될 수 있으므로 전형적인 협심증 증상이 있거나, 운동부하심전도 검사나 심장초음파 검사 이상 소견이 동반된 경우, 점수가 낮아도 순환기내과 진료 연계.
- CACS 만으로 병변의 위치, 범위, 협착 정도를 구체적으로 확인할 수 없음.
- 스타틴 투약에 따른 "coronary plaque calcium paradox"의 가능성을 반드

시 인지해야 함.

② CT 관상동맥 조영술 (CT coronary angiography)

a. 검사 시행이 권유되는 경우

- 무증상 성인에서 CT 관상동맥 조영술의 선별검사로써의 역할은 불분명함.
- 높은 negative predictive value를 바탕으로 비전형적인 흉통의 감별할 때 중등도 이상의 위험군에서 관동맥 상태의 확인을 원할 때.
- CABG 후 graft의 patency 확인을 원할 때

표 7-5. Diagnostic performance of 64-multidetector row CCTA

	Estimate, %	95% CI, %	Subjects in Group, n	Subjects Correct by CCTA, n
≥50% stenosis				
Sensltivity	95	85~99	55	52
Specificity	83	76~88	172	142
PPV	64	53~75	81	52
NPV	99	96~100	143	142
≥70% stenosis				
Sensitivity	94	79~99	31	29
Specificity	83	77~88	196	162
PPV	48	35~62	60	29
NPV	99	96~100	164	162

CCTA = coronary computed tomographic angiography; CI=confidence interval; NPV = negative predictive value; PPV = positive predictive value

- 최근 SCOT-HEART 연구를 통해 stable chest pain이 있는 환자에서 CT 관상동맥 조영술 결과를 바탕으로 예방치료를 할 때 추가 intervention의 증가 없이, cardiovascular death 및 MI의 발생을 유의하게 감소시켰음을 보여주었음.
- 현재 임상에서 stable chest pain이 있는 환자의 일차 진단 목적으로 CT 관상동맥 조영술이 먼저 고려되고 있음.

b. 유의미한 이상 소견

- 90% 이상 협착 in any vessel (LAD, LCX, RCA, OM, D) or 70% 이상 협착 in LM
  : 서울대학교병원 강남센터의 경우, 즉시 순환기내과 인터벤션팀 진료 연계함.
- 그 외 50~90% 협착 또는 significant stenosis
  : 운동부하심전도 검사 양성(positive 또는 suggestive of positive)이거나 전형적인 흉통이 있으면, 즉시 순환기내과 인터벤션팀 진료 연계함.
  : 운동부하심전도 검사 음성이면, 위험인자 관리 및 순환기내과 진료 연계함.
  : 운동부하심전도 검사 안했으면, 검사 시행 후 결과에 따라 연계 고려함.
- 협착 정도와 무관하게 vulnerable(i.e. unstable) plaque feature가 동반
  : 위험인자 관리 및 순환기내과 진료 연계함.

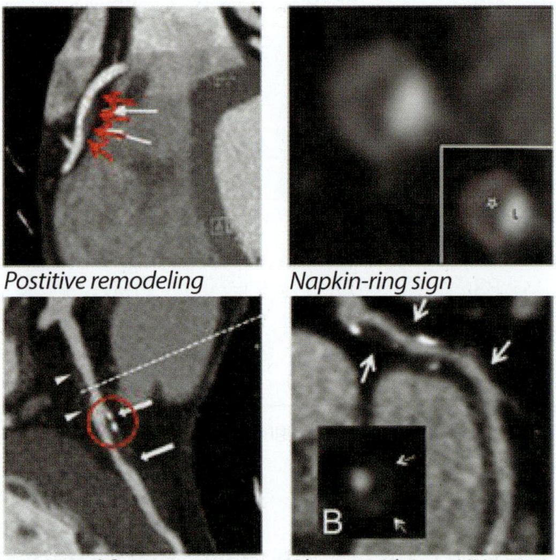

그림 7-6. 4가지 Vulnerable plaque features

Vulnerable plaque이란?

STEMI 및 Acute coronary syndrome의 발생기전 중 하나로 알려진 plaque rupture와 관련된 특징을 가진 plaque들을 뜻함. 아래와 같은 소견이 CT에서 관찰되면 (판독문 확인할 것) 협착의 정도와 무관하게 순환기내과 진료 및 약물치료가 권고됨.

c. CT 관상동맥 조영술 결과상, 혈관 재개통술(PCI, CABG)이 필요하지는 않은 비폐쇄성 관상동맥질환 환자(non-obstructive CAD)에서 일차 예방 치료

- 스타틴 치료는 전체사망, 심혈관계 사망, 심근경색의 발생을 유의하게 감소시킴.
  특히 동맥경화의 범위가 광범위하고 CACS가 100이상이며 심혈관계 위험인자가 많을수록 권고됨.
- 아스피린의 효용성은 뚜렷하지 않고 오히려 저위험군에서는 예후를 악화시킨다는 보고가 있어 권고되지 않음.

d. 제한점

- 이전에 stent 삽입한 경우(stent 내부 재협착 판별이 어려움)
- 과도한 석회화로 혈관 내부 평가 제한
- 심방세동/조동 등의 부정맥
- 전처치로 metoprolol 투약 후에도 맥박수가 분당 80회 이상일 경우

> 최근 발전된 다중절편(512-slice 등) CT의 도입으로 맥박수 제한에서는 비교적 자유로워져 분당 80회 미만이면 검사가 가능하며, 심방세동/조동 등의 부정맥이 있을 경우에도 CTCA의 진단 정확도가 높다고 알려짐. 판독에 "artifact" 라는 말이 없으면 믿을만 하다고 보면 됨.

e. 관상동맥 anatomy 이상

- Anomalous origin of coronary artery: 비정상적인 기시부를 가지는 일종의 선천성 혈관 변이임. 대부분 무증상으로 임상적 의미가 적음. 일부에서 혈관의 주행경로가 길어지거나 비정상적인 위치를 지나가면서 혈관 일부가 대혈관 사이에서 눌리게 되어 운동부하심전도 검사 양성 소견 또는 협심증 증상이 동반되는 경우, 추가적인 평가 및 치료 결정 위해 순환기내과 진료 연계함.

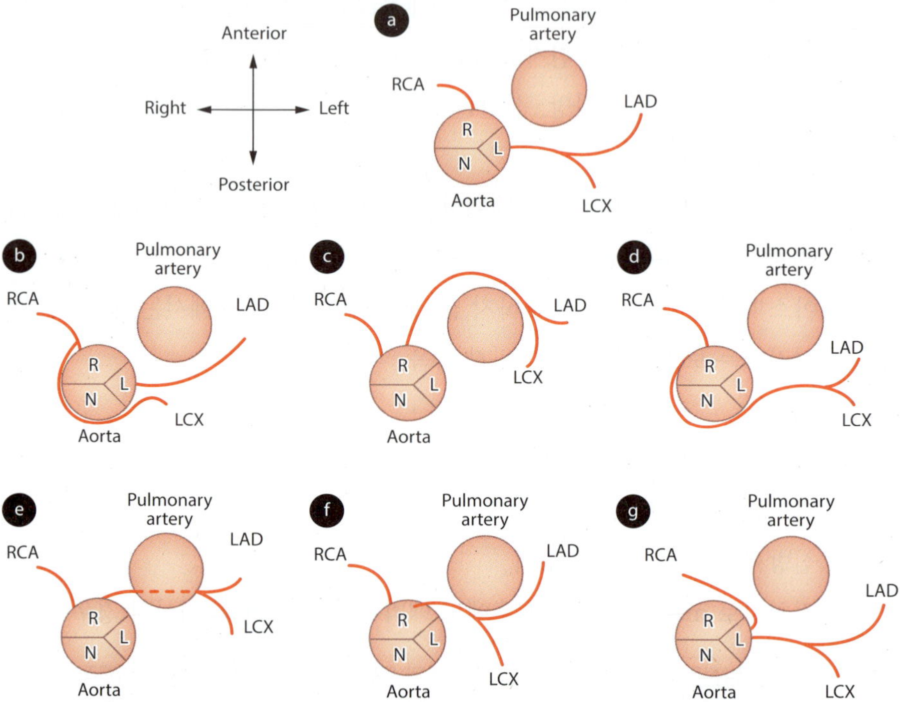

그림 7-7. Anomalous origin of coronary artery

참고문헌

1. Visseren FLJ, Mach F, Smulders YM, Carballo D, Koskinas KC, et al. 2021 ESC Guidelines on cardiovascular disease prevention in clinical practice: Developed by the Task Force for cardiovascular disease prevention in clinical practice with representatives of the European Society of Cardiology and 12 medical societies With the special contribution of the European Association of Preventive Cardiology (EAPC). Eur Heart J 2021;42:3227-337.
2. Arnett DK, Blumenthal RS, Albert MA, Buroker AB, Goldberger ZD, Hahn EJ, et al. 2019 ACC/AHA Guideline on the Primary Prevention of Cardiovascular Disease: A Report of the American College of Cardiology/American Heart Association Task Force on Clinical Practice Guidelines. Circulation. 2019;140:e596-e646.

3. Lee JH, Han DH, Hartaigh BO, Rizvi A, Gransar H, Park HB, et al. Warranty Period of Zero Coronary Artery Calcium Score for Predicting All-Cause Mortality According to Cardiac Risk Burden in Asymptomatic Korean Adults. Circ J 2016; 80: 2356-61.
4. Budoff MJ, Dowe D, Jollis JG, Gitter M, Sutherland J, Halament E, et al. Diagnostic performance of 64-multidetector row coronary computed tomographic angiography for evaluation of coronary artery stenosis in individuals without known coronary artery disease: results from the prospective multicenter ACCURACY (Assessment by Coronary Computed Tomographic Angiography of Individuals Undergoing Invasive Coronary Angiography) trial. J Am Coll Cardiol. 2008;52:1724-32.
5. Investigators S-H, Newby DE, Adamson PD, Berry C, Boon NA, Dweck MR, et al. Coronary CT Angiography and 5-Year Risk of Myocardial Infarction. N Engl J Med. 2018;379:924-33.
6. Chow BJW, Small G, Yam Y, Chen L, McPherson R, Achenbach S, et al. Prognostic and therapeutic implications of statin and aspirin therapy in individuals with nonobstructive coronary artery disease: results from the CONFIRM (COronary CT Angiography EvaluatioN For Clinical Outcomes: An InteRnational Multicenter registry) registry. Arterioscler Thromb Vasc Biol. 2015;35:981-9.
7. Hwang IC, Lee H, Yoon YE, Choi IS, Kim HL, Chang HJ, et al. Risk stratification of non-obstructive coronary artery disease for guidance of preventive medical therapy. Atherosclerosis. 2019;290:66-73.
8. 서울대학교 의과대학 내과학교실 . 6th edition SNUH manual of medicine. 2022

6) 발목위팔지수(Ankle–brachial index, ABI)

최수연(서울대학교병원 강남센터 순환기내과)

(1) 검사 개요

발목의 수축기 혈압을 상완(팔)의 수축기 혈압과 비교하여 하지 동맥의 혈류를 평가하여 하지의 말초동맥질환 진단의 선별검사로 이용함.

(2) 검사 방법

Ankle-brachial index = (Ankle systolic blood pressure)/(Brachial systolic blood pressure)

(3) 검사 시 주의사항

① 상완 혈압은 양 상완 혈압 중 높은 쪽을 사용함.

② 양 상완 수축기 혈압 차이는 보통 10 mmHg미만이나 15~20 mmHg이상인 경우는 쇄골하동맥 또는 액와동맥 협착을 의심해야 함. 말초동맥질환의 경우는 쇄골하동맥 협착의 위험이 높음.

③ 검사의 적응증

a. 말초동맥질환으로 생각되는 증상이나 진찰소견이 있는 경우(Class I).

b. 말초동맥질환 고위험군의 경우(Class IIa).

말초동맥질환 의심 증상

1. 간헐파행 증상(intermittent claudication): 일관성 있게 운동에 의해서 유발되고, 휴식에 의해서 10분 이내에 호전이 되는 하지 근육의 피로감, 불편함, 경련 등
2. 그 외 관절관련 증상이 아닌 활동과 관련된 하지 증상
3. 보행능력 장애

말초동맥질환 고위험군

1. 65세 이상
2. 50~64세 이면서 죽상경화증의 위험인자를 동반한 경우(예: 당뇨병, 흡연, 고지혈증, 고혈압) 또는 말초동맥질환의 가족력
3. 50세 미만 당뇨병 환자 중 죽상경화증의 위험인자를 1개 이상 가지고 있는 경우
4. 다른 혈관에 죽상경화증을 가지고 있는 경우(관상동맥 협착, 경동맥 협착, 쇄골하동맥 협착, 신동맥 협착, 장간막동맥 협착, 복부대동맥류)

(4) 검사 결과의 해석과 추후관리

① ABI 수치 해석

a. ABI >1.4: noncompressible arteries (heavy vascular calcification)

b. ABI 1.0~1.4: normal ABI

c. ABI 0.91~0.99: borderline ABI

d. ABI ≤0.9: abnormal ABI

② ABI 0.9이하이거나 1.4초과이면서 간헐파행 증상이 있는 경우

- 금연 권유 및 혈관외과 연계하여 적절한 내과적 약물치료(항혈소판제, 스타틴, 고혈압 및 당뇨병 관리).
- 이후 증상 호전 없으면, 재관류 치료 고려하기 위해 하지혈관의 해부학적 평가를 위한 duplex ultrasonography, 하지혈관 CT angiography, MRA 검사를 시행.

③ 무증상이더라도 ABI 0.9 이하인 경우는 일차예방에서 고혈압에 의한 표적장기손상, 하지 말초동맥의 진행된 죽상경화증으로 생각할 수 있으며, 향후 10년 심혈관질환 발생과 전체 사망을 2배 정도 증가시키는 예측인자가 됨.

④ 2018 AHA/ACC 이상지질혈증 진료지침, 2019 ESC/ESA 이상지질혈증 진료지침에서는 일차예방에서 ABI 0.9 미만, 또는 1.4초과를 중등도 위험군에서 위험도를 상향 조정할 수 있는 위험촉진인자(risk-enhancing factor, risk-modifying factor)로 제시함.

참고문헌

1. Fowkes FG, Murray GD, Butcher I, Heald CL, Lee RJ, Chambless LE, et al. Ankle brachial index combined with Framingham Risk Score to predict cardiovascular events and mortality: a meta-analysis. JAMA 2008; 300:197-208.
2. Gerhard-Herman MD, Gornik HL, Barrett C, Barshes NR, Corriere MA, Drachman DE, et al. 2016 AHA/ACC Guideline on the Management of Patients With Lower Extremity Peripheral Artery Disease: A Report of the American College of Cardiology/American Heart Association Task Force on Clinical Practice Guidelines. J Am Coll Cardiol. 2017;69:e71-e126.
3. Grundy SM, Stone NJ, Bailey AL, Beam C, Birtcher KK, Blumenthal RS, et al. 2018 AHA/ACC/AACVPR/AAPA/ABC/ACPM/ADA/AGS/APhA/ASPC/NLA/PCNA Guideline on the Management of Blood Cholesterol: Executive Summary: A Report of the American College of Cardiology/American Heart Association Task Force on Clinical Practice Guidelines. J Am Coll Cardiol 2019;73:3168-209.
4. Mach F, Baigent C, Catapano AL, Koskinas KC, Casula M, Badimon L, et al. 2019 ESC/EAS Guidelines for the management of dyslipidaemias: lipid modification to reduce cardiovascular risk. Eur Heart J 2020;41:111-88.

8. 복부, 소화기 검사

1) 상부 위장관 내시경

송지현(서울대학교병원 강남센터 소화기내과)

(1) 검사 개요

- 구강을 통해 내시경 스콥을 체내로 삽입하여 식도, 위, 십이지장 구부 및 제2부(하행부)까지 관찰.
- 관찰 부위에 이상 소견이 발견되는 경우 겸자공을 통해 조직검사를 시행할 수 있음.

(2) 검사 방법

- 검사 10~20분 전 위장 내 기포제거제(simethicone)와 위장관 운동 억제제(부교감신경차단제, 항콜린제) 투약.
- 검사 직전 인후두 국소 마취를 위해 리도카인(젤, 비스커스, 스프레이 등) 사용.
- 경우에 따라서는 미다졸람이나 프로포폴과 같은 진정제를 투여하고 가수면 상태에서 내시경 검사를 진행하기도 함(의식하 진정내시경).

(3) 검사 시 주의사항

- 검사 전 6~8시간 이상 금식 필요.
- 전처치 약물 관련: 리도카인 과민반응(기왕력 확인), 부교감신경차단제 부작용(녹내장이나 전립선 비대증 악화 가능, 중증의 심장 질환이 있는 경우 사용에 주의 요함).
- 소화관 천공: 내시경 삽입 시 시야가 확보되지 않은 상태에서 무리하게 진행할 경우 식도 입구 부위에서 천공 발생 가능. 인후나 식도 상부의 통과 장애나 협착이 의심되는 경우는 검사 중단 고려.
- 출혈: 검사 도중 심한 구역 반사로 Mallory-Weiss 열창이 생겨 출혈되는 경

우가 있음. 생검이나 용종절제술 등 진단와 치료를 위한 과정에서도 출혈 발생 가능. 출혈 경향이 심한 경우에는 생검 등의 시술을 하지 않도록 함.
- 고령이거나 중한 전신 질환이 있는 경우 내시경 검사로 인해 증상이 악화될 수 있으므로 검사 중 pulse oxymeter를 사용하여 환자의 상태 변화 감시.
- 검사 전후 혈압 측정. 서맥, 빈맥, 혈압저하 등 관찰.
- 악관절 탈골, 치아 손상 주의.
- 내시경 기기의 철저한 소독.

(4) 검사 결과의 해석과 추후관리

① 표재성 위염
- 임상에서 가장 흔히 진단되는 내시경적 위염.
- 미만성, 국소적, 또는 선상으로 점막 발적이 관찰됨.
- 검사 소견 자체만으로는 치료의 대상이 되지 않음.

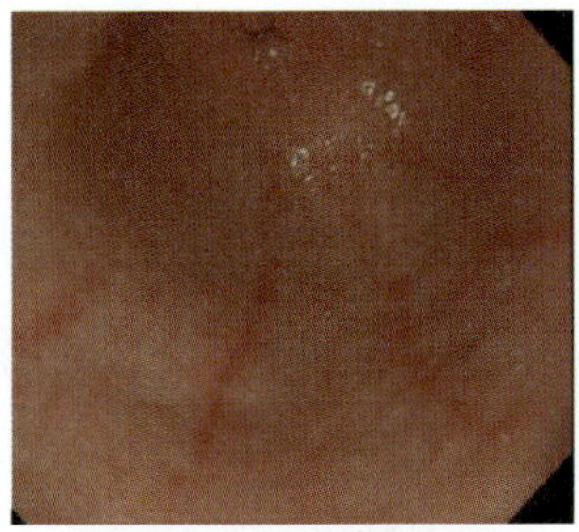

그림 8-1. 표재성 위염

② 미란성 위염
- 미란이란 점막근판까지 도달하지 않은 위점막의 결손을 말하며, 단독 혹은 다발성으로 발생할 수 있음.
- 아스피린, 비스테로이드성 소염제 등 약제에 의해 유발되는 경우가 흔함.
- 급성 미란은 출혈성 미란이라고도 하고, 위점막이 급성으로 괴사하거나 탈락되어 발생하며 1~2주 후에 소실됨.

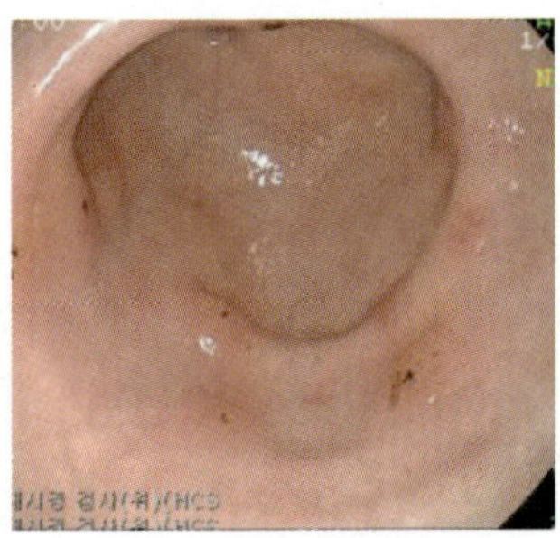

그림 8-2. 미란성 위염

- 만성 미란은 3개월 이상 지속되는 소견으로 사마귀모양 위염이라고도 함.
- 검사 소견 자체만으로는 치료의 대상이 되지 않음.

③ 만성 위축성 위염

- 대표적인 만성 위염으로 점막의 퇴색과 혈관투영상이 뚜렷해지는 것으로 진단.
- 점막 주름의 융기부가 감소하거나 소실되고, 점막이 울퉁불퉁해지거나 약간의 결절상을 띠는 소견 등이 관찰됨.
- 내시경 권고주기: 40세 이후 1~2년마다 검진.
- 검사 소견 자체만으로는 치료의 대상이 되지 않음.

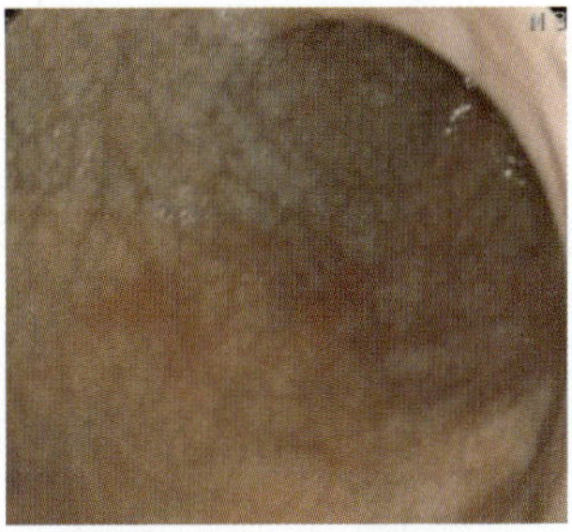

그림 8-3. 만성 위축성 위염

④ 장상피화생

- 위축된 위 점막이 재생되면서 장상피로 치환되는 것으로, 내시경 상 약간 유광을 띠면서 융모를 가진 회백색의 반점으로 관찰됨. 때로는 과립상 융기로 보이기도 함.
- 내시경 권고주기: 1~2년마다 검진.
- 검사 소견 자체만으로는 치료의 대상이 되지 않음.

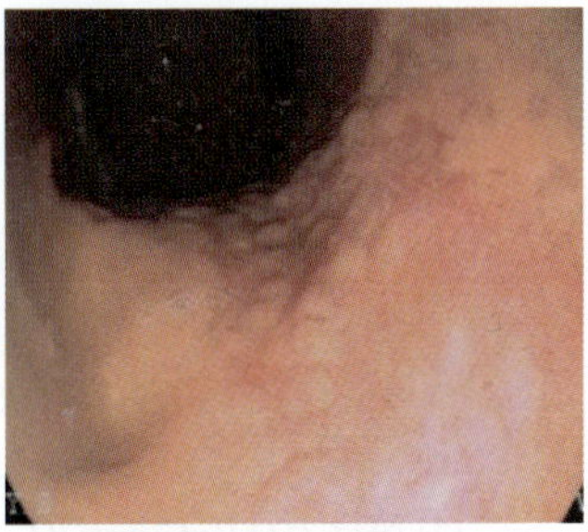

그림 8-4. 장상피화생

혈청 펩시노겐 (Pepsinogen, PG) 검사
- 위암의 고위험군을 선별하기 위한 검사.
- 정확한 위암의 위험도 예측과 추후 관리를 위해서는 내시경, 헬리코박터 항체, 펩시노겐 검사가 동시에 이루어지는 것이 바람직함.
- 위 점막에서 분비되는 효소인 PG I, PG II 를 측정하여 위축성 위염의 정도를 평가.
- PG I은 위저부와 체부의 주세포(chief cell)에서 분비되고, PG II는 이 세포들 뿐 아니라 pyloric glands와 duodenal Brunner glands에서도 분비됨.
- 위 점막 위축이 진행되면서 chief cells이 pyloric glands로 치환되면 PG II가 증가하고 PG I이 감소함. 따라서 PG I 감소와 PG I/II ratio 감소는 위 점막 위축을 반영.
- 결과 해석: PG I ≤ 70 & I/II ratio ≤ 3.0 인 경우 양성으로 판단하며, 이는 위 점막 위축에 따른 위산분비 기능이 감소된 상태로 광범위한 위축성위염의 가능성을 반영함.

⑤ 위궤양 및 십이지장 궤양(소화성 궤양)

- 원인: 헬리코박터 파일로리(*H. pylori*) 감염(위궤양의 70%, 십이지장 궤양의 90%), 아스피린 및 비스테로이드성 소염제 등.
- 위궤양은 악성과의 감별을 위해 조직검사가 필요하며, 4~8주간 약물치료 후 추적내시경 검사 시행.

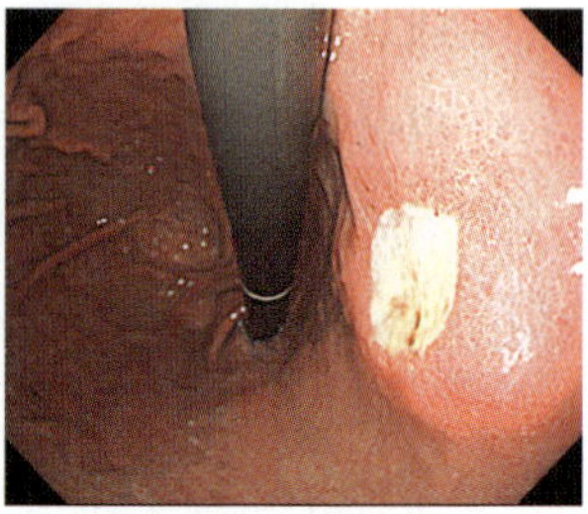

그림 8-5. 위궤양

- *H. pylori* 감염이 있을 경우 제균 치료 필요.
  제균 치료 후 4주 이상 경과 후 요소호기검사(urea breath test, UBT) 혹은 내시경 조직검사로 제균여부 확인.

헬리코박터 파일로리(*Helicobacter pylori*)

1. 진단
   1) 비침습적 검사 방법
      (1) 요소호기 검사(urea breath test, UBT)
      - *H. pylori* 감염 확진이나 제균 치료 후 확인검사로 시행.
      - 민감도와 특이도 각각 95% 이상.
      - 위음성을 줄이기 위해 양성자펌프억제제는 2주 이상, 항생제는 4주 이상 중단 후 검사.

      (2) 혈청 검사 (IgG anti-*H. pylori* antibody)
      - 현재의 활동성 감염과 이전 감염의 구별이 어려움.
      - 민감도 95% 이상, 특이도 60~90%.
      - 혈청검사 양성이며 *H. pylori* 제균력이 없는 경우에는 *H. pylori* 감염으로 판단할 수 있으나, 제균치료를 위한 감염 확진을 위해서는 조직검사, 급속요소분해효소 검사, *H. pylori* PCR, UBT 등이 필요함.

   2) 침습적 검사 방법
      (1) 조직검사
      - *H. pylori* 감염 진단의 표준 검사법(민감도 60~90%, 특이도 95%이상).
      - 전정부와 체부의 소만과 대만에서 각각 1 표본씩 채취하는 것이 좋으나, 조직검사 개수를 줄여야 한다면 위축성 위염과 장상피화생이 비교적 적은 체부 대만에서 채취. 다만, 십이지장 궤양이 있는 경우에는 전정부에서 채취하는 것을 권고.

(2) 급속요소분해효소 검사(rapid urease test)
- *H. pylori* 감염 확진이나 제균치료 후 확인검사로 시행.
- 민감도 90%, 특이도 95~100%.
- 전정부와 체부에서 각각 조직을 채취하여 검사.
- 위음성을 줄이기 위해 양성자펌프억제제는 2주 이상, 항생제 및 비스무스 제제는 4주 이상 중단 후 검사

(3) *H. pylori* PCR 및 항생제(clarithromycin) 내성검사
- 민감도와 특이도 각각 95% 이상.
- 가격이 비싸고 검사를 위한 기술과 장비가 필요함.
- clarithromycin에 대한 항생제 감수성을 확인할 수 있어 제균 치료에 도움.

2. 제균치료의 적응증
- 권고등급 높음: 소화성 궤양, MALT 림프종, 조기위암의 내시경적 절제술 후, 만성 특발성 혈소판 감소증.
- 권고등급 낮음: 위암 가족력, 기능성 소화불량증, 소화성 궤양 병력이 있는 환자에서 장기간 저용량 아스피린 투여가 필요한 경우, 위선종의 내시경 절제술 후, 철분 결핍성 빈혈.

⑥ 위용종

a. 위저선 용종(fundic gland polyp)
- 주로 2~3 mm 크기의 단일, 혹은 다발성 용종.
- 비종양성이므로 치료할 필요 없음.

b. 과형성 용종(hyperplastic polyp)
- 크기는 대개 2 cm 이하. 표면은 부드러우며 발적이 있거나 규칙적인 융모 모양을 보일 수 있음.
- 대부분 비종양성이나 아주 드물게 악성 변화를 동반.
- 크기가 커지는 경우 자연 출혈이 발생할 수 있어 선택적으로 내시경 절제술 시행

c. 선종성 용종(adenomatous polyp)
- 선종은 종양성 병변으로, 암으로 진행할 수 있으므로 내시경 치료가 필요.
- 특히 고등급(high grade dysplasia)이거나 크기가 2 cm 이상인 경우 이미 암성 변화를 보유하고 있을 위험도가 높아지므로 내시경 점막하 박리술 등의 적극적인 치료 요함.

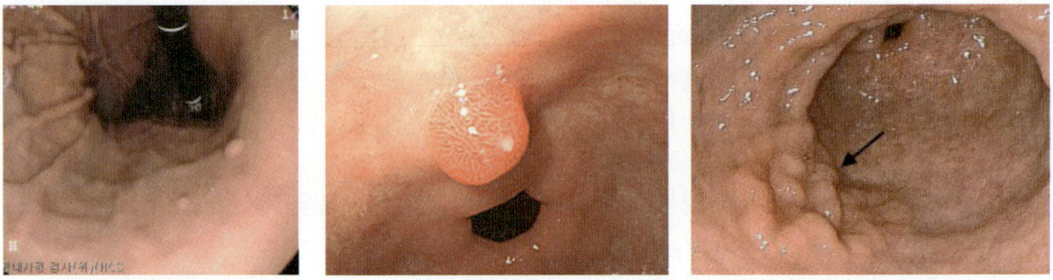

A. 위저선 용종 B. 과형성 용종 C. 선종성 용종

그림 8-6. 위용종

⑦ 위암

- 조기 위암: 점막 또는 점막하층까지만 침윤한 암. 전이가 없는 경우 5년 생존율 95% 이상. 점막에 국한된 분화도가 좋은 조기 위암인 경우는 내시경적 절제가 가능.
- 진행 위암: 고유근층 이상 침범한 암. Stage IV에서는 5년 생존율이 20% 미만.
- 조기 위암 병소는 양성 위궤양과 유사하게 치유과 재발을 반복할 수 있음. 따라서 모든 위궤양에서 생검을 시행하고, 병소가 완전히 치유될 때까지 내시경 재검 및 생검이 필요.

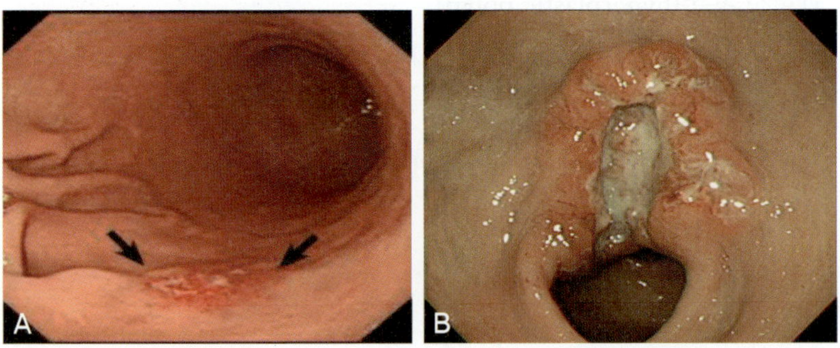

A. 조기 위암 B. 진행 위암

그림 8-7. 위암

⑧ 상피하 종양(위)

- 상피층 하부에서 발생하는 종양.
- 종양의 표면이 주위와 동일한 정상 점막으로 덮여있는 돌출된 융기 모양.
- 크기가 2 cm 이상이거나, 과거에 비해 크기가 커진 경우는 초음파 내시경을 통한 감별 진단 필요.
- 크기가 작고 조직검사에 이상이 없는 경우는 1년마다 내시경 추적검사.

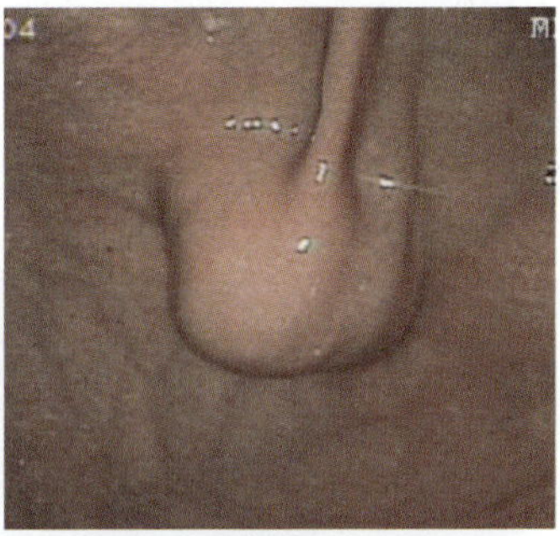

그림 8-8. 상피하 종양(위)

- 감별진단: 위장관 간질 종양(gastrointestinal stromal tumor, GIST, 악성화 가능), 신경내분비종양(neuroendocrine tumor, 악성화 가능), 평활근종, 지방종, 이소성 췌장 등

⑨ Mucosa-associated lymphoid tissue lymphoma (MALToma)

- 불규칙한 과립상 점막, 쉽게 출혈하는 경향, 얕은 다발성 미란이나 궤양, 불규칙한 지도상의 표재성 궤양 및 점막 주름 비후 등 다양한 소견으로 발현.
- MALToma로 진단되면 병기 설정을 위한 정밀 검사가 필요.
- MALToma는 헬리코박터 감염과의 관련성이 높으며, 임상 병기가 낮을 경우 헬리코박터 제균 요법만으로도 관해 유도가 가능.

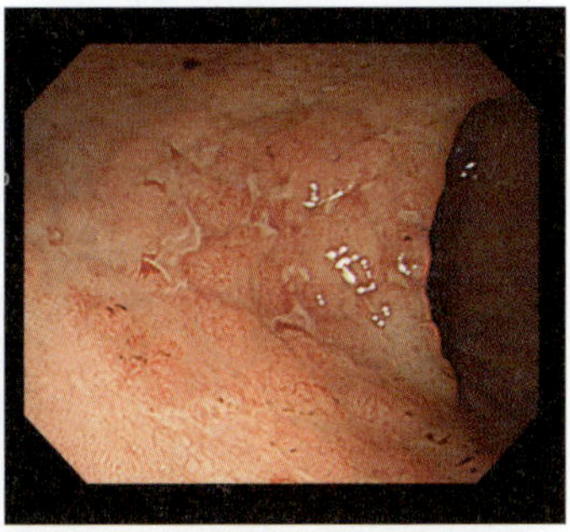

그림 8-9. Mucosa-associated lymphoid tissue lymphoma (MALToma)

⑩ 위식도 역류질환(역류성 식도염)

- 위 내용물이 식도나 구강으로 역류하여 불편한 증상이나 합병증을 유발하는 질환. 역류에 의하여 식도 궤양이나 미란 등의 형태학적 병변이 발생한 상태를 역류성 식도염이라 함.
- 가슴 쓰림(heartburn)과 산역류(acid regurgitation)가 전형적인 증상.
- 생활습관 개선: 체중감량, 악화시키는 음식 회피(커피, 초콜릿, 지방식, 매

운음식, 감귤류, 탄산음료 등), 절주 및 금연.
- 약물치료: 양성자펌프억제제, 칼륨경쟁적 위산분비억제제.

LA Grade A

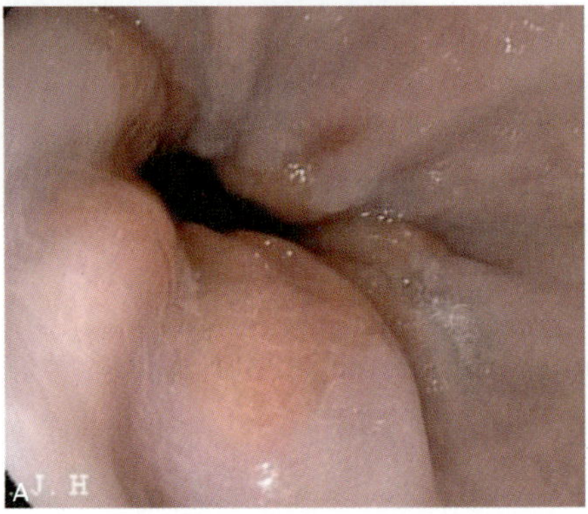

One (or more) mucosal break no longer than 5 mm, that does not extend between the tops of two mucosal folds

LA Grade B

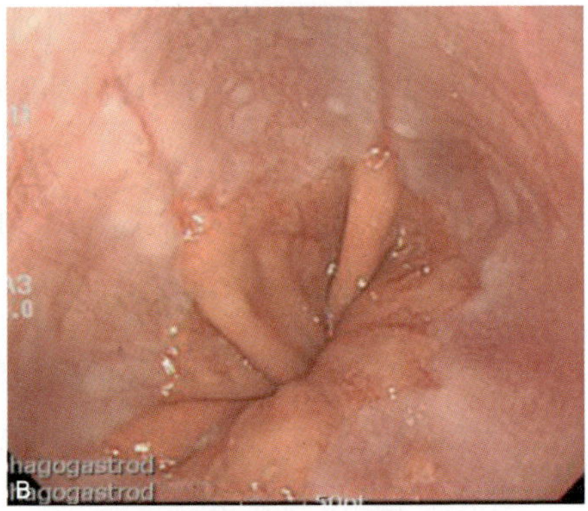

One (or more) mucosal break more than 5 mm long, that does not extend between the tops of two mucosal folds

LA Grade C

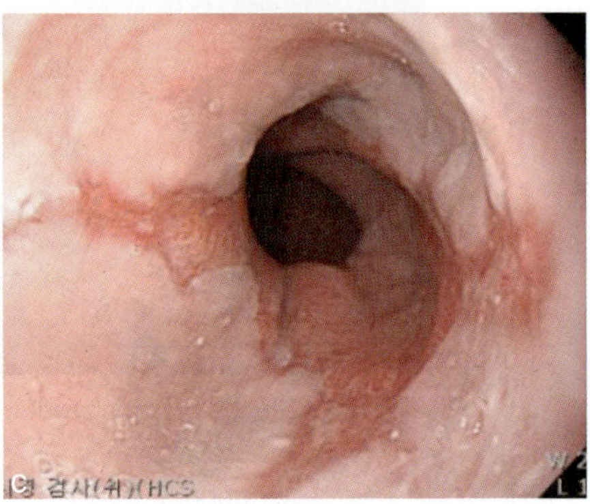

One (or more) mucosal break that is continuous between the tops of two or more mucosal folds, but which involves less than 75% of the circumference

LA Grade D

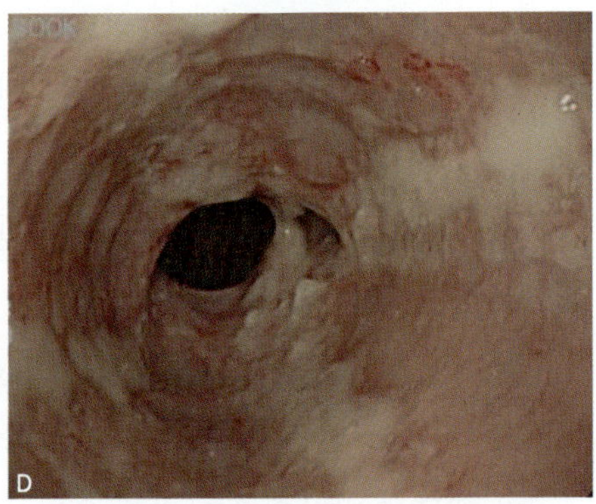

One (or more) mucosal break which involves at least 75% of the esophageal circumference

그림 8-10. 역류성 식도염

⑪ 바렛식도

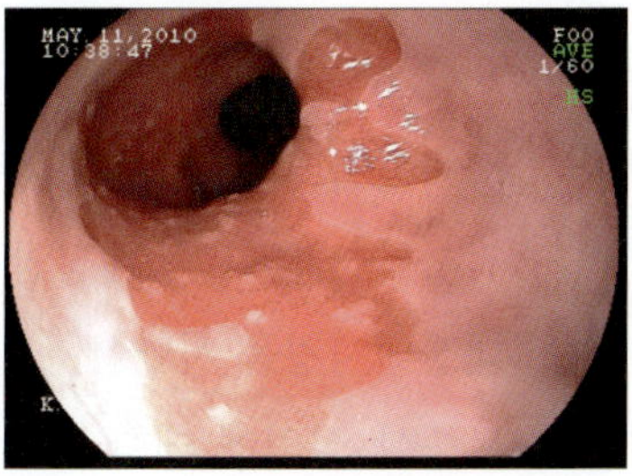

그림 8-11. 바렛식도

- 만성적인 위산 역류로 인해 식도의 편평 상피세포가 원주 상피세포(specialized columnar epithelium)로 변화한 것.
- 검사 소견 자체만으로는 치료의 대상이 되지 않음. 위산 역류 증상이 있을 경우 위식도 역류질환에 준해 치료.
- 장분절 바렛식도(식도하부에 원주상피 길이가 3 cm 이상)는 위내시경 추적검사가 필요 (1~2년마다).
- 조직검사에서 이형성증(dysplasia)이 확인된 경우 소화기내과 전문 병원으로 의뢰.

참고문헌

1. 민영일, 김진호, 홍원선, 정훈용, 명승재, 김경모. 상부 위장관 내시경 ATLAS. 군자출판사 2003
2. 김정룡. 소화기계 질환, 제3판. 일조각 2011
3. Ginsberg GG, Kochman ML, Norton I, Gostout CJ. Clinical gastrointestinal endoscopy. Elsevier Saunders 2005
4. Hyuk Yoon, Nayoung Kim. Diagnosis and management of high risk group for gastric cancer. Gut Liver 2015;9:5-17
5. Fock KM, Talley N, Moayyedi P, Hunt R, Azuma T, Sugano K, et al. Asia-Pacific consensus guidelines on gastric cancer prevention. J Gastroenterol Hepatol 2008;23:351-365
6. 정혜경, 강승주, 이용찬, 양효준, 박선영, 신철민 등. 한국인 헬리코박터 파일로리 감염 치료 근거 기반 임상진료지침 개정안 2020. Korean J Helicobacter Up Gastrointest Res 2020;20:261-287
7. 정혜경, 태정현, 송경호, 강승주, 박종규, 공은정 외. 위식도 역류 질환의 진단과 치료에 관한 서울 진료지침 2020. 대한내과학회지 2022;97:70-92
8. 유아영, 주문경. 바렛식도와 이형성증, 조기식도선암의 진단과 치료: 미국과 유럽의 임상지침을 중심으로. 대한소화기학회지 2019;74:11-16

2) 대장내시경

진은효(서울대학교병원 강남센터 소화기내과)

(1) 검사개요

- 국내에서는 45~80세 무증상 성인을 대상으로 1년 또는 2년마다 분별잠혈 검사를 기본적인 대장암 선별검사로 권고하며, 선별 검사에서 이상 소견 시 대장내시경을 시행함.
- 무증상 성인에 대한 대장내시경을 개인별 위험도에 대한 임상적 판단과 수검자의 선호도를 고려하여 선택적으로 시행할 것을 권고함(2015년 대장암 검진 권고안).
- 대장내시경 검사는 항문을 통해 내시경을 삽입하여 대장을 관찰함으로써 대장에 생기는 염증, 용종, 종양 등을 진단하는 검사 방법임.
- 검사 중 이상이 있는 부위를 바로 생검하여 조직검사 할 수 있으며, 용종이 있을 경우 직접 제거도 가능하고, 출혈이 있을 시, 지혈도 가능하기 때문에 치료적 목적으로도 시행함.
- 검사 대상자: 대장암 예방을 위한 검진 목적, 이전 대장 용종 과거력으로 추적 검사 목적. 복통, 변비, 설사, 혈변 등의 위장관계증상이 있을 때 진단 목적으로 시행함.

(2) 검사 준비 방법

- 검사 3일 전부터는 섬유질이 많은 음식, 씨가 있는 과일, 소화되지 않는 잡곡을 피함.
- 단, 변비가 평소 심하거나 이전 장정결이 불량했던 경우는 검사 1주일 전부터 식이 조절함.
- 검사 전날 저녁부터는 금식이 필요하며, 복용 중인 약제가 있다면 중단 여부를 확인해야함.
- 자세한 대장내시경 검사를 위해서는 완벽한 장세척이 매우 중요하며, 이를 위해 적절한 완화제 선택 및 복용 방법에 대한 교육이 필요함.
- 검사 전날, 당일 분할하여 약제를 복용하는 분할 복용법은 복용의 편의성을

개선하고, 더 우수한 장세척도를 얻을 수 있음.

- 장정결제로는 PEG(Polyethylene glycol), OSS(oral sulfate solution)의 제제가 사용 가능함. 최근에 복용 순응도를 높이기 위해 저용량 제제, 알약형(정제형) 제제가 나오기도 함.

① 등삼투압 제제, 저용량 PEG 제제(2L-PEG+ascorbate)

PEG 복용량을 줄이면서도 동일한 장세척 효과를 얻기 위해 삼투활성 ascorbic acid를 추가한 제형이 개발됨. 4리터 PEG 보다 복용 순응도가 우월하였고, 장세척도 측면에서 열등하지 않았음.

② 고삼투압 제제, OSS 제제

최근 복용 편이성을 높이기 위한 정제형 OSS 제제가 개발됨. 기존 액상형 OSS 제제와 비교시 장세척 효과 측면에서 차이가 없으며, 복용의 편의성으로 선호도가 높음. 하지만, 울혈성 심장질환, 복수 및 중증 신부전(glomerular filtration rate < 30 mL/min) 환자에서는 사용을 피해야 함.

(3) 검사 전 처치 및 검사 방법

- 자세한 관찰을 위해 대장 연동 운동을 억제가 필요한 경우, 진경제로 hyosine-N-butyl bromide (Buscopan)를 사용해 볼 수 있음. 진경제에 의해 구역 및 현기증, 심계항진 등의 부작용이 나타날 수 있으며, 심부전, 갑상선 기능항진증, 녹내장, 전립선 비대증 환자들에게는 사용하지 않는 것이 좋음.
- 대장 내시경의 통증을 조절하는 목적으로 페티딘(meperidine, 25 mg)이 사용됨. 부작용으로는 오심, 구토, 저혈압 등이 있으며, 미다졸람과 병용 투여 시 호흡 저하 가능성이 있음. 특히, 간기능 및 신기능 저하 시 약물의 대사와 배설 지연으로 이상 반응 가능성이 높으므로 주의해야 함.
- 수진자의 불안감, 불편, 통증을 감소하기 위해 진정제를 사용하여 검사를 진행할 수 있음. 진정제로는 미다졸람, 프로포폴이 주로 사용됨. 건강한 성인에서는 초기 용량으로는 미다졸람 2.5~3 mg 혹은 프로포폴 30~40 mg 투여함. 65세 이상의 고령에서는 진정제로 인한 우발증이 발생할 수 있으므로 용량을 감량하여 투여하고, 주의 깊게 모니터링 해야 함.

- 미다졸람의 경우, 산소포화도 저하나 혈압 저하 등의 우발증 발생시 즉시 길항제(Flumazenil)를 투여할 수 있도록 검사실에 배치해두어야 함. 반면, 프로포폴은 길항제가 없으므로 주의를 기울여야 함.
- 검사 전 처치 과정이 끝나고, 수진자가 왼쪽 옆으로 누워 양쪽 무릎을 구부린 자세를 취하면, 항문으로 내시경을 삽입하여 막창자까지 도달한 후, 내시경을 천천히 회수하며 대장의 내강을 자세히 관찰함.

(4) 검사 시 주의사항 및 합병증

- 대장암검진을 목적으로 시행하는 대장 내시경 검사는 비교적 안전한 검사이지만, 검사로 인해 중대한 합병증(0~0.47%) 및 경미한 합병증(0.19~55.6%)이 발생 가능함.
- 중대한 합병증으로는 천공(0~0.04%), 출혈(0~0.27%), 심혈관계 이상(0~0.1%)로 보고됨.
- 경미한 합병증으로는 복부통증(팽만감 또는 불편감 포함) (0.9~48.5%), 경미한 출혈(0.12~0.4%), 경미한 심혈관계 이상(0.058~55.6%), 기타 항문 통증 및 어지러움 등이 있음.
- 급성 복부 통증, 장천공이나 복막염이 의심되는 등의 검사의 득보다 위험이 큰 경우는 금기증임.

(5) 검사 결과의 해석과 추후 관리

① 대장 용종

- 5 mm 미만의 작은 미소 용종은 조직 겸자로 제거가 가능함.
- 5 mm 이상의 용종은 일괄 절제가 가능한 방법으로 제거하는 것을 추천함.
- 점막절제술(EMR, endoscopic mucosal resection) 이외에도 최근 저온올가미 용종절제술(Cold snare polypectomy)도 많이 사용함.
- 백색광(white light) 중 특정 파장의 빛만을 선택하여 영상을 얻는 협대역 이미지(narrow band image; NBI)로 점막 표면의 미세구조와 혈관상을 자세하게 관찰할 수 있음

a. 대장 용종의 분류

종양성 용종(Neoplastic polyp)	비종양성 용종(Non-neoplastic polyp)
- Tubular adenoma	- Hyperplastic polyp
- Tubulovillous adenoma	- Inflammatory polyp
- Villous adenoma	- Lymphoid aggregates
- Sessile serrated adenoma/polyp	- Hamartomas
- Traditional serrated adenoma	

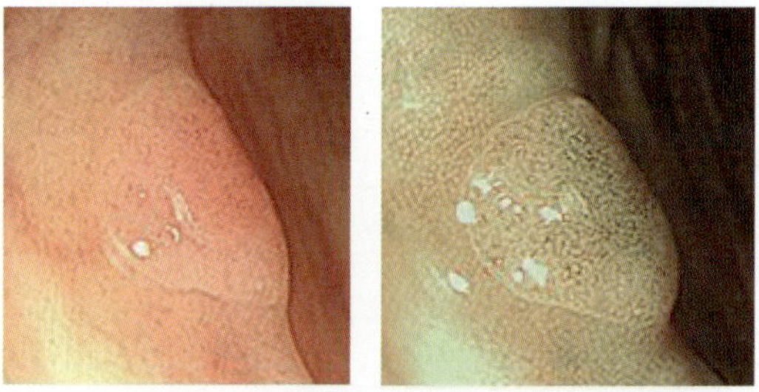

그림 8-12. 선종성 용종 (Tubular adenoma)
(좌) 백색광 이미지 (우) 협대역 이미지 (NBI)

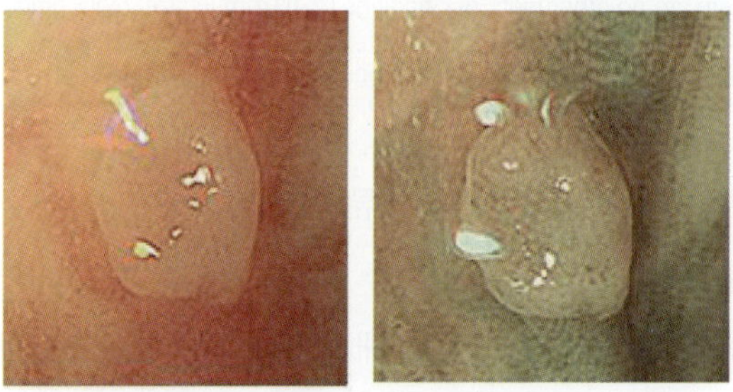

그림 8-13. 과형성 용종 (Hyperplastic polyp)
(좌) 백색광 이미지 (우) 협대역 이미지 (NBI)

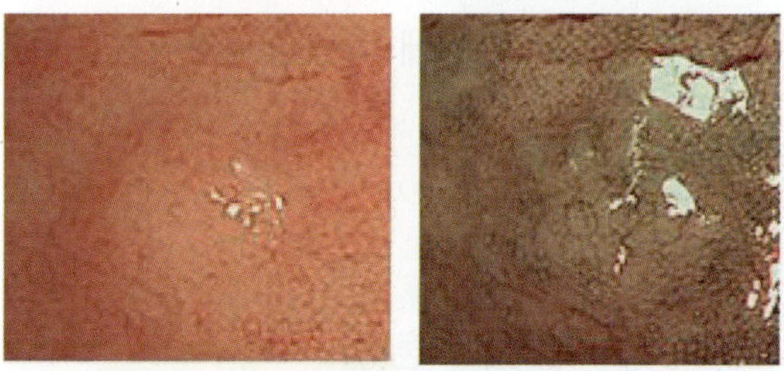

그림 8-14. 거치상 용종 (Sessile serrated polyp)
(좌) 백색광 이미지 (우) 협대역 이미지 (NBI)

b. 대장 용종 절제 후 추적 대장내시경 가이드라인(개정 2022)

Summary and strength of recommendations for postpolypectomy colonoscopic surveillance

Index colonoscopy finding	Interval of colonoscopic surveillance
Adenoma ≥ 10 mm in size	3 yr
3-4 adenomas [a)]	3~5 yr
5-10 adenomas [a)]	3 yr
Number of adenomas >10 [a)]	1 yr
Tubulovillous adenoma or villous adenoma	3 yr
Adenoma with high-grade dysplasia	3 yr
Sessile serrated lesion with dysplasia	3 yr
Serrated polyp ≥10 mm	3 yr
No. of sessile serrated lesions between 3~4 [b)]	3~5 yr
No. of sessile serrated lesions ≥5 [b)]	3 yr
Piecemeal resection of colorectal polyps ≥20 mm in size	6 mo

a) Only applicable when there are no other high-risk findings (≥10 mm in size; high-grade dysplasia, tubulovillous adenoma, or villous adenoma).
b) Only applicable when there are no other high-risk findings (≥10 mm in size, dysplasia).

- 대장 용종 제거 후에는 용종의 종류와 크기, 개수에 따라 추적 대장 내시경 간격을 추천함.
- 위에 해당하는 소견이 없는 정상 내시경 소견에서는 5년에서 10년 간격의 추적 대장 내시경을 권고함.

② 대장 게실

- 대부분 아무런 증상이 없기 때문에 대장 내시경검사중에 우연히 발견되는 경우가 많음.
- 드물지만 게실염, 게실 출혈이 발생할 수 있으므로, 복통, 혈변이 발생하는 경우 병원 방문하도록 설명함.

③ 염증성 장 질환(궤양성 대장염, 크론병)

- 대장 점막에 부종, 궤양, 염증성 용종 등의 특징적인 소견이 보인다면 진

단을 위해 조직 검사를 시행하고, 추후 진단 및 치료를 위해 상급종합병원으로 의뢰함.

- 혈변, 설사, 복통, 체중 감소 등의 증상이 있는지 문진으로 확인이 필요함.

(4) 상피하종양

① 지방종(lipoma)

- 대장 상피하종양 중 가장 흔한 질환으로, 표면이 매끈하고 노란색으로 보임. 조직 겸자로 쉽게 눌러지며(cushion sign), 겸자로 당겨보면 텐트처럼 당겨지기도 함(tenting sign). 양성 병변으로 내시경으로 제거할 필요는 없음.

② 신경내분비종양(유암종, Neuroendocrine tumor, carcinoid tumor)

- 악성 가능성이 있는 상피하종양임. 대부분 무증상으로 시행한 내시경에서 우연히 발견되는 종양으로 직장에서 주로 발견됨. 전형적인 내시경 소견(대개 1cm 미만의 무경성이며, 지방종처럼 노란빛을 띠지만, 생검 겸자로 눌러보면 다소 단단한 느낌임)이 있으면, 한번에 일괄 절제를 위해 상급종합병원으로 의뢰함.

③ 평활근종(Leiomyoma)

- 평활근종(leiomyoma)은 육안적으로 유암종와 구분이 안 될 수 있으나 초음파 내시경에서 점막근판이나 고유근층에서 기원하는 저에코 병변으로 관찰됨. 크기가 3 cm 이상으로 클 경우에는 간질성 종양(gastrointestinal stromal tumor; GIST)와의 감별이 필요함.

(5) 대장 흑색증(Melanosis coli)

- 대장 흑색증은 대장 점막고유층의 대식세포에 lipofuscin 색소가 침착되어 대장점막이 갈색 또는 흑색으로 보이는 것을 말함. 대부분 anthraquinone 계통의 하제(cascara, aloe, senna)를 장기간 복용하는 것으로 인해 생김. 단지 색조변화일 뿐 염증변화는 동반되지 않으며 약을 끊으면 9~12개월 사이에 점차 소실됨.

참고문헌

1. Dae Kyung Sohn, Min Ju Kim, Younhee Park et al. The Korean guideline for colorectal cancer screening. J Korean Med Assoc 2015 May; 58(5): 420-432.
2. 김원식, 이범재. 대장내시경술을 위한 안전하고 적절한 완화제의 사용. J Korean Med Assoc 2021 August; 64(8):561-569.
3. Hong Jun Park, Byung-Wook Kim, Jun Kyu Lee et al. 2021 Korean Society of Gastrointestinal Endoscopy Clinical Practice Guidelines for Endoscopic Sedation. Korean J Gastroenterol 2022; 79(4): 141-155.
4. Su Young Kim, Min Seob Kwak, Soon Man Yoon et al. Korean guidelines for postpolypectomy colonoscopic surveillance: 2022 revised edition. Clin Endosc 2022; 55(6): 703-725.

3) 복부 초음파

허보윤, 김영선(서울대학교병원 강남센터 영상의학과, 소화기내과)

(1) 검사개요

- 대부분 기본 패키지에 포함
- 상복부 고형장기의 형태학적 이상 여부 평가
- 상복부통증, 지속적인 소화불량, 간기능검사 이상소견 있을 때
- 지방간, 간경변증 및 종양, 담낭결석, 담낭용종 등 확인 위해

(2) 검사 방법

- convex probe 사용하여 3.5~5 MHz 주파수 사용. 체구 큰 사람에게는 2.25 MHz 필요할 수도 있음
- 화면의 밝기와 대조도, 깊이, 초점 등을 적절하게 맞추고, 수진자의 호흡을 조절하면서 검사
- 간의 기본스캔: 늑골하(가로축) 스캔, 세로축 스캔, 우늑간 스캔
- 병변을 놓치지 않도록 각종 기본스캔을 잘 조합하여 일정한 검사순서에 따라 스캔하며 간, 담도, 담낭, 비장, 양측 신장을 빠지는 부분이 없도록 검사. 췌장 미부는 초음파로 검사하기 어려운 부분이지만 췌장도 최대한 많은 부분을 볼 수 있도록 꼼꼼히 검사

(3) 검사 시 주의사항

- 검사 전 6~8시간 이상 금식 필요.
- 같은 날 내시경 검사가 있다면 초음파를 먼저 시행
- 취약점: 늑골, 늑막, 폐, 위장관에 가려진 blind spot 발생, 췌장 미부 부분 잘 안보임, 수진자 체형에 따라 스캔이 힘들 수 있음, 검사자 숙련도에 좌우됨

(4) 검사결과의 해석과 추후관리

① 간

a. 지방간(fatty liver)

- 간실질의 에코가 증가되어 신장 피질보다 높아지고 문맥벽 에코가 보이지 않음
- CT 등의 추가 검사는 불필요함
- 과체중 이상의 소견이 있을 경우 체중감량 권고 및 정기검진 때 추적 관찰

b. 만성 간염(chronic hepatitis)

- 간실질의 에코가 전반적으로 증가하고 거칠게 나타나며 문맥분지의 벽이 잘 보이지 않음
- 초음파에서의 만성 간염 소견은 대부분 간기능 이상이 동반되어 있을 경우에 의미 있음
- 임상적으로 의미가 있거나 판단이 애매한 경우 소화기내과 의뢰하여 추가적으로 평가

c. 간 단순낭종(simple cyst)

- 인지할 수 없을 정도로 얇은 벽으로 싸인 경계가 뚜렷한 무에코의 병변, 후방음영증강 동반
- 대부분의 경우 추가검사 불필요

d. 간혈관종(hepatic hemangioma)

- 전형적인 초음파 소견: 분명한 경계, 균일한 고에코
- 일반적으로 크기 변화 없으나, 증가 또는 감소할 수 있음

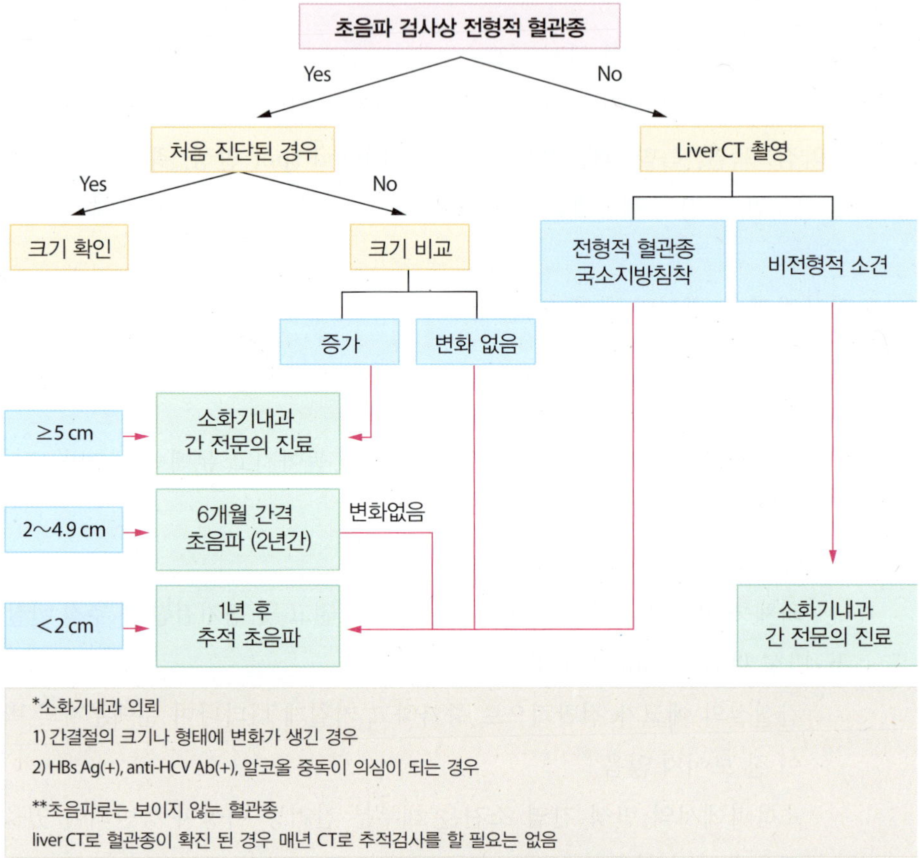

그림 8-15. 간 혈관종의 감별진단과 추적검사

e. 간 결절 nodule (or mass)

- 초음파에서 단순낭종이나 혈관종 소견 외의 결절이 보이는 경우, multiphase liver CT 로 추가적인 평가 → 추적관찰이나 악성이 의심되는 경우 소화기내과 의뢰.

f. 간문맥 변연에코 항진(periportal hyperechogenicity)

- 간염의 과거력, 자가 면역 질환이 있거나 오래된 간울혈 등에서 보일 수 있는 비특이적 소견
- peripheral intrahepatic duct(IHD) dilatation 과 동반된 경우

- clonorchiasis 가능성 고려
- 간기능이상과 동반된 경우 추가적인 평가를 위해 소화기내과 의뢰.

② 담낭

a. 담낭결석(gallstone)

- 초음파에서 중요한 3가지 기준: 고에코 병변, 후방음영, 체위변화에 따른 움직임.
- Asymptomatic stone: 대부분 경과 관찰
- Symptomatic stone: 수술적 치료 고려

소화기내과 또는 외과로 의뢰해야하는 경우

1) 일상생활을 방해하는 정도로 증상(복통)이 있는 경우
2) 이전에 cholecystitis, cholangitis, pancreatitis 병력이 있는 경우
3) 담석 크기 > 3 cm
4) Porcelain GB (도자기 담낭)
5) congenitally anomalous GB
6) 불규칙한 모양, 무경성의 1 cm 이상 담낭 용종과 동반된 경우

b. 담낭용종(gallbladder polyp)

- 담낭벽에 붙어있으면서 내강 내로 돌출하는 고에코성 종괴.
- Cholesterol polyp or cholesterolosis: 전체 담낭 용종의 대부분을 차지
: 10 mm 미만(대부분 5 mm 미만), 대부분 다수 병변. 추후 악성 변화 가능성이 없는 비신생물용종이지만, 드물게 용종이 점막에서 떨어져 나오면서 췌장염, 담관염 등을 일으키기도 함.
- Adenomatous polyp: 일부에서 malignancy로 진행할 수 있으므로 cholecystectomy 필요.

* 실제로 초음파에서는 cholesterol polyp과 adenomatous polyp을 완전히 구분하기 어려우므로 우연히 발견된 담낭용종에 대해서는 다음과 같이 접근.

- <5 mm: annual F/U
- 5~9 mm: 모양이 규칙적이고 소수일 때 6개월 후 초음파 F/U

모양이 불규칙하고 무경성, 단일 용종일 때 3개월 후 초음파 F/U

- ≥10 mm: 수술치료가 고려되므로 소화기내과 또는 외과로 의뢰

* 담낭용종의 경과 관찰 기간에 대한 정해진 기준은 없으나 첫 1~2년 동안에는 적극적인 추적관찰(3~6개월)을 하고 이후에는 매 1~2년 간격으로 관찰 기간을 늘리고, 최소 5년간 추적 관찰하도록 권유.

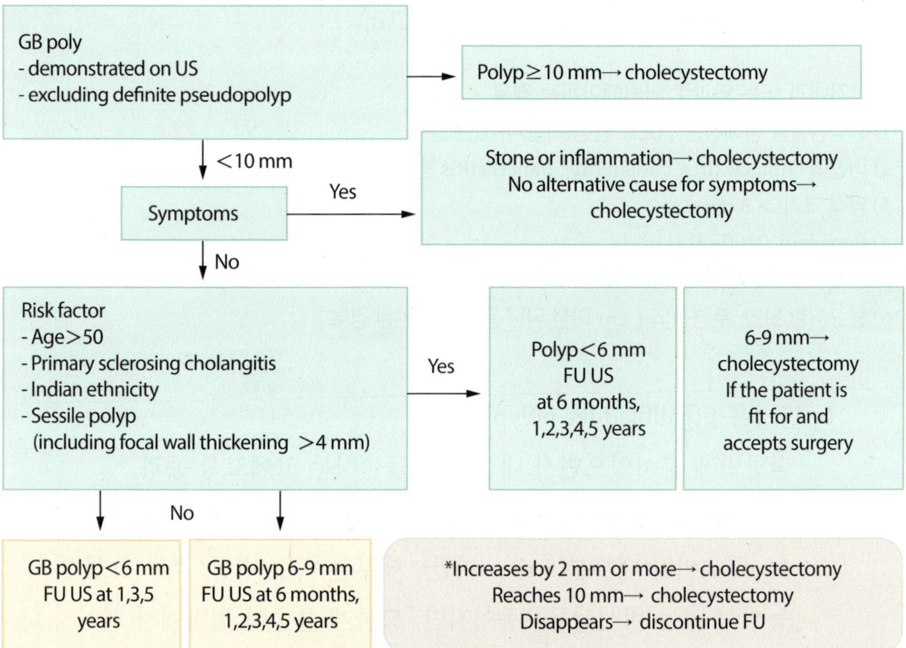

그림 8-16. Management and follow-up of gallbladder polyps according to 2017 European joint guideline

출처: Eur Radiol 2017;27:3856-3866.

추가적인 평가를 위해 소화기내과 의뢰가 필요한 경우

1) 10 mm 이상
2) 연간 2 mm 이상 크기가 증가하는 경우
3) 복통 등의 연관 증상이 있으면서 다른 통증 원인을 배제할 수 없는 경우
4) 담석이 동반되어 정확한 모양과 크기 평가가 어려운 경우
5) 크기가 10 mm 미만이더라도 악성을 시사하는 소견이 동반되었을 경우

용종에 대한 좀더 자세한 평가를 위해 고해상도 초음파(high-resolution ultrasound), EUS, 도플러(Doppler) 또는 조영증강(contrast-enhanced harmonic, CEH) EUS 등이 시도되고 있음

용종의 악성화 위험 인자: 50세 이상, 크기가 1 cm 이상, 단일 용종, 무경성, 용종과 인접한 벽비후가 동반된 경우, 담석 동반, 원발성 경화성 담관염(primary sclerosing cholangitis) 동반

c. 담낭벽비후

- 감별 진단: 만성 담낭염, 담낭 선근종증, 담낭암
- 만성 담낭염(chronic cholecystitis): 증상이 없는 경우 경과 관찰, 만성 상복부 통증, 소화장애 등의 임상 증상이 있는 경우 소화기내과 의뢰.
- 담낭 선근종증(adenomyomatosis): 담낭 상피 샘 구조가 게실 형태로 자라 들어가면서 생기는 후천성 과증식성 병변, 전반형(generalized type), 분절형(segmental type), 국소형(localized type).
- 초음파에서 담낭벽 비후의 감별 진단, 특히, 담낭암과의 감별이 어려운 경우(국소적인 담낭벽 비후, 주변 장기로의 invasion이 의심될 때) EUS 또는 high resolution ultrasonography (HRUS), abdominal CT 등을 시행하여 적극적인 진단이 필요 - 소화기내과 의뢰.
- 증상이 없고 EUS 등의 정밀 검사에서 담낭암의 증거가 없는 경우 6개월 후 복부 초음파.

악성화 위험도가 상대적으로 낮은 병변: 담낭벽의 layer가 보존되어 있으면서 diffuse 한 wall thickening. Adenomyomatosis 를 시사하는 전형적인 Rokitansky-Aschoff sinuses 가 있는 경우.

표 8-1. Features of ultrasonography which help in differentiation of benign and malignant gallbladder wall thickening

USG features	Benign wall thickening	Malignant wall thickening
Type of thickening	Diffuse and symmetric	Diffuse/focal and asymmetric
Mucosa	Intact	Discontinuous
Layered pattern of GB wall	Preserved	Lost
Color doppler findings	Low mean flow velocity and peak systolic velocity	High mean flow velocity and peak systolic velocity
Shear wave elastography parameters	Low shear wave velocity	High shear wave velocity

출처: World J Gastroenterol. 2020 Oct 28;26(40):6163-6181

표 8-2. Causes of GB wall thickening

		Diffuse GB wall thickening	Focal GB wall thickening
Gallbladder	Inflammation	Acute cholecystitis Chronic cholecystitis	Chronic cholecystitis
		Xanthogranulomatous cholecystitis	Xanthogranulomatous cholecystitis
	Hyperplasia	Adenomyomatosis (Diffuse, Segmental)	Adenomyomatosis(Focal)
	Neoplasia	Gallbladder carcinoma Lymphoma	Gallbladder carcinoma
	Pseudothickening	Postprandial state	Debris, Sludge
Orther organs	Inflammation	Pancreatitis Peritonitis	
	Liver disorders	Acute hepatitis Cirrhosis	
	Systemic diseases	Heart failure Renal failure Hypoalbuminemia Sepsis	

출처; Diagnostics (Basel). 2021 Apr 26;11(5):784.

③ 비장

- 수진자의 체격에 따라 다르나 보통 12 cm까지 정상 범주로 여김.

(1) 비장 비대: 다양한 질환의 감별 진단을 위해 내과 의뢰.

(2) 비장 종괴: 다양한 질환의 감별 진단을 위해 해당 외과 의뢰.

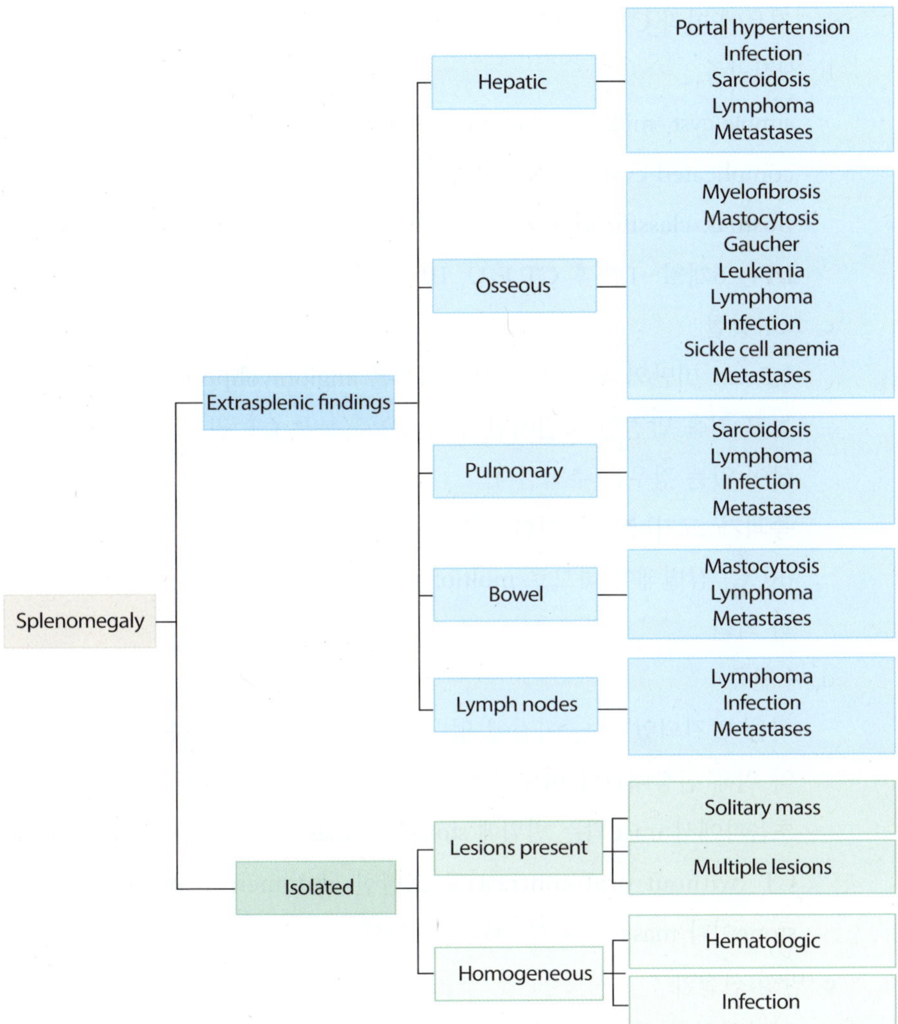

그림 8-17. Differential diagnosis of splenomegaly: the presence or absence of associated findings with splenomegaly can help limit the differential diagnosis

출처: Gastroenterol Clin North Am. 2018 Sep;47(3):643-666.

④ 신장

a. 정상변이

- Duplex kidney, column of Bertin, dromedary hump, junctional cortical defect, extrarenal pelvis 등.
- 특별히 치료나 F/U 필요 없음, 간혹 신장 종괴와 구별이 필요한 경우, 경우에 따라 CT 고려 .

b. 신장낭종

- simple cyst, milk of calcium cyst, parapelvic cyst 등은 추가검사 불필요.
- complicated cyst 는 크기 및 성상에 따라 US/CT F/U.
- Bosniak classification이 분류되어 있으면 I, II는 추적검사 필요 없음, IIF는 6개월~1년 후 CT F/U, III이상은 W/U위해 비뇨기과 진료.

c. 고형결절

- 1.5 cm 미만의 균질한 고에코 결절은 angiomyolipoma (AML) 가능성 높고 처음 발견된 소견이면 추가적으로 복부 CT 권고. 크기가 작고 증상이 없는 경우는 추적검사.
- 종괴가 크거나 비균질한 에코를 보이는 경우는 renal cell carcinom (RCC) 감별해야 하므로 multiphase kidney CT로 확인. 필요시 비뇨기과 의뢰.

d. 수신증

- 처음 발견되었거나, 이전에 없다가 새로 발견된 수신증의 경우 원인파악 위해 신장내과나 비뇨기과 의뢰.
- 초음파에서 trace되는 범위에 stone이나 mass가 없는 경우는 precontrast CT (without oral contrast)를 포함한 abdomen & pelvis CT 필요, stone이나 mass 발견 시 비뇨기과 의뢰.

e. 만성 신질환

- 미만성의 신장 실질 에코 증가와 함께 크기 감소가 동반된 경우에 의심함.
- 혈액검사 및 소변검사 이상과 동반된 경우 신장내과 의뢰.

f. 다낭성 신질환

- Adult type (autosomal dominant) polycystic kindey는 신부전의 위험 및 신장 외 합병증의 위험이 있으므로 신장내과 의뢰.

g. UBO (unidentified bright objects)

- 신실질에 보이는 밝은 점. 반향허상 동반하고, 후방음영감소 없음.
- 작은 결석이나 낭종, 작은 혈관근지방종, 석회화 동반된 신배게실, 석회화된 동맥 등에 의해 보일 수 있음.

참고문헌

1. 최병인 편저, 복부 초음파 진단학, 제3판, 일조각, 2015.
2. 대한복부영상의학회 편, 복부영상의학, 제3판, 일조각, 2015 .
3. 대한비뇨생식기영상의학회 편저, 비뇨생식기영상진단-비뇨기영상, 일조각, 2009.
4. 조상헌 외, 한국인의 건강검진, 고려의학, 2013.
5. Rebecca W, Ruedi FT, Sorin TB, et al. Management and follow-up of gallbladder polyps : Joint guidelines between the European Society of Gastrointestinal and Abdominal Radiology (ESGAR), European Association for Endoscopic Surgery and other Interventional Techniques (EAES), International Society of Digestive Surgery - European Federation (EFISDS) and European Society of Gastrointestinal Endoscopy (ESGE). Eur Radiol. 2017; 27(9): 3856-3866.
6. Yoon JH, Cha SS, Han SS, et al. Gallbladder adenomyomatosis: imaging findings. Abdom Imaging (2006) 31:555-56.
7. 나유경, 허숙희, 신상수 외. 신장 낭성 종괴의 영상 진단 및 관리: 2019년 Bosniak Classification 개정안 소개. 대한영상의학회지 2019;80(6):1030-1039.
8. Jang SI, Cho JH, Lee DK. Recent Updates on Diagnosis, Treatment, and Follow-up of Gallbladder Polyps.Korean J Gastroenterol. 2020 Sep 25;76(3):102-107.
9. Gupta P, Marodia Y, Bansal A, Kalra N, Kumar-M P, Sharma V, Dutta U, Sandhu MS. Imaging-based algorithmic approach to gallbladder wall thickening. World J Gastroenterol. 2020 Oct 28;26(40):6163-6181.
10. Sjoberg BP, Menias CO, Lubner MG, Mellnick VM, Pickhardt PJ. Splenomegaly: A Combined Clinical and Radiologic Approach to the Differential Diagnosis. Gastroenterol Clin North Am. 2018 Sep;47(3):643-666.

4) 복부 전산화 단층촬영

윤서연, 김영선, 김민주(서울대학교병원 영상의학과, 강남센터 소화기내과, 분당서울대학교병원 내분비대사내과)

(1) 검사개요

- 정밀 프로그램(주요암 또는 소화기)에 포함.
- 복부 고형장기 및 장의 이상 여부 평가.
- 복부 통증, 체중 감소 등의 증상이 있거나, 복부 초음파 검사, 피검사, 암표지자 검사 및 소변 검사에서 이상소견 있을 때.
- 복부 장기의 종양, 담낭결석, 신장결석 등 확인 위해.

(2) 검사 방법

- 정맥을 통해 조영제를 주입하여 조영증강 복부 전산화 단층촬영(computed tomography, CT)을 촬영함. 복부 고형 장기에 발생한 병변의 유무와 병변의 특징을 평가하기 위해서는 조영증강 CT가 꼭 필요함.
- 조영제 검사 전 금식을 꼭 시행할 필요는 없음. 다만, 복부 CT의 경우 담낭의 적절한 평가를 위해 4~8시간의 금식을 하는 것이 적절함.
- 조영제 과민반응 부작용이 있었던 수검자는 과민반응의 중증도에 따라 추후 CT 촬영 전, 전 처치 주사가 필요하거나 조영제의 종류를 변경해야 함. 전처치를 하더라도 약 10%에서는 과민반응 부작용이 있음. 과민반응 부작용이 있었던 수검자는 되도록 요오드화 조영제를 사용하지 않는 대체 검사를 할 것을 권함.
- 일반적으로 한 번의 정맥조영기에 활영하는 단순 복부 CT와 특정 장기를 보다 정확하게 평가하기 위해 특화된 다양한 조영기에 촬영하는 다중시기(multiphase) CT (간, 췌장, 신장, 부신 등)가 있음.

(3) 검사 시 주의사항

- 검사 전 4~8시간의 금식 필요.
- 같은 날 내시경 검사가 있다면 CT를 먼저 시행.

- 방사선에 노출되는 검사이기에 너무 자주 반복적으로 촬영하지 않도록 하여야 함.

(4) 검사결과의 해석과 추후관리

① 간

a. 지방간(fatty liver)

- 조영증강전 영상이 있는 경우에 지방간에 대한 정확한 평가가 가능하며, 일반적으로 CT보다는 초음파가 지방간을 평가하는데 보다 유용하게 사용되고 있음.
- 조영증강전 CT 영상에서 간 실질의 음영이 낮아져 더 어둡게 보임. 조영증강전 CT 영상에서 정상 간실질의 attenuation은 64 HU이며, 중등증 지방간은 42 HU 정도로 측정되는 것으로 알려져 있음. 간실질 자체의 절대적인 attenuation이외에도 비장과 간의 attenuation 차이를 평가하여 지방간 여부를 판단할 수 있음.
- 간실질의 음영이 감소하는 모양은 전반적으로 감소되거나 국소성, 분엽성 등으로 비균질하게 감소될 수도 있음. 국소성 지방회피는 특징적인 위치에서 발견되는데, falciform ligament 및 gallbladder fossa 주변이 대표적인 위치임.
- 과체중 이상의 소견이 있을 경우 체중감량, 에너지 섭취량 감소, 일주일에 3회 30분 이상의 중등도 이상의 운동, 및 음주 주의를 권하고 있음.

b. 간 단순낭종(simple cyst)

- 물과 비슷한 낮은 저음영의 종괴로, 둥글거나 타원형의 경계가 분명하며, 조영증강 되지 않음.
- 대부분의 경우 추가검사 불필요.

c. 간혈관종(hepatic hemangioma)

- 간에 생기는 가장 흔한 양성 종양임.
- 혈관종은 전형적인 소견을 보일 때 multiphase liver CT에서 확진이 가능함.
- 전형적인 CT 소견은 다음과 같음.

a) 동맥기에 종괴의 주변부터 구형 또는 결정형의 조영증강을 보이다가 문맥기와 지연기로 가면서 종괴의 중심부로 조영증강이 차 들어가는 경우.

b) 조영증강이 매우 빨라 동맥기, 문맥기 및 지연기 세 시기 모두에서 종괴가 균질한 조영증강을 보이는 경우.

c) 세 시기 모두에서 거의 조영증강 되지 않고, 종괴 주변에 몇 개의 점상 조영증강이 보이는 경우.

- Liver CT에서 전형적이지 않은 혈관종 소견을 보이는 경우 내과에 의뢰하며 MRI 등 추가적인 검사가 필요할 수 있음.

d. 악성 간암

- 종괴의 특성을 파악하기 위해서는 multiphase liver CT가 필요함. 소화기내과 의뢰.

a) 간세포암(hepatocellular carcinoma)

- 대부분의 간세포암은 간경변이 있는 경우에 발생하며, 한국에서 가장 흔한 원인은 B형 간염임.
- 간세포암은 동맥기에 과혈관성을 보이며, 문맥기 또는 지연기에서 주변 간실질에 비해 저음영으로 보이는 씻김(washout) 소견을 보이는 것이 특징임.

b) 담관암종(cholangiocarcinoma)

- 동맥기에 종양의 변연부는 강하게 조영증강 되며 중심부는 저음영을 보이는데, 지연기로 갈수록 중심부의 저음영 면적이 감소하며 구심성 조영증강을 보임.

② 췌장

a. 췌장 낭종(pancreas cystic lesion)

- 초음파, CT, MRI 등의 영상 검사가 많이 사용되면서 우연히 발견되는 췌장낭성종양의 빈도가 점차 증가하고 있음.
- 췌장 낭종이 의심되는 경우 multiphase pancreatobiliary CT로 검사함.
- 췌장 낭종은 가성 낭종(pseudocyst)과 같은 비종양성낭종과 종양성 낭종으로 나눠지고, 흔한 종양성낭종에는 장액성낭종(serous cystadenoma),

점액성낭종(mucinous cystic neoplasm), 췌관내유두상점액종양(intraductal papillary mucinous neoplasm)이 있음.

- 종양성 낭종들과 가성낭종은 낭종의 위치와 형태, 석회화, 낭종 내부의 격막 모양에서 특징적인 영상 소견을 보임. 하지만 2 cm 이하의 크기가 작은 병변은 CT로 감별하기에는 한계가 있음. 우연히 발견된 췌장 낭성병변이 있을 경우, 격막과 결절을 찾을 수 있는 정도의 대조도를 가진 MRI 촬영을 권함.
- 췌장낭종의 악성 가능성을 시사하는 high risk stigma 또는 worrisome feature를 가지고 있는지 확인하고, 이에 따라 영상 추적 검사 간격, endoscopic ultrasonography 필요 여부 및 수술적 치료를 결정해야 함.

a) 장액성 낭선종(Serous cystadenoma, SCA)
  - 대개 여성.
  - 영상에서 다양한 소견을 보이며, 다낭종, 벌집모양 또는 소수낭종의 3가지 형태로 분류할 수 있음. 벌집모양을 보이는 경우 CT에서 고형종괴로 오인할 수 있으며 MRI를 촬영하여 T2강조영상에서 고신호강도가 보이는 벌집모양을 확인함으로써 SCA를 진단할 수 있음.
  - 악성화 가능성 매우 드물어, 크기가 작고 위험 요인이 없는 경우 경과관찰
  - 2 cm 이상인 경우 다른 질환(branch duct type IPMN 또는 MCN)과의 감별 필요하므로 EUS-FNA 등의 검사 필요→소화기내과 의뢰.

b) 점액성 낭성종양(Mucinous cystic neoplasm, MCN; Mucinous cystic tumor, MCT)
  - 대개 여성, 체부/미부에 호발
  - 경계가 분명한 물과 비슷한 음영의 단방성 또는 다방성의 낭성 종괴로 보임. 조영증강 되는 벽/격막, 벽결절, 주변부 석회화가 관찰되기도 함.
  - 악성화 가능성 있으므로 수술적인 치료 또는 내시경적 치료 위해 소화기내과 의뢰.

c) 췌관내유두상점액종양(intraductal papillary mucinous neoplasm, IPMN)

- 남성에서 더 흔하게 발견.
- 분지췌관형(branch duct type), 주췌관형(main duct type)과 혼합형(mixed type)으로 나눠짐.
- 분지췌관형은 1~2 cm의 포도송이 모양의 서로 연결된 형태의 낭종들로 이루어져 있고 내부에 많은 격막이 있음. 주췌관형은 종양 자체는 작아 영상에서 잘 보이지 않으며, 주췌관확장이 있을 때 의심함. 혼합형은 분지췌관형과 주췌관형이 함께 보일 때 진단할 수 있음.
- 분지췌관형(branch duct type)의 악성도는 주췌관형에 비해 낮지만 전암 병변임. 정기적인 추적관찰 필요. 복부초음파로 관찰이 가능한 위치에 있는 경우는 복부초음파로 경과 관찰 가능.
- 주췌관형(main duct type)과 혼합형(mixed type)은 악성 위험성이 높아 대부분 수술적 절제가 필요.

<분지췌관형에서 수술을 고려하는 경우>

Enhancing solid component within cyst
Main pancreatic duct ≥ 10 mm
Enhancing mural nodule ≥ 5 mm
Associated symptom (황달)

<분지췌관형에서 EUS가 필요한 경우>

췌장염
Cyst≥ 3 cm
Cyst growth rate ≥ 5 mm/2 years
Increased serum level of CA 19-9
Thickened/enhancing cyst walls
Main duct size 5~9 mm
Non-enhancing mural nodule
abrupt change in caliber of pancreatic duct with distal pancreatic atrophy
Lymphadenopathy

Management of pancreatic cyst

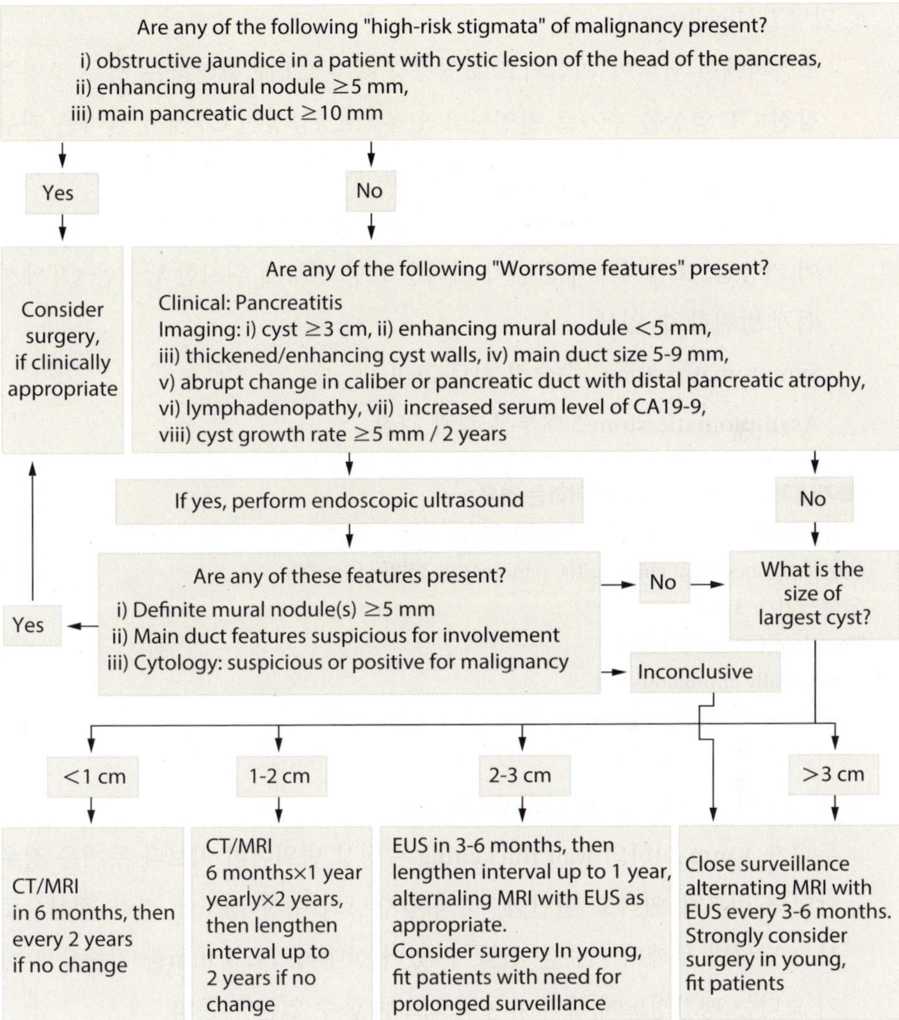

그림 8-18. Revisions of international consensus Fukuoka guidelines for the management of IPMN of the pancreas.

출처: Pancreatology. 2017;17(5):741.

③ 담낭

a. 담낭결석(gallstone)

- 초음파에서 담석이 의심되고 조영증강 복부 CT를 촬영하는 경우 조영증강전 CT 영상을 추가로 촬영하고 있음. 조영증강전 CT에서 담석은 대부분 높은 고음영의 결절로 보이며, 가장자리에 고음영 rim를 동반한 저음영 결절로도 보임. 초음파에서 보인 담석의 약 80% 정도만 CT에서 확인이 가능함. 초음파에서 발견이 어려운 담낭 경부에 위치한 담석은 CT에서 쉽게 발견할 수 있음.
- Symptomatic stone: 수술적 치료 고려
- Asymptomatic stone: 대부분 경과 관찰

<소화기내과 또는 외과로 의뢰해야하는 경우>

- 일상생활을 방해하는 정도로 증상(복통)이 있는 경우
- 이전에 cholecystitis, cholangitis, pancreatitis 병력이 있는 경우
- 담석 크기 > 3 cm
- Porcelain GB (도자기 담낭)
- congenitally anomalous GB
- 불규칙한 모양, 무경성의 1 cm 이상 담낭 용종과 동반된 경우

b. 담낭벽비후(gallbladder wall thickening)

두께가 3 mm 이하의 wall thickening은 정상 범위이며 이보다 두꺼운 경우 담낭벽 비후가 있다고 판단함. 하지만 담낭의 팽창 정도에 따라 정상으로 보는 담낭벽 두께의 기준은 변할 수 있어 절대적으로 3 mm를 기준으로 하기 보다는 팽창정도에 따라 유동적으로 변할 수 있는 기준임.

담낭벽 비후가 있을 때는 이것이 양성 담낭벽 비후인지 악성 담낭벽 비후인지를 구분하는 것이 중요함. 불규칙한 비후, 국소형 비후, 불연속적인 점막, 점막하 부종, 폴립 모양의 종괴, 또는 주변 장기로의 침범 소견을 보인다면 악성 담낭벽 비후를 의심해 보아야함.

악성 담낭벽 비후 소견을 보인다면 소화기 내과로 의뢰.

표 8-3. Features of computed tomography which help in differentiation of benign and malignant gallbladder wall thickening (출처: World J Gastroenterol. 2020 Oct 28;26(40):6167)

CT findings	Benign wall thickening	Malignant wall thickening
Patterns of enhancement	Single layer: Homogenous enhancement; two layered patterns: Inner layer isoattenuating to liver	Single layer: Strongly heterogeneously enhancing; two layered patterns: Inner layer enhancing in arterial phase and isoattenuating in venous phase
Biliary obstruction	Not seen	More likely to be seen
Regional lymphadenopathy	Not present	Present
Infiltration into liver	Not seen	May be present

c. 담낭 종괴(gallbladder mass)

- 1 cm 이상의 조영 증강되는 담낭 용종성 종괴 또는 담낭을 대체하는 종괴가 있을 경우 담낭암의 가능성을 고려 해보아야함.
- 담낭암은 종괴형 이외에도 국소/미만성 담낭벽 비후형 형태로 보일 수 있음.
- 소화기 내과로 의뢰.

<담낭암의 위험 인자>
만성담낭염 및 담석, 선종성용종 (≥ 1 cm), 췌담관 합류이상, 석회화 담낭

d. 담도(bile duct)

a) 간 외 담도 결석, 간 내 담도 결석(bile duct stone)

- 진단 시에 조영증강전 CT 영상이 필요하므로 multiphase liver CT 또는 biliary CT를 촬영할 것을 권함.
- 소화기내과 의뢰. 총담관담석은 무증상이라도 치료를 고려해야 함.

b) 총담관 확장(common bile duct dilatation)

- 혈액검사 확인 및 multiphase bile duct CT 정밀 촬영 고려.
- 총담관 확장

(a) Aging person: 8 mm까지 정상범위로 간주.

(b) 담도계 수술 병력(담낭절제술 등): 8~10 mm 까지 정상으로 간주.

(c) Diffuse IHD dilatation 동반: 추가적인 평가 위해 소화기내과 의뢰.

- Periampullary ca 가능성 고려
- Distal CBD stone 고려
- Passing stone이나 염증 등에 의한 benign stricture고려.
- Biliary dyskinesia 가능성 고려.

c) 총담관낭(choledochal cyst)

- Multiphase bile duct CT를 촬영하며, 동반된 췌담관합류이상 여부를 확인하기 위해서는 ECRP 및 MRCP 검사가 필요함.
- 총담관 모양과 간내담관의 확장 여부에 따라서 Todani 분류법으로 구분됨. 가장 흔한 형태는 단방성 방추형 총담관 확장임(I형).

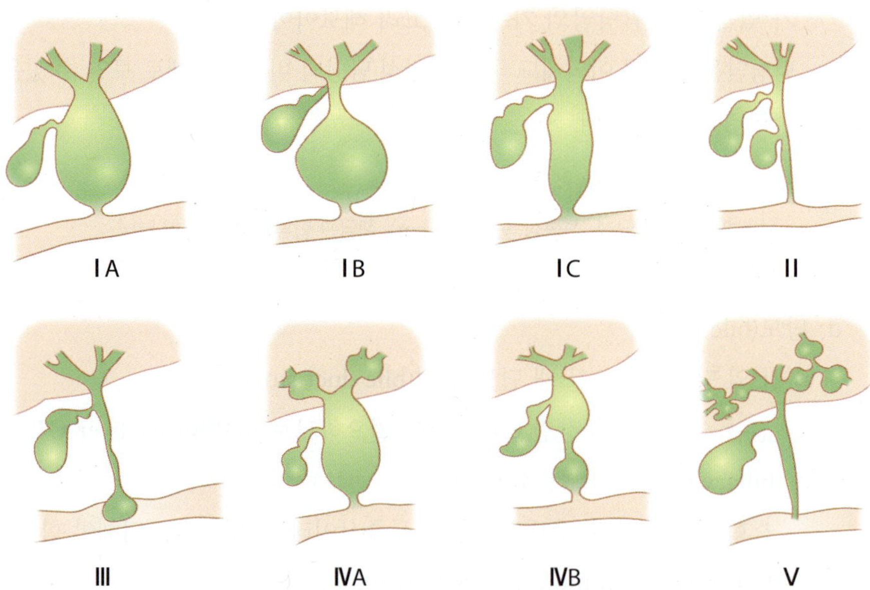

그림 8-19. Choledochal cyst according to Todani classification system.

출처: Korean J Radiol. 2009 Jan-Feb;10(1):77

- 소화기내과 진료 의뢰 필요.
- 성인의 경우 합병증으로 담도암 및 담낭암 발생 위험 증가.
- 특히 AUPBD(췌담관합류이상) 동반 시 담도암 발생 위험이 증가.

d) 간흡충증(clonorchiasis)

- CT에서는 간 주변부 간내담관이 광범위하고 균일하게 확장되면서 간외 담관의 확장 소견이 없는 경우에 간흡충증을 의심해 볼 수 있음.
- Stool exam에서 간흡충 진단된 경우, 간기능 이상이 있는 경우, 소화기 증상 동반한 경우, 간외 담관 확장 동반한 경우에는 소화기내과 의뢰
- 무증상이며, stool exam과 혈액검사에 이상 소견이 없는 경우에는 과거 병력 확인 후 경과 관찰(치료 병력이 없는 경우 1년 후 복부(biliary) CT 및 stool exam 추적검사 고려).

(4) 신장

① 신장낭종(renal cyst)

- 물과 비슷한 낮은 저음영의 종괴로, 경계가 분명하며, 조영증강 되지 않음. 단순신낭종은 단방성이며 가장 흔함. 단순신낭종에 출혈이나 감염 등의 합병증이 발생하여 복합신낭종이 생길 수 있으며, septation, calcification, 두꺼운 벽 또는 high attenuated content 등의 소견을 보일 수 있음. Septation은 CT보다 초음파에서 더 잘 보이며, calcification, mural nodule 등을 평가하기 위해서는 CT가 유리함.
- 복합신낭종을 평가하기 위해서는 조영증강전 CT가 포함된 kidney CT로 촬영할 것을 권함. 복합신낭종의 경우 낭성 신세포암과 감별이 중요하며, Bosniak classification을 이용하여 낭성 병변을 모양에 따라 분류하고, 낭성 신세포암의 확률, 추적검사 여부 및 치료 필요 유무를 제시함.
- 단순신낭종에서는 Bosniak classification을 이용한 판독을 생략하기도 하며 IIF 이상에서는 Bosniak classification을 이용해 판독할 것을 권함.
- Bosniak classification I, II는 추적검사 필요 없음, IIF는 처음 1년은 6개월 추적검사 및 이후 5년간 1년 마다 추적검사, III이상은 수술적 제거가 필요

하므로 비뇨기과 진료.

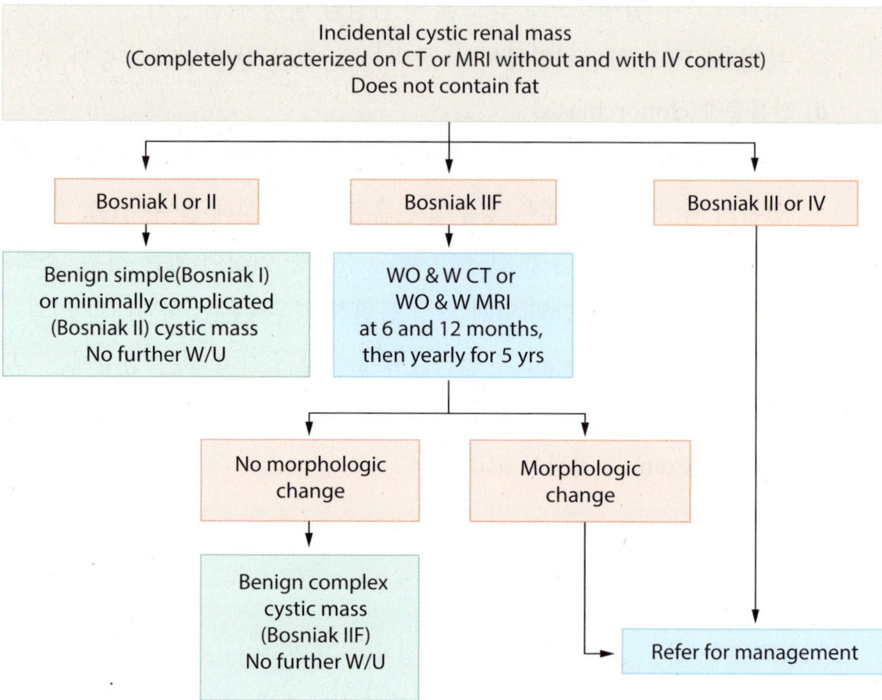

그림 8-20. Flowchart for managing a cystic renal mass on CT
Morphologic change includes increasing number of septa, thickening of the wall or septa, or development of a solid nodular component (including reclassification as Bosniak III or IV). Growth of a cystic mass without morphologic change is not indicative of malignancy. 3A Bosniak IIF cystic renal mass without change in imaging features forat least 5 years is considered stable and likely of no clinical significance. HU¼Hounsfield unit; IV ¼ intravenous; WO&W ¼ without and with; W/U ¼ work-up.

출처: J Am Coll Radiol 2018;15:264-273

② 신장결석, 요로결석(renal stone, urinary stone)

- 초음파에서 신장결석이 의심되는 경우 조영증강전 CT 영상 획득이 필요함. 조영증강전 CT에서 신장결석은 높은 고음영의 결절로 보임(300~1000 HU).
- 동반된 요로 결석이 수신증(hydronephrosis)을 유발하고 있는지 살펴봐야 함.

- 증상이 있는 경우, 결석을 제거하기 위해 hydration이나 채외충격파쇄석술을 요하기도 하므로 비뇨기과 의뢰.

③ 신세포암(renal cell carcinoma)

- 신장의 고형 종양 중에서 가장 흔함. 그렇기에 신장에 생기는 고형 종괴는 다른 진단을 강력하게 뒷받침하는 증거가 발견되지 않는 한 신세포암으로 간주됨.
- 신세포암은 clear cell, papillary, chromophobe, collecting duct carcinoma와 unclassified type으로 나눠짐. 이 중 clear cell type이 가장 흔하며, CT에서 강한 조영증강을 보임. Papillary type이나 chromophobe type은 약한 조영증강을 보임. 이 경우, multiphase kidney CT를 촬영하더라도 hemorrhagic cyst의 pseudoenhancement와 구분이 어려워 추가로 MRI 검사가 필요한 경우도 있음.
- 신세포암이 발견되면, 추가적인 평가와 치료를 위해 비뇨기과 의뢰.

④ 혈관근육지방종(angiomyolipoma)

- 혈관, 지방 및 평활근을 다양한 비율로 가지는 비균질성 과오종의 일종. 혈관, 지방 및 평활근의 비율에 따라 다양한 CT 소견을 보임. CT에서 신장 종괴 내부에 저밀도의 지방 성분이 관찰되면 혈관근육지방종을 진단하는데 도움이 됨.
- 4 cm 이상의 혈관근육지방종은 출혈하는 경향이 있으며, 필요 시 색전술 또는 부분신장절제술 치료를 하게 되므로 비뇨기과 의뢰. 크기가 작고, 증상이 없는 경우에는 추적검사.

(5) 부신

① 부신선종(adrenal adenoma)

a. 부신우연종(adrenal incidentaloma)

복부 CT 검사에서 우연히 관찰된 부신 종양.

복부 CT 검사의 4~5%에서 관찰됨. 나이가 많을수록 흔함.

대부분 부신 선종(adrenal adenoma).

b. 부신(adrenal) CT가 일반 복부 CT 보다 진단에 정확함.
- 조영증강 전 CT에서 부신 종괴의 attenuation이 10 hounsfield unit 이하인 경우 부신 선종으로 진단.
- 조영제를 주사한 뒤 1분과 15분 조영증강 CT 영상을 얻어 absolute washout value와 relative washout value를 구하고, absolute washout value가 60% 이상 또는 relative washout value가 40% 이상일 경우 부신 선종으로 진단.
- 조영제를 주사한 뒤 1분과 10분 조영증상을 얻은 경우 absolute washout value는 50% 이상 그리고 relative washout value는 40% 이상일 경우 부신 선종으로 진단.

c. 1 cm 이상의 부신우연종에 대해서는 (1) 기능성인지 비기능성인지 (2) 양성 종양인지 악성 종양인지를 평가해야 함(그림 8-8).
- 기능성 부신우연종: 부신 호르몬을 많이 분비하는 부신 종양. 쿠싱증후군, 일차 알도스테론증, 갈색세포종 등.
- 비기능성 부신우연종: 부신 호르몬 분비가 정상인 부신 종양.
- 서울대학교병원 강남센터 연구 결과 10년 동안 시행한 복부 CT 검사 중 8%에서 부신우연종이 관찰됨. 관찰된 부신우연종 중 87.5%가 비기능성이었고, 12.5%가 기능성이었음.
- 악성 부신 종양 (부신암이나 전이암): 매우 드물지만 부신우연종의 크기가 3~4 cm 이상이라면 악성 종양을 의심.

d. 부신우연종이 비기능성이고 양성 종양인 경우: 6개월, 1년, 2년, 3년, 5년 후 추적 검사(부신 CT)를 권고.

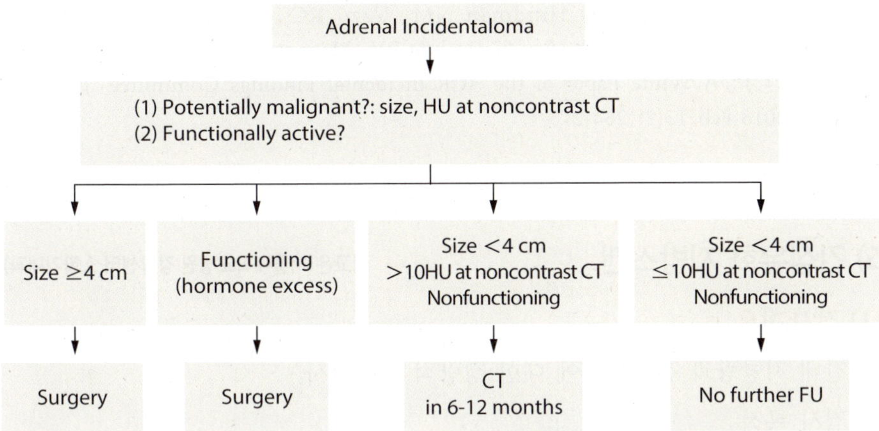

그림 8-21. 부신우연종 환자에서 진단 및 치료의 모식도 (HU, hounsfield unit; FU, follow up)

참고문헌

1. 대한복부영상의학회편저, 복부영상의학 3판, 2015, 일조각
2. 대한비뇨생식기영상의학회 편저, 비뇨생식기영상진단-비뇨기영상, 일조각, 2009.
3. 주사용 요오드화 조영제 및 MRI용 가돌리늄 조영제 유해반응에 관한 한국 임상진료지침, 제3판, 대한영상의학회, 2022.
4. Masao Tanaka, Carlos Fernández-Del Castillo, Terumi Kamisawa et al. Revisions of international consensus Fukuoka guidelines for the management of IPMN of the pancreas. Pancreatology. 2017 Sep-Oct;17(5):738-753.
5. Gupta P, Marodia Y, Bansal A, Kalra N, Kumar-M P, Sharma V, Dutta U, Sandhu MS. Imaging-based algorithmic approach to gallbladder wall thickening. World J Gastroenterol. 2020 Oct 28;26(40):6163-6181.
6. Hae Kyung Lee, Seong Jin Park, Bum Ha Yi, A Leum Lee, Jong Ho Moon, Yun Woo Chang, Imaging Features of Adult Choledochal Cysts: a Pictorial Review, Korean J Radiol. 2009 Jan-Feb;10(1):71-80.
7. 김성연 저. 민헌기 임상내분비학 3판. 2016. 고려의학
8. Fassnacht M, Arlt W, Bancos I, Dralle H, Newell-Price J, Sahdev A et al. Management of adrenal incidentalomas: European Society of Endocrinology Clinical Practice Guideline in collaboration with the European Network for the Study of Adrenal Tumors. Eur J Endocrinol. 2016;175(2):G1-G34.
9. Han Y, Lee H, Kang JS, Kim JR, Kim HS, Lee JM, Lee KB, Kwon W, Kim SW, Jang JY. Progression of Pancreatic Branch Duct Intraductal Papillary Mucinous Neoplasm Associates With Cyst Size. Gastroenterology. 2018 Feb;154(3):576-584.

10. Herts BR, Silverman SG, Hindman NM, Uzzo RG, Hartman RP, Israel GM, Baumgarten DA, Berland LL, Pandharipande PV. Management of the Incidental Renal Mass on CT: A White Paper of the ACR Incidental Findings Committee. J Am Coll Radiol. 2018 Feb;15(2):264-273.

5) 간섬유화 지방스캔

정고은(서울대학교병원 강남센터 소화기내과)

(1) 검사개요

① 간내 지방량과 간섬유화에 대한 정량적 기능검사.

② 검사 목적

- 간세포암의 전구병변인 간섬유화를 조기에 발견.
- 지방간을 관리하여 동반 가능한 대사질환을 예방.

③ 검사 원리: 검사 기기의 탐촉자에서 저진동수의 탄력파를 만들어 피부표면을 통과하여 간으로 전파, 변환기(transducer)를 통하여 방출 후 되돌아 온 초음파의 이동속도를 측정함. 이동속도가 빠를수록 간이 더 단단함을 의미하며 간접적으로 간섬유화가 상대적으로 진행했음을 시사함.

④ 장점: 비침습적인 검사로서 통증이 없으며, 비교적 쉽고 빠르게 검사가 가능함.

⑤ 검사 대상자: 지방간질환, 만성간질환, 당뇨 질환자 등 간섬유화의 위험도가 높을 때 추천.

(2) 검사 방법

- 환자의 오른팔을 머리 뒤로 들어올리고 누운 상태에서 우측 늑간의 피부 표면에 수직으로 탐촉자를 위치하여 검사함.
- 최소한 10회 이상 반복 측정하여 자동적으로 계산된 중앙값과 오차를 기록

(3) 검사 시 주의사항

- 검사 전 3시간 이상 금식 필요.
- 혈액검사, 복부초음파 등 같이 시행하는 검사가 있을 경우 금식 시간이 길어질 수 있음.

- 검사결과 해석시 간염 바이러스 유무를 고려해야 하므로, 이에 대한 결과 확인 필요.
- 검사가 불가능한 경우: 피하지방이 두꺼워 측정이 불가능한 경우, 간 내에 큰 낭종이나 복수 등 다른 성분의 구조물이 있는 경우, 늑간 간격이 지나치게 좁아 초음파 신호가 통과하기 어려운 경우 등.

(4) 검사결과의 해석과 추후관리

① 간내 지방 측정: CAP (controlled attenuation parameter) 수치로 나타나며 다음과 같이 구분함 (cut-off 기준은 기관마다 약간의 차이를 보일 수 있음).

정상 – S1/S2 (경도) - S3 (중등도 이상)

복부초음파와 일치하지 않는 결과를 보일 경우 두 검사 중 한가지에서라도 지방간이 보이면 지방간이 있는 것으로 해석 .

② 간섬유화 측정: 간탄성도 측정을 통해 간섬유화 정도를 수치로 나타나며 다음과 같이 구분함 (cut-off 기준은 기관마다 약간의 차이를 보일 수 있음).

정상 -F2 (의미있는 섬유화) - F3 (중증의 섬유화) - F4 (간경변)

F2 이상의 경우에는 소화기내과 간전문의 진료 의뢰.

③ 추후관리

- 정상: 3년 뒤 추적.
- 경도의 지방간(S1,S2): 변화소견 관찰 위해 정기검진시 추적관찰(1~2년).
- 간섬유화 발생의 고위험군(간염바이러스 양성, 당뇨, 비만, 중등도 이상의 지방간): 1년 뒤 추적관찰 권고.

참고문헌

1. 한광협, 김승업. FibroScan® 을 이용한 간탄력도 검사. 대한내과학회지 : 제 74 권 제 5 호 2008.
2. Afdhal NH. Fibroscan (Transient Elastography) for the Measurement of Liver Fibrosis. Gastroenterol Hepatol (N Y). 2012 Sep; 8(9): 605-607.

9. 여성검사

1) 부인과 초음파(OBGY USG)

김선미(서울대학교병원 강남센터 산부인과)

(1) 검사 개요

- 1980년대 이후 내과 의사의 청진기만큼이나 일상적으로 사용되는 초음파 기기는 산부인과 전 영역의 진료에 있어 필수적인 검사로 사용되고 있음.
- 여성 골반내 장기(자궁 및 난소, 나팔관 등의 자궁부속기)에 대한 초음파 이미지 검사로 방사선 노출이 없는 안전하고 편리한 검사법.
- 산과 및 부인과 질환의 증상이 있는 여성 뿐 아니라 무증상이나 검사를 원하는 모든 여성에서 시행 가능.

(2) 검사 방법

- 건강 검진시에 시행하는 부인과 초음파는 검사 준비의 편의상 부인과 진찰(자궁경부 세포 검사 및 골반 진찰) 직후 쇄석위 자세(lithotomy position)를 유지한 상태에서 이어서 시행함.
- 1회용 커버를 씌우고 검사용 윤활제를 충분히 도포한 탐촉자를 부드럽게 삽입.
- 질입구에서 자궁경부까지 서서히 경로를 따라 진입하면서 관찰 시행.
- 자궁 경부, 자궁 체부, 자궁내막, 양측 난소 및 부속기, 골반내 정상, 비정상 구조물에 대해 확인을 하게 되며 대개 수분 이내 검사가 종료됨.
- 성생활이 없었던 미혼 여성, 폐경후 생식기 위축증으로 초음파 탐촉자의 질내 삽입이 어려운 경우, 또는 경질초음파 검사를 원치 않는 경우 경직장초음파(transrectal USG)를 시행할 수 있음.

* 경복부 초음파(transabdominal USG) 검사: 전체 골반에 대한 파노라마뷰를 제공하므로 경질/경직장 초음파로 충분한 평가가 어려운 경우 보충 검사로 시행할 수 있음
- 골반 투과 범위를 벗어나는 큰 종괴가 있을 때
- 골반수술 (흔히 제왕절개) 후 자궁의 복벽유착이 있을 때
- 난소나 골반 종괴가 골반 상부에 위치하여 경질 초음파로 선명한 영상이 확보되지 않을 때

(3) 검사 시 주의사항

- 경질 초음파가 일반적인 검사 경로이나 이는 성교 경험이 없는 여성, 초경 전 소아청소년에서는 권장되지 않음.
- 성교 경험이 없는 여성의 경우 경질 초음파 검사로 인한 외음부, 특히 질입구 점막 손상의 가능성이 있을 수 있으므로 문진으로 확인 필요.
- 질/직장 내부로의 검사 경로에 대한 설명을 하고 구두 동의를 받고 시행하는 것이 권장됨.
- 경질/경직장 검사 직전 방광을 비우게 하는 것이 골반 장기 영상 확보에 유리하며 검사로 인한 불편감을 줄일 수 있음.
- 탐촉자와 1회용 커버 사이에 공기가 들어가지 않도록 밀착하여 씌우고 충분한 양의 윤활제를 사용하여야 탐촉자 삽입시 피부 마찰을 최소화하고 초음파 투과도를 향상시킬 수 있음.
- 경질 및 경직장 초음파 이후 탐촉자의 소독이 권장됨.
- 세균 전파의 위험을 감소시키기 위해 윤활제는 일회용의 사용이 권장됨.
- 검진 세팅에서 특별한 병적 상황을 의심할 증상이 없고 경질/경직장 초음파를 원치 않아 경복부 초음파만으로 골반 장기에 대한 검사를 원할 경우 장을 골반강 밖으로 밀어올리고 음창 확보를 위해 방광 충만 상태에서 시행하는 것이 좋음. 경복부 골반 초음파는 탐촉자에서 목표 장기까지의 거리가 멀어 해상도가 떨어지므로 진단 민감도가 낮음을 주지할 필요가 있음.
- 경복부 초음파 검사를 위해 방광 충만 상태를 위한 수분 섭취 및 대기 또는 추가 일정 예약이 필요할 수 있음.

(4) 검사결과의 해석과 추후관리

골반 초음파에서 자궁 부속기 종괴 진단의 민감도는 70~90% 정도로 알려져 있음. 따라서 10~30% 정도에서는 위음성 결과를 얻을 수 있다는 점을 인지할 필요가 있음.

① 난소 종괴(ovarian mass)

a. 양성 난소 낭종(benign ovarian cyst)

- 생리적 낭종(functional cyst): 대부분의 경우에 해당.
- 난포 낭종(follicular cyst)
  : 폐경 전 여성의 경우 매달 우성난포가 자라 배란되는 주기가 반복되며 개인마다 배란되는 난포(follicle)의 크기는 14~28 mm로 다양함.
  : 얇은 벽의 단순 낭종 형태. 3 cm 미만이면서 월경주기상 난포로 추정될 때에는 정상 골반 초음파로 판독.
  : 보통 4~8주내 자연 소실되며 추적 검사 요하지 않음.

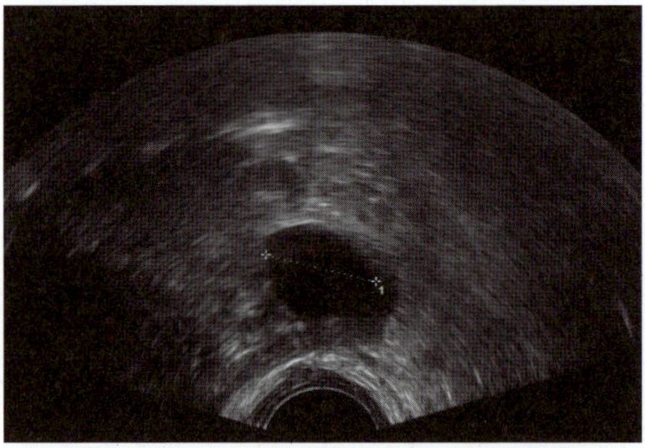

그림 9-1. 난포 낭종(follicular cyst)

- 황체 낭종(corpus luteal cyst)
  : 배란 이후 형성된 황체가 낭종 형태를 하고 있을 때.
  : 비교적 두껍고 균질하게 에코가 증가한 낭종벽, 낭종 내부는 주름진 형태를 보일 수도 있음. 출혈성 황체 낭종: 배란시 내부 출혈로 인한 피브린선이 레이스양 망상 형태, 판형 종괴 음영을 동반하는 경우가 흔함.
  : 대부분 6~8주 이내 소실됨.
  : 폐경 전 여성에서 3 cm 미만일 경우 1년 후 초음파.
  : 3 cm 이상이거나, 폐경(이행)기 여성 등 주기로 볼 때 황체기가 아닌 것으로 판단되면서 종양표지자가 정상인 경우 2~3개월 후 초음파 추적 검사를 권유.

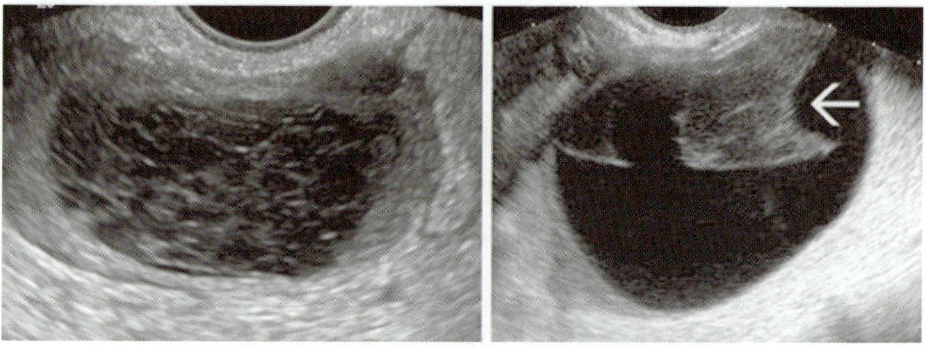

그림 9-2. 출혈성 난소 낭종(hemorrhagic ovarian cyst)
우측 그림 화살표: 수축하는 혈종으로 인한 판형 종괴 음영(sheet-like retractile clot shadow)

b. 종양성 양성종양
- 대부분 무증상이며 정기검진 시 우연히 발견됨.
- 악성종양과의 감별이 중요.

• 양성 기형종(mature cystic teratoma, MCT)
- 난소 종양의 약 20% 차지.
- 10~25%에서 양측성.
- 골반 초음파 및 복부골반 CT에서 우연히 발견되는 경우가 흔함.

- 혼합된 다양한 초음파 양상을 보일 수 있음.
- 서서히 자라는 경우가 많고(폐경 전 여성에서 1년에 1.8 mm), 악성 발생 위험도 2% 이내로 낮은 것으로 보고됨.
- 염좌, 파열 등의 합병증 발생 가능하나 작은 크기에서는 추적 관찰 가능.
- 수술적 치료에 대한 상담 위해 병원에서 추적 검사 받도록 의뢰.

• 자궁내막종(endometrioma)
- 자궁내막증은 가임기 여성의 약 6~7%의 유병율.
- 자궁내막증 환자의 약 44%에서 자궁내막종 동반.
- 약 95%의 자궁내막종은 특징적인 균질한 내부 에코를 보이는 낭종 형태.
- 무증상, 3 cm 미만일 경우: 출혈성 황체 낭종과의 감별 위해 6~12주 후 초음파 추적 검사.
- 증상 동반 또는 3 cm 이상일 경우 산부인과 진료 권유.

• 난소의 고형 종괴(solid ovarian tumors)
- 40~50대에서는 섬유종(fibroma), 섬유난포막종(fibrothecoma)이 가장 흔함.
- 성삭 기질 종양(sex-cord stromal tumor).
- 유경상 자궁근종(pedunculated myoma): 특히 해당측 난소가 관찰되지 않을 때 오인되기 쉬움.
- 양측성 고형 종괴일 경우 전이암의 가능성 고려 요함.

• 부난관 혹은 부난소 낭종(paratubal or parovarian cyst)
: 단순 낭종 형태, 동반 증상 없고, 크기 크지 않으면 1년 후 초음파 검사 권유.

c. 악성 난소 낭종

• 상피성 난소암(epithelial ovarian cancer)
- 우리나라에서는 2019년 암통계 기준 부인암 중 자궁내막암(3,287건), 자궁경부암(3,273건)에 이어 3위의 발생빈도를 보이며 전체 여성암의 2.4%(2,888건)를 차지.
- 난소는 해부학적 위치가 골반 내에 위치하고 있어 초기에는 막연한 복부 불쾌감, 소화장애, 식욕감퇴, 경미한 위장 장애 등 비특이적인 증상이 나

타나는 정도이나 III기 이상의 진행암에서는 동통, 복부팽창, 질출혈 등이 나타남.

- 난소암 환자의 2/3 이상은 III기, IV기의 진행암에서 비로소 발견되며 이에 따라 불량한 예후를 보이게 됨.
- III기 이상의 난소암 환자 100명중 15명 정도만이 5년 이상 생존할 수 있지만, I, II기일 경우 100명중 80명 정도가 5년 이상을 생존할 수 있어 조기진단이 절실.
- 그러나 현재까지 확립된 조기 선별 검진방법이 없음.
- 난소암의 진단을 위해 골반초음파를 시행했을 때 난소암의 진단율 0.05~9.3%.
- 일반적 여성의 일생에 걸쳐 난소암에 걸릴 가능성 1.5%(낮은 발생률).
- 따라서 난소암의 선별검사는 현재로서는 40세 이상의 나이, 난소암의 가족력, 자궁내막암, 대장암 또는 유방암의 병력, 유전성 암증후군인 경우 등 위험인자가 있는 여성에 한하여 시행하는 것이 바람직함.

• 감별 진단
  - 종양표지자(tumor marker) 병행: CA-125, CA 19-9, AFP, beta-hCG, ROMA.
  - 골반 CT 혹은 MRI 고려 등 적절한 추가적 검사 위해 의뢰.

악성을 시사하는 난소 낭종(ovarian cysts with malignant features)

1) 큰 크기(large sized)
2) 도플러에서 혈류가 관찰되는 고형 부분의 존재(presence of a solid component, with detectable flow by Doppler imaging)
3) 고형부분의 크기가 클수록 높은 악성 가능성 시사(larger the solid component, more likely to indicate malignancy)
4) 낭성 종괴의 국소적 벽 비후(focal wall thickening in a cystic mass)
5) 불균질 또는 비후된 (>3 mm) 사이막 형성(irregular or thick (generally defined as >3 mm) septations)
6) 복수/복막 이식편(ascites/peritoneal implants)

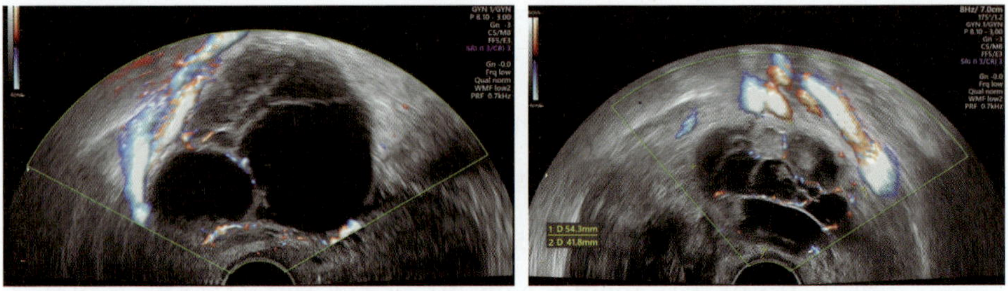

그림 9-3. 상피성 난소암(epithelial ovarian cancer)

d. 난소 종괴가 있는 경우의 추적 검사

- 폐경 전 여성, 8 cm 미만의 단순 낭종, 종양 표지자 정상 범위인 경우
  - i) 6~8주 이후 초음파 추적 검사 → 지속될 경우 6~12개월 간격 추적 검사 권유.
  - ii) 통증, 출혈 등의 증상 동반될 경우 산부인과 진료 권유.
- 폐경 여성, 5 cm 미만의 단순 낭종, 종양 표지자 정상 범위일 경우.
  - i) 6~12개월 후 추적 검사 권유.
  - ii) 통증, 출혈 등의 증상 동반될 경우 산부인과 진료 권유.
- 추적 검사상 크기 증가, 형태의 변화, 복수의 발생, 혈중 CA-125 증가할 경우 → 수술적 치료 위해 산부인과 의뢰.
- 형태상 악성 의심 또는 종양 표지자 상승 동반 → 정밀 검사 및 수술적 치료 위해 의뢰.

② 자궁 근종(uterine leiomyoma)

a. 유병율

- 가임기 여성에서 우연히 발견될 확률: 20%.
- 35세 이상 무증상 여성에서 유병율: 40~50% 까지 보고됨.

b. 추적 검사

- 크기가 작고 무증상인 경우: 정기 검진시 추적 관찰 권유.
- 크기가 크고 증상 동반될 경우: 내외과적 치료 위해 병원 의뢰.

> * 자궁근종 있을 때 나타날 수 있는 증상
> : 월경 과다, 월경통, 복통, 배변 및 배뇨 장애 등

- 이전 근종이 유의한 크기, 증상 변화 없을 경우: 1년 후 초음파 추적 검사.
- 이전 근종의 급속한 크기 증가가 관찰될 경우 육종(leiomyosarcoma)성 변화 또는 2차 변성의 가능성 고려해야하므로 추가적 평가 및 수술적 치료 고려 위해 병원으로 의뢰.

> * 임상적으로 자궁근종 진단 하에 수술시 육종으로 진단될 확률: 전체적으로 드문 것으로 알려져 있으며(0.1~0.2%), 나이에 비례하여 그 위험도는 증가한다고 알려져 있음. 한 연구에 의하면 40대 이하에서는 0%, 40~49세에서는 0.15%, 49세 이상에서는 1.2%로 보고함.

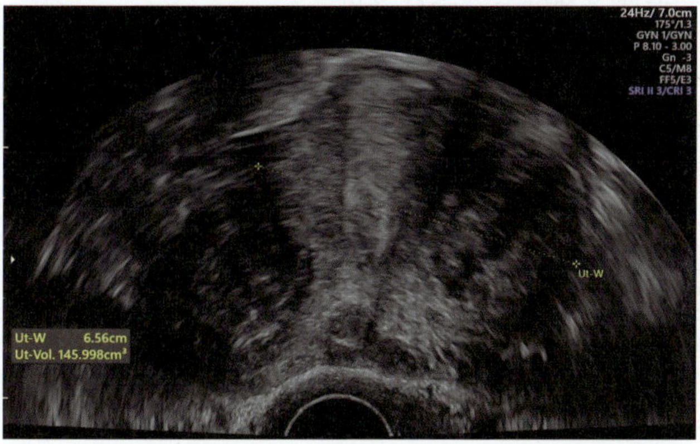

그림 9-4. 다발성 자궁 근종(multiple uterine leiomyoma)

③ 자궁선근증(uterine adenomyosis)

a. 자궁내막선 및 기질이 자궁근층에 위치하는 것을 칭하며 조직학적 진단명.

b. 미만성 공모양 자궁 비대, 자궁의 겉면은 매끈하며 근층의 낭성 변화/에코 증가 부위 동반.

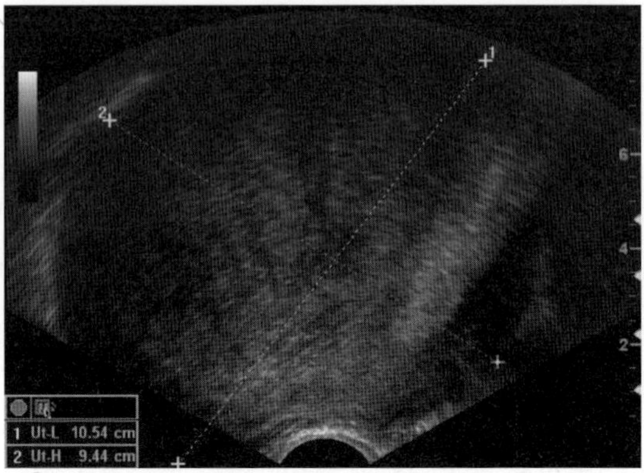

그림 9-5. 자궁선근증(adenomyosis)

c. 절제된 자궁 표본의 70%에서까지 관찰되는 것으로 보고될 만큼 매우 흔하며 자궁근종과 혼재하는 경우가 흔함.

d. 추적 검사
- 경도의 자궁선근증 → 1년 후 초음파 추적 검사.
- 월경 과다나 월경통 등의 증상 → 내외과적 치료 위해 의뢰.

④ 자궁 내막 병변(자궁내막증식증, 자궁내막암 등) 의심

< 정상 자궁내막 두께 >
- 가임기 여성(reproductive-aged women)
  - 초기 증식기(very early proliferative phase): < 4 mm
  - 증식기(proliferative phase): 4~13 mm
  - 배란주위기(periovulatory phase): 10~16 mm
  - 분비기(secretory phase): 7~18 mm
- 폐경여성(postmenopausal women): < 4~5 mm

a. 자궁 내막 비후(thickened endometrium)
- 폐경 전 여성에서 이상출혈 반복/지속 → 자궁내막조직검사 위해 의뢰.
- 폐경 후 여성에서 질출혈, 자궁내막 두께 ≥ 4~5 mm → 자궁내막조직검사 위해 의뢰.

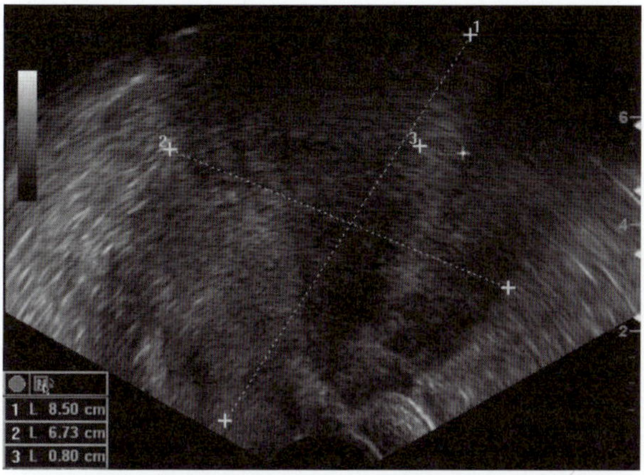

그림 9-6. 자궁내막암(endometrial cancer)
폐경기로 자궁내막 두께 8 mm, 자궁내막암으로 진단된 증례

- 폐경 후 여성에서 자궁내막 두께 ≥ 8~11 mm → 출혈 없더라도 자궁내막 병변 (자궁내막증식증, 자궁내막암 등) 가능성 있으므로 자궁내막조직검사 위해 의뢰.

b. 자궁 내막 용종(endometrial polyp)

- 작고(<1 cm) 동반 증상 없으며, 크기 변화 없음 → 1년 후 초음파 추적 검사.
- 크고(≥1 cm) 질 출혈 등의 증상 동반, 크기 증가 → 자궁경적 절제(hysteroscopic excision) 위해 의뢰.

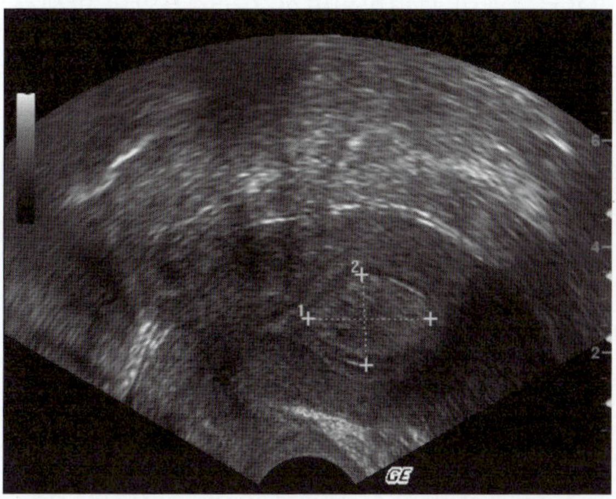

그림 9-7. 자궁내막용종(endometrial polyp)

c. 자궁내막강내 수분저류(fluid collection in endometrial cavity, hydrometra): 폐경 후 여성에서 노화로 인한 자궁경관 협착에 의해 주로 관찰됨.

- 자궁내막 비후, 형태의 변형, 결절성 병변, 출혈, 질분비물 등의 증상 동반 → 자궁내막 또는 자궁경관내막 이상 가능성 배제 위한 조직 검사 위해 의뢰.
- 동반된 초음파 검사상의 이상 소견 없고 무증상 → 1년 후 초음파 추적 검사.

참고문헌

1. Callen's Ultrasonography in Obstetrics and Gynecology, 6th edition. Elsvier
2. 부인과학 제 6판, 대한산부인과학회 2021. 군자출판사
3. 한국인의 건강검진, 조상헌 외, 2013. 고려의학

2) 자궁경부질세포검사(Pap test)

김진주(서울대학교병원 강남센터 산부인과)

(1) 검사 개요

자궁경부질세포검사는 1941년 소개된 후 현재까지 가장 보편적으로 쓰이고 있는 자궁경부암 선별검사로 줄여서 Pap test라고 부름. 자궁경부질세포검사를 이용한 선별프로그램이 보편화되면서 자궁경부암의 발생률은 80% 가까이 감소하였고, 사망률은 70% 가까이 감소함. 그러나 검사의 민감도가 높지 않고 세포검사에 대한 전문적인 훈련을 받은 병리학자가 필요하며, 검체 간의 재현성이 낮다는 단점이 있음. 참고로 우리나라에서는 만 20세 이상 여성에서 격년으로 자궁경부질세포검사를 국가검진 프로그램에서 제공하고 있음.

(2) 액상 자궁경부질세포검사 방법

질경으로 자궁 경부를 노출시키고 cytobrush를 이용하여 자궁 경부 내, 외구 사이의 squamocolumnar junction인 이행대에서 찰과(scrapping)하여 broom 부위를 수송 배지에 침수 상태로 운반. 검사실에서는 원심 분리하여

혈구세포 및 불순물 등을 제거하고 상피세포만을 슬라이드에 도말하여 재래식 Pap smear와 같은 방법으로 현미경으로 관찰하여 판독.

a. 자궁경부질세포검사 시행 대상
 a) 만 20세 이상의 성경험이 있는 모든 여성
 b) 최근 10년간 세 번 이상의 연속된 자궁경부질세포검사에서 음성으로 판정된 경우 70세에 종료 가능
 c) 질세포검사(vaginal smear): 자궁경부를 포함한 자궁절제술을 시행한 여성
  - 신생물 병변으로 전자궁절제술(total hysterectomy) 시행한 경우: 매년 추적
  - 양성질환(자궁근종, 자궁내막증식증 등)으로 전자궁절제술 시행한 경우 더 이상 시행할 필요 없음.

(3) 검사 시 주의사항

a. 자궁경부질세포검사 시행 전 유의사항
 a) 검사 받기 적어도 24~48시간 내에는 질 세척 혹은 성관계를 피하는 것이 좋음.
 b) 질정 사용 후 1주일 이상의 휴약기를 두는 것이 좋음.
 c) 검체는 내진이나 초음파 검사 시행 전에 채취할 것.
 d) 생리식염수 등은 최소한의 양을 사용할 것.
 e) 냉이 많은 경우 어느 정도 냉을 제거한 후 시행하는 것이 좋음.

(4) 검사 결과의 해석과 추후관리

a. 자궁경부질세포검사 의미 및 추적 지침
 a) 정상(negative for intraepithelial lesion or malignancy) - 매년 추적
 b) 재검 요망(inadequate specimen or unsatisfactory for evaluation)-
 그림 9-8 참조

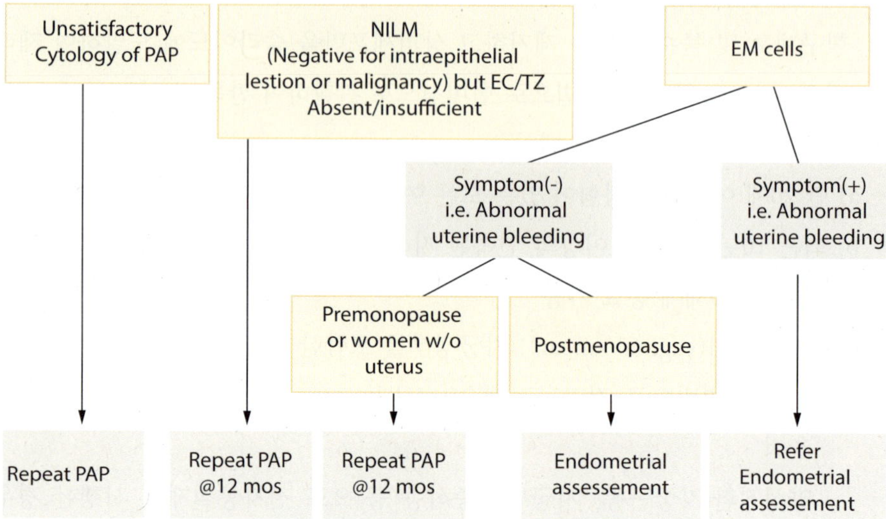

그림 9-8. 강남센터 알고리즘 기타 소견
EC, endocervix; EM, endometrial; TZ, transformation zone

c) 세포이상(Cell abnormalities) (그림 9-9 참조)
편평상피세포이상(Squamous cell abnormalities) 혹은 선세포이상(Glandular cell abnormalities)

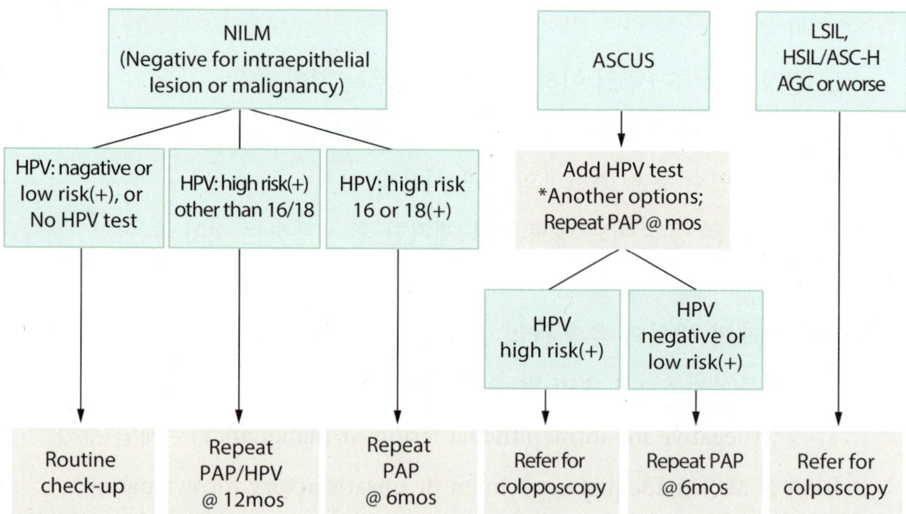

그림 9-9. 강남센터 알고리즘 (비정상 자궁경부질세포검사결과 혹은 사람유두종바이러스 양성)
AGC, Atypical glandular cells; ASC-H, atypical squamous cells cannot exclude HSIL; ASCUS, Atypical squamous cells of undetermined significance; HPV, Human papilloma virus; HSIL, High-grade squamous intraepithelial lesion; LSIL, Low-grade squamous intraepithelial lesion

b. 기타(Other)

a) 염증(Infection)

- Trichomonas vaginalis
  - 치료: Metronidazole 500 mg 하루 두 번 7일간 배우자와 함께 복용.
  - 약물 복용 종료 24시간 이내 음주 금지.
- Fungal organisms morphologically consistent with Candida species.
  - 증상이 없을 경우 치료는 필요치 않음.
  - 증상이 있는 경우 아래 제제 중 하나를 선택함.

    Topical azole agent: clotrimazole 1% cream 5 g intravaginally for 7∼14 days, clotrimazole 100 mg vaginal suppository, one suppository for 7 days Systemic azole agent: fluconazole 150 mg po single dose
- Shift in vaginal flora suggestive of bacterial vaginosis: 증세와의 연관성 판단 요함.
- Bacteria morphologically consistent with Actinomyces species.
  - Intrauterine device (IUD) carrier (−), 부인과 검진 상 정상 → 6∼12개월 후 부인과 진찰 및 재검.
  - IUD carrier (+), 골반염 의심 증상 (−) → IUD removal 고려, 6개월 후 부인과 진찰 및 재검
  - IUD carrier (+), 골반염 의심 증상 (+) → IUD removal & antibiotics (Penicillin G 500 mg qid or doxycyclin if penicillin allergy (+) 100 mg bid for 14 days)
- Reactive cellular changes associated with Herpes simplex virus
  - Genital herpes lesion 있을 경우 antiviral treatment

    Acyclovir 400 mg orally three times a day for 7∼10 days

    Famciclovir 250 mg orally three times a day for 7∼10 days

    Valaciclovir 1 g orally bid for 7∼10 days
  - Genital lesion 없는 경우 1년 후 추적 검사

b) 반응성세포변화(Reactive cellular changes)
- Inflammation/cellular repair, radiation, IUD
- 양성 반응성 변화로 설명
- 자궁경부질세포검사는 1년 후 추적
- 염증 증상이 있을 경우 염증 치료

c) 위축(Atrophy)
- 증상 (+) → 국소 호르몬 치료 고려
- 증상 (−) → 매년 추적

d) 자궁내막세포(Endometrial cells in a woman > 45 years of age) (그림 9-8)
- 45세 이상 폐경 전 여성
  - 이상자궁출혈이 있는 경우 자궁내막 조직 검사 위해 병원 방문 권유
  - 증상 없으면 1년 후 Pap test 추적
- 폐경 후 여성
  - 자궁출혈이 있는 경우 부인과 초음파 검사 및 자궁내막 조직 검사 위해 병원 방문 권유
  - 부인과 초음파 검사 시행 → 정상이고 출혈 없으면 1년 후 Pap, 초음파 추적
- 반복되어 보일 때에는 증상 없어도 추가 검사 시행

3) 사람유두종바이러스(Human papilloma virus, HPV)

김진주(서울대학교병원 강남센터 산부인과)

(1) 검사 개요

1977년 사람유두종바이러스가 자궁경부암 발병에 중요한 인자라는 사실이 최초로 보고됨. 자궁경부암 진단에 HPV 검사가 도움을 줄 수 있다는 근거는 고등급상피내 병변의 70~95%와 자궁경부암 조직의 95% 이상에서 HPV DNA가 검출되고, 특정 종류의 HPV가 자궁경부암 발생에 연관이 있다는 결과에 기인함.

(2) 검사 방법

- HPV는 배양이 불가능하기 때문에 핵산을 검출하여 감염여부를 확인할 수 있음.
- 핵산검출을 위해 질경으로 자궁경부를 노출시키고 cytobrush를 이용하여 자궁경부내, 외구를 한 번에 문질러 수송 배지에 침수시킨 채 검사실로 보냄.

a. HPV genotyping (bead microarray)

a) High risk type (18종): 16, 18, 26, 31, 33, 35, 39, 45, 51, 52, 53, 56, 58, 59, 66, 68, 69, 73

- Identify women at particularly high risk of cancer or precancerous lesion [cervical intraepithelial neoplasia (CIN) 3]: HPV 16, 18: most risky oncogenic type

b) Low risk type (14종): 6, 11, 32, 34, 40, 42, 43, 44, 54, 55, 62, 70, 81, 83

(3) 검사 시 주의사항

HPV 검사의 장점은 자궁경부질세포검사에 비해 민감도가 매우 좋아 소량의 DNA도 검출해 낼 수 있다는 점임. 그러나 임상적 특이도가 많이 떨어진다는 단점이 있어 바이러스에 감염되었지만 상피내 병변이 관찰되지 않는 환자에서도 양성으로 나옴.

(4) 검사 결과의 해석과 추후관리

a. 검사의 의미

a) Co-testing as a screening test

- HPV positive is the most powerful independent risk factor for developing cervical cancer
- Almost all (>97%) cervical cancers contain high risk HPV types
- Progression of CIN lesion is always associated with high-risk HPV types
- Normal Pap with high-risk HPV; x100 times risk of progression to CIN3
- 30세 이상 여성에서 Pap test의 높은 위음성율을 보완하는 역할.

- CIN2 이상 병변을 발견하는데 Pap test 보다 민감도가 높으며, Pap test와 병용할 때에는 민감도가 100%에 이름.

b) 자궁경부질세포검사 이상시 보조 검사

Pap test에서 ASCUS 나온 경우 질확대경술 시행을 결정하기 위한 검사(그림 9-9)

c) 일차선별검사[Primary screening test (그림 9-10)]

- 2014년 미국 식품의약품 안전청은 Cobas HPV 검사를 25세 이상 여성에서 자궁경부암 일차선별검사로 자궁경부질세포검사를 대신하여 사용할 수 있도록 승인함.
- 2020년 대한산부인과학회와 대한부인종양학회에서도 '25세 이상 성인여성의 자궁경부암 선별검사 방법으로 고위험 사람유두종바이러스 검사는 자궁경부질세포검사의 대체방법으로 고려할 수 있음. 선별검사 간격은 3년 이상 5년 미만으로 권고한다'는 입장을 표명함.
  - 그러나 1차 선별검사로 HPV 검사를 도입하기 위해서는 적합한 분석법, 시작 연령 및 시행 간격 등의 결정을 위한 비용효과 연구(특히 내국인 대상)가 선행되어야 한다고 입장을 표명함.

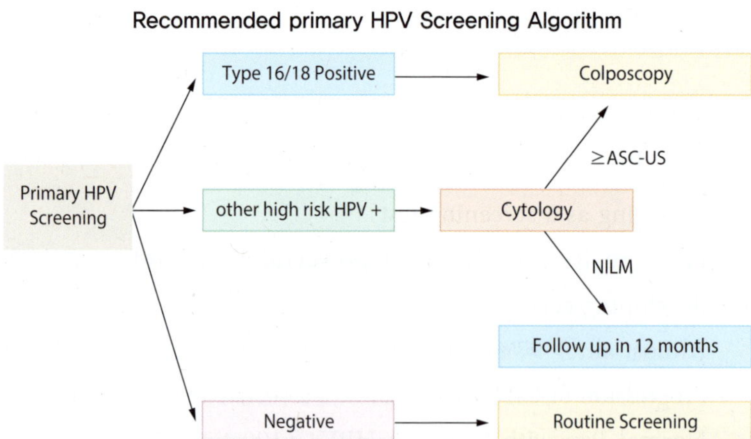

그림 9-10. Primary HPV screening (interim guidance based on Wright TC 2015 Gynecol Oncol)
NILM, Negative for intraepithelial lesion or malignancy

b. 추후관리: 그림 9-9 참조

참고문헌

1. 부인과학 제 6판, 대한산부인과학회 2021. 군자출판사
2. 자궁경부암 조기검진을 위한 진료권고안 2021. 대한부인종양학회
3. Huh KW, Ault KA, Chelmow D, Davey DD, Goulart RA, Garcia FAR, et al. Use of primary high-risk human papillomavirus testing for cervical cancer screening: interim clinical guidance. Obstet Gynecol 2015; 125: 330-7.
4. Sexually Transmitted Infections Treatment Guidelines, 2021 MMWR Recomm Rep 2021; 23;70(4):1-187.

4) Ovarian cancer panel

전지현(서울대학교병원 강남센터 산부인과)

(1) 검사 개요

- CA-125, HE4, ROMA(Risk of Ovarian Malignancy Algorithm)
- 대부분 기본 패키지에 포함(CA-125)
- 악성 골반 종괴 감별(상피성 난소암의 진단)
- 난소암 선별 검사 및 조기 발견
- 난소암 재발 발견 및 생존의 예후 인자

(2) 검사 방법

- 혈액 검사
- 금식 필요 없음

(3) 검사 시 주의사항

- 수치 상승 시 양성 질환 및 생리적 상승과 감별 요함

(4) 검사 결과의 해석과 추후관리

① CA-125

a. 폐경 전 여성일 때 해석 방법(>35 U/mL 이상일 때 비정상으로 간주)

a) 상승하는 경우

i. 악성 질환

- 상피성 난소암: 장액성 상피성 난소암(serous epithelial ovarian cancer) 80%에서 상승
- 기타 부인 종양(50% 내외의 양성률): 생식세포종양(germ cell tumor), 자궁내막암, 자궁경부선암
- 비 부인과적 종양: 췌장암, 대장암, 폐암, 유방암

ii. 양성 부인과 질환(약 30%의 위양성률)

- 월경 중
- 임신
- 양성 난소 종양, 자궁내막증, 자궁근종, 자궁선근증, 골반염 등 복막자극 질환들

b) 상승 시 추적검사

i. 월경 중 → 즉시 재검 → 정상화될 경우 정기 검진

ii. 월경 중 검사가 아닐 경우

- 부인과 초음파 시행 → 정상 → 2개월 후 CA-125 추적검사
- 기존 검진 시 부인과 초음파 정상 → 2개월 후 CA-125 추적검사

iii. 2개월 추적검사 결과

- 더 상승된 경우 → 부인과 진찰(진찰 시 부인과 초음파 또는 CT, MRI 검사 고려)
- 정상화되지는 않았으나 이전 검사와 비슷한 수치이며 알려진 양성 소견(자궁내막증, 자궁선근증 등)이 있는 경우 다음 검진 시 추적검사 가능
- 정상화될 경우 정기 검진

b. 폐경 후 여성일 때 해석 방법

a) 상승 → 즉시 복부골반CT 혹은 MRI 검사 및 1개월 뒤 CA-125 재검

b) 재검사 후 판정

i. 영상 검사 결과 정상이고 CA-125 정상화 → 정기 검진

ii. 영상 검사, 1개월 후 CA-125 둘 중 하나라도 이상 있는 경우 → 산부인과 진료 의뢰

② HE4

a. 상승하는 경우

a) 악성 종양

i. 상피성 난소암(epithelial ovarian cancer): 장액성(serous), 내막유사성(endometrioid), 투명세포(clear cell) 난소암

ii. 폐암, 췌장암, 유방암, 이행상피암, 폐염증, 신장기능감소와 연관성 높음.

iii. 점액성 난소암(mucinous ovarian cancer), 성기삭간질성종양(sex cord stromal tumor), 생식세포종(germ cell tumor)에서는 제한되게 발현됨

b) 양성 질환

i. 고령, 폐경 후 여성, 늦은 초경인 여성, 흡연자

ii. 월경 주기나 자궁내막증 혹은 경구피임약 복용 시 변화 없고, 임신 중 감소됨

b. 기존 종양표지자에 대한 보완효과

a) 폐경 전 여성에서 CA-125에 비해 양성 질환일 때 증가되지 않음

b) 민감도는 다소 낮으나 특이도는 유의한 수준으로 높여주므로 난소암 예측에 대해 CA-125의 낮은 특이도를 보완하는데 있어 유용한 검사임

③ ROMA (Risk of Ovarian Malignancy Algorithm)

a. CA-125와 HE4를 종합하여 예측

a) Predictive Index(PI)의 계산식

i. Premenopausal PI = -12.0 + 2.38 × LN[HE4] + 0.0626 × LN[CA-125]

ii. Postmenopausal PI = -8.09 + 1.04 × LN[HE4] + 0.732 ×

LN[CA-125]

b) 골반 종괴를 가진 여성의 난소암 진단에 특이도가 높음(ROMA > HE4 단독 > CA-125 단독)

c) 상피성 난소암의 조기진단에 유용하며, 양성 질환과 상피성 난소암을 감별하는 데에도 의의가 있음

b. ROMA cut-offs

a) 폐경 전 여성

i. low risk < 7.4%, high risk ≥ 7.4%

b) 폐경 후 여성

i. low risk < 25.3%, high risk ≥ 25.3%

c. 해석과 추적검사

a) 부인과 초음파검사에서 골반 종괴가 없을 때

i. 높은 위험도 → 1~2개월 후 혈액 검사(ROMA) 재검

ii. 지속적으로 높은 위험도 → 부인과 초음파 재검

b) 부인과 초음파검사에서 골반 종괴가 있을 때

i. 높은 위험도 → 산부인과 진료 의뢰

ii. 낮은 위험도 → 정기 검진

참고문헌

1. 부인과학 제6판, 대한산부인과학회 2021. 군자출판사

2. 부인종양학 제2판, 대한부인종양학회 2020. 군자출판사

3. Monica Aarenstrup Karlsen, Noreen Sandhu, Claus Hogdall, Il Jarle Christensen, Lotte Nedergaard, Lene Lundvall, Svend A. Engelholm, Anette T. Pedersen, Dorthe Hartwell, Magnus Lydolph, Inga Alice Laursen, Estrid V.S. Hogdall. Evaluation of HE4, CA125, risk of ovarian malignancy algorithm (ROMA) and risk of malignancy index (RMI) as diagnostic tools of epithelial ovarian cancer in patients with a pelvic mass. Gynecol Oncol 2012; Nov;127(2): 379-83.

5) 여성호르몬검사

김선미(서울대학교병원 강남센터 산부인과)

(1) 검사 개요

여성호르몬은 사춘기 발현 및, 배란 주기의 조절에서 시상하부-뇌하수체-성선 축의 긴밀한 상호 작용을 통하여 작동함. 무월경의 감별 진단에 유용한 검사이며 건강 검진에서 단면적으로 시행하는 여성호르몬 검사는 주로 30~40대 이후 가임기 여성에서 폐경이행기-폐경기 진행 단계를 확인하기 위한 목적으로 시행.

① 여성 호르몬 검사 항목

a. FSH (Follicle Stimulating hormone, 난포자극호르몬, 단위: mIU/mL)

b. LH (Luteinizing hormone, 황체형성호르몬 단위: mIU/mL)

c. Estradiol (에스트라디올, 단위: pg/mL)

② 난소예비능 검사

: AMH (antimullerian hormone; AMH, 항뮐러관 호르몬, 단위: ng/mL)

(2) 검사 방법 : 혈액 검사

(3) 검사 시 주의사항

월경주기내 변동폭이 크므로 여성 호르몬의 기저수치를 잘 평가할 수 있는 주기 2~7일 사이 측정이 권장되나 검진 세팅에서의 특성상 검진일에 채혈 검사 시 함께 검사하고 수진자의 나이, 최종 월경 시작일 및 이전 월경 시작일을 참고하여 해석함.

(4) 검사 결과의 해석 (그림 9-11)

① 여성 호르몬 검사 항목: 월경 주기에 따라 다양한 수치를 보일 수 있으며 강남센터 시행 검사의 월경주기에 따른 참고치는 다음과 같음

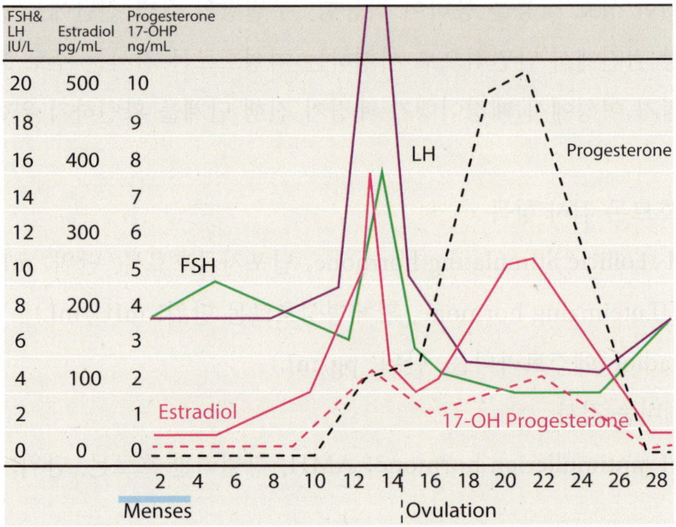

그림 9-11. LH, FSH, Estradiol 의 월경 주기에 따른 변화 양상

a. FSH (Follicle Stimulating hormone, 난포자극호르몬, 단위: mIU/mL)
- normal menstruating female
  - Follicular phase (D-10~D-4): 3.03~8.08 mIU/mL
  - Mid-cycle peak (D-3~D+3): 2.55~16.69 mIU/mL
  - Luteal phase (D+4~D+10): 1.38~5.47 mIU/mL
- post-menopausal female: 26.72~133.41 mIU/mL

b. LH (Luteinizing hormone, 황체형성호르몬, 단위: mIU/mL)
- normal menstruating female
  - Follicular phase (D-10~D-4): 1.8~11.78 mIU/mL
  - Mid-cycle peak (D-3~D+3): 7.59~89.08 mIU/mL
  - Luteal phase (D+4~D+10): 0.56~14 mIU/mL

- post-menopausal female: 5.16~61.99 mIU/mL

c. Estradiol (에스트라디올, 단위: pg/mL)

- male 11~44 pg/mL
- normal menstruating female
  - Follicular Phase (D-15~D-2): 21~251 pg/mL
  - Mid-Cycle Phase (D-1~D+1): 38~649 pg/mL
  - Luteal Phase (D+2~D+15): 21~312 pg/mL
- post-menopausal female not on HRT: <10~28 pg/mL
- post-menopausal female on HRT: <10~144 pg/mL

② 난소예비능 검사: 항뮬러관호르몬(AMH, Anti-Mullerian hormone) 검사

a. 초기발달 난포(primary follicle)의 과립막 세포에서 생성되며 유일하게 난소에서만 생성되는 인자.

b. 잔존 난소 기능을 반영하는 지표로 여겨지고 있으며 초기 성인기에 약간의 상승을 보인 이후 25세부터는 연령에 따라 지속적으로 감소하여 폐경 전 약 5년부터는 혈중에서 검출되지 않는 정도까지 감소함(그림 9-12).

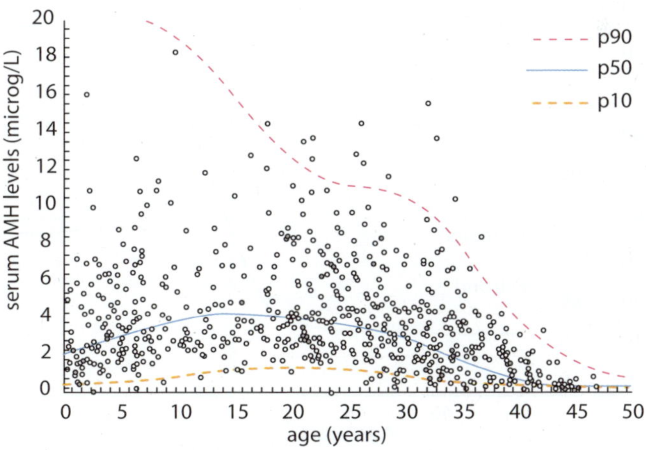

그림 9-12. 연령에 따른 혈중 AMH 변화 양상

c. 월경 주기 중의 변동폭은 크지 않으므로 월경 주기 어느 시기에라도 측정 가능하나 경구복합 피임제 복용, 생식샘자극호르몬분비호르몬작용제(GnRHa) 치료 중인 경우에는 수치가 감소하는 것으로 보고됨.

d. 참고 범위

	Lower limit of age-appropriate serum AMH (ng/mL)
25세	3.0
30세	2.5
35세	1.5
40세	1.0
45세	0.5

③ 폐경이행기의 여성호르몬 및 난소예비능의 변화(그림 9-13)

a. 폐경은 최종 월경일로부터 1년 경과 시점으로 정의하며 평균 약 51세로 보고됨.

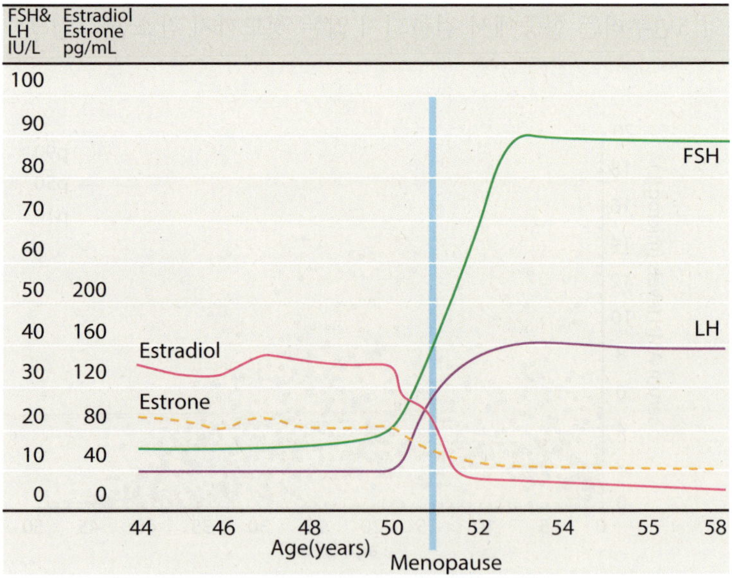

그림 9-13. 폐경이행기-폐경기의 평균 혈중 여성 호르몬의 변화

b. 폐경이행기는 45~46세에 시작되어 약 5년(2~8년)간 지속되며 가장 특징적인 증상은 월경 주기의 불규칙성이 발생하는 것이며 이 기간동안 여성호르몬 수치의 변화도 동반하여 진행됨.

c. Random timing 혈중 난포자극호르몬(FSH) 수치가 25 mIU/mL 이상으로 상승되어 있는 경우 난소 기능저하 상태로 판단할 수 있음(배란 주위기는 제외).

d. 수개월간의 무월경 병력이 있으면서 난포자극호르몬(FSH) 수치가 40 mIU/mL 이상으로 상승되어 있다면 폐경이 임박했다고 볼 수 있음.

참고문헌

1. Speroff's Clinical Gynecologic Endocrinology and Infertility, 9th edition. Wolters Kluwer
2. Harlow SD, Gass M, Hall JE, Lobo R, Maki P, Rebar RW, et al. Executive summary of the Stages of Reproductive Aging Workshop + 10: addressing the unfinished agenda of staging reproductive aging. The Journal of clinical endocrinology and metabolism. 2012;97(4):1159-68.
3. Lie Fong S, Visser JA, Welt CK, de Rijke YB, Eijkemans MJ, Broekmans FJ, et al. Serum anti-mullerian hormone levels in healthy females: a nomogram ranging from infancy to adulthood. The Journal of clinical endocrinology and metabolism. 2012;97(12):4650-5.

6) 유방 검사

이은재, 이수현, 김한나(서울대학교병원 강남센터 영상의학과)

(1) 검사 개요

- 국가 검진 권고안(2015 개정)에서 40세 이상 70세 미만 여성을 대상으로 2년 주기의 유방촬영 단독 검진을 권고함. 그러나 개별 검진에 해당되는 본 센터에서의 유방 검진은 아래와 같이 시행함.

① 35세 이상 70세 미만: 아래 3가지 옵션 중 택1.

a. 1~2년 간격 유방촬영

b. 1~2년 간격 유방촬영+초음파

c. 1~2년 간격 유방촬영+MRI+초음파

② 35세 미만: 아래 2가지 옵션 중 택1(상황에 따라 유방촬영 추가할 수 있음).

a. 1~2년 간격의 초음파 단독

b. 1~2년 간격의 MRI+초음파

③ 70세 이상: 아래 3가지 옵션 중 택1.

a. 1~2년 간격의 유방촬영 단독

b. 1~2년 간격의 유방촬영+초음파

c. 1~2년 간격의 유방촬영+MRI+초음파

d. 단, 아래 경우 중 하나라도 해당되는 경우 b 또는 c를 추천

i. 치밀유방(grade C or D)

ii. 유증상

iii. 유방암 가족력이 있는 경우

iv. 호르몬제 복용중 또는 복용력이 있는 경우

v. 유방 조직검사력 또는 유방수술력이 있는 경우

④ 유방암 고위험군(유방암 가족력 2명이상 또는 BRCA 유전자 변이)

- 아래 3가지 옵션 중 택1.

a. 1년 간격의 유방촬영+초음파

b. 1년 간격의 유방촬영+MRI

c. 1년 간격의 유방촬영+MRI+초음파

⑤ 임신 중: 1~2년 간격 초음파 단독.

⑥ 수유 중

a. 무증상: 초음파 시행 후 유방촬영 추가여부 결정

b. 유증상: 유방촬영+초음파

(2) 검사 방법, 검사결과의 해석과 추후관리

- 유방 영상 검사는 유방촬영술, 초음파, 자기공명영상이 있으며 동시 시행된 경우 전체 소견을 통합하여 하나의 BI-RADS category로 보고되며 이에 따라 추적검사 기간 및 조직 검사 유무가 결정됨.

BI-RADS Assessment Categories
Category 0 : Incomplete Assessement Mammogrphy C0 : needed additional imaging evaluation and/or prior Mammograms for comparison Ultrasound & MRI : needed additional imaging evaluation
Category 1: Negative
Categroy 2: Benign
Category 3: Probably Benign
Category 4: Suspicious Abnormality
Categroy 4A: Low suspicion for malignancy Categroy 4B: Moderate supicion for malignancy Category 4C: High suspicion for malignancy
Category 5: Highly Suggestive of malignancy
Catetory 6: Known Biopsy-Proven Malignancy
* 각 category 별 악성 의심도 ① C3: ≤ 2% ② C4a: 3~10% ③ C4b: 11~50% ④ C4c: 51~94% ⑤ C5 : ≥ 95%

① **유방 촬영(Mammography)**

- 3차원적인 유방을 2차원의 단면으로 촬영하기 위해 유방을 플라스틱판으로 최대한 압박하여 촬영. 양쪽 유방을 각각 2가지 방향으로(CC view, MLO view) 압박하여 2장씩 총 4장을 촬영.

a. 40세 이상 70세 미만 여성의 유방 검진에 있어 필수 항목임(본 센터에서는 개원 이래 35세 이상부터 시행해 왔음)

b. 타병원에서 최근 1년 이내 유방촬영하였을 경우

a) 타병원 영상 제출: 외부 영상을 의료영상저장전송시스템(pacs)에 올려 참고함(영상 품질이 좋지 않을 시에는 재촬영)

b) 타병원 판독지만 제출: 영상이 없는 판독지는 현재 검사와 비교 판독이 불가함(만일 유소견이라면 외부 영상 제출을 요청하거나 재촬영)

c) 자료 미제출: 초음파 먼저 시행 후 필요한 경우 검사실에서 유방촬영 추가 시행

c. 임신 중: 유방초음파만 시행

d. 수유 중

a) 무증상: 초음파 시행 후 유방 촬영 여부 결정

b) 유증상: 유방촬영 후 초음파

② 유방 초음파(Breast Ultrasonograph)

- 12~18 MHz의 고주파수 선형 탐촉자와 고해상도 초음파 기기를 이용. 누운 자세에서 유방을 평평하게 만들기 위해 한쪽 등에 작은 쿠션을 넣어 비스듬히 기댄 자세로 양팔을 올리고 검사.

- ACR에서 제시한 유방 초음파 검사의 적응증

a. 촉지성 종괴나 임상증상의 평가

b. 유방 촬영에서 발견된 이상 소견의 평가

c. 30세 미만의 젊은 여성이나 임신 또는 수유 중인 여성에게 유방 검사를 해야 하는 경우

d. 유방 보형물과 관련된 문제의 평가

e. 미세 석회화 병변, 특히 악성 확률이 높고 범위가 넓은 석회화에 동반된 종괴 발견

f. 중재적 시술의 유도

g. 치료 전후 유방과 액와 검사

h. 치밀 유방이나 고위험 여성군에서 검진

i. 유방암 의심 또는 진단된 환자에서 액와부 이상 림프절 발견과 생검

③ 단축형 유방 자기공명영상(Abbreviated Breast MRI)

- 유방검사용 코일을 사용하여 엎드린 자세에서 검사. 조영제 주입 전과 주입 후 첫 번째 T1 강조영상의 획득을 기본으로 감산영상과 최대강도투사영상을 재구성하여 얻을 수 있으며, T2 강조영상 등 필요시 다른 시퀀스의 영상을 추가적으로 획득 가능.

a. 검사 대상

a) 수진자 본인이 시행 원하는 모든 경우(enhanced MRI 금기항목 없는 경우)

b) 유방암 고위험군(유방암 가족력 2명이상 또는 BRCA gene+ 확인된 분):
1~2년 간격의 유방촬영술+초음파 또는 유방촬영술+MRI

c) 실리콘, 파라핀 등의 주입 성형술(injection mammoplasty) 받은 유방

d) 성형 유방의 보형물 파열 여부, 보형물 관련 진단 원하는 경우

e) 유방촬영술-초음파 검사 이후 추가로 권유된 경우

④ 특수검사 - 유방 조직 검사

- 초음파 유도 하 유방 조직 검사는 14G 또는 16G needle을 이용한 Gun biopy를 기본으로 함. 그 외 Stereotactic biopsy, Mammotome biopsy, Excisional biopsy, Vacora biopsy 등의 방법으로 조직 검사를 시행할 수 있음.

a. 적응증: 유방 영상 검사의 판독문 결론에서 BI-RADS category 4a이상으로 언급된 병변 또는 C3(악성의심도 2%이하) 병변이라도 임상적으로 의심되거나 수진자가 확인 원하는 경우

b. 조직 검사 시술 자체는 20분 이내에 끝나지만, 검사 전 설명, 검사 후 소독 및 처치, 추후 휴식 및 관찰, 귀가 전 설명 시간까지를 포함하면 여유 있게 2시간 정도 걸릴 수 있음.

c. 조직 검사 후 치료 및 추적 검사는 표 9-1에 따라 시행함.

표 9-1. BI-RADS (Breast Imaging Reporting and Data System)

Category 의미	Further management
C0: incomplete assessment	추가검사
C1: negative finding	통상적인 추적 검사
C2 : benign finding 단순낭종 유방내림프절 유방보형물 변화없는 수술후 반흔 변화없는 섬유선종	통상적인 추적 검사

C3 : probably benign finding 악성 가능성이 2%미만	짧은 기간(3~6개월)의 추적 검사
C4 : suspicious abnormality 악성 가능성이 3~94%	생검이 반드시 필요
C4a C4b	생검 후 양성으로 나오면 6개월 혹은 통상적인 추적 검사 생검 후 양성으로 나오면 유방영상과 병리결과의 일치도 (imaging-histologic concordance)를 판단하여 절제 생검 혹은 짧은 기간(3~6개월)의 추적 관찰
C4c	생검 후 양성으로 나오면 유방영상과 병리결과의 일치도 "imaging-histogic concordan)를 판단하여 절제 생검 혹은 짧은 기간(3~6개월)의 추적 관찰
C5: highly suggestive of malignancy 악성가능성이 95% 이상	생검이 반드시 필요
C6: biopsy proven malignancy	유방암에 대한 치료

(3) 검사 시 주의사항

① 유방 촬영

- 촬영 전 촬영 범위에 포함된 신체의 금속물질 제거(목걸이, 와이어가 들어 있는 브래지어).
- 수진자의 통증으로 충분한 압박을 하지 않을 경우 영상 품질의 저해가 우려됨
- 임신 혹인 임신 가능성이 있는지 확인 후 촬영.

② 유방 초음파

- 특별히 없음. 다만, 피부에 사용하는 초음파용 젤에 피부민감성을 보이는 수검자가 간혹 있어 검사 전 확인 후 진행.

③ 단축형 유방 자기공명영상

- 호르몬 대체요법 시행 중인 폐경 후 여성, 임신 수유중인 여성은 가성병변 보일 수 있어 추천하지 않음.
- MRI가 유방촬영술을 대체할 수 없음(미세석회화는 유방촬영술에서만 보임)
  - 폐경 전 여성은 되도록 생리주기 맞추어 시행(생리 끝나고 1주 이내).

(4) 유방암 의심 증상

① 한쪽 유방의 크기가 평소보다 커짐.
② 한쪽 유방이 평소보다 늘어짐.
③ 피부가 귤껍질 같음.
④ 평소와 다르게 유두가 들어감.
⑤ 유두의 피부가 변함.
⑥ 평소와 달리 윗 팔이 부어 있음.
⑦ 유두에서 분비물이 나옴.
⑧ 비정상적인 덩어리가 만져짐.
⑨ 림프절이 커짐.

병적 유두분비의 임상적 특징
① 압박을 하지 않아도 분비되는 경우(spontaneous)
② 단일 유관에서 분비(single duct)
③ 지속적인 유두 분비(persistent or troublesome)
④ 혈성 분비(gross or occult blood)
⑤ 40세 이상인 경우
⑥ 만져지는 종괴나 영상검사의 이상 소견 동반(palpable mass or image abnormality)

참고문헌

1. American College of Radiology ACR BI-RADS atlas: breast imaging reporting and data system(5th ed.), Reston, Virginia 2013.
2. doctor's manual 7th edition, P134, 2021.

10. 남성검사

김택민(서울대학교병원 영상의학과)

1) 전립선 초음파

(1) 검사 개요

- 전립선을 평가하기 위해 사용하는 가장 흔한 영상검사법.
- 전립선 부피 측정이 가장 큰 역할.
- 전립선암 진단에 있어서 초음파의 특이도와 민감도는 높지 않음.

(2) 검사 방법

① 검사 장비

- 경직장, 경복부, 경회음부 초음파가 모두 시행 가능하지만 경직장 검사가 타 검사에 비해 영상의 질이 월등하여 경직장 초음파 검사를 원칙으로 함.
- 일반적으로 6~10 MHz의 경직장 탐촉자 endorectal probe를 사용.

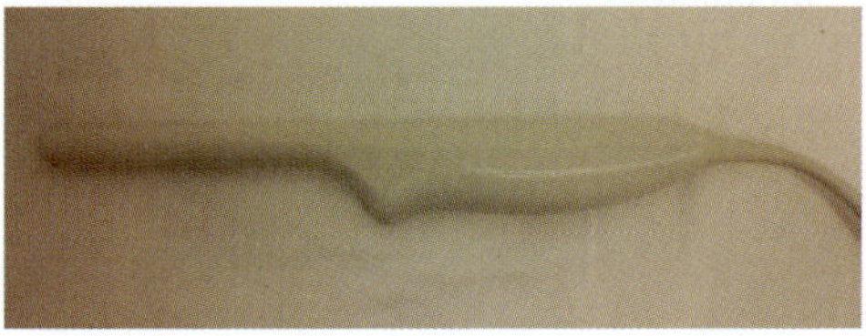

그림 10-1. 전립선 초음파의 탐촉자. 6~10 MHz의 경직장 탐촉자이다.

② 검사 자세

- 환자를 좌측 측와위로 위치시킨 후, 무릎을 구부려 배에 붙이고 등을 구부린 자세를 취하게 함.
- 이때 엉덩이가 테이블의 바깥쪽으로 어느 정도 돌출되어야 탐촉자의 각도를 크게 줄 수 있어 검사에 유리.
- 환자가 비스듬히 눕는 경우 영상이 정확한 평면으로 잡히지 않으므로 가능한 환자를 정확히 측와위로 눕게 함.

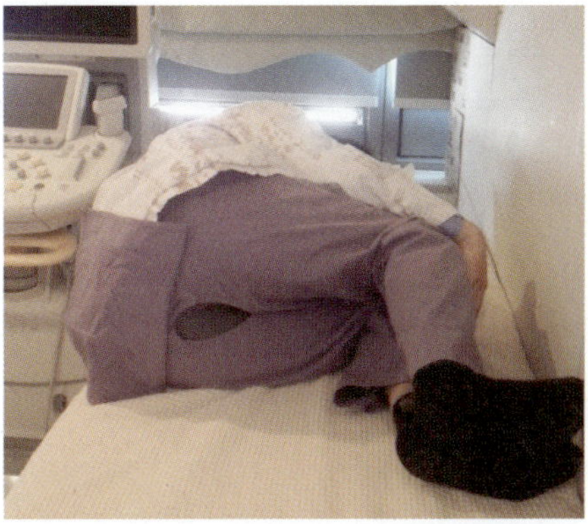

그림 10-2. 전립선 초음파 검사를 위한 환자 자세. 환자를 좌측 측와위로 눕히고 무릎을 배쪽으로 구부리도록 한다.

③ 검사 시행

- 축상면 스캔: 항문 괄약근을 축으로 환자 머리쪽으로 탐촉자 끝을 꺾으면 전립선 기저부가 스캔되고, 환자 다리쪽으로 꺾으면 전립선 첨부가 스캔이 됨. 축상면 스캔시 좌우엽이 대칭으로 찍는 것이 중요.
- 시상면 스캔: 탐촉자를 시계반대 방향으로 90도 돌려 환자의 장축에 탐촉자의 스캔방향을 일치시키고 검사를 시행. 탐촉자의 끝을 천장을 향하게 할 경우 환자의 우측 시상면의 전립선이 스캔되고, 끝을 바닥을 향하게 꺾으면 좌측 시상면이 스캔됨.

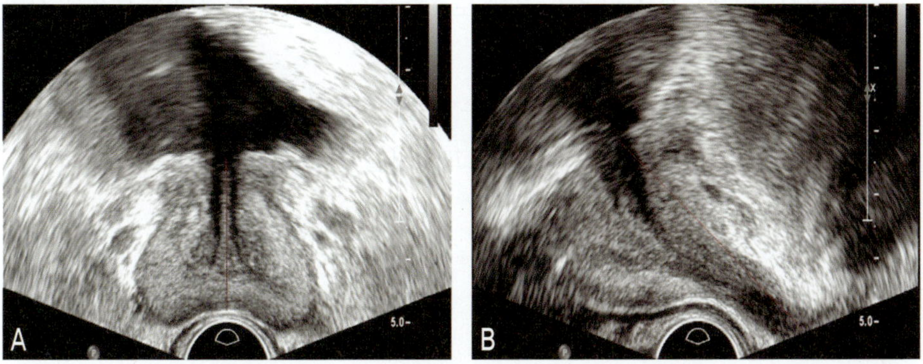

그림 10-3. 전립선 축상면 스캔(A)에서 최대 횡축 직경과 최대 전후 직경을 측정하고 시상면 스캔(B)에서 최대 종축 직경을 측정한다.

* 전립선 부피의 측정은 전립선 초음파의 가장 중요한 목적.
  ① 축상면에서 최대 횡축 직경 & 최대 전후 직경 측정
  ② 중앙 시상면에서 최대 종축 직경 측정 → ellipsoid formula로 부피를 계산.
    • ellipsoid formula= transverse diameter*AP diameter*longitudinal diameter*0.523

국소 종괴 유무, 에코의 변화, 좌우 대칭성, 경계의 연속성 등을 염두에 두고 스캔. Color doppler 또는 power doppler 검사로 증가된 혈류가 보이는 국소 병변 있는지 검사.

* 정낭과 정관은 전립선 기저부에 사선으로 위치하기 때문에 탐촉자의 끝을 환자 머리쪽으로 꺾은 후, 축상면 기준으로 우측은 시계반대 방향 30~45도, 좌측은 시계 방향 30~45도로 돌리면 정낭과 정관이 펴진 영상을 얻을 수 있음. 정관은 정낭보다 내측, 위쪽에 위치하고 정낭보다 가는 관상의 구조물로 구분됨.

(3) 검사 시 주의사항

① 경직장 탐촉자의 관리
- 경직장 탐촉자는 일회용 콘돔형태의 커버를 반드시 씌운 후에 환자에게 삽입하여야 함.
- 탐촉자가 오염되지 않도록 주의하고 일회용품들은 사용 후 반드시 버려야 함.
- 검사 이후 탐촉자 자체도 적절한 소독을 시행.

② 삽입 전 주의사항
- 삽입시 충분한 젤을 탐촉자 끝에 도포한 후 부드럽게 환자의 항문으로 삽입하여 통증을 최소화하도록 함.
- 환자가 긴장하여 몸에 힘을 줄 경우 항문 압력이 강해져 삽입이 더 어렵기 때문에 최대한 환자에게 몸에 힘을 빼고 이완할 수 있게 도와주는 것이 중요.

(4) 검사 결과의 해석과 추후관리

① 전립선비대증

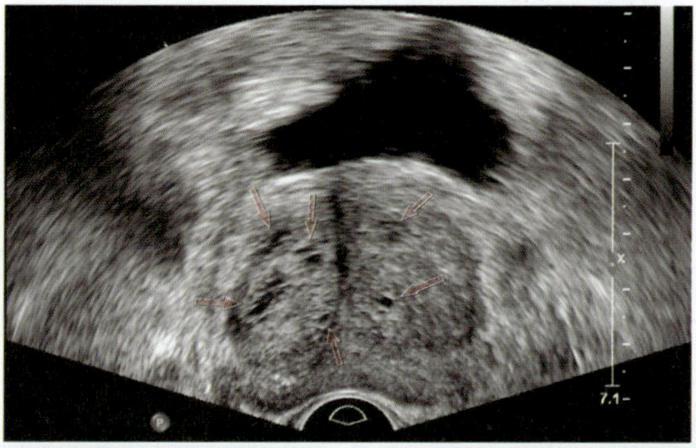

그림 10-4. 전립선비대증의 초음파 소견. 이행 구역의 미만성 확대를 보이며 확장된 이행 구역 내에 다발성 낭종들(화살표)이 보이고 있다.

a. 전립선 용적 증가

- Prolate ellipse 방법을 이용한 전립선 용적이 20 mL 이상이면 전립선비대증을 의심.
- 전립선의 크기와 용적을 정확히 측정하는 것은 전립선비대증 확인 외에 전립선 특이 항원의 평가, 치료 방침 결정, 치료 효과 평가 등에 있어 매우 중요.

b. 이행구역의 확대

c. 낭성 변화

- 전립선비대증에서 흔히 보이는 소견

d. 가성피막 및 주변 석회화

- 전립선비대로 인한 이행구역의 확장은 이행구역과 주변구역 간에 위치하는 전립선 실질을 압박하여 가성피막을 형성. 초음파에서 저에코의 띠로 보임.
- 가성피막을 따라 위치하는 고에코의 선이나 결절들로 보이는 주변 석회화도 흔한 소견임.

② 전립선암

a. 회색조 초음파 소견

- 전립선암 70%는 주변구역에서 발생.
- 가장 전형적인 경우: 주변구역에 불규칙한 경계를 보이는 저에코 병변
- 전립선암의 다양한 형태 → 30%는 국소결절 형태, 50%는 결절과 주변의 침습성 병변, 나머지 20%는 결절 없이 침습형 병변
- 저에코 병변의 크기가 클수록, 병변의 경계가 분명하고 에코가 낮을수록, 직장수지 검사 소견과 초음파 검사 소견이 일치할수록 전립선암의 가능성이 높아지는 것으로 알려져 있음.

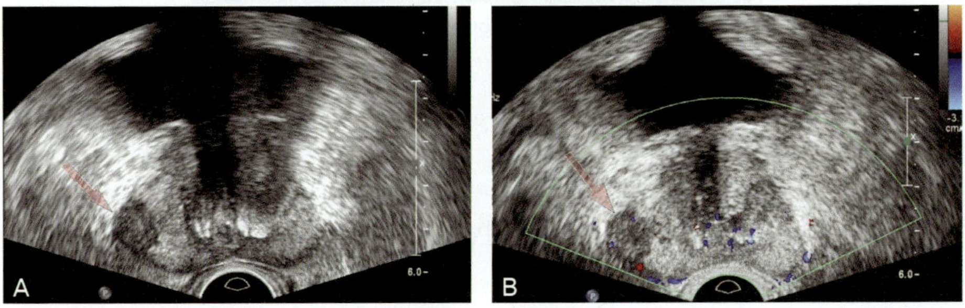

그림 10-5. 전립선암의 전형적인 초음파 소견. (A) 외연이 뚜렷한 저에코의 병변(화살표)이 전립선 우측 주변구역에 있다. (B) 도플러 초음파 소견에서 병변 내부에 증가된 혈류(화살표)는 전립선암을 시사한다.

* 전립선암의 60% 정도는 저에코를 보이지만 나머지는 주변 조직과 같은 정도의 에코 또는 고에코를 보이며, 이 경우는 초음파에서 보이지 않을 수 있음. 따라서 국소적 에코의 변화 외에 비대칭적 에코, 전립선 윤곽의 돌출이나 불규칙성, 정낭의 변화 등의 이차 소견이 전립선암 진단에 도움이 될 수 있음.

b. 도플러 초음파 소견

- 전립선암은 색도플러에서 고혈관성으로 보이므로 모든 국소 병변과 종괴 효과를 보이는 병변에 대해 도플러를 이용한 정확한 혈류 평가가 필요.
- 특히 전립선 기저부보다 중간층 주변 구역의 국소적 혈류 증가는 전립선암 가능성이 큼.
- 병리학적으로 Gleason score가 높은 병변일수록 고혈관성을 나타냄.

참고문헌

1. 대한비뇨생식기영상의학회 편저, 비뇨생식기영상진단-비뇨기영상, 일조각, 2019.
2. 서울대학교병원 전립선센터 편저, 전립선질환의 영상, 가본의학서적, 2011.
3. AIUM Practice Parameter for the Performance of Ultrasound Evaluations of the Prostate (and Surrounding Structures). J Ultrasound Med. 2021;40(5):E25-9.

2) 전립선 MRI

(1) 검사 개요

- 전립선암의 평가에서 가장 정확한 영상 기법.
- 종양의 존재 유무, 위치 확인, 병기 결정, 재발 여부의 확인에 중요.
- 검진에서의 역할은 아직 데이터가 부족하나 PSA와 비교하였을 때 더 많은 전립선암 환자를 진단할 수 있다는 결과가 나오고 있음.

(2) 검사 방법

- 검진 전립선 MRI는 T2 강조 축상, 관상, 시상면 영상과 확산강조영상을 얻는 biparametric MRI를 시행함.

① T2 강조영상

- T2 강조영상은 전립선과 전립선 주변 조직의 해부학 구조를 가장 잘 파악할 수 있고 이행구역의 전립선암 평가에 주요 시퀀스로 사용됨.
- 축상 T2 강조영상에서 양측 엽의 좌우대칭이 이루어져야 하며 조사야는 전립선과 정낭을 모두 포함시키되 전립선을 충분히 크게 볼 수 있게 180~220 mm를 권장함.
- 축상 T2 강조영상은 환자의 장축 기준 true axial로 촬영하거나 전립선의 장축에 수직으로 oblique axial로 촬영하는 것이 모두 가능하나 일반적으로 환자 기준으로 true axial로 촬영하는 것이 권장됨.
- 축상, 시상, 관상 T2 강조영상 모두 절편두께 3 mm, 절편간격 없이 촬영하는 것을 권장함.

② 확산강조영상

- 높은 세포밀도를 반영하는 영상으로 주변구역의 전립선암 평가에 주요 시퀀스로, 이행구역의 전립선암 평가에 보조 시퀀스로 사용됨.
- 여러 b-value를 사용하여 확산강조영상을 얻게 되며, 가장 추천되는 방법은 낮은 값(50~100 s/mm^2), 중간 값(800~1000 s/mm^2), 높은 값(≥ 1400 s/mm^2) 영상을 하나씩 얻는 것임.
- 높은 b-value 영상은 직접 얻어도 되고 낮은 b-value와 중간 b-value 영상을 사용해서 계산된(synthetic DWI) 영상을 얻어도 무방함.
- 조사야 160~220 mm, 절편두께 4 mm 이하, 절편간격 없이 촬영하는 것을 권장함.
- 축상 T2 강조영상과 같은 평면으로 일치하게 촬영하여야 병변 평가를 정확하게 할 수 있음.

(3) 검사 시 주의사항

- 위장관 운동으로 인한 인공물을 최소화하기 위해 진경제(buscopan)를 검사 전 주입할 것을 권장함.
- 직장 내에 잔변이 있을 경우 확산강조영상에서 인공물이 발생 할 수 있기 때문에 검사 전 관장을 시행하면 도움이 됨.

(4) 검사 결과의 해석과 추후관리

① 전립선비대증

- T2 강조 중앙 시상면에서 최대 종축 직경과 최대 전후 직경을 측정하고 T2 강조 축상면에서 최대 횡축 직경을 측정하여 ellipsoid formula로 전립선 부피를 계산.

* ellipsoid formula= transverse diameter*AP diameter*longitudinal diameter*0.523

- 대략 20 mL 이상일 경우 전립선비대증이 있다고 진단.

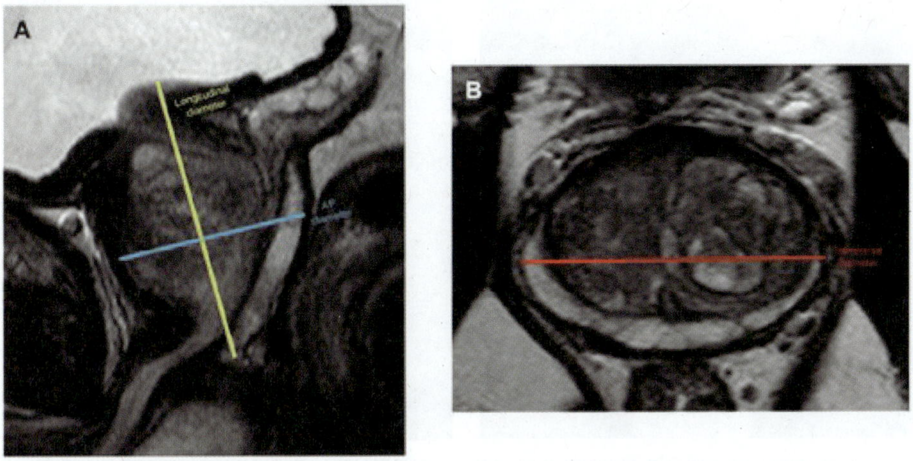

그림 10-6. 전립선 MRI에서의 부피 측정. (A) 정중앙 시상면에서 최대 종축 직경(노란선)최대 전후 직경(파란선)을 측정하고 (B) 축상면에서 최대 횡축 직경(빨간선)을 측정한다.

② 전립선암

- 전립선 MR 영상의 판독에는 전립선 및 전립선암에 대한 조직학적 이해 및 MR 영상에 대한 경험이 필요
- 판독자마다 병변에 대한보고 방법이나 해석이 달라서 이에 대한 표준화된 가이드라인이 필요.
- 이에 2012년 유럽 비뇨영상학회 주도로 PI-RADS (Prostate Imaging Reporting and Data System) 1판이 발표되었고, 2019년에 미국 영상의학회와 함께 개정된 버전인 PI-RADS 2.1판이 발표됨.

• 주변구역
  - 주변구역에 전립선암이 있을 경우 T2 강조영상에서 저신호 강도로 보이게 됨.
  - 확산강조영상에서는 확산제한을 보임.
  - 높은 b-value의 확산강조영상에서 아주 높은 고신호를 보이면서 ADC에서 아주 낮은 저신호를 가질 경우 임상적으로 중요한 전립선암의 가능성이 더 큼.
  - 다만 병변의 모양이 선 또는 쐐기 모양일 경우 확산제한이 있더라도 염증성 병변일 가능성이 높으므로 판독에 주의하여야 함.

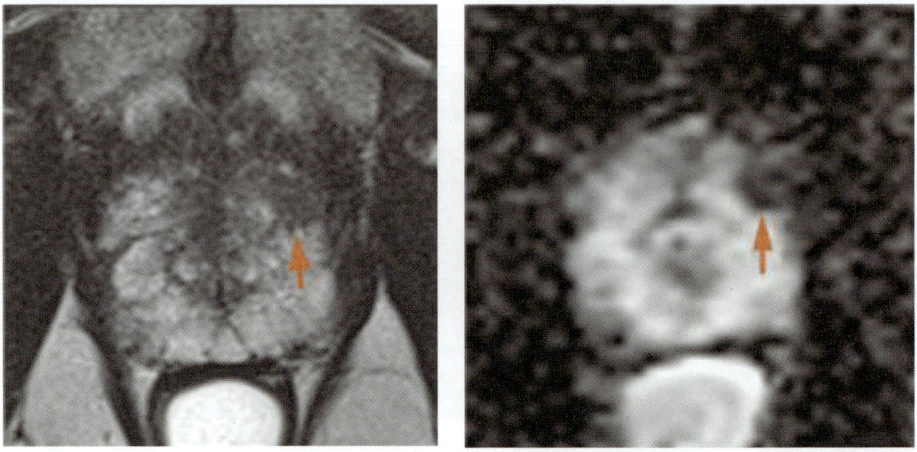

그림 10-7. 전형적인 주변구역 전립선암의 예. (좌) T2 강조영상에서 좌측 첨부 주변구역에 저신호를 보이는 병변(화살표)이 있고 (우) ADC map에서 해당 병변은 저신호(화살표)를 보인다.

- 이행구역
  - 이행구역은 정상적으로도 T2 강조영상에서 저신호로 보이기 때문에 종양과 주변 정상 조직간의 차이를 정확히 파악하기 어려움.
  - 동질적으로 중등도의 저신호를 보이면서 lenticular 또는 noncircumscribed 병변이 보이면 이행구역의 전립선암을 의심해야 함.
  - 주변구역과 마찬가지로 강한 확산제한을 보이면 전립선암의 가능성이 높아짐.
  - 다만 경한/중등도의 확산제한은 BPH 결절에서도 흔하게 보이기 때문에 주변 다른 결절과 구별될 정도의 강한 확산제한을 갖고 있는지 해석에 주의를 요함.

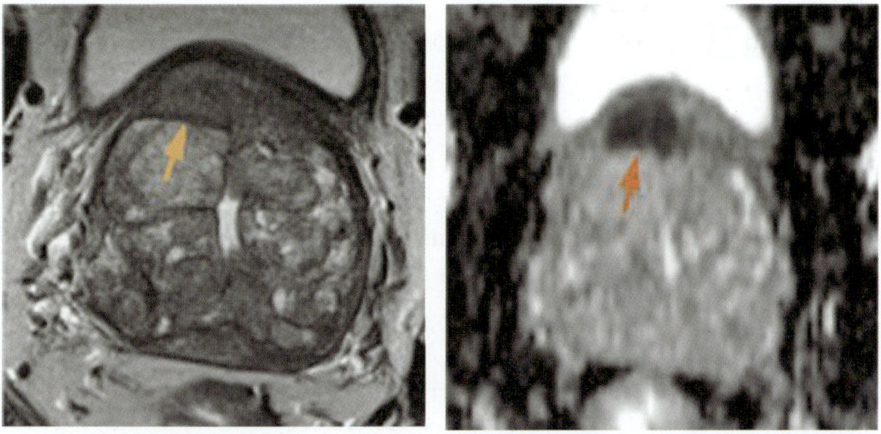

그림 10-8. 전형적인 이행구역 전립선암의 예. (좌) T2 강조영상에서 전방 이행구역에 lenticular하고 동질적인 저신호를 보이는 병변(화살표)이 있다. (우) 해당 병변은 ADC map에서 저신호(화살표)를 보이고 있어 전립선암을 시사한다.

참고문헌

1. 대한비뇨생식기영상의학회 편저, 비뇨생식기영상진단-비뇨기영상, 일조각, 2019.
2. 서울대학교병원 전립선센터 편저, 전립선질환의 영상, 가본의학서적, 2011.
3. Turkbey B, Rosenkrantz A, Haider M et al., Prostate Imaging Reporting and Data System Version 2.1: 2019 Update of Prostate Imaging Reporting and Data System Version 2, Eur Urol. 2019 Sep;76(3):340-351.
4. Weinreb J, Barentsz J, Choyke P et al., PI-RADS Prostate Imaging - Reporting and Data System: 2015, Version 2. Eur Urol. 2016 Jan;69(1):16-40.
5. Giganti F, Kirkham A, Kasivisvanathan V, et al. Understanding PI-QUAL for prostate MRI quality: a practical primer for radiologists. Insights Imaging. 2021 May 1;12:59.

11. 뇌 검진

1) 뇌 MRI – 뇌하수체 병변

김민주(분당서울대학교병원 내분비대사내과)

(1) 뇌하수체 우연종(pituitary incidentaloma): 뇌 MRI 검사에서 우연히 뇌하수체 종양이 관찰된 경우

① 뇌하수체 우연종의 종류: 뇌하수체 선종(pituitary adenoma)(가장 많음), 라트케씨 낭종(Rathke's cleft cyst), 뇌수막종, 두개인두종(craniopharyngioma) 등

② 추후 필요한 검사

- 뇌하수체 MRI(pituitary MRI or sella MRI): 일반적인 뇌 MRI에서 뇌하수체 종양을 정확하게 평가하기는 어렵기 때문에 뇌하수체 병변이 발견된 경우 뇌하수체 MRI로 재평가를 권유.
- 뇌하수체 기능 검사: 프로락틴샘종(prolactinoma), 말단비대증(acromegaly), 쿠싱병(Cushing disease), 뇌하수체기능저하증 등에 대한 감별.
- 두통, 시야 장애 확인: 크기가 큰 경우 종괴 효과로 인해 발생할 수 있음.
- 뇌하수체 우연종이 의심되면 내분비내과 진료 권고.

③ 뇌하수체 선종의 치료

- 뇌하수체 기능에 이상이 있거나 크기가 큰 경우: 수술이나 약물 치료
- 비기능성의 작은 뇌하수체 선종: 치료 없이 추적 관찰하기도 함.

(2) 공터키안 증후군(empty sella syndrome): 뇌 MRI 검사에서 뇌하수체가 관찰되지 않는 경우

① 공터키안 증후군의 원인: 두개내압이 상승하여(intracranial hypertension) 뇌하수체가 납작하게 눌려 잘 보이지 않는 경우, 뇌하수체 종괴가 있다가 경색(pituitary infarction)이 되면서 뇌하수체 안으로 뇌척수액이 들어온 경우, 뇌하수체 수술이나 방사선 치료 후 뇌하수체 위축이 발생한 경우

② 추후 필요한 검사

- 뇌하수체 MRI(pituitary MRI or sella MRI): 일반적인 뇌 MRI에서 뇌하수체를 정확하게 평가하기는 어렵기 때문에 발견된 경우 뇌하수체 MRI로 재평가를 권유.
- 뇌하수체 기능 검사: 뇌하수체기능저하증이 없는지 평가.
- 공터키안 증후군이 의심되면 내분비내과 진료 권고.

③ 공터키안 증후군의 치료

- 뇌하수체 기능 정상: 치료 필요하지 않음.
- 뇌하수체기능저하증이 있는 경우: 약물 치료 필요.

참고문헌

1. 김성연 저. 민헌기 임상내분비학 3판. 2016. 고려의학
2. Jameson JL et al. Harrison's Principles of Internal Medicine, 20th edition, 2018. McGraw Hill Education.

2) 뇌 MRI/MRA 검사

박경일, 이은경(서울대학교병원 강남센터 신경과, 영상의학과)

(1) 검사개요

- 정밀 프로그램(뇌졸중, 치매)에 포함.
- 일반적으로 뇌 MRI와 MRA가 검진 목적으로 많이 사용.
  뇌 조직과 주변 구조물 및 혈관 이상여부 평가.
- 뇌질환이 의심되는 경우, 65세 이상의 고령, 뇌 질환 또는 동맥류의 가족력이 있는 경우, 흡연, 당뇨, 고혈압 등 뇌졸중의 위험요인이 있을 경우.

(2) 검사 방법

- MRI 스캐너에 약 20~40분 정도 가만히 누워있게 되는데, 이때 반복적인 기계음이 들리므로 수진자의 귀를 보호하기 위하여 귀마개나 헤드폰 사용.

- 조영제를 사용하는 검사의 경우에는 검사 전에 미리 정맥 주사로를 확보.

(3) 검사 시 주의사항

- 보청기, 틀니, 머리핀, 벨트, 시계, 열쇠, 지갑, 카드, 휴대전화기 등 금속성 소지품은 검사에 방해가 되므로 반드시 별도의 장소에 보관.
- 여러 가지 종류의 금속성 의료기기가 인체에 부착이 된 경우나 금속성 파편이 몸 안에 있는 경우 의료진과의 상의가 필요.

* 최근에는 많은 의료용 금속들이 MR에 영향을 주지 않는 금속으로 대체되어 동맥류 클립과 일부 심박동기 및 와우관 이식은 낮은 자기장의 MR에서 촬영이 허용

- 금속성 치과 보철물이나 금속성 이식물이 있는 경우 자기장의 균질성을 깨뜨려 양질의 영상을 얻지 못할 수가 있음.
- 5~10% 정도에서 폐소공포증이나 불안장애, 공황장애증상이 새로 생기거나 기존 증상이 악화될 수 있어 신경안정 약물을 사용할 수 있음. 약물을 사용하는 경우 MRI 검사 이후 어지러움, 졸음 등이 지속될 수 있기 때문에 당일 운전이나 기계 조작은 피하는 것이 좋으며, 귀가 시 책임 있는 보호자를 동반하는 것이 추천됨.
- 검사 시 조영제를 사용하는 경우 조영제에 대한 부작용이 있었는지 여부를 미리 확인해야 하고, 검사 중에는 부작용이 발생하는지 면밀히 관찰하며 그에 대처.
- 신장 기능이 낮은 수진자의 경우에는 조영제 사용 여부가 반드시 필요한지 여부 및 조영제 종류의 선택과 용량 등에 대해 미리 의사와 상의.

(4) 검사결과의 해석과 추후관리

일반 인구집단에서 자주 관찰되는 MRI소견은 무증상 뇌경색, 뇌동맥류, 뇌수막종, 부비동염 등이고, 서울대학교병원 강남센터 자료는 좀더 세분화된 결과를 보여주는데, 그 빈도순으로 소혈관질환, 부비동염, 뇌혈관협착, 뇌동맥류가 많았음.

① 소혈관질환(Small vessel disease, SVD)

- 말 그대로의 '질환'은 아니고 뇌 MR에서 보이는 영상학적 소견에 불과함.
- 경우에 따라서는 뇌졸중이나 치매의 바이오 마커가 되며, 위험의 신호로 여겨지는 경우가 있으므로 검진영역에서는 중요.
- 다음 세 가지 종류로 분류됨.
  a. 백질 고신호강도 또는 백질변성(white matter hyperintensities 또는 leukoaraiosis)

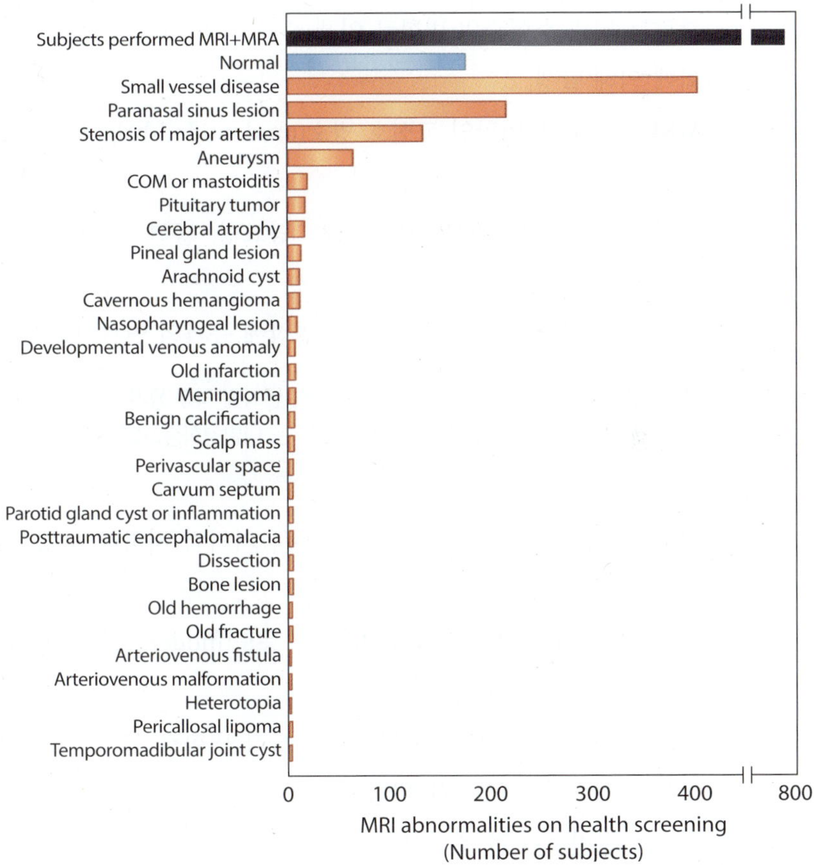

그림 11-1. 강남센터 뇌MRI+MRA 검사결과소견의 빈도

출처 : 박경일. 강남센터 유전체 코호트(GENIE) subgroup 분석 자료, unpublished

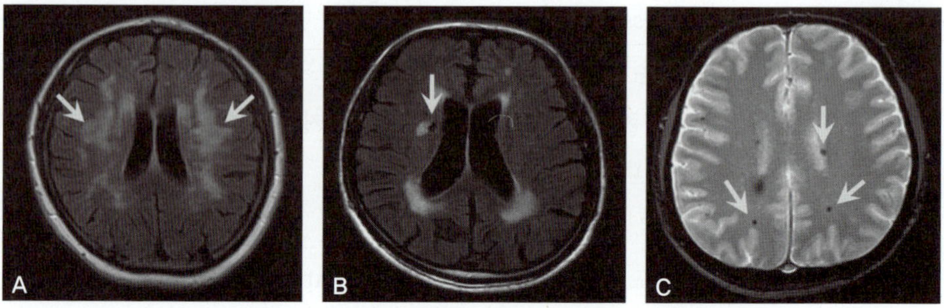

그림 11-2. 백질의 고신호강도 병변(A) 및 열공성 뇌경색(B), 미세출혈(C)

- 주로는 뇌내 소혈관의 변화로 인해 주변 뇌의 허혈, 신경염증, 아교세포화에 의해 발생.
- MRI 판독문의 '미확인 고신호 병소(unidentified bright objects, UBO)'의 대부분을 차지.
- 원인: 기존의 혈관위험인자(고혈압, 당뇨병, 흡연, 고령 등)와 관련성이 높음.

  그 밖에 유전성 경향 뿐 아니라, 수면장애 등과의 연관성도 있음.

> * 일반적으로 노화와 관련되어 혈관의 퇴행성 변화에 의해 생기는 병변 중 가장 흔한 종류로 생각되나, 젊은 사람에서 나타나는 경우는 다발경화증, 소혈관을 침범하는 혈관염을 포함한 다양한 드문 질환의 결과일 수도 있음.

- 증상: 대개 없으나, 정도가 심한 경우, 기억력 저하나 보행장애가 나타나기도 함.
- 등급: '없음(absent)', '경도(mild)', '중등도(moderate)', '중증(severe)' 으로 나타내는 경우가 많음.
- 경도의 경우는 대개 고령에 의한 정상적 변화로 볼 수 있으나, 중등도 이상에서는 뇌졸중, 치매 위험이 상승할 수 있으므로 고혈압, 당뇨병 등 혈관 위험인자가 잘 조절되는지 확인이 필요.

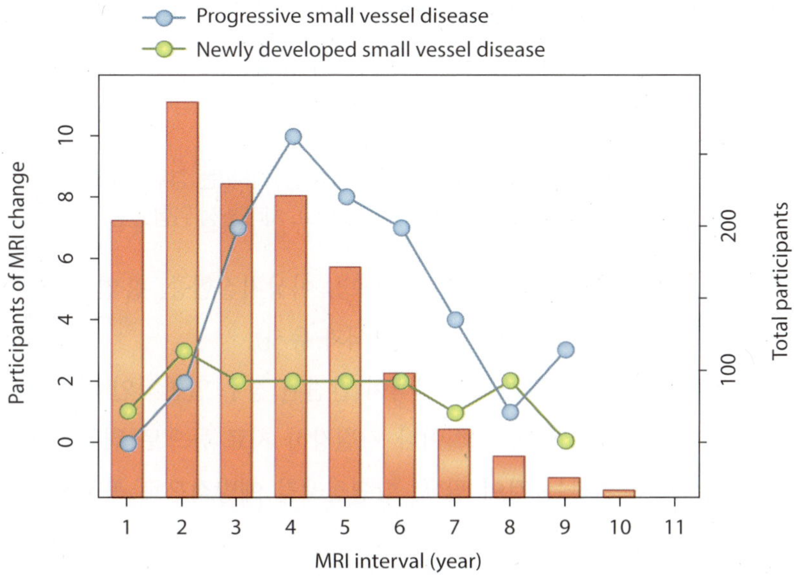

그림 11-3. 소혈관질환의 경과

막대그래프는 시행빈도를 나타내고, 선그래프는 소혈관 질환의 진행을 보여주는 환자의 수이며, 3년~4년 사이에 가장 큰 빈도를 보임

출처: 박경일. 강남센터 유전체 코호트(GENIE) subgroup 분석 자료, unpublished)

참고: 고신호강도 병변의 연령에 따른 표준분포(http://brainmr.com)

- 뇌졸중 발생과 연관성이 있다고 알려져 있음. 일반적으로 인지기능 저하와 혈관성 치매 및 혼합성 치매의 위험성을 높인다고 알려져 있음.

→ 따라서 MRI에서 백질 고신호강도 병변이 있고, 고혈압이 동반되었다면 생활습관 교정이나 혈압강하제 등을 통하여 혈압을 철저히 조절하는 것이 가장 중요.

아직 임상적 근거가 충분하지는 않지만 병변이 어느 수준 이상 되는 경우 항혈전제나 스타틴 계통의 약물을 사용하는 것이 뇌졸중이나 치매를 예방하는 데 있어서 도움이 될 수 있음.

b. 무증상 열공(silent lacune)

- 직경이 1.5 cm 이하이면서(0.3~0.5 cm이상) 원형 또는 타원형 모양으로 보이는 MRI 병변.
- 작은 관통동맥의 폐색으로 인해 발생.

- 위치 및 크기에 따라 급격한 편마비나 감각이상, 조화운동 장애, 구음장애 등의 신경학적 증상이 동반될 수 있음. 무증상으로 검진 시 우연히 발견되는 경우도 드물지 않음.

* 최근에 발표된 내용에 의하면, 무증상 열공성 뇌경색이 있는 경우 실제로는 실행장애를 포함한 미세한 인지기능 저하를 보이는 경우가 많고, 치매 발생 위험도 높아짐.

- 위험인자: 나이, 남성, 고혈압, 당뇨병, 이상지질혈증, 흡연, 과거 일과성 허혈발작의 병력 등 (일반적인 뇌경색과 유사).
  → 따라서, 무증상 열공성 뇌경색이 발견된 경우 일반적인 뇌경색의 이차 예방에 준해서 혈압 조절이나 지질강하 치료 등으로 위험인자를 적극적으로 조절하는 것이 필요. 항혈전제를 예방적으로 복용하도록 하는 것이 좋음.

* 혈관 주변 공간(Virchow-Robin spaces) 확장
- 열공성 뇌경색과 혼동될 수 있는 소견 중 하나.
- 변성된 소혈관 주변으로 나타남.
- FLAIR영상에서 형태학적으로 열공성 뇌경색과 구별이 잘 됨.
- 임상적 의미는 뚜렷하지 않음.

c. 미세출혈(microbleed, CMB)

- 기울기에코 영상(gradient-echo MRI) 또는 자화율 강조 영상(susceptibility-weighted MRI)에서 작고 검고 둥글게 보이는 점 형태로 잘 관찰됨.
- 뇌심부 또는 뇌 피질-피질하 경계부에서 주로 보임; 위치에 따른 중요성
  - 뇌 피질-피질하 경계부 → 뇌아밀로이드 혈관병증(cerebral amyloid angiopathy)과 연관성 높음
  - 뇌심부 → 열공성 뇌경색이나 뇌출혈과 연관됨.
- 건강한 사람의 5%, 허혈성 뇌졸중의 34%, 출혈성 뇌졸중의 60%, 알츠하이머병의 20% 정도에서 발견됨.
- 추적검사를 통해 개수가 늘어나는 경우 뇌졸중 위험인자, 특히 고혈압 조절여부를 확인해 보아야 함.
- 하지만, MRI에서 우연히 발견되는 미세출혈이 추후 뇌출혈의 발생과 연관되는지 여부는 아직 불분명.

- 미세출혈이 있는 경우 혈전용해술이나 항응고제에 의한 출혈성 합병증 빈도가 높아짐. 그러나 MRI에서 미세출혈이 발견되는 것이 일반적으로 아스피린 등 항혈전제 치료의 금기사항이 되지는 않으며, 검진 MRI상 미세출혈이 1~2개 발견되었다고 해서 향후 뇌출혈 위험이 반드시 높다고 간주할 수는 없음.

(2) 뇌동맥 협착(intracranial artery stenosis)

- 동맥경화성 변화인 경우가 가장 많음.
- 우리나라 등 아시아 국가에서 서양에 비해 상대적 빈도가 높은 편임.
- 위험인자: 고혈압, 고지혈증, 당뇨, 흡연, 심장 관상동맥질환, 뇌졸중 과거력 등.
- 무증상 두개내혈관 협착의 경우 뇌경색 위험도는 1년에 3.5% 정도.
- 특히 70% 이상 협착인 경우는 1년에 14% 정도로 높은 것으로 알려짐.

TOF-MRA: 비침습적, 조영제 사용하지 않는 3차원 MRA

- 민감도는 높은 반면 특이도가 다소 낮아 협착을 실제보다 과도하게 평가할 수 있음.
- 혈류 속도가 느린 부분에서 저신호로 나타나서, 마치 좁아진 것으로 오인할 수 있음.
- 두개골 근처로 지나가는 내경동맥 부위에서 신호 왜곡이 나타나 좁아진 것으로 오인될 수 있음.
- 작은 뇌혈관의 경우 해상도 한계를 극복하기 위한 방안: 조영제를 사용하는 MRA 혹은 CTA, 고해상도 MRA, 경두개 초음파검사(Transcranial Doppler, TCD) 등의 추가적인 검사가 도움이 되기도 함.

- 치료

: 뇌경색 병력이 있었던 환자에서 뇌동맥 협착이 있는 경우는, 아스피린, 아스피린/서방형 디피리다몰, 클로피도그렐, 실로스타졸 등 혈전제 복용이 필요.

: 일차 예방이든 이차 예방이든 간에 적극적으로 뇌혈관 위험인자인 고혈압, 고지혈증, 대사증후군을 조절하는 것이 중요. 당뇨병 조절이나 금연 등이 필수.

: 뇌동맥 협착에서 혈관내 시술을 이용한 혈관성형술이나 스텐트 등은 합병증 빈도가 높아 일반적으로는 하지 않음.

(3) 근위부 경동맥 협착(proximal carotid stenosis)

- 경동맥 검사는 MRA 보다 경동맥초음파가 더 정확함. 간혹 애매하게 경동맥의 협착이 의심되는 경우에는 초음파나 경동맥 CTA로 확인하는 것이 좋음.

* 일반적으로는 무증상 경동맥 협착에 대한 검진에 있어서 경동맥 초음파가 접근성이나 추적검사의 용이성, 비용 등의 측면에서 좀더 손쉽게 권유됨.

- 치료

: 적극적으로 뇌혈관 위험인자를 조절하는 것이 중요.

: 50% 이상의 협착이거나 그 이하라도 나빠지는 경과가 보인다면, 혈관위험인자의 관리와 함께 아스피린 등의 항혈전제를 사용하는 것이 좋음.

: 무증상이라도 60~70% 이상의 협착인 경우에는 여러가지 요인들을 고려하여 예방적 경동맥 내막절제술 또는 경동맥 혈관성형술 및 스텐트 설치술 여부를 결정.

(4) 비파열 뇌동맥류(unrupture intracranial aneurysm)

- MRA로 최소 1.5~2 mm 의 뇌동맥류의 발견이 가능.
- 뇌동맥류의 유병율: 전체 인구의 약 1~5%.
- 위험인자: 고혈압, 흡연, 과도한 음주, 가족력.

* 직계가족 중에 2명 이상의 지주막하출혈 (subarachnoid hemorrhage) 환자가 있는 경우 10% 정도에서 이환될 가능성이 있으므로 뇌동맥류에 대한 검진을 미리 권유.

- 이전 뇌출혈 병력이 없고, 5 mm 이하의 내경동맥 동맥류의 1년 내 파열 확률은 0% → 따라서 과도한 불안감을 조성하지 말아야 함.
- 영상에서 중요한 감별점: 접합부의 팽대(뇌혈관의 이음새부분이 약간 늘어난 모양새).
  → 고해상도 MRA가 도움이 되기도 함. 접합부 팽대로 추정되는 경우는 추적검사 필요 없음.

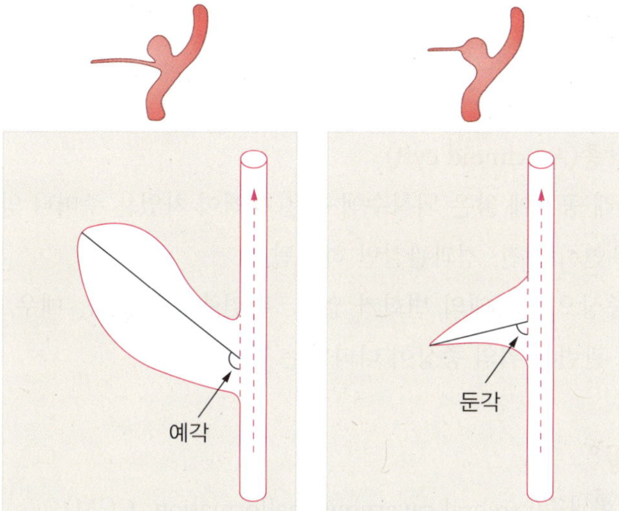

그림 11-4. 좌측은 뇌동맥류, 우측은 접합부 팽대(infundibulum 또는 junctional dilatation)

- 경과관찰하는 경우, 고혈압 치료 및 금연이 필수적. 주기적인 MRA검사를 통해 그 크기와 모양의 변화를 관찰해야 함.
- 대개 첫 발견시, 고해상도 MRA로 1년 후 추적검사를 하고, 이후 간격은 환자마다 개별화.

> * 다음의 경우는 치료를 면밀히 검토
> : 여명이 10년 이상이면서, 1) 5 mm 이상, 2) 모양이 길쭉한 경우, 다엽성 3) 크기나 모양이 변하는 경우, 4) 여러 개인 경우, 5) 뇌동맥류의 가족력이 있는 경우

(5) 송과체 낭종(Pineal gland cyst)

- 전체 MRI의 1.4~10%에서 발견.
- 6%에서 크기가 증가할 수 있음.
- 크기 증가하는 경우 두통, 수면장애 등이 발생할 수 있음.
- 일반적으로 1~1.4 cm 이내 크기의 전형적인 모양의 송과체 낭종의 경우 적극적인 추적검사는 권고되지 않는 편임.

- 처음 발견된 경우 송과체 종양과 감별이 필요하므로, 소견이 애매한 경우 조영제 사용 MRI를 추가로 시행해 볼 수 있음.

(6) 지주막 낭종(Arachnoid cyst)

- 지주막아래 공간에 맑은 뇌척수액 같은 용액이 차있는 주머니 양상.
- 대부분 우연히 발견. 경과관찰만 하게됨.
- 대개 무증상으로 상태의 변화가 없고, 관련증상도 없음. 매우 드물게 뇌를 압박하여 관련 부위의 증상이 나타나는 경우도 있음.

(7) 혈관 기형

① 해면상 혈관종(cerebral cavernous malformation, CCM)
  - 2 mm에서 수 센티미터까지 다양한 크기.
  - 크기가 작을 때는, 뇌미세출혈과 구분이 되지 않음.
  - T1이나 T2 강조영상에서 팝콘 모양으로 내부에 다양한 신호강도.
  - 기울기에코 영상에서 과거 주변 출혈로 인해 저신호강도의 헤모시데린 링(hemosiderin ring).
  - 위치에 상관 없이 무증상인 경우는 치료 없이 경과관찰.
  - 신경학적 증상이 생겨 심해지거나 이차적으로 뇌전증(epilepsy)이 생겨 조절이 잘 안 되는 경우, 그리고 반복적으로 출혈이 생기는 경우에는 수술적 치료를 고려.

② 발달성 정맥기형(developmental venous anomaly, DVA)
  - 단독으로 보이는 경우와 주변에 고신호 아교세포화 소견이 함께 보이는 경우
  - 모두 치료가 필요하지 않음.

③ 동정맥기형(Arteriovenous malformation, AVM)
  - 무증상은 추적 관찰하는 것이 원칙.
  - 뇌동맥류가 동반되었거나, 관련증상(심한 두통, 출혈, 발작 등)이 동반된 경우에는 치료가 필요.

(8) 뇌수막종(meningioma)

- 원발성 뇌종양의 약 15~20%.
- 40~60세의 중년 여성에서 많이 발생.
- 10% 미만에서만 임상증상을 유발.
- 크기가 작은 경우는 뇌 조영제 MRI로 1년마다 추적검사를 권유.
- 작더라도 관련증상이 나타날 가능성이 높은 뇌간, 안와주위 등은 증상여부에 대한 면밀한 문진이 필요.
- 치료는 종양의 크기와 위치, 시간에 따른 크기변화, 환자의 나이와 전반적인 건강상태 등을 종합적으로 고려하여 결정.
- 종양이 작고 천천히 자라며 증상을 일으키지 않고 환자 나이가 많은 경우에 수술이나 방사선치료 없이 적극적인 경과관찰.

(9) 뇌위축과 수두증

- 뇌위축의 MRI 소견: 대뇌 피질고랑(cortical sulci) 및 뇌실(ventricle)의 확장.
  a. 정상적인 노화는 주로 양쪽 전두엽(frontal lobe)과 두정엽(parietal lobe)을 중심으로 뇌 전체에서 뇌위축이 나타나는 경향.
  b. 전체에 비하여 양쪽 해마의 위축이 두드러진 경우나 양쪽 측두-두정엽(temporo-parietal lobe)의 위축이 두드러진 경우: 알츠하이머병 등의 퇴행성 치매 가능성을 염두.
  c. 다른 부위에 비해 전전두엽(prefrontal lobe) 위축이 심하거나 비대칭적 전두-측두엽(fronto-temporal lobe) 위축이 있는 경우는 전두측두치매(frontotemporal dementia) 가능성을 고려.
  d. 상대적으로 소뇌(cerebellum)나 뇌줄기(brainstem)의 위축이 심한 경우는 파킨슨 플러스 증후군(Parkinson plus syndrome) 등의 신경퇴행성 질환이나 만성 알코올중독 등의 독성 신경질환 가능성 등을 염두.
- 치매에 초점을 맞추는 MRI 검진은 1 mm 간격의 해마 MRI영상을 추가로 촬영: 뇌위축 및 해마 부위의 이상을 더 자세히 관찰, 정량적인 분석을 가능하게 함. 최근 인공지능을 활용한 뇌위축 측정하는 소프트웨어 개발되어 이

용됨.

* 수두증(hydrocephalus)
- MRI상 뇌실 확장을 보이지만 대뇌피질고랑 확장은 동반되지 않는 것이 특징.
- 정상압수두증(normal pressure hydrocephalus)
  : 주로 노인에서 만성적으로 생기는 수두증.
  : 두통 등 뇌압상승징후가 일반적으로 없으므로 간과하기 쉬운 질환임.
  : 특징적인 3대 증상이 보행장애, 인지기능저하, 요실금이므로 검진 MRI에서 수두증이 의심되는 경우 임상 증상에 대한 확인 후 신경과 의뢰를 권고함.

3) 경동맥 초음파 검사

박경일, 이은경(서울대학교병원 강남센터 신경과, 영상의학과)

(1) 검사개요

- 선택적 검사.
- 고령, 이전 뇌졸중 병력 및 고혈압이나 당뇨 등의 위험인자가 있는 경우 고려.

(2) 검사 방법

- 고해상도 선형 탐촉자를 사용하여 스캔(7 MHz 이상).
- 수진자는 누운 자세에서 검사하는 경동맥 부위 반대 방향으로 고개를 돌린 뒤 턱을 조금 들어 올림.
- B모드 횡축 영상으로 경동맥 기시부부터 턱 아래 내경동맥의 관찰 가능한 부위까지 스캔하며 협착, 경화반, 혹은 혈관벽의 비후 등의 병변이 있다면 사진으로 기록. 다음으로 B모드 종축 영상으로 관찰하며 사진으로 기록.
- 좁아진 부위가 있다면 color Doppler 혹은 power Doppler로 혈류를 영상화하여 협착 유무를 확인하고 기록.
- 경동맥 내막 중막 두께 측정(IMT). 경동맥 bulb에서 최소 1 cm 떨어진 총경동맥의 뒤쪽 벽(먼쪽 벽)에서 측정.
- 스펙트럴 도플러로 파형과 혈류속도를 측정. 샘플 볼륨은 혈관강의 2/3를 차지하는 정도, 각도는 동맥에 대해 60도를 넘지 않도록 함.

(3) 검사 시 주의사항

- 내경동맥과 외경동맥의 구별.

① 내경동맥: 스캔에 포함되는 범위에서는 분지동맥이 없음, 외측에 위치하며 귀 후방을 향해 주행, 분지 직후 팽창부분이 있음, 혈관 저항이 낮아 혈류 속도 파형이 완만하며 확장기 혈류 속도가 빠름.

② 외경동맥: 얕게 주행, 내경이 가늘고 좀더 내측에 위치, 혈관 저항이 높아 혈류 속도 파형이 좀 더 뾰족한 형태를 띠고 확장기 혈류 속도가 느림.

- 내막중막 복합체 두께 측정 오류와 variation이 있으므로 좀 더 정확한 측정을 위해서는 자동 측정 장치를 사용하거나, 여러 번 측정한 평균치를 사용.

(4) 검사결과의 해석과 추후관리

2011 Guideline on the Management of Patients With Extracranial Carotid and Vertebral Artery Disease	
경동맥 협착의 증상이 없는 환자 중	
1. 경동맥 협착이 있다고 알고 있거나, 의심되는 경우에 initial diagnostic test	Class I
2. Carotid bruit가 들리는 경우	Class IIa
3. 50% 초과의 경동맥 협착이 있는 경우	
4. 말초동맥경화, 관상동맥질환 혹은 동맥경화성 대동맥류 등의 질환을 가진 경우	Class IIb
5. 동맥경화의 임상적 근거를 가진 환자 중 다음 두 가지 이상을 가진 경우: 고혈압, 흡연, 고지혈증, 60세 이전 동맥경화를 보인 가족력, 뇌졸중의 가족력	
동맥경화의 위험 인자 혹은 임상 증상이 없는 무증상 환자 – 선별검사의 대상이 되지 않는다.	

① 경동맥벽의 비후

- 정상 내막중막 복합체 두께: 총경동맥에서 1 mm까지
  경동맥 팽대부위에서 1.2 mm까지
- 정상적으로 연령이 증가함에 따라서 내막중막 복합체의 두께가 증가한다고 알려져 있음.
  (총경동맥: 매년 0.01 mm (<0.03 mm), 경동맥 팽대부와 내경동맥: 매년 0.015~0.02mm)

- 스타틴계열 약물 투여 후, 내막중막 복합체 두께가 감소한다는 연구결과 있음.
- 추적 경동맥 초음파를 시행하는 환자에서 변화 가능성을 염두에 두고 해석하는 것이 좋음.

② 동맥경화반(Plaque)

- 폐색성 뇌혈관 장애와 관련이 있다고 알려져 있음.
- 동맥경화반의 형태를 기술할 때는 표면 형태(평활 혹은 울퉁불퉁), 궤양 유무, 에코 등을 포함해야 함.
- 동맥경화반 내 궤양 병변의 유무도 중요. 궤양은 표면으로부터 2 mm의 깊이가 있는 병변으로 정의함.
- 동맥경화반의 에코는 내막 중막 복합체 에코를 기준으로 함.
  a. 고에코 병변은 섬유화된 병변임. 후방 음영을 보이는 것은 석회화를 동반한 병변임.
  b. 저에코의 경우 지방이 풍부하고, 신선한 혈전을 함유하기도 함.
  c. 불균질한 에코를 보이는 경우, 복합 병변으로 균질한 동맥경화반보다 파열이나 내출혈 위험이 높다고 알려져 있음.

③ 경동맥 협착

- 경동맥 협착이 있는 경우, 특히 70% (NASCET 방법) 이상의 협착이 있는 경우에 뇌경색 발생률이 급격하게 높아짐.
- 초음파를 이용한 경동맥 협착의 정도는 내경뿐만 아니라 혈류 속도, 경화반 등 다양한 소견을 종합해 판단해야 함.
- 증상군(경동맥 협착 부위에 해당하는 증상으로, 최근 6개월 이내에 뇌경색 혹은 일과성허혈발작(TIA)이 발생한 경우)이면서, 협착 정도가 50% 이상 → 경동맥 스텐트 또는 경동맥 내막절제술의 대상이 될 수 있음.
- 무증상군이라면, 협착정도가 초음파에서 50% 이상(NASCET 기준으로는 60% 이상일 가능성이 높음)일 경우 → 진료 의뢰.
- 추적검사 통해 이전보다 의미있는 악화를 보이는 경우 → 약물 조절 등 조치가 필요할 수 있으므로 신경과 진료가 필요.

표 11-1. 2003 Carotid artery stenosis: gray-scale and Doppler US diagnosis

협착률 (%)	Primary parameters		Additional parameters	
	내경동맥 수축기 최고 혈류속도 (ICA PSV cm/sec)	경화반 예측* (%)	내경동맥/총경동맥 수축기 최고 혈류 속도비	내경동맥 이완기 말기 혈류 속도 (ICA EDV cm/sec)
정상	<125	없음.	<2.0	< 40
<50	<125	<50	<2.0	<40
50-69	125-230	≥50	2.0~4.0	40~100
≥ 70	>230	≥50	>4.0	>100
거의 완전 폐색	다양	보임	다양	다양
완전 폐색	측정 불가능	보임/내강 보이지 않음	적용 불가능	적용 불가능

* 경화반 예측 - 내경 감소

④ 추후 추적 검사

- 처음 경동맥 초음파에서 70% 초과의 의미 있는 협착이 있을 경우 → 추후 검사로 MRA 혹은 CTA 를 시행.
- 50% 초과의 중등도 협착이 있는 경우 → 매년 경동맥 추적 초음파를 시행할 것을 권고.
- 그 이하의 경증의 협착인 경우
  a. 환자가 경동맥 내막 절제술(carotid endarterectomy) 의 적응증에 해당된다면 → 6~12개월 후 경동맥 추적 초음파.
  b. 뇌졸중의 고위험군이며 동맥경화반이 있는 경우 → 1~2년 후 경동맥 추적 초음파를 시행.
- 처음 시행한 경동맥 초음파에서 협착이 없다면 → 뇌졸중의 고위험군의 환자에서만 3~5년 후 경동맥 추적 초음파 권고. 추적 초음파에서 병변이 진행하지 않으며, 환자가 더 이상의 의학적 처치를 요하지 않는다면 추적기간을 늘리거나 추적을 종료하여도 됨.

참고문헌

1. 조상헌 외. 한국인의 건강검진. 고려의학. 2013.
2. 장기현, 김인원, 한문희. 신경영상의학 2011.
3. 이광우 외. 신경과학. 범문사. 2005.
4. Grueter BE, Schulz UG. Age-related cerebral white matter disease. Postgrad Med J 2012;88:79-87.
5. Norrving B. Lacunar infarcts: no black holes in the brain are benign. Pract Neurol 2008;8:222-8.
6. Freda PU, Beckers AM, Katznelson L et al. Endocrine Society. Pituitary incidentaloma: an endocrine society clinical practice guideline. J Clin Endocrinol Metab 2011 96(4):894-904.
7. Westermaier T, Schweitzer T, Ernestus RI. Arachnoid cysts. Adv Exp Med Biol 2012;724:37-50.
8. Ropper AH, Samuels MA. Adams & Victor's Pinciples of Neurology. 9th ed.
9. Gaillard F, Jones J. Masses of the pineal region: clinical presentation and radiographic features. Postgrad Med J 2010;86:597-607.
10. Khan M, Naqvi I, Bansari A et al. Intracranial atherosclerotic disease. Stroke Res Treat 2011;2011:282845.
11. Brott TG, Halperin JL, Abbara S. American College of Cardiology Foundation/American Heart Association Task Force on Practice Guidelines; American Stroke Association; American Association of Neuroscience Nurses; American Association of Neurological Surgeons; American College of Radiology; American Society of Neuroradiology; Congress of Neurological Surgeons; Society of Atherosclerosis Imaging and Prevention; Society for Cardiovascular Angiography and Interventions; Society of Interventional Radiology; Society of NeuroInterventional Surgery; Society for Vascular Medicine; Society for Vascular Surgery; American Academy of Neurology and Society of Cardiovascular Computed Tomography. 2011 ASA/ACCF/AHA/AANN/AANS/ACR/ASNR/CNS/SAIP/SCAI/SIR/SNIS/SVM/SVS guideline on the management of patients with extracranial carotid and vertebral artery disease: executive summary. Stroke 2011;42:e420-63.
12. Steiner T, Juvela S, Unterberg A et al. European Stroke Organization Guidelines for the Management of Intracranial Aneurysms and Subarachnoid Haemorrhage. Cerebrovasc Dis 2013;35:93-112.
13. 이활 역. 경동맥 초음파 Ultrasonography for Carotid Artery. 대한의학서적. 2011년.
14. Brott TG, Halperin JL, Abbara S et al. 2011 ASA/ACCF/AHA/AANN/AANS/ACR/ASNR/CNS/SAIP/SCAI/SIR/SNIS/SVM/SVS Guideline on the Management of Patients With Extracranial Carotid and Vertebral Artery Disease A Report of the American College of Cardiology Foundation/American Heart Association Task Force on Practice Guidelines, and the American Stroke Association, American Association of Neuroscience Nurses, American Association of Neurological Surgeons, American

College of Radiology, American Society of Neuroradiology, Congress of Neurological Surgeons, Society of Atherosclerosis Imaging and Prevention, Society for Cardiovascular Angiography and Interventions, Society of Interventional Radiology, Society of NeuroInterventional Surgery, Society for Vascular Medicine, and Society for Vascular Surgery Developed in Collaboration With the American Academy of Neurology and Society of Cardiovascular Computed Tomography. J Am Coll Cardiol 2011 Feb. 22;57(8):e16-94.

15. Nair SB, Malik R, Khattar RS. Carotid intima-media thickness: ultrasound measurement, prognostic value and role in clinical practice. Postgrad Med J 2012 Dec;88(1046):694-9.
16. Kim BJ, Lee SH. Prognostic impact of cerebral small vessel disease on stroke outcome. J Stroke 2015 May;17(2): 101-10.
17. Vernooij MW, Ikram MA, Tanghe HL, Vincent AJ, Hofman A, Krestin GP, et al. Incidental findings on brain MRI in the general population. N Engl J Med. 2007 Nov 1;357(18):1821-8.
18. Nikoubashman O Rocco FD, Davagnanam I, Mankad K, Zerah M, Wiesmann M. Prospective Hemorrhage Rates of Cerebral Cavernous Malformations in Children and Adolescents Based on MRI Appearance. AJNR Am J Neuroradiol 2015 Nov;36(11):2177-83.
19. Barboriak DP, Lee L, Provenzale JM. Serial MR imaging of pineal cysts: implications for natural history and follow-up.
20. Katzman GL, Dagher AP, Patronas NJ. Incidental findings on brain magnetic resonance imaging from 1000 asymptomatic volunteers. JAMA. 1999 Jul 7;282(1):36-9.
21. 대한뇌졸중학회. 뇌졸중 일차예방 2014.

12. 이비인후과 검사

심예지(서울대학교병원 강남센터 이비인후과)

1) 이비인후내시경

(1) 검사개요

- 외이도, 고막, 비강, 비인두, 구강 및 인후두의 형태학적 이상 여부를 평가.
- 중이염, 비염, 부비동염, 비강 및 비인두 종물, 구강 및 인후두암, 성대 결절, 성대 폴립 및 낭종, 성대 마비 등을 진단함.

(2) 검사 방법

- 0° 내시경을 이용하여 외이도 및 고막, 비강, 비인두 및 구강 관찰.
- 70° 내시경을 이용하여 구인두 및 후두 관찰.
- 후두 관찰 시에는 수진자로 하여금 발성 및 호흡을 하도록 하여 성대 움직임 및 성대 표면을 빠짐없이 관찰.
- 화면의 밝기와 대조도, 깊이, 초점 등을 적절하게 맞추고 검사함.

(3) 검사결과의 해석과 추후관리

① 귀

a. 외이도염 및 이진균증(otitis externa and otomycosis)

- 외이도 협착, 피부의 발적과 부종, 이루 등을 보이며 이루의 점도는 맑거나 화농성으로 감염의 정도에 따라 다르고, 이진균증의 경우 외이도 피부에 검은색 혹은 흰색의 곰팡이 파편이 보임.
- 이용액, 연고 등 국소 약제 사용 및 외이도 세정이 필요하므로 근처 이비인후과로 의뢰.
- 외이도가 녹농균에 감염되어 발생하는 진행성 괴사성 외이도염인 악성 외이도염의 경우 사망에 이를 수 있으므로 반드시 이비인후과로 의뢰함. 당뇨나 면역억제 상태인 환자에서 외이도염이 생겼을 시 반드시 의

심해 보아야 하며, 외이도 바닥의 골-연골 접합 부위 근처에서 육아조직이 보이는 것이 전형적 소견임.

b. 골종과 외골증(osteoma and exostosis)

- 골종은 외이도 골부의 외측에서 기저부가 좁은 단일성 종괴를 형성함.
- 외골증은 대개 양측성으로 외이골부의 협부 양쪽으로 2~3개 정도 표면이 부드러운 골조직이 튀어나온 모양을 보임.
- 크기가 커서 외이도를 막거나 세포낙설의 저류로 계속적인 염증을 유발하지 않는다면 경과관찰만 하며 크기가 크거나 염증이 반복될 경우 이비인후과로 의뢰하여 외이도성형술을 시행함.

c. 각화극세포종(keratoacanthoma)

- 피부색과 비슷하거나 다소 붉은 병소가 솟아오르고 중앙부위에 두꺼운 각질이 분화구 모양을 형성하며 기저부는 다소 수축하고 주변으로 경결(induration)은 없으며 가동성을 가짐.
- 이 질환은 저절로 낫는 양성 질환이지만 편평세포암종과 임상적, 병리학적 유사성을 가져 반드시 감별을 요하며, 악성 종양과 감별진단이 필요할 경우 절제생검이 필요하므로 이비인후과로 의뢰

d. 폐쇄성 각화증(keratosis obturans)

- 정상적인 외이도 상피 이동의 변화로 인해 외이도 골부에 낙화된 각질이 다량으로 축적되는 것으로 대개 양측성으로 보임.
- 치료는 각질을 제거하는 것이며 재발할 경우 정기적으로 세척이 필요할 수 있으므로 이비인후과로 의뢰

e. 외이도 진주종(external auditory canal cholesteatoma)

- 대개 외이도가 막히거나 좁아져서 외이도 내측에 생긴 이구가 적체되거나 외이도 피부에 편평상피가 착상되며 진주종이 외이에 발생하는 질환으로 대개 일측성임.
- 폐쇄성 각화증과 감별이 어려울 시 측두골 CT영상이 진단에 도움을 주며 편평상피세포에 의한 부분적 골미란이 관찰되는 경우가 많음.
- 치료는 정기적인 국소치료와 수술이므로 이비인후과로 의뢰.

f. 급성 중이염(acute otitis media)

- 중이염의 병변은 발적, 종창, 화농성 분비물을 보이며 환자는 이통을 호소함.
- 국소 점이액, 진통소염제 등의 처방을 위해 이비인후과 의뢰.

g. 삼출성 중이염(otitis media with effusion)

- 이통이나 발열 등의 증상 없이 중이강내에 삼출액이 노랗게 비쳐 보임.
- 경과관찰 후 3개월 이상 호전 없을 시 중이 환기관 삽입이 필요할 수 있으므로 이비인후과 의뢰.
- 성인에서 일측 삼출성 중이염이 있을 시에는 비인두 종양을 감별하기 위하여 반드시 비인두를 확인해야 함.

h. 만성 중이염(chronic otitis media)

- 중이의 염증이 있는 상태로 3개월 이상 지속될 시 만성 중이염이라 하며 고막의 천공 및 이루를 보임.
- 중이 및 유양동 염증의 완전한 제거 및 고막 재건을 위하여 이비인후과로 의뢰.

② 코

a. 비중격 만곡(deviated nasal septum)

- 증상이 없는 비중격 만곡의 경우 경과관찰함.
- 한쪽 코막힘과 같은 증상에 의한 불편감을 호소할 경우 비중격 교정 위해 이비인후과 의뢰.

b. 비염 (rhinitis)

- 환자는 발작적인 재채기, 맑은 콧물, 코막힘 등의 증상을 호소하고 비강 내시경 상 점막이 종창되고 창백하며 수양성 혹은 점액성 분비물을 보임.
- 항히스타민제, 충혈완화제, 스테로이드 스프레이, 항콜린 스프레이 등의 약물치료를 고려할 수 있으며 알레르기 비염의 경우 다른 알레르기 증상이 동반되어 있다면 알레르기 내과와 연계하여 진료함.

c. 부비동염(sinusitis)

- 비강 내시경으로 관찰 시 농성비루, 용종 등이 관찰 됨. 컴퓨터 단층 촬

영(OMU CT)을 통하여 병변을 정밀하게 파악할 수 있음.

- 약물치료 혹은 수술적 치료 위해 이비인후과 의뢰.

d. 비강내 용종(nasal polyp)

- 크기가 작고 증상이 없는 경우 경과관찰하거나 스테로이드 스프레이 사용.
- 다발성이고 부비동염에 동반된 경우 수술적 치료위해 이비인후과 의뢰.

e. 유두종(papilloma)

- 버섯모양 유두종: 비중격의 앞쪽에 발생하며 악성변화는 드물고 사마귀 모양을 띄며 코막힘이나 코피 등의 증상을 나타낼 수 있음. 치료는 완전 절제이므로 이비인후과로 의뢰.
- 반전성 유두종: 주로 일측성으로 비측벽에서 발생하여 중비도에서 흔히 발견되며 유두(papillary) 모양의 창백한 비용종 형태의 병변이 중비도에서 보이고 비용종보다 혈관이 더 풍부함. 약 10%에서 악성으로 전환할 가능성이 있으므로 수술적 제거 위해 이비인후과로 의뢰.

f. 비인강 혈관섬유종(nasopharyngeal angiofibroma)

- 반복적인 비출혈과 일측성 코막힘이 가장 흔한 증상이며 비강 내시경 검사에서 선홍색의 매끈한 표면을 가진 폴립모양으로 보임. 이관기능장애로 인해 중이 삼출액이나 고막함몰이 관찰 될 수 있음.
- 조직학적으로 양성이나 매우 공격적이어서 주위 조직 침윤이 흔하고 대량 출혈과 두개 내 침범으로 환자가 사망할 수 있으므로 수술적 치료 위해 이비인후과로 의뢰.

g. 소엽성 모세혈관종(lobular capillary hemangioma)

- 비출혈이 가장 흔한 증상으로 비강 내시경 검사에서 표면에 농성 분비물 혹은 딱지가 있는 붉은 종물이 비강 전반부에서 관찰됨.
- 수술적 치료 위해 이비인후과로 의뢰.

h. 비인두 낭종(thornwaldt cyst)

- 비인두 정중선에서 관찰되는 낭종으로 특별한 처치 없이 경과관찰 함.

i. 비부비동 및 비인두의 악성종양

- 10만명당 0.5~1명의 빈도로 발생하는 드문 종양으로 50-60세 사이에 주로 발생하며 남성에서 2배정도 호발함.
- 비강 내 종괴는 대개 표면이 괴사되어 있거나 가피가 종괴를 덮고 있는 경우도 있으며 혈성 분비물을 보이고 일측에서만 비강 점막이 비후된 소견을 보이는 경우에도 악성 종양을 의심할 수 있음.
- 비인두 종괴는 울퉁불퉁한 표면을 가지며 아데노이드 증식증과 달리 주로 한쪽 측벽에 치우쳐 위치하며, 종괴 표면에 혈관이 잘 발달되어 있고 건드리면 쉽게 출혈함. 간혹 표면 괴사가 보일 때도 있음.
- 추가적 검사 및 수술적 치료를 위해 이비인후과로 의뢰.

③ 두경부

a. 백반증(leukoplakia)

- 구강, 인두, 후두 점막에 생기는 백색 또는 회백색 병변으로 악성전환율은 0.13~17.5%까지 보고되었으며 흡연경력이 없는 여성에서 발생한 경우, 50세 이상, 혀의 측부와 구강저에 발생한 경우, 비균질형의 얼룩덜룩한 반점상의 결절형과 홍색백반증형에서처럼 붉은색을 띄는 병변이 혼재하는 경우, 병변의 크기가 200 mm^2 이상인 경우에서 악성 전환율이 높다고 알려짐.
- 백반증의 60%정도가 흡연과 관련이 있으며 금연 시 대개 1년 이내에 정상으로 회복됨.
- 주기적인 경과관찰을 하다가 크기가 증가하는 경우, 혹은 악성전환율이 높은 경우에는 조직검사 및 절제 위해 이비인후과로 의뢰.

b. 편평태선(lichen planus)

- 망상성 편평태선: 양측 볼 점막에 각화 구진과 폭 1~2 mm의 가는 백색선이 가지를 치는 레이스 혹은 그물망상의 병변으로 미란 또는 궤양을 형성하기도 함. 증상이 없는 망상형 병변은 치료 없이 경과관찰하고 추적 관찰 중에 모양의 변화, 결절, 미란, 궤양이 나타날 경우 조직검사를 통해 악성 변화 여부를 꼭 확인해야함.
- 미란성 편평태선: 구강 내 점막에 동통을 동반한 궤양을 보이며 궤양 표

면에 가성막이 형성되어 섬유소반이 달라붙고 주변에 백색선이 나타나며 악성 종양으로의 전환이 망상형에 비하여 흔함. 동통 완화 및 악성종양으로의 전환을 감소시키기 위해 치료가 필요하므로 이비인후과로 의뢰.

- 위축성 혹은 홍반성 편평태선: 주로 잇몸에 광택이 나는 홍반성 부종으로 동통을 동반하며 표면의 각화가 소실되어 쉽게 출혈하고 악성 종양으로의 전환이 망상형에 비하여 흔함. 동통 완화 및 악성종양으로의 전환을 감소시키기 위해 치료가 필요하므로 이비인후과로 의뢰.

c. 적색반(erythroplakia)

- 구강 점막에 경계가 비교적 뚜렷하며 약간 함몰되어 있거나 평활하고 광택이 있는 선홍색의 홍반성 병소를 보이며 백반증과 혼재하는 경우도 있음.
- 구강저에 호발하며 볼 점막, 연구개, 잇몸에서도 관찰됨.
- 60~70대 남자에서 호발하며 상피 이형성율이 높아 악성화할 가능성이 높음.
- 전암성 병변이므로 조직검사를 위해 이비인후과로 의뢰.

d. 유두종(papilloma)

- 가장 흔히 나타나는 양성 병변중의 하나로 구강, 인두, 후두에 흔히 발생하며 사마귀 모양의 종물이 단일 또는 다발성으로 발생함.
- 악성변이는 거의 하지 않으므로 경과관찰 하거나 절제생검을 통해 진단과 치료를 겸할 수 있음.

e. 성대결절(vocal fold nodules)

- 음성 남용이나 상기도 감염이후에 호발하며 막성 성대의 중간 지점에 넓은 기저부를 가진 하얗고 두꺼워진 성대 점막이 양측성으로 관찰됨.
- 충분한 가습, 성대안정, 음성치료, 인후두역류 질환 치료와 같은 보존적 치료를 시행함.

f. 성대 폴립 및 낭종(vocal fold polyp or cyst)

- 성대에 편측성으로 발생하는 돌출된 병변으로 보이며 후두내시경만으로 둘을 구분하기는 어려움.

- 음성 사용에 불편감 있을 시 수술적 치료를 위해 이비인후과로 의뢰.

g. 라인케 부종(Reinke edema)
- 음성 과다 사용과 흡연이 주 원인으로 양측 성대의 부종이 광범위해져 진성대가 방추모양의 아교질 주머니처럼 보임.
- 금연 및 성대안정이 필요하며 보존적 치료에 반응이 없고 호흡곤란 증상이 있다면 후두 미세수술 위해 이비인후과로 의뢰.

h. 접촉성 궤양 및 육아종(contract ulcer or granuloma)
- 지나치게 낮은 톤으로 음성을 사용하거나 습관적인 헛기침, 인후두역류 질환이 있을 때 발생함.
- 피열연골의 성대돌기 부위에 함몰된 궤양이나 돌출된 육아종이 관찰됨.
- 습관적인 헛기침이나 지나친 저음 발성을 자제하고 인후두역류질환을 치료하는 등 보존적 치료를 시행함.
- 궤양이 동반되어 있거나 거대 육아종을 형성한 경우에는 조직검사 및 수술적 치료를 위해 이비인후과로 의뢰함.

i. 모세혈관 확장증(telangiectasia)
- 음성을 많이 사용하는 여성에서 주로 발생하며 약간의 성대사용 후에도 쉽게 애성이 유발됨.
- 성대 점막 혈관이 확장된 것이 관찰되며 폴립이나 결절 주위에서 관찰되기도 함.
- 부종이나 점막하 출혈은 1~2주간의 음성 안정으로 회복됨.
- 음성 장애가 있고 혈관확장을 보이며 반복적 출혈이 있거나 종괴를 형성한 경우에는 수술적 치료를 위해 이비인후과로 의뢰.

j. 성대마비(vocal fold paralysis)
- 후두 내시경으로 관찰하며/이/발성과 코로 힘껏 숨을 들이쉬기를 반복하면 성대의 내전과 외전 움직임을 극대화하여 운동성을 명확히 할 수 있고, 이 때 성대 움직임이 관찰되지 않는다면 성대마비로 진단함.
- 폐암, 식도암, 갑상선암, 두개저종양 등이 되돌이후두신경 또는 미주신경을 침범하여 성대마비를 일으킬 수 있어, 이들 신경의 전체 경로를 관

찰하기 위해 두 개저에서 상부 종격동을 포함하는 전산화단층촬영을 시행하는 것이 필요함.
- 영상의학적 검사 및 후두근전도와 같은 추가적 평가를 위하여 이비인후과로 의뢰.

k. 인후두역류증(laryngopharyngeal reflux)
- 후두경 검사상 후연합부 비대(posterior commissure hypertrophy) 소견이 관찰됨.
- 생활방식의 개선 교육과 더불어 필요한 경우 약물 치료를 함께 병행하여 시행함.

2) 청력검사

(1) 검사개요
- 대부분 기본 패키지에 포함
- 순음청력검사 중 기도청력검사를 시행
- 청력손실의 정도를 정략적으로 평가

(2) 검사 방법
- 방음실에서 헤드폰으로 음자극을 주어 양측의 각 주파수별 기도청력역치를 측정
- 검사 전 피검자에게 검사음이 들리면 스위치를 누르도록 설명
- 검사는 잘 들리는 귀부터 한쪽씩 시행
- 1 kHz부터 시작하여 2 kHz, 4 kHz의 순으로 고음역을 검사하고, 다시 1 kHz를 검사한 후 500 Hz의 저음역을 검사
- 자극음을 주는 방법은 혼합법을 사용(0 dB HL부터 20 dB 단위로 높여가며 최초응답을 확인하고, 응답후부터는 낮출 때 10 dB 씩, 높일 때 5 dB씩 조절하여 최소가청역치를 구하는 방법)

(3) 검사 시 주의사항

① 1 kHz에서 두 번 검사한 결과가 10 dB이상의 차이를 보이면 검사의 신뢰도가 나쁘므로 재검사 시행

② 차폐

- 좌우 청력 차이가 있을 때, 청력이 나쁜 쪽을 검사할 때에 검사하지 않는 청력이 좋은 쪽 귀에 검사음이 들리지 않도록 잡음을 들려주어 차폐를 시행
- 청력이 나쁜쪽의 기도청력검사에서 측정 주파수의 검사측 기도청력역치와 비검사측의 기도청력역치의 차이가 이간감약과 같거나 큰 경우 청력이 좋은 쪽에 차폐를 시행
- 차폐 시작 강도는 비검사측의 기도청력역치에 10~15 dB를 더한 값으로 함
- 차폐음의 강도를 증가시키면서 검사측의 청력역치를 구하면 잡음의 강도에 비례하여 역치가 상승되는데 특정한 차폐음 강도 부근에서는 잡음을 증가시켜도 역치가 변화되지 않다가 다시 상승됨. 이와 같이 가청역치가 수평을 이룰 때의 차폐음 강도가 적정 차폐강도이며, 이때 수평을 이루는 범위는 15~20 dB 이상이어야 함.

주파수(Hz)	500, 1k	2k	4k
이간감약(dB)	40	45	50

* 기도청력검사 시 주파수별 이간감약

(4) 검사결과의 해석과 추후관리

① 청력 저하

a. 일측 청력 저하

- 청신경 종양에 의한 난청일 가능성 있으므로 이비인후과 의뢰 및 내이도(internal auditory canal, IAC) MRI 검사를 추천

b. 노인성 난청(presbycusis)

- 일반적으로 노인성 난청은 65세 이상의 연령에서 외상, 귀에 독성이 있는 약물, 귀의 질환, 소음에의 노출, 귀수술 등의 과거력이 없으면서 양측 귀에 대칭성인 난청 형태를 보이는 것을 기준으로 함.
- 중등도 이상, 고도 난청 미만의 경우 보청기 처방, 양측 70 dB 이상의 고도난청이 있고 보청기 착용이 도움이 되지 않는 경우 인공와우이식을 고려해 볼 수 있으므로 이비인후과로 의뢰.

청력역치 dB HL	표현법
25이하	정상
26~40	경도난청
41~55	중등도난청
56~70	중등고도난청
71~90	고도난청
91이상	농

*청력장애의 정도(청력 역치는 500 Hz, 1 kHz, 2 kHz의 산술평균치)

참고문헌

1. 대한이비인후과학회 편, 이비인후과학, 제2판, 군자출판사, 2018.
2. 대한이과학회 편, 보청기 Current opinion on hearing aidㄴ, 개정증보판, 2017.
3. Jos J. Eggermont, Hearing Loss, Causes, Prevention, and Treatment, 2017.

13. 안과검사

최혁진(서울대학교병원 강남센터 안과)

1) 안압검사(tonometry)

(1) 검사 개요

녹내장 발생의 가장 중요한 위험인자로 알려진 안압, 즉 안구 내부의 압력을 측정하는 검사.

(2) 검사 방법

① 비접촉안압계(non-contact tonometer)

압축공기를 뿜어 각막의 표면 반사가 변화되는 것을 이용하여 안압을 측정하는 기계로, 사용이 간편하고 결과가 비교적 정확하며 전염 질환 전파의 위험성이 적으므로 건강검진센터에서 시행되는 대규모 선별검사나 소아의 안압 측정에 보다 적합한 검사임.

② 골드만압평안압계(Goldmann applanation tonometer)

세극등현미경을 사용해 측정하며 가장 정확한 gold standard로 알려져 있으나, 안압을 측정하기 위해서는 각막에 접촉이 필요하기 때문에 점안마취제를 사용해야 하며 시간이 오래 걸리고 유행성각결막염 같은 전염성 질환 전파의 위험이 있으므로 다수에 적용되는 선별검사용으로는 제한이 있음.

(3) 검사 시 주의사항

- 콘택트렌즈 착용자는 콘택트렌즈를 제거한 상태에서 측정함.
- 비접촉안압계는 측정 오차가 클 수 있기 때문에 3회 이상 측정하여 평균값을 구하는 것이 좋음.
- 검사 도중 눈이 심하게 감기거나 찡그리는 경우 검사자가 눈꺼풀을 벌리고 측정하기도 하나 안구가 눌리지 않도록 주의해야 함.
- 피검자의 협조가 좋지 않은 경우 다른 안압계로 측정을 시도함.

(4) 검사 결과의 해석과 추후관리

- 안압 측정치는 각막 두께에 영향을 받음: LASIK, LASEK 등 레이저굴절교정수술을 받아 각막이 얇아진 경우 안압이 낮게 측정되고 각막부종이 있는 경우 안압이 높게 측정되므로 실제 안압의 해석에 주의를 요함.
- 건강검진센터에서 선별검사로 시행하는 비접촉안압계로 측정한 안압이 너무 높거나 반복적으로 높게 측정되면 가까운 안과를 방문해 접촉식안압계로 안압을 정확하게 확인해 볼 것을 권유함.
- 한국인에서는 안압이 정상인 사람에서 발생하는 "정상안압녹내장"이 녹내장의 대부분을 차지하므로 안압 측정뿐만 아니라 반드시 안저촬영을 함께 권유함.

① 정상 안압

정상 안압의 범위는 10~21 mmHg이며 보통 1~2년에 한 번씩 안압 측정을 권유함.

② 저안압

안압이 정상보다 지극히 낮을 때는 심한 탈수상태, 안구위축, 망막박리, 맥락막박리 등을 의심할 수 있음.

③ 고안압

안압이 21 mmHg를 초과하는 경우 고안압증(녹내장성 손상 없이 안압만 높은 상태) 혹은 녹내장을 의심할 수 있는 소견으로 안압 수치와 안저사진 소견을 종합해 녹내장 전문의 진료를 의뢰함.

2) 시력검사(visual acuity testing)

(1) 검사 개요

물체의 존재와 형태를 인식하는 눈의 가장 본질적인 기능을 측정하는 방법으로 보통 일정 거리에서 떨어져 위치한 두 점을 분리해 인식할 수 있는 두 점 사이의 최소 간격(눈의 해상력)인 최소분리시력(minimum separable acuity)을 측정하기 위해 표준화된 시력표를 사용해 측정함.

(2) 검사 방법

- 시력표는 수진자의 눈 높이와 비슷한 위치에 고정시키고 각각의 시력표에 맞는 거리에서 측정함.
- 먼저 오른눈을 측정하고 다음에 왼눈을 측정함.
- 큰 시표부터 차차 작은 시표를 읽게 하여 읽을 수 있는 최소 시표가 어디인지를 측정하며 수진자로 하여금 최대한의 노력을 기울여 읽도록 하되 시간은 한 글자에 3초 정도면 충분함.
- 추측하여 맞춘 경우도 맞춘 것으로 인정하며 잘 읽도록 격려해 주면서 틀리게 2개 이상 읽거나 모르겠다고 하면 시력 측정을 끝냄.
- 시력이 나빠서 0.1 시표도 맞추지 못한 경우에는 가까이 다가와서 보게 하고 읽은 거리(m)를 측정해 소수 시력으로 환산함.
- 1 m 거리에서도 맨 위의 글자를 읽을 수 없다면 검사자의 손가락 수를 알아맞히는 거리를 측정하며 '안전수지(손가락세기)finger count (　　)cm (FC/(　　)cm)'으로 기재함.
- 손가락 수도 셀 수 없고 다만 눈 앞에서 흔드는 손의 움직임만 알 수 있을 때는 '안전수동(손흔듦)hand movement (　　)cm(HM/(　　)cm)'으로 표시함.
- 이도 분간할 수 없는 경우 빛을 비추어서 빛의 유무를 느낄 수 있는가를 판단하며 느낄 수 있으면 '광각 유(빛인지)(LP, light perception)', 없으면 '광각 무(NLP, no light perception)'로 표시함.

(3) 검사 시 주의사항

- 실내는 고르게 조명되어 있어야 하며 300~500 lux 정도의 보통 밝기면 되지만 황반변성이나 망막색소변성과 같은 질환이 있는 수진자의 시력은 주변 밝기에 영향을 받기 때문에 시력검사실은 항상 비슷한 밝기를 유지하는 것이 좋음.
- 시력표의 밝기는 영향이 거의 없는 것으로 알려져 있고 조명식 시력표를 사용하는 경우 실내조명은 무시해도 됨.

- 시력표의 종류, 시력표의 인쇄 상태, 검사 거리의 부정확성, 환자의 집중도 등에 따라 시력은 상당히 달라지기 때문에 시력검사실 내의 기구나 환경은 항상 같은 조건을 유지하고 숙련된 검사자가 측정하는 것이 중요함.
- 나안시력보다는 본인의 최대 시기능을 반영할 수 있는 교정시력이 중요하므로 가급적 본인이 평소에 착용하고 있는 안경이나 콘택트렌즈 등을 착용하고 측정하도록 함.
- 그림시력표보다는 숫자시력표가 더 정확하기 때문에 가급적 숫자시력표를 사용해 측정함.
- 반대 눈을 가릴 때 너무 세게 누르면 다음에 잘 보이지 않으므로 가리개를 눈에 닿지 않게 살짝 가리도록 함.
- 근거리시력으로 원거리시력을 추측할 수는 없으며 근거리시력은 돋보기의 처방이나 저시력 환자를 검사할 경우 근거리시력표를 사용하여 선별적으로 측정하도록 함.

(4) 검사 결과의 해석과 추후관리

① 시력의 기준 1.0

주시하고 있는 물체의 두 점에서 안구의 교점이 만드는 각도를 시각이라 하며 5미터의 거리에서 1분의 최소시각을 갖는 시력을 1.0(20/20)으로 정의함.

② 결과 해석

- 건강검진에서 중요한 것은 시간에 따른 교정시력의 변화이며 표준 시력표인 LogMAR 시력표에서 측정한 교정시력이 이전 검사 수치들과 비교해 2줄 이상 차이가 날 경우(예를 들어 1.0에서 0.63이하, 0.5에서 0.32이하, 0.16에서 0.1이하 등) 이에 대한 원인을 찾도록 노력해야 함.
- 수진자의 안저사진에서 시력저하를 일으킬 만한 매체혼탁이나 주요 눈 질환의 발생 유무를 확인하고 필요한 경우 확진을 위해 안과 전문의에게 진료를 의뢰함.

3) 안저촬영(fundus photography)

(1) 검사 개요

- 동공을 통해 눈을 들여다보았을 때 시신경유두, 망막 및 망막혈관, 맥락막이 위치한 가장 깊은 부분을 안저라 하며 안저카메라로 천연색 안저사진을 찍는 방법을 안저촬영이라 함.
- 최근 무산동 안저카메라가 흔히 사용되고 있는데 사용법이 비교적 간편하고 산동이 필요 없어 검사 시간이 짧으며 고화소의 디지털 이미지를 제공하기 때문에 집단을 대상으로 한 건강검진에 적합한 방법임.
- 한 화면 안에 표현되는 안저의 범위에 따라 다양한 종류의 안저카메라가 소개되고 있으나 시신경유두, 황반부, 주혈관궁이 위치한 후극부(posterior pole)와 일부 중간주변부 망막을 포함하는 30~45° 시야각 촬영 기계가 집단검진에 주로 사용됨.

(2) 검사 방법

- 되도록 어두운 환경에서 수진자의 동공이 최대한 커진 상태로 촬영함.
- 수진자는 검사 장비에 턱과 이마를 위치한 후 주시점을 바라봄.
- 오른눈을 먼저 촬영하며 동공이 다시 커질 때까지 충분한 시간을 기다린 후 왼눈 촬영을 시행함.

(3) 검사 시 주의사항

- 안저사진의 질은 검사자의 숙련도에 따라 상당한 차이를 보이기 때문에 반드시 숙련된 검사자가 촬영하도록 함.
- 초점이 맞지 않거나 작은 동공 때문에 어둡게 촬영된 경우(특히 황반부) 안저사진 판독에 상당한 제약이 따르기 때문에 깨끗한 후극부 영상을 얻을 때까지 여러 번 촬영해야 할 수도 있음.
- 수진자의 동공이 너무 작거나 백내장과 같은 매체혼탁이 심해 제대로 된 영상을 얻을 수 없는 경우에는 산동제를 점안하고 충분한 시간이 지난 후 촬영

하며, 약제 때문에 발생할 수 있는 눈부심, 시야흐림, 조절마비, 안압상승 등 가능한 합병증에 대해 충분히 설명하고 반드시 수진자의 동의를 얻어야 함.

4) 검사 결과의 해석과 추후관리

- 안저사진을 통해 선별할 수 있는 주요 질환은 녹내장, 황반부 질환, 망막혈관질환, 고혈압망막병증이나 당뇨망막병증과 같은 전신 질환의 망막 합병증, 일부의 맥락막 질환 등이며 각결막 질환, 백내장을 포함한 수정체 질환 등 안구의 앞쪽에서 발생한 질환을 정확히 선별해내는 것은 불가능함.
- 정상 소견이거나 시력에 영향을 미치지 않는 경미한 이상 소견이 관찰되는 경우 1년 간격으로 추적관찰하며, 추가 검사 혹은 치료가 필요하다고 판단되는 경우 안과 전문의 외래로 의뢰함.

① 정상안저

- 정상안저의 색깔은 붉은색이나 망막색소상피세포와 맥락막색소의 양에 따라 달라짐.
- 시신경유두: 난원형으로 지름이 약 1.5 mm이며 실제로 신경섬유가 있어 황적색으로 보이는 시신경유두테(neuroretinal rim)와 유두 중심부에 좀더 밝게 보이는 시신경유두함몰(optic disc cupping)로 구성되어 있음. 시신경유두테는 하측>상측>비측>이측(ISNT rule) 순으로 폭이 넓은 규칙성을 보이며 유두 지름에 대한 유두함몰비(C/D ratio, cup-disc ratio)는 0.4 정도임.
- 망막신경섬유층: 망막 전반에 걸쳐 시신경유두쪽으로 향하고 있는 밝은 노란색의 망막표면 음영을 확인할 수 있는데 이는 망막신경섬유층의 반사로 특히 아래 귀 쪽과 위귀쪽 주혈관 주위로 잘 관찰됨.
- 황반: 시신경유두에서 유두 지름의 2배만큼 귀쪽으로 가면 주변보다 좀 더 짙은 갈색으로 지름이 약 2 mm인 타원형 부위가 있는데 이를 황반부(macula)라고 함. 황반부의 중심은 약간 함몰되어 있어 중심오목(fovea)이라고 부르며, 이 부위에 점상의 강한 반사를 볼 수 있는데 이를 망막중심오목반사(retinal foveal reflex)라고 함.

- 망막혈관: 시신경유두에서 갈라져 4개의 주요 줄기를 이루며 이들은 위귀쪽, 위코쪽, 아래귀쪽, 아래 코 쪽 동맥 및 정맥으로 불림. 망막동맥은 정맥보다 밝고 가늘게 보이며 동맥과 정맥 지름의 비는 2:3 또는 3:4임.
- 간혹 근시 혹은 고령의 수진자에서 맥락막혈관이 도드라지게 보여 마치 호랑이 무늬처럼 보이는 경우가 있는데 이를 범무늬안저(tigroid fundus)라고 하며 망막신경섬유층의 결손이나 망막출혈 같은 이상 소견을 놓치기 쉬우므로 판독에 주의를 요함.

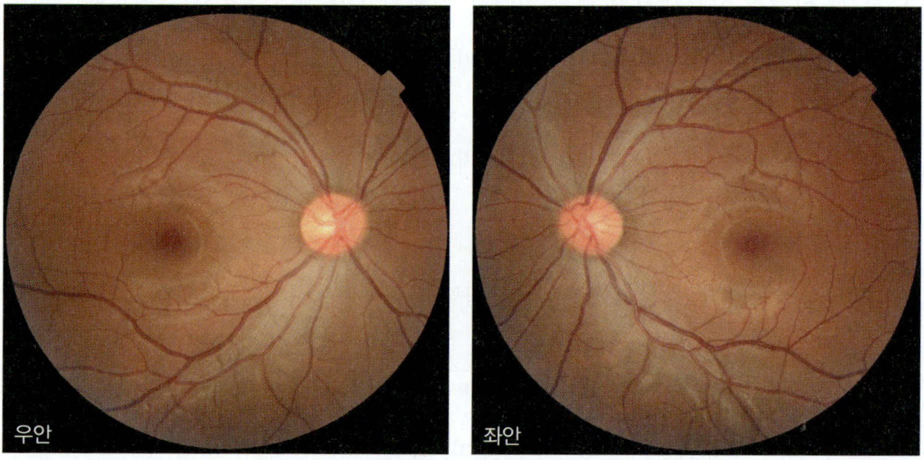

그림 13-1. 정상안저

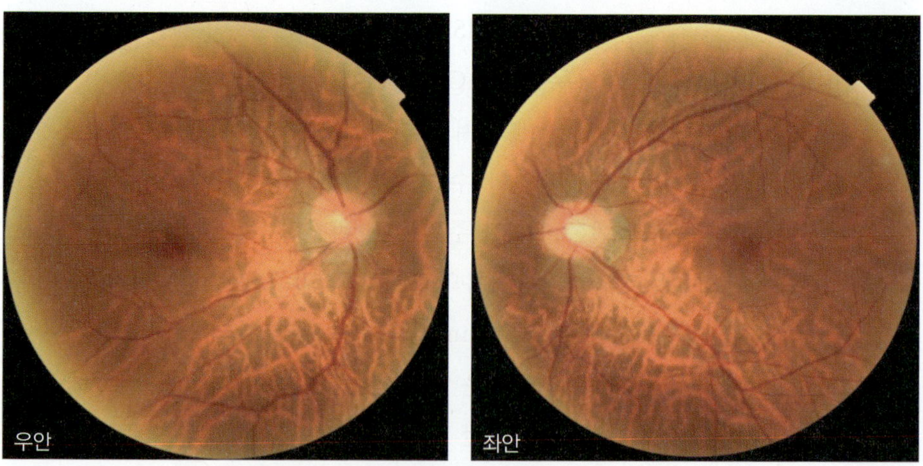

그림 13-2. 근시에 동반된 단순한 범무늬 안저

② 망막 질환의 기본적인 안저소견

a. 망막혈관장애

- 혈관가늘어짐(vascular narrowing)
- 반사선 변화(change of light reflex): 심한 경우 구리선(copper-wire) 혹은 은선(silver-wire) 동맥
- 혈관집형성(sheathing of vessels)
- 꾸불꾸불해짐(tortuosity)
- 박동(pulsation)
- 정맥확장(venous dilatation)

b. 망막출혈(retinal hemorrhage)

- 줄모양출혈(linear hemorrhage) 또는 불꽃모양출혈(flame-shaped hemorrhage): 신경섬유층에 출혈이 있을 때 나타남.
- 점출혈(punctate hemorrhage): 바깥얼기층이나 속핵층 내에 출혈이 있을 때 나타남.
- 망막앞출혈(preretinal hemorrhage): 망막과 유리체 사이에서 생긴 출혈로 위쪽 경계가 수평선을 이루며 아래쪽 경계는 둥글고 선명함.

c. 삼출물(exudate)

- 경성삼출물(hard exudate): 모세혈관에서 지단백이 세포외 공간으로 누출되어 침착된 것으로 희거나 노란색을 띠며 경계가 비교적 분명하고 표면은 번들거림.
- 연성삼출물(soft exudate) 혹은 면화반(cotton-wool patch): 망막소동맥의 급성 폐쇄로 인한 신경섬유층의 허혈경색(ischemic infarct)이며 희거나 노란색의 경계가 모호한 깃털 모양의 병변으로 관찰됨.

d. 미세동맥류 또는 미세혈관자루(microaneurysm)

- 모세혈관의 벽세포 감소로 생기는 부분적인 원형 확장을 일컫는 용어로 불완전혈관으로 생각되어짐.
- 선홍색의 작은 반점으로 보이며 때로는 점출혈과 구분이 어려움.

- 혈장 성분이 누출되기도 하며 미세동맥류 주위를 경성삼출물이 둘러싸기도 함.

e. 혈관신생(neovascularization)

- 조직의 허혈과 저산소증에 대한 반응으로 발생한 이상 혈관.
- 망막혈관신생: 망막의 표면과 뒤유리체막을 따라 자람.
- 망막밑혈관신생: 맥락막의 모세혈관층에서 나와 망막색소상피와 브루크막 사이 또는 망막색소상피와 감각신경망막 사이에 위치함.

③ 녹내장(glaucoma)

녹내장은 질병 특유의 시신경 변화와 이에 따른 시야 결손을 보이는 진행성 시신경병증으로 정의되며, 안저사진에서는 시신경유두와 망막신경섬유층의 특징적 변화를 관찰해야 함.

a. 녹내장을 의심하게 하는 시신경유두 징후

- 수직유두함몰비의 증가(vertical extension)
- 시신경유두테의 패임(notching)
- 유두함몰의 균일한 동심성 증가(concentric enlargement)
- 두 눈 간의 유두함몰비가 0.2 이상 차이
- 0.6 이상의 유두함몰비
- 후천성 시신경유두소와(acquired pit of the optic nerve)
- 시신경유두출혈(disc hemorrhage)
- 시신경유두주위위축(peripapillary atrophy)

b. 망막신경섬유층 결손

- 쐐기모양의 국소적 결손(wedge-shaped defect)
- 미만성 위축(diffuse atrophy)
- 같은 눈에서 위, 아래의 섬유를 비교해 보거나 반대편 눈과 비교해 보는 것이 도움이 됨.

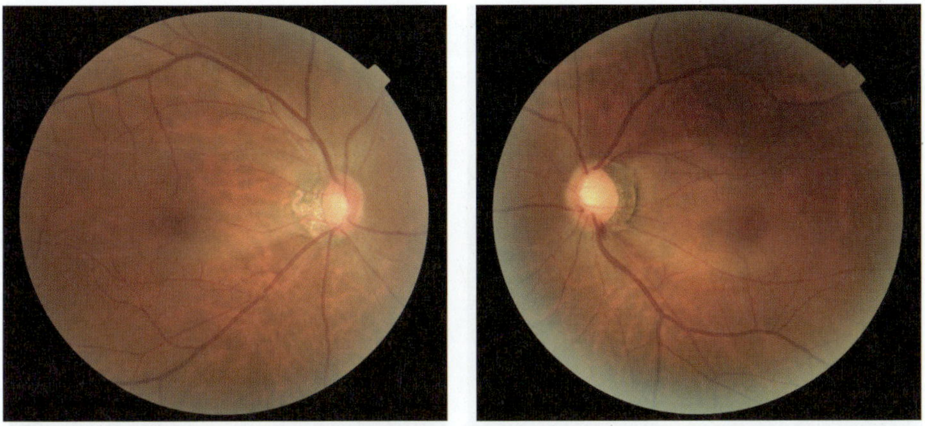

그림 13-3. 양안에 발생한 녹내장: 양안 모두 수직유두함몰비가 증가되어 있고 광범위한 망막신경섬유층 결손을 동반하고 있으며 좌안 상이측 및 하이측으로 시신경유두출혈이 관찰됨.

④ 나이관련황반변성(age-related macular degeneration)

의학에서 변성은 기존의 조직이 다른 성상의 조직으로 대체되는 과정을 뜻하며, 따라서 나이관련황반변성은 정밀한 시력을 유지하기 위해 가장 중요한 황반부의 기능이 나이에 따라 감소하고 시세포가 빛과 색상을 감지할 수 없는 흉터 등의 조직으로 대체되어 시력이 감소하는 질환을 의미함.

a. 건성(dry) 혹은 비삼출성(non-exudative) 나이관련황반변성

- 드루젠
  - 망막색소상피의 바닥막과 브루크막의 내측 아교질층 사이에 생기는 노란색의 세포외 물질의 침착임.
  - 크기에 따른 분류: 작은 드루젠(<63 μm), 중간 드루젠(64~124 μm), 큰 드루젠(≥125 μm)
  - 경계의 모양에 따른 분류: 경성드루젠(따로 분리되어 있고 경계가 명확함), 연성드루젠(확실한 형태가 없고 경계가 불명확함), 융합성드루젠(인접한 드루젠 간의 경계가 연속적임)으로 나누며 연성 혹은 융합성드루젠이 위축 또는 맥락막신생혈관으로 진행하기 쉬움.

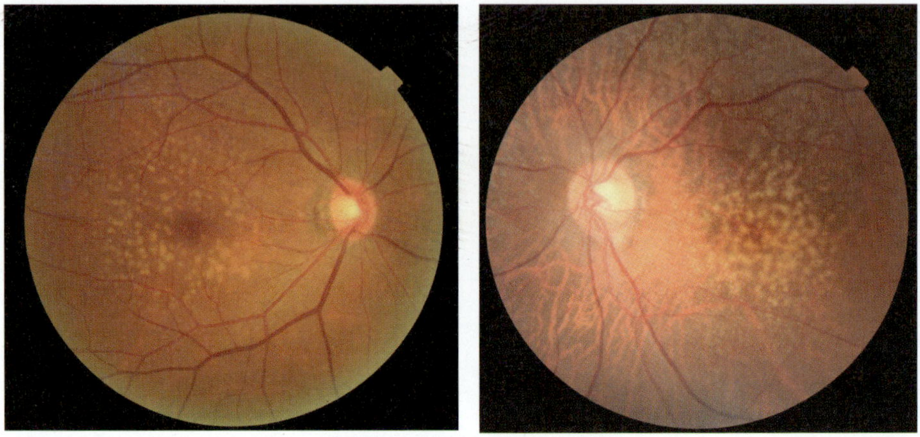

그림 13-4. 연성 및 융합성드루젠.

- 지도모양위축(geographic atrophy)

  건성 나이관련황반변성의 말기 형태로 심한 시력저하를 가져올 수 있음.

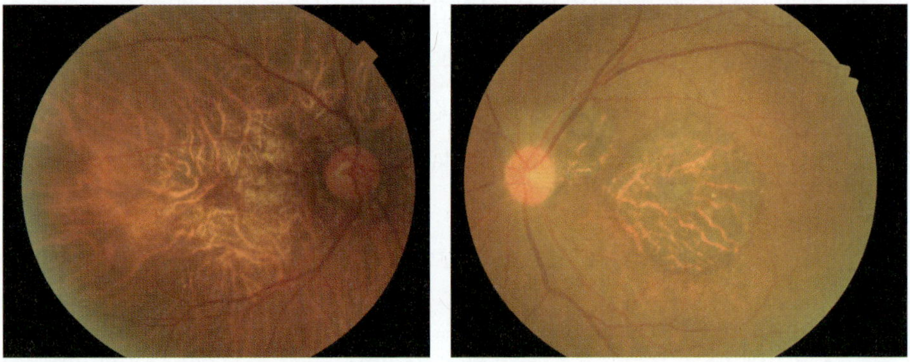

그림 13-5. 지도모양위축

- 작은 드루젠이 소수 관찰되는 경우 1년에 한 번씩 안저사진을 촬영해 추적관찰해도 무방하나 중심시력저하, 중심암점, 변형시(metamorphopsia) 등의 증상을 호소하는 수진자는 반드시 망막 전문의에게 정밀 검진을 의뢰함.

- 자각 증상이 없더라도 나이관련황반변성 국제역학연구 그룹(International Epidemiological ARM Study Group)에서 제시한 초기 나이관련황반변성에 해당하는 경우(50세 이상에서 다음 중 하나 이상의 소견이 황반부에 보이는 경우) 역시 망막 전문의에게 정밀 검진을 의뢰하는 것이 안전함.
  - 63 μm 이상 크기의 연성드루젠
  - 연성드루젠과 동반된 과색소침착(hyperpigmentation)
  - 연성드루젠과 동반된 망막색소상피의 저색소침착(hypopigmentation) 또는 탈색소(depigmentation)

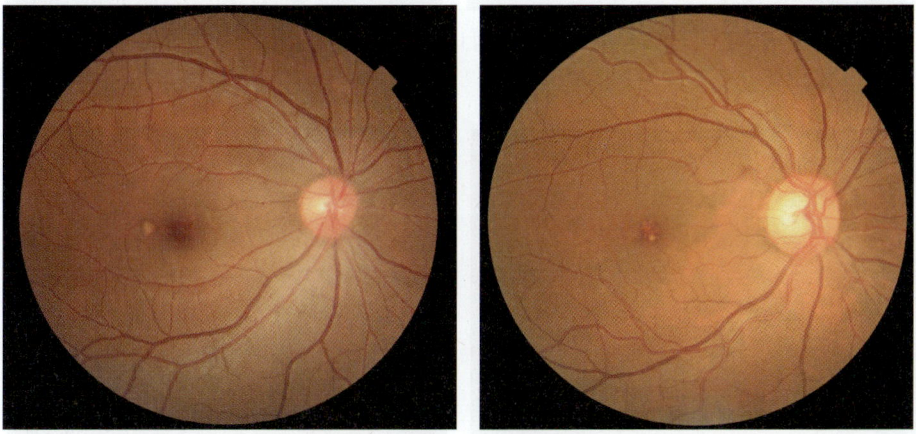

그림 13-6. 초기 나이관련황반변성

b. 습성(wet) 혹은 삼출성(exudative) 나이관련황반변성

- 맥락막신생혈관(CNV, choroidal neovascularization)이 형성되는 경우로 안저사진에서는 아래의 소견을 보일 수 있음.
  - 회백색의 막 형태의 병변
  - 망막하출혈, 감각신경망막박리, 망막하 지방삼출물
  - 결국 섬유화를 거쳐 원반반흔(disciform scar) 형태로 진행
- 이미 시력감소, 중심암점, 변형시 등의 증상이 있어 안과에서 진단 및 치료를 받고 있는 경우가 대부분이며 무증상으로 건강검진에서 처음으로 발견되는 경우는 매우 적음.

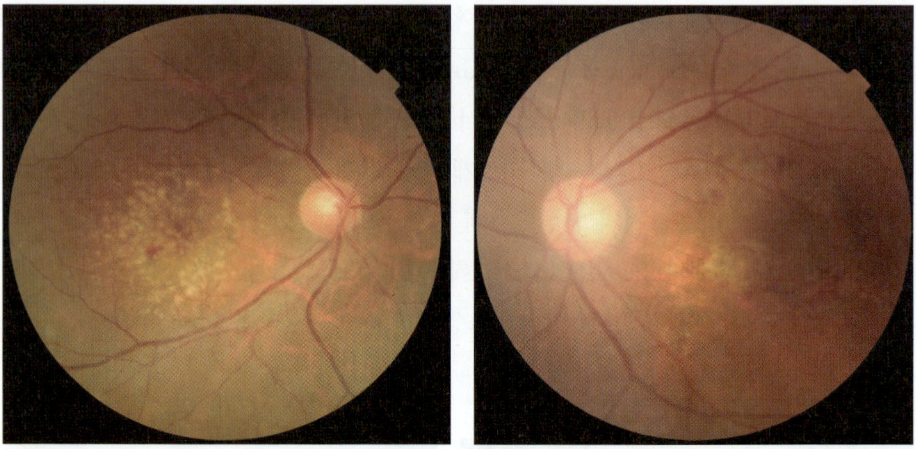

그림 13-7. 습성 나이관련황반변성

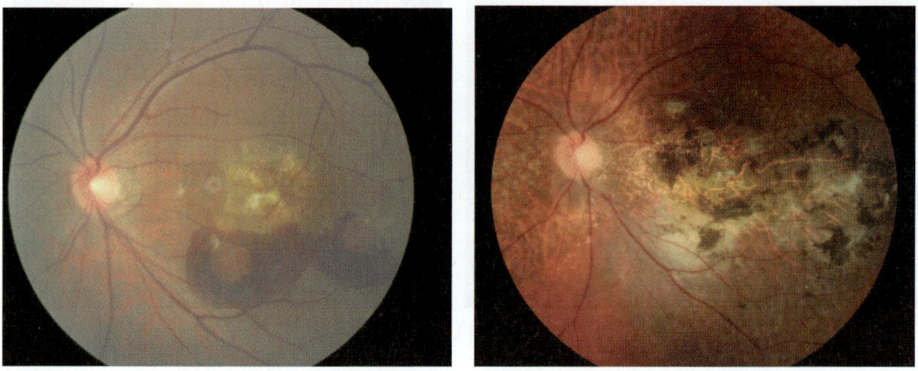

그림 13-8. 말기 나이관련황반변성: 망막하출혈을 동반한 맥락막신생혈관(좌) 이후 발생한 심한 황반반흔 (우)

⑤ 당뇨망막병증(diabetic retinopathy)

당뇨 유병자에서 망막의 미세순환장애로 발생하는 망막 합병증.

a. 비증식당뇨망막병증(NPDR, nonproliferative diabetic retinopathy)

- 초기 소견으로는 미세동맥류, 망막출혈, 경성삼출물, 경미한 정맥확장 등이 있음.
- 더 진행되어 세동맥까지 포함되면 면화반, 망막내미세혈관이상(IRMA, intraretinal microvascular abnormalities), 염주정맥(venous beeding) 등의 소견을 관찰할 수 있음.

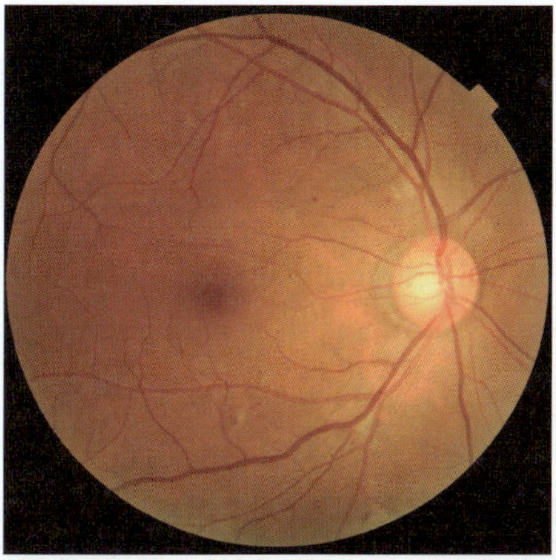

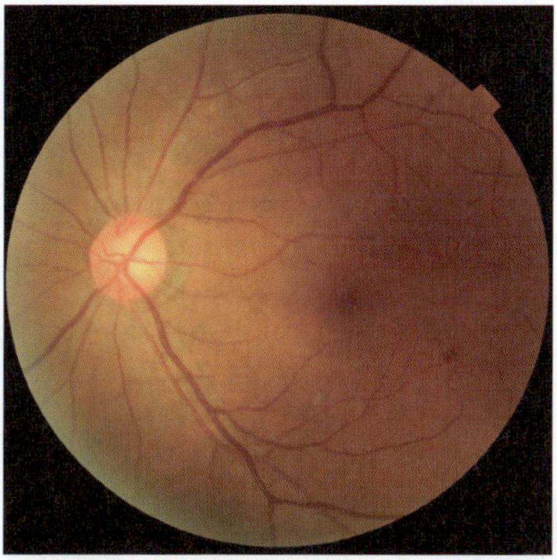

그림 13-9. 비증식당뇨망막병증: 양안 안저에 미세동맥류, 망막출혈, 면화반이 관찰됨.

b. 증식당뇨망막병증(PDR, proliferative diabetic retinopathy)

- 광범위한 혈관폐쇄에 따른 허혈 상태가 오래된 경우 이에 대한 반응으로 혈관내피세포의 증식이 일어나 신생혈관을 만드는 단계를 뜻함.
- 심한 경우 유리체출혈, 망막앞출혈, 망막층간분리, 견인망막박리 등의 소견을 보임.

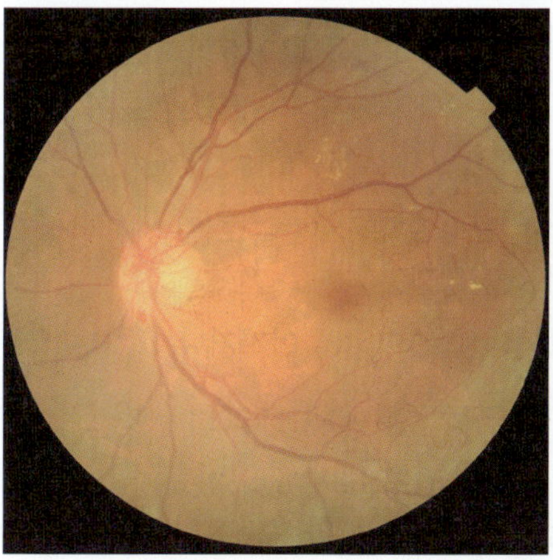

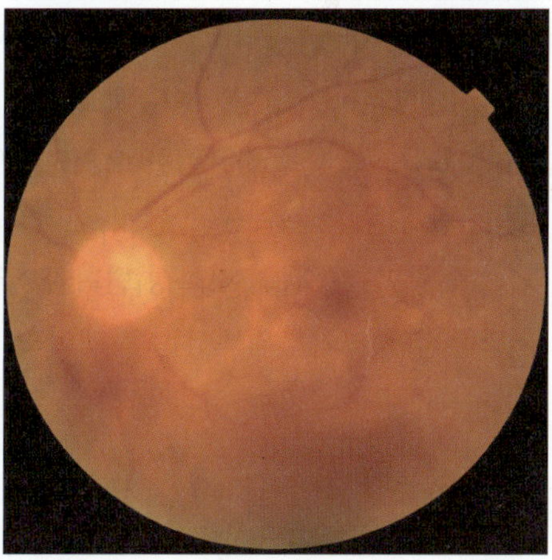

그림 13-10. 증식당뇨망막병증: 시신경유두와 하이측 혈관궁을 따라 신생혈관이 관찰됨 (좌), 증식당뇨망막병증에서 발생한 유리체출혈 (우).

c. 당뇨황반부종(diabetic macular edema)

- 내측혈액망막장벽의 파괴로 체액과 혈장성분이 누출되어 황반부의 망막이 비후되는 것으로 경성삼출물을 흔하게 동반하며 당뇨망막병증으로 인한 시력상실의 중요한 원인임.
- 임상적으로 의미 있는 황반부종(CSME, clinically significant macular edema): 황반부종이 망막중심오목에 가깝거나 크기가 큰 경우를 말하며 즉각적인 치료가 필요함.

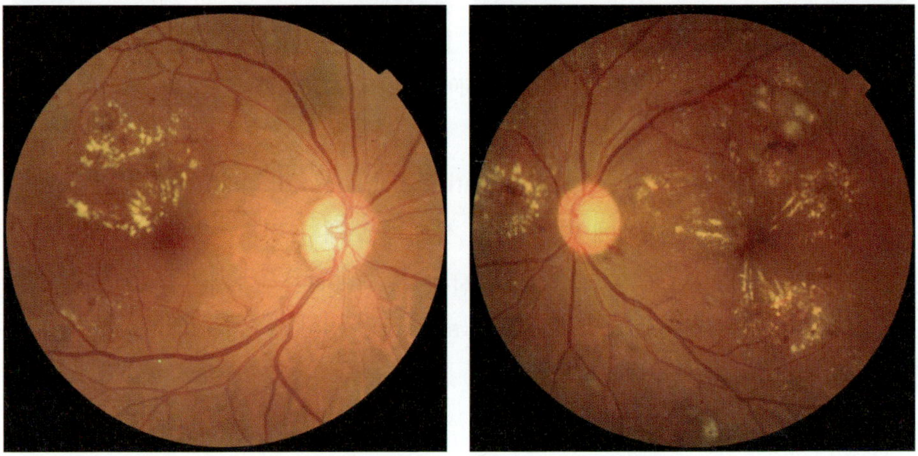

그림 13-11. 임상적으로 의미 있는 당뇨황반부종

⑥ 고혈압망막병증(hypertensive retinopathy)

- 고혈압의 초기에는 동맥이 전반적으로 가늘어지며 지속적으로 혈압이 높으면 망막세동맥의 경화성 변화가 나타나 진행함.
- 동정맥 교차부위에서는 정맥이 압박되어 혈관이 가늘어지거나 교차된 끝부분이 감추어지고 혈관 방향이 구불어지는 등의 동정맥교차 소견을 보일 수 있음.
- 망막출혈, 면화반, 경성삼출물 등이 관찰되며 악성고혈압(malignant hypertension)이 있을 때는 유두부종을 관찰할 수 있음.

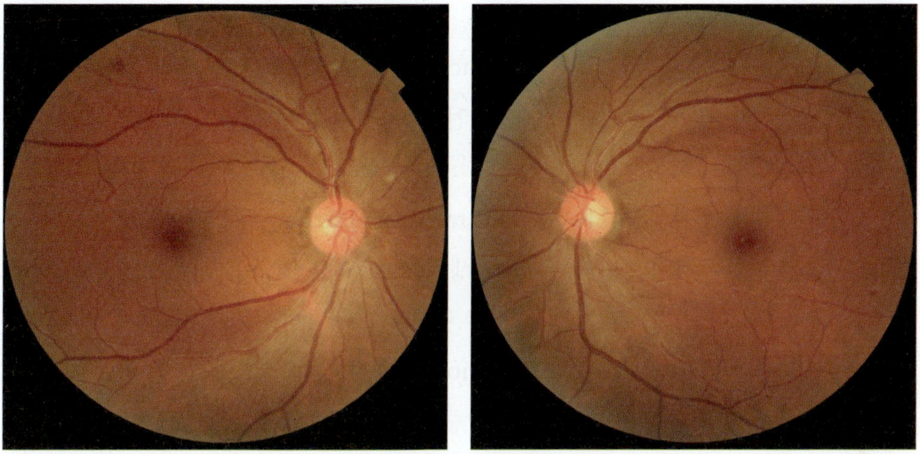

그림 13-12. 고혈압망막병증: 양안 망막동맥의 뚜렷한 경화성 변화가 관찰되며 허혈 변화로 생각되는 우안 면화반과 양안 미세한 망막신경섬유층 결손이 발생해 있음.

- 샤이에(Scheie) 분류법: 고혈압성 변화는 최근의 혈압 수준을 반영하고 세동맥경화성 변화는 오랫동안 고혈압에 노출되어 발생한 세동맥의 변화를 반영함.

표 13-1. Scheie 분류법

	고혈압성 변화	세동맥경화성 변화
0단계	고혈압을 진단 받았으나 망막혈관 이상은 관찰되지 않음	정상
1단계	작은 혈관에서 전반적으로 세동맥이 가늘어짐	세동맥반사선이 약간 넓어짐 약한 동정맥교차 현상
2단계	세동맥의 가늘어짐이 뚜렷해짐 국소적 세동맥협착	위의 소견이 더 뚜렷해짐
3단계	2단계 + 망막출혈 (삼출물이 동반되기도 함)	구리선 모양의 세동맥 더 심한 교차 현상
4단계	3단계 + 망막부종, 경성삼출물, 유두부종	은선 모양의 세동맥

⑦ 망막혈관폐쇄

a. 망막동맥폐쇄(retinal artery occlucion)

- 색전, 혈전, 소동맥경화 등이 원인이 되어 주로 사상판이나 망막동맥의 분지점에서 발생함.
- 망막중심동맥폐쇄(CRAO, central retinal artery occlusion)가 발생하면 통증 없는 시력장애가 급격히 생기고 안저사진에서 앵두반점cherry-red spot의 특징적 소견을 관찰할 수 있음.

b. 망막정맥폐쇄(retinal vein occlusion)

- 폐쇄가 발생한 부위에 따라 망막중심정맥폐쇄(CRVO, central retinal vein occlusion)와 망막분지정맥폐쇄(BRVO, branch retinal vein occlusion)로 분류함.
- 정맥이 폐쇄되면 혈관 내압 상승과 혈류의 정체를 일으켜 침범된 영역의 혈관이 구불구불해지고 망막부종, 출혈, 면화반 등을 동반하는 특징적인 소견을 보임.
- 정맥폐쇄로부터 몇 주가 지나면 곁혈관(collateral vessel)이 형성되고 신생혈관이 발생하기도 하며 때로는 유령혈관(ghost vessel)이 관찰되기도 함.

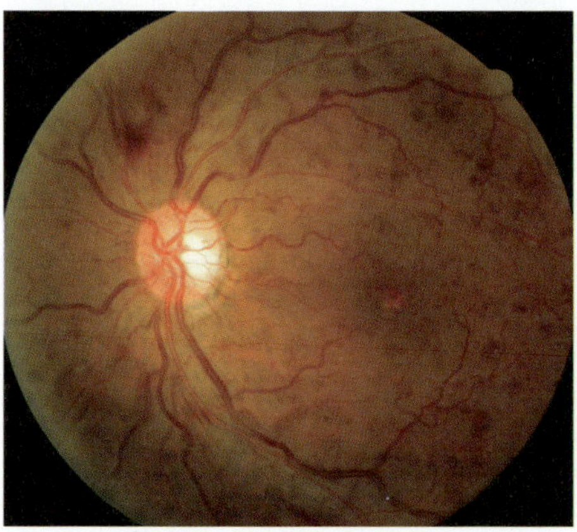

그림 13-13. 망막중심정맥폐쇄

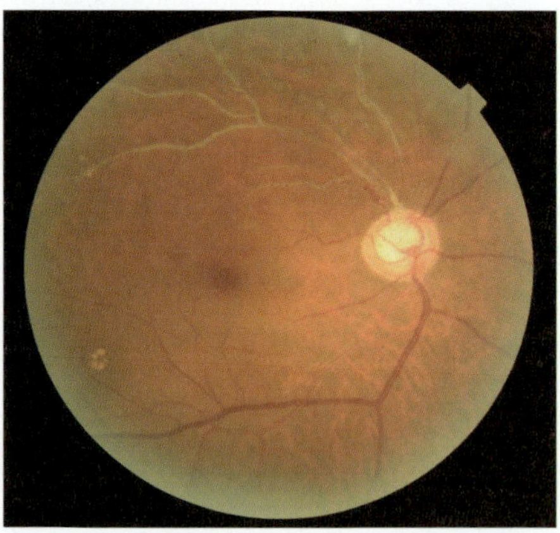

그림 13-14. 오래된 망막분지정맥폐쇄: 시신경유두 상이측으로 유령혈관, 곁혈관, 레이저반흔이 관찰됨.

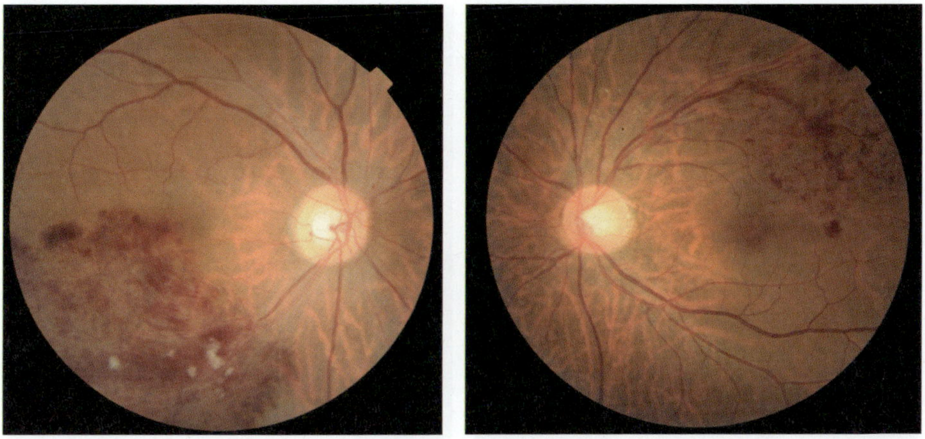

그림 13-15. 망막분지정맥폐쇄

⑧ 망막앞막(epiretnal membrane)

- 망막 표면에 세포가 증식하고 아교질이 침착되어 발생하는 질환으로 황반주름(macular pucker), 셀로판망막병증(cellophane retinopathy)이라고 부르기도 함.
- 고령에서 원인을 알 수 없는 특발성 질환이 대부분이나 눈속염증을 앓았던 경우, 유리체절제술(vitrectomy)이나 공막돌륭술(scleral buckling)과 같은 수술 후 혹은 레이저치료의 후유증으로 생기기도 함.
- 황반부로부터 멀리 떨어져 있거나 얇은 경우 증상이 없을 수도 있으나 황반부를 심하게 침범한 경우 중심시력저하와 변형시를 호소함.
- 질환 초기에는 안저사진에서 망막 표면에 셀로판막 같은 반사를 관찰할 수 있으며 진행된 경우 망막줄(retinal striae), 중심오목주위모세혈관(perifoveal capillary)의 비틀림이나 끌림, 주혈관의 끌림, 가성황반원공 등의 소견을 관찰할 수 있음.

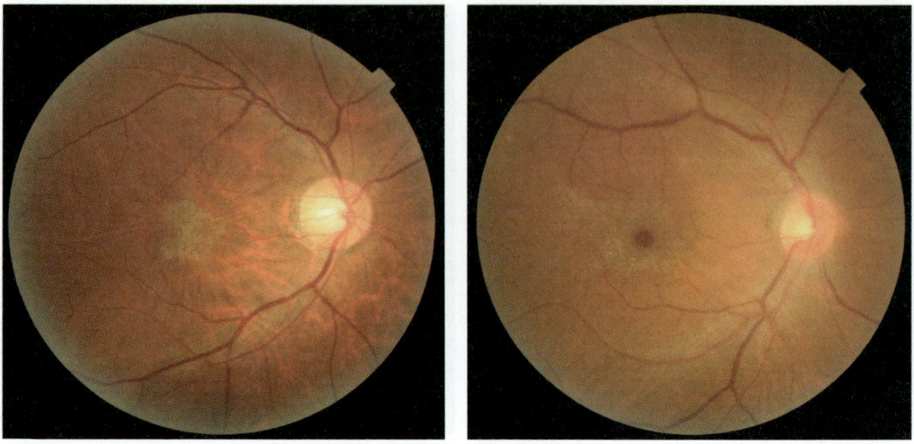

그림 13-16. 망막앞막: 황반부를 침범하고 있는 망막앞막과 망막줄 (좌), 망막앞막으로 형성된 가성황반 원공과 견인으로 인한 주혈관 끌림이 관찰됨 (우).

⑨ 변성근시(degenerative myopia) 또는 병적근시(pathologic myopia)

- 굴절력 -6.0디옵터, 안축장 26 mm 이상의 고도근시(high myopia) 중 황반을 포함한 후극부의 확장인 후포도종(posterior staphyloma)과 점진적인 맥락망막변성 소견 등 퇴행성 변화를 동반한 경우로 정의되며, 근시 유병률이 높은 우리나라를 포함한 아시아권 국가에서 특히 중요한 질환으로 최근 실명의 주요 원인 중 하나로 제시되고 있음.
- 대표적인 안저 소견은 범무늬안저, 근시코누스(myopic conus), 후포도종 내의 색소상피와 맥락막의 위축, 브루크막의 락카칠균열, 망막하출혈, 황반원공 그리고 맥락막신생혈관 등이 있음.
- 특징적인 안저 소견을 보이는 변성근시 환자에서는 망막주변부 변성이 흔하고 망막열공, 망막박리와 같이 치료를 요하는 이상이 발생할 수 있기 때문에 망막 전문의에게 의뢰해 적어도 1년에 한 번씩 정기 검진을 받도록 권유함.

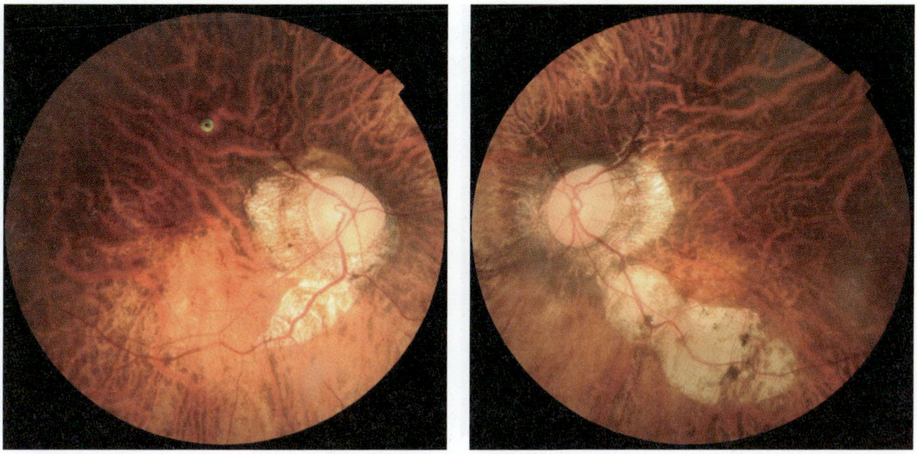

그림 13-17. 변성근시

⑩ 기타 질환

a. 중심장액맥락망막병증(central serous chorioretinopathy)

- 젊은 남성에게 호발하며 망막색소상피층의 작은 결함 때문에 맥락막모세혈관에서 삼출물이 망막밑으로 누출되어 황반의 감각신경망막박리(sensory retinal detachment)를 일으키는 질환으로, 보통 경도의 시력감소, 소시증(micropsia), 변형시, 경도의 색각장애 등 가벼운 증상을 보이나 자주 재발하거나 심한 경우 영구적 시력상실을 일으키기도 함.
- 안저사진에서 중심오목반사의 소실, 황반고리반사의 확대와 함께 황반부 망막의 얕은 장액성 박리를 확인할 수 있으며, 다양한 색소변화를 남길 수 있음.

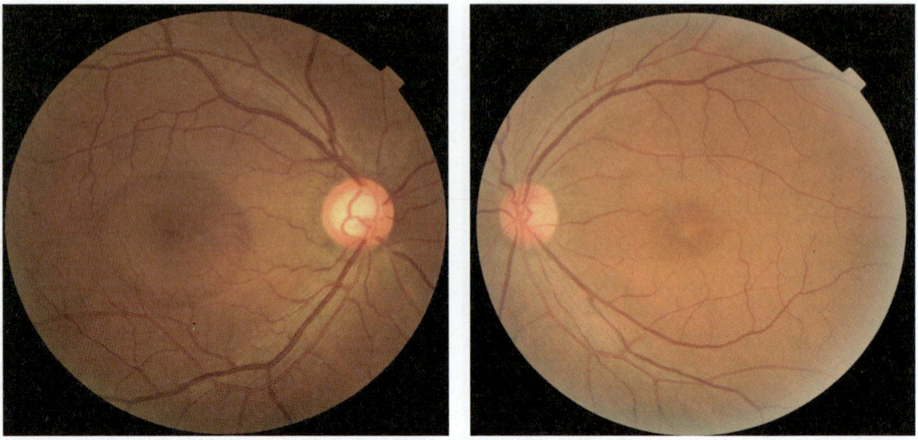

그림 13-18. 중심장액맥락망막병증

b. 황반원공(macular hole)

- 중심오목을 포함한 황반부 망막의 전체층 또는 일부가 소실된 질환.
- 고도근시, 타박상, 감전 등으로 발생하기도 하지만 주로 60~70대의 고령에서 특발성(idiopathic)으로 발생하며 여성에서 약 3배가량 높은 발병률을 보임.
- 안저사진에서는 초기에 중심오목 함몰이 소실되고 황반 중심부에 황색반점이나 황색고리가 보이기 시작하며 후기에는 원형의 뚜렷한 망막결손을 관찰할 수 있음.

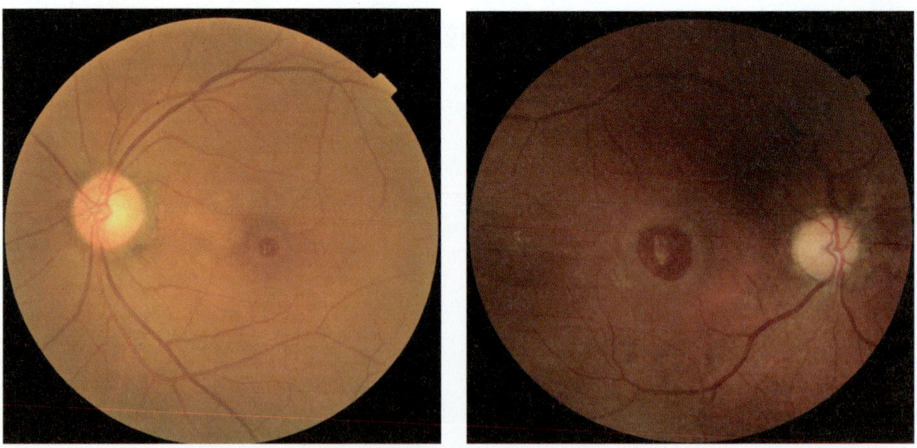

그림 13-19. 황반원공: 특발성 황반원공 (좌), 외상으로 발생한 큰 황반원공 (우).

c. 망막색소변성(retinitis pigmentosa)

- 대표적인 유전성 망막 변성 질환으로 보통 야맹증과 같은 증상이 선행하며 자세한 병력청취와 가족력의 확인이 조기 진단에 도움이 됨.
- 창백한 유두, 가늘어진 망막혈관, 뼛조각(bone-spicule) 모양의 검은 색소 침착을 동반한 망막변성 등의 특징적인 안저 소견을 보임.

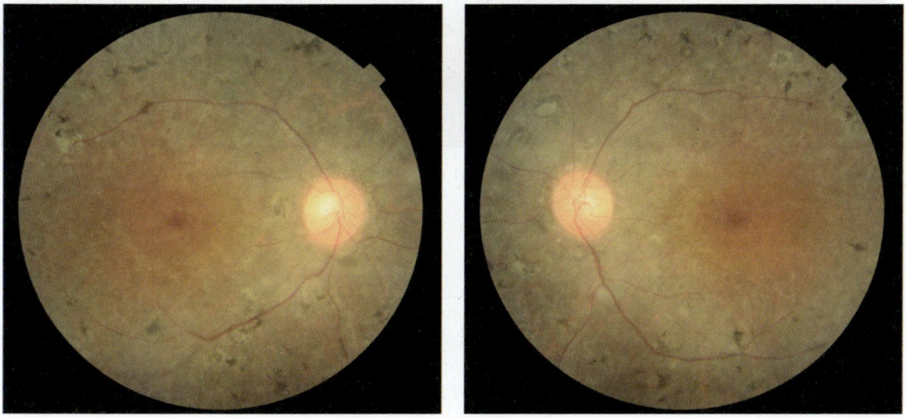

그림 13-20. 매우 진행된 망막색소변성.

d. 맥락막 질환

- 맥락막(choroid)은 망막과 공막 사이에 위치하는 혈관이 풍부한 조직으로 바깥쪽 망막층의 대사를 주관하며 공막을 통해 들어오는 광선을 풍부한 색소로 차단하는 역할을 함.
- 실제 건강검진에서 맥락막의 이상이 발견되는 빈도는 매우 적으며 포도막염 후에 관찰되는 반흔성 변화나 범맥락막위축(choroideremia), 뇌회형맥락망막위축(gyrate atrophy), 혈관무늬병증(angioid streak), 변성근시 등과 같은 변성 질환이 관찰될 수 있음.
- 색소세포와 혈관이 풍부한 조직이기 때문에 맥락막 모반(nevus)이나 악성흑색종(malignant melanoma), 전이성 종양, 혈관종 등 종양성 병변이 간혹 관찰될 수도 있음.

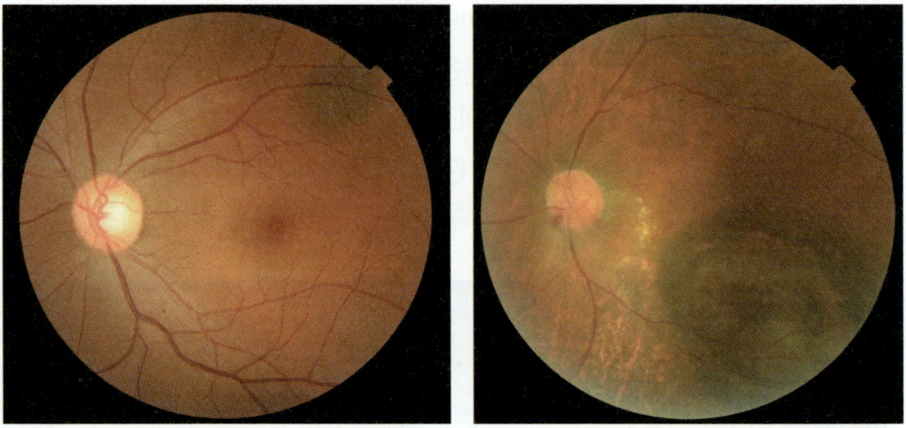

그림 13-21. 맥락막 모반 (좌), 맥락막 악성흑색종 (우).

e. 기타 시신경 질환

- 임상적으로 의미 있는 시신경 질환이 있는 환자들은 대부분 시력저하나 색각이상 등을 호소하며 안과를 방문하기 때문에 건강검진에서 우연히 발견되는 시신경 질환은 흔치 않음.
- 시신경부종(optic disc edema): 시신경유두가 융기되고 경계가 불분명한 모습으로 보임. 특히 두개내압이 증가해 발생한 시신경부종을 유두부종(papilledema)이라 하며 두개강내공간을 차지하는 병변이 원인이 되므로 의심되는 경우 즉각적인 정밀검사가 필요함.

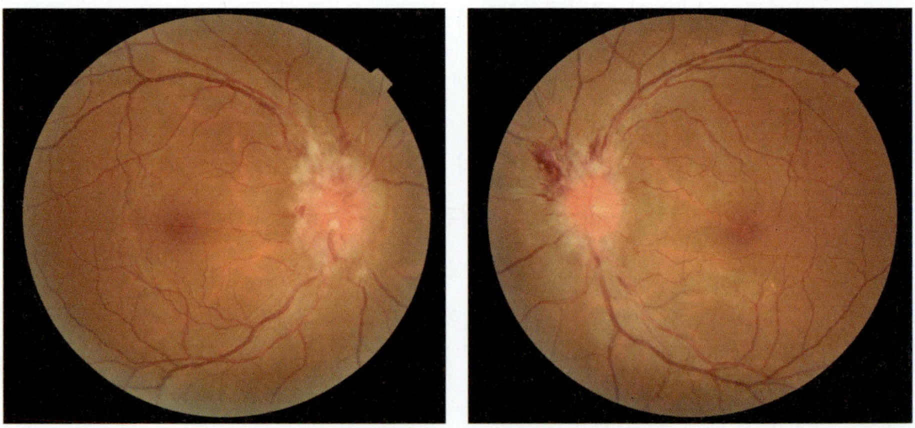

그림 13-22. 유두부종: 특별한 증상 없이 건강검진에서 우연히 발견된 양안 심한 시신경부종으로 유두부종 의심 하에 즉각적인 정밀검사를 의뢰하였으며 뇌로 전이된 다발성의 종양과 폐의 원발성 종양을 순차적으로 진단한 증례.

- 드루젠: 시신경유두 내에 있으며 유두가 융기되고 경계가 불분명하나 시신경부종에서 볼 수 있는 충혈이나 정맥확장 등이 없고 시신경유두의 혈관분지가 정상보다 많은 점 등으로 감별함.

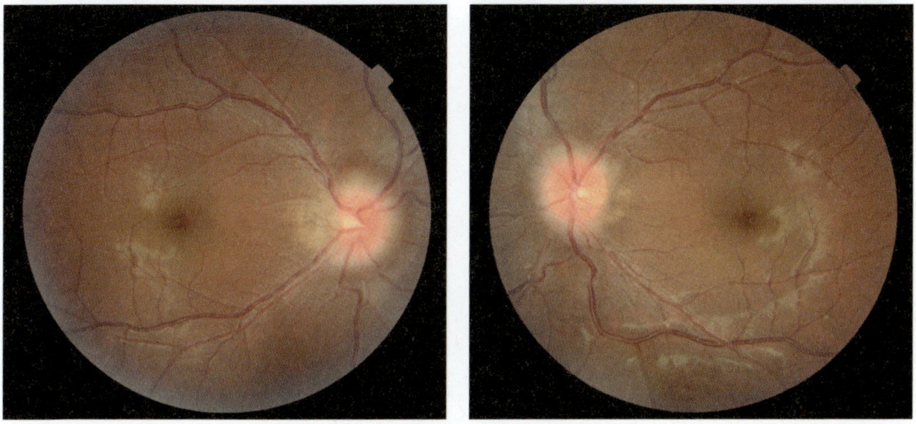

그림 13-23. 시신경유두 드루젠.

- 드물게 색소 혹은 종양성 병변이 관찰되어 정확한 진단을 위해 전문의 진료가 필요한 경우가 있음.

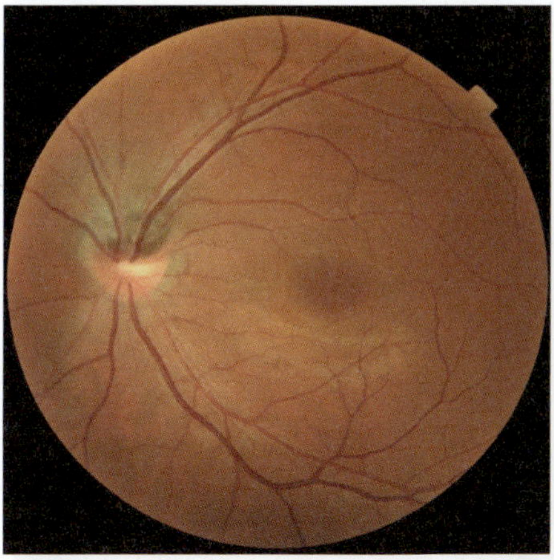

그림 13-24. 시신경유두 모반이 의심되는 증례.

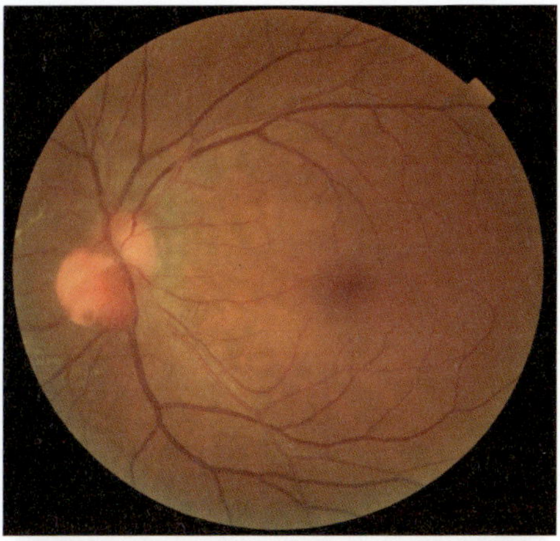

그림 13-25. 시신경유두 혈관종이 의심되는 증례.

- 시신경위축(optic atrophy): 다양한 시신경질환의 마지막 단계에 보이는 모습으로 시신경유두가 창백해 보이고 유두 주위의 신경섬유다발의 음영이 전반적으로 감소되며 시야결손과 시력장애를 일으키는 경우를 말함.

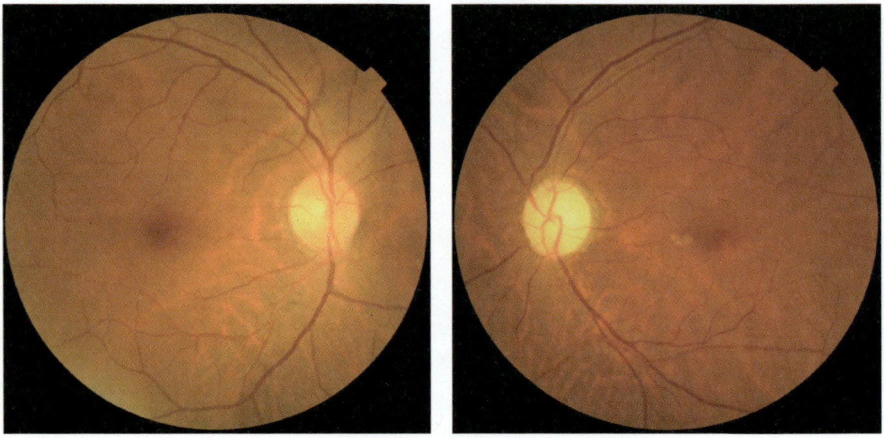

그림 13-26. 외상 후 발생한 좌안의 시신경위축

- 말이집신경섬유(myelinated nerve fiber): 말이집형성은 정상적으로 시신경유두와 망막신경섬유에는 일어나지 않으나 간혹 선천이상으로 말이집섬유가 발견되는 경우가 있음. 보통 시신경유두에 인접해서 발견되며 특별한 치료를 필요로 하지 않음. 간혹 심한 굴절이상과 약시가 동반되기도 함.

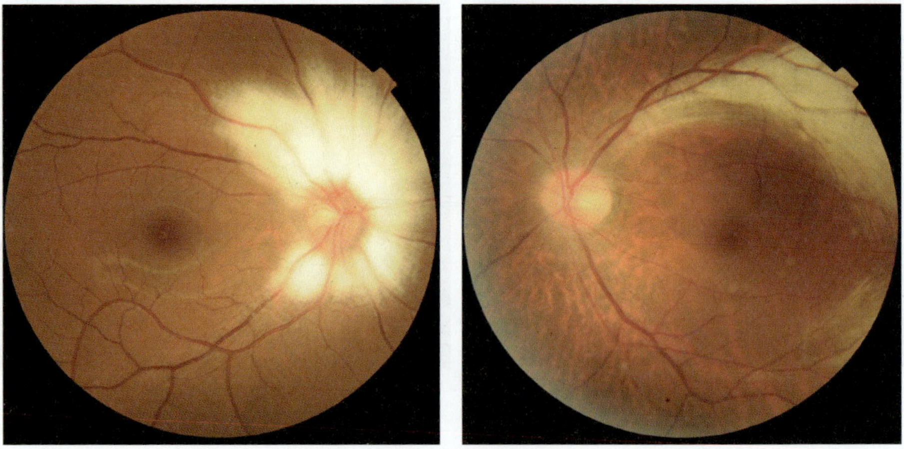

그림 13-27. 말이집신경섬유.

⑪ 매체혼탁

- 안구의 가장 앞쪽인 각막으로부터 망막에 이르는 조직 중 어느 한 곳에 혼탁이 생겨 안저사진이 뿌옇게 보이는 경우 정확한 안저 판독을 방해할 수 있음.
- 각막혼탁, 백내장, 전망 및 유리체의 염증성 질환, 유리체출혈, 성상유리체증(asteroid hyalosis) 등 다양한 원인이 있으며 석연치 않은 매체혼탁이 있는 경우 반드시 세극등현미경을 포함한 안과 검진을 받도록 권유함.

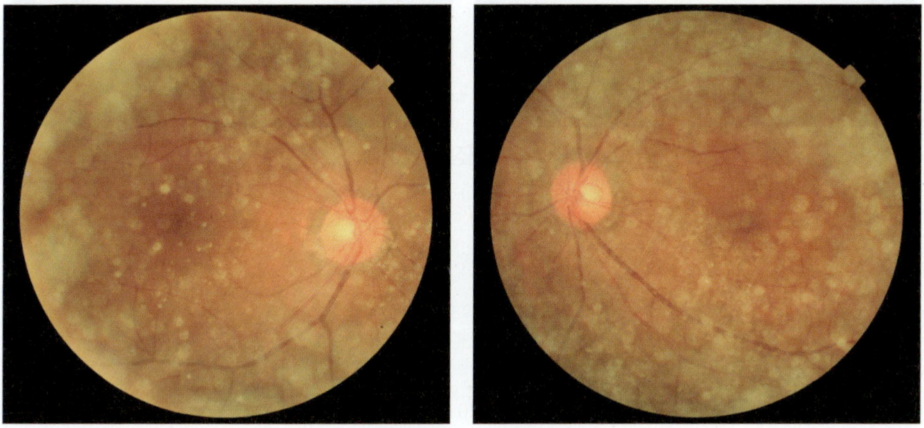

그림 13-28. 심한 성상유리체증: 치료가 필요 없는 정상 소견임.

- 고령의 수진자에서 가장 흔한 원인은 백내장이며 최근 시력저하가 없고 어느 정도 안저 판독이 가능하다면 특별한 조치가 필요하지 않으나 최근 시력저하가 뚜렷하거나 혼탁이 너무 심해 안저 판독이 어려울 정도라면 정확한 진단과 수술적 치료의 상담을 위해 안과 전문의 진료를 권유함.

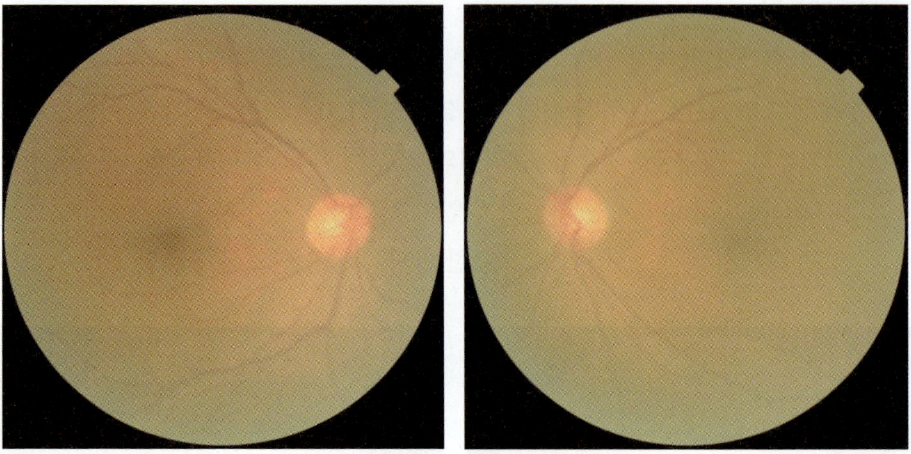

그림 13-29. 백내장에 의한 매체혼탁

참고문헌

1. 조상헌. 한국인의 건강검진. 고려의학. 2013.
2. 엄부섭. 안과검사 3/e. 도서출판 내외학술. 2013.
3. 유형곤, 이재흥. 안저검사. 도서출판 내외학술. 2013.
4. 진용한. 굴절검사와 처방 4/e. 의학출판 수현. 2016.
5. 한국녹내장학회. 녹내장 6/e. 최신의학사. 2017.
6. 김현승, 김효명, 성공제, 유영석. 안과학 12/e. 일조각. 2020.
7. 한국망막학회. 망막 5/e. 진기획. 2021.

14. 치과

이은희, 김현주(서울대학교병원 강남센터 치과)

1) 검사 개요

- 치과 질환에 대한 일차적 임상적 추정 진단을 함으로써 다양한 치과 질환의 조기 발견과 조기 치료 유도가 주된 목적임.
- 치아 관련 질환 이외에 구강암으로 진행하는 연조직 및 경조직의 전암 병소를 조기 발견함.
- 추가로 개인의 구강위생 관리 능력 평가와 구강위생 관리 교육이 이루어짐.
- 치주 질환과 치아 우식증은 대표적인 치과 질환으로 상당히 진행될 때까지도 자각증상이 없는 경우가 많고 전형적인 만성 질환의 특징을 갖고 있기 때문에 주기적인 치과 검진을 통한 조기 발견과 적절한 처치가 매우 중요함.

2) 강남센터 치과 수진자의 진료 절차

2개의 묶음(package)으로 구분되어 시행함

1) 치과 진찰만 시행함.
2) 치과용 파노라마 방사선 사진 촬영과 치과진찰을 동시에 시행함.

3) 검사 방법

(1) 치과 진찰

- 치과진료의자(dental unit chair)에 치경(dental mirror), 치과용 탐침(exploer), 핀셋, 치주 탐침(periodontal probe) 등의 진료용 기구를 이용함.
- 구강내 진단 과정은 수많은 감염 요인에 노출되어 있으므로 감염 관리에 유의하여 술자는 보 호용 장갑, 가운, 마스크, 안경을 착용하고 진료용 기구는 열압력 소독기로 소독함.
- 기왕력의 문진 (historyt taking), 시진(inspection), 촉진(palpation), 탐진(exploration), 타진(percussion), 치주낭의 측정, 동요도 측정, 저작 테스트

(2) 치과용 파노라마 방사선 검사

- 위 아래 턱뼈, 전체 치아를 촬영하는 방사선 검사로 전반적인 치아 상태를 알 수 있음.
- 육안으로 알 수 없는 치은연하 치석, 잔존 치조골의 정도, 치근단 염증, 인접면 우식증, 매복 치, 낭종, 골 경화증, 침샘의 석회화, 하악 과두의 상태, 매복치의 확인이 가능함.

4) 검사 결과 및 해석

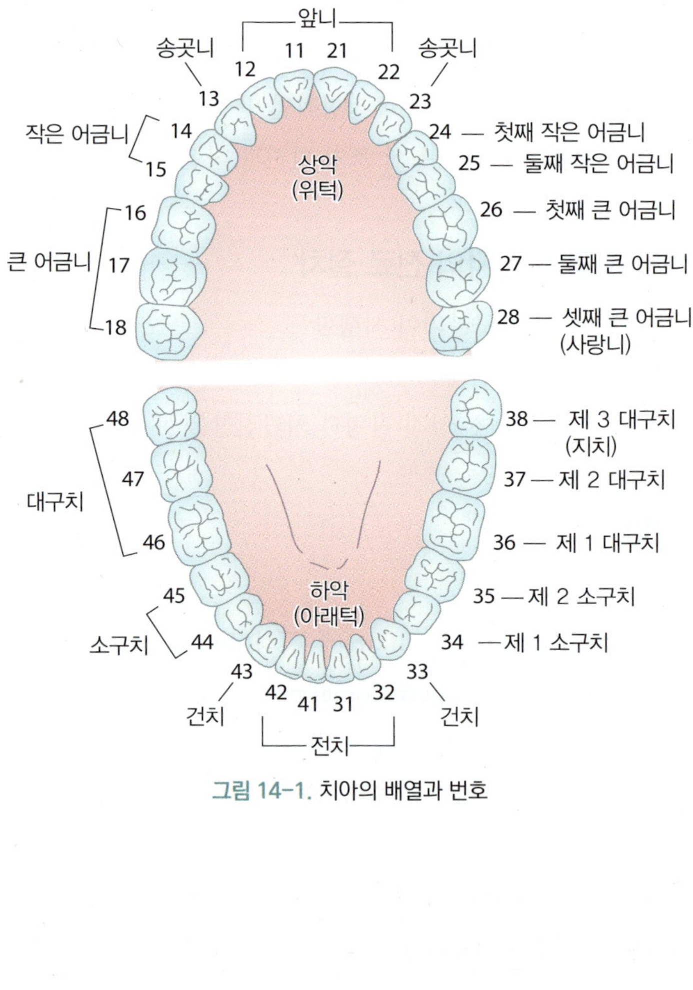

그림 14-1. 치아의 배열과 번호

(1) 치주 질환(periodontal disease)

- 흔히 잇몸병 또는 풍치라고 부르는 치주질환은 잇몸과 잇몸 뼈를 비롯해서 치아를 지탱해주는 주변 조직이 파괴되는 만성 질환임. 복합적 원인으로 발생하지만 가장 흔한 것은 불량한 구강위생 관리로 인해 치아 주위조직에 염증 상태가 지속되는 것임.
- 치료 시기를 놓칠 경우 치아 주위의 잇몸뼈가 모두 녹아 없어지면서 치아가 흔들리고 결국은 이를 빼야하는 무서운 질환임.
- 병의 진행 정도에 따라 스케일링(치석제거술), 치근면 활택술(치아의 뿌리면을 매끈하게 다듬는 치료법), 치주 소파술, 치주 수술 등의 처치가 가능하며 이후 환자 스스로 철저한 구강 위생관리와 치과에서 주기적인 계속 관리를 받음으로써 어느 정도 병의 진행을 늦출 수 있음.
- 치주 질환은 치주 조직(치은, 치주인대, 치조골)의 상태에 관한 정보에 기반하여 진행 정도를 분류함.

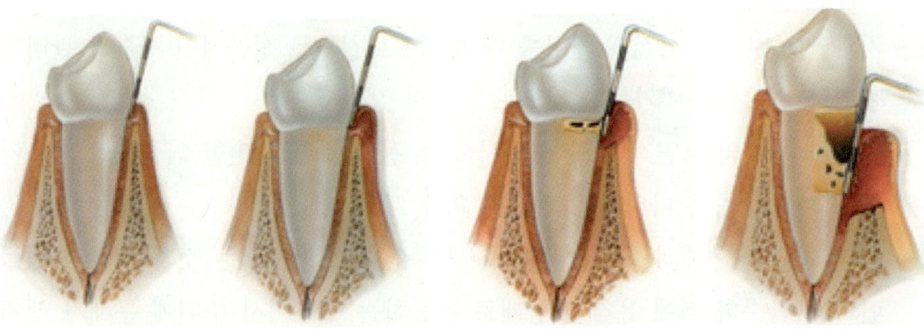

그림 14-2. 치주 질환의 종류

① 치은염(gingivitis)

- 탐침시 출혈을 보이고 열구 깊이는 보통 임상적 부착 수준과는 상관 없이 1~3 mm임.
- 치은염의 진단은 보통 치은변연에 한정된 병소를 특징으로 함.
- 처치는 스케일링만으로 가능함.

② 표재성(경도-중등도) 치주염(mild-to-moderate periodontitis)

- 부착소실이 동반된 치은염을 치주염이라 분류함.
- 치주낭 깊이가 5 mm이하이고, 지지조직의 수평골 소실로 나타나는 골연상 병소와 지지조직의 환상 수직골 소실의 골연하 병소에 적용됨.
- 골연하 병소는 두 인접치 사이의 분화구(crater)와 함께 골연하 1벽성, 2벽성 3벽성 병소를 포함함. 처치는 치근 활택술이나 치수 소파술을 시행함.

③ 심도(진행된) 치주염(advanced periodontitis)

- 탐침시 치주낭 깊이가 6 mm를 초과한다면 심도의 진행된 치주염으로 진단함.
- 경도-중등도 치주염처럼 수평적 골소실 뿐만 아니라 수직골 소실을 포함함.
- 처치는 국소 마취후 잇몸을 외과적으로 절개하여 치아 주변의 염증조직과 변성된 백악질 등을 제거한 후 봉합하는 치주수술(flap surgery)을 시행함.

(2) 임플란트 관련 질환

- 치과 임플란트는 상실된 치아를 대체하는 보철물로 성공적인 시술과 관리로 반영구적인 사용이 가능한 것으로 알려져 있음.
- 그러나 시술의 보편적인 확대와 시술 후 관리 소홀로 인한 임플란트의 조기 실패 사례가 종종 나타나 주의가 필요함.
- 자연 치아가 혈관과 신경이 분포한 치주인대로 지지되는 것과는 달리 임플란트는 단순히 뼈에 유착된 상태로 기능하는 구조여서 주위에 문제가 생겨도 자각증상이 없는 경우가 많음.

① 임플란트 주위염과 임플란트 주위 점막염
(peri-implantitis & peri-implant mucositis)

- 치태의 존재, 치주 탐침시 출혈 유무, 임플란트 주위로 증가된 치주낭 깊이, 치과 방사선사진상에 나타나는 골소실과 화농의 유무에 따라 평가함.
- 임플란트 주위 점막염은 치주 탐침시 출혈 유무를 통해 평가함.
- 임플란트 주위염은 출혈 뿐만 아니라 치주낭, 치조골 소실, 화농 등을 보임.

- 처치는 기계적 세정술, 소독 요법, 항생제 요법, 삭제형 수술, 재생형 수술, 플란트 제거 등이 있음.

② 임플란트 보철적 합병증 종류

- 임플란트 나사 풀림(screw loosening) 경우 임플란트 주변 치주 조직의 염증이 나타나며 동통과 부종을 호소함.
- 보철적 구조물의 파절은 다수의 임플란트가 하나의 수복물에 연결된 경우 나타남.
- 수복물의 파절은 베니어용 세라믹의 파절이 가장 흔한 양상임.
- 임플란트 수복물의 재접착을 가능하게 하기 위해 시멘트 타입의 임플란트 수복에 상대적으로 약한 시멘트를 사용하는 경우 수복물의 탈락이 나타나기도함.

(3) 치아 우식증(dental caries)

- 음식물 섭취 후 입안에 찌꺼기가 남게 되는데, 구강내 세균이 잔류물 속 당분을 이용한 후 만들어 내는 산(acid)이 치아의 무기질을 탈회(decalcification)하는 것이 치아 우식의 시작이라고 알려져 있음.
- 이런 이유로 교합면의 깊은 홈이나 열구, 치아 사이의 인접면 등 치면 세균막(dental plaque)이 제거 되지 않고 저류하기 쉬운 곳이 치아 우식의 호발 부위가 될 수 있음.
- 타액에 의한 자정 효과가 줄어들고 구강내 산도가 높아질 수 있는 구강건조증은 우식 발생을 촉진시킴.

① 우식진행 과정에 따른 분류

- C_0 건전 치질
- C_1 초기 법랑질 우식-통증 없음
- C_2 진전 상아질 우식-냉, 온 자극에 통증, 저작시 통증
- C_3 치수침범우식-온자극에 통증, 자발통, 타진시 통증 없거나 약간 나타남
- C_4 치근단 병소, 잔존치근

② 치료가 필요한 치아 우식증

- 탐침 검사나 방사선 상으로 치아 우식증이 확인된 경우.
- 우식의 크기와 부위에 따라 적절한 충전 재료(금, 복합 레진, 세라믹 등)를 선택해서 충전함.
- 치수까지 진행된 경우 근관치료 후 크라운 치료를 시행함.

③ 정지된 우식증 또는 초기 우식증

- 노령으로 갈수록 상아 세관이 좁아지고 치질도 단단해져 우식 발생율이 떨어짐.
- 우식의 진행 속도가 아주 늦거나 static한 우식의 경우 즉시 치료를 하지 않은 대신 적절하게 위생관리를 하면서 치료가 필요한 상태로 진행되는지 경과를 지켜 볼 수 있음.
- 이러한 초기 우식증 진단에서 즉시 치료를 할지의 판단이 치과 의사마다 다를 수 있어서 구강 검사 결과로 나타난 우식 치아의 개수의 차이가 생길 수 있음.

(4) 치경부 마모증(cervical abrasion)

- 치경부 마모증은 잘못된 칫솔질 습관과 과도한 교합력 등 복합적 이유로 치근 부위의 잇몸이 내려가고 노출된 치아면이 닳아 없어진 것임.
- 진행될 경우 냉/온 자극에 예민한 반응을 보이는 상아질 과민증의 주요 원인이 되기도 함.

① 표층의 법랑질만 파였거나 깊이가 얕아 특별한 자각 증상이 없는 경우

- 칫솔, 치약, 칫솔질 방법 등을 올바르게 선택함으로써 더 이상 마모가 진행되지 않도록 주의함.
- 연마제가 적고 증상을 완화시키는 약제가 포함된 시린 치아용 치약 사용을 권함.

② 과도한 치경부 마모증으로 충전 처치를 요하는 경우

- 상아질이 많이 노출되거나 마모 부위가 커서 심한 과민 증상으로 불편할 경우, 또는 권장하는 칫솔질 방법으로는 위생관리가 곤란한 형태로 마모가 진행되어 우식이 우려되는 부위가 있을 때에는 충전 처치를 권함.

(5) 치아 수복물 결함

- 치아 수복물이라 하면 대개의 충전물과 보철물을 말함. 일단 치아에 적합된 후 구강내에서 기능을 하다 보면 어떤 형태로든 변화가 나타나게 되고 그 변화가 위해한 상태로 확인이 되면 재처치가 요구됨.
- 결함이 있는 수복물을 계속 사용할 경우 2차 우식증이나 치주 질환에 노출되기 쉬움.

① 기존 수복물 결함으로 재치료 필요한 경우

- 수복물의 파절, 적합 불량, 탈락이 있을 때
- 기존 크라운의 천공으로 내부 우식이 우려될 때

② 기존 수복물에 결함 소견 있으나 현재 의미 있는 증상이 없을 경우 상태를 알려 드리고 경과 관찰 함.

(6) 치수 관련 질환(pulp involved disease)

- 치수는 치아의 중앙에 위치한 결합조직으로 모세 혈관과 신경 말단이 치근단공으로 들어와 분포해 있음.
- 치아 우식증, 치아 파절, 외상, 과도한 교합력, 치주 질환 등의 원인으로 치수 감염이 일어 날 수 있음.
- 감염된 치수조직의 병변은 결국 치근단 염증으로 이행하므로 감염된 조직을 제거하는 근관치료를 해야함.
- 검진 환경에서는 극심한 동통을 유발하는 치수염 등 급성기 이환 치아는 드물게 볼 수 있고 대신 불편 증상이 심하지 않아 인지하지 못하고 있거나 치료를 미루고 있는 아래와 같은 만성 질환과 관련된 치아가 대부분임.
  a. 치수의 변성이나 괴사를 거쳐 실활된 변색 치아
  b. 치근단에 육아종이나 낭종이 형성된 치아
  c. 치근단에 농양이 생겨 치은에 누공을 형성한 치아
  d. 1차 근관 치료후 치근 주위에 만성적인 염증성 병변을 보이는 치아

① 근관 치료, 재근관 치료 또는 치근단 수술 등의 처치가 필요한 경우

- 치수염에 이환된 치아는 물론이고 위에 열거한 만성 질환 상태 중 근관 치료로 병변의 치유와 치아의 기능 회복이 기대 될 때 권함. 일부 치아는 근관 치료만으로 치유가 어려워 치근단 병소에 대한 외과적 접근 수술(치근단 절제술, 의도적 재식술 등)이 필요하기도 함.

② 근관 치료된 치아에 무증상의 치근단 병소가 관찰되는 경우

- 방사선상 이미 근관 치료가 된 치아에 병변이 나타나는 경우 증상이 없고 병변이 점차 확대 되지 않은 경우 경과 관찰이 필요함.

(7) 발치(extraction)

잔존 치근, 수복이 불가능한 치근 우식, 치근 수직 파절, 치조골의 과도한 소실 등의 이유로 동요가 심하거나 더 이상 보존이 불가능한 치아 등은 발치를 권고함.

(8) 치아 상실

치아 상실 부위에 심미와 기능의 회복을 위해 치아지지 고정성 보철물(브릿지), 가철성 부분 의치. 완전 의치, 치아지지 피개 의치, 임플란트 지지 고정성 보철물, 임플란트 지지 가철성 보철물 등 수복 처치가 필요함.

(9) 사랑니

- 사랑니란 치열의 가장 뒤쪽에 위치하는 세 번째 큰 어금니로 지치 또는 제3 대구치라고 함.
- 모두 있을 경우 위 아래턱 좌우에 1개씩 4개가 되지만 없는 경우도 있어서 개인차가 있음.
- 똑바로 나는 경우도 있지만 턱뼈의 공간이 부족하여 기울어지거나 일부만 나오기도 하며 턱뼈속에 묻혀 있기도 함.

① 위생관리가 어려워 인접치아의 우식이나 치주염, 구취의 원인이 되므로 발치를 권고 하는 경우

a. 칫솔질이 어렵고 사랑니에 치료하기 곤란한 충치나 지속적인 염증이 생기는 경우

b. 주변에 음식물이 잘 끼고 구취의 원인이 되며 인접치에 충치와 잇몸 질환을 유발할 경우 더 큰 질환으로 이행하는 것을 예방하기 위해 문제가 되는 사랑니를 제거하는 것을 권고함.

② 현 상태 양호하나 관리 소홀로 문제가 될 수 있으므로 주의를 요하는 경우

- 상태가 양호할 경우 위생관리에 주의 할 것을 당부하고 향후 발치 가능성이 있는 만큼 주기적으로 검사 받기를 권고함.

③ 매복 사랑니(부분 또는 완전)

- 방사선상으로 확인 가능하며 병적인 변화 예컨대 인접 치아의 치근 흡수, 골수염, 낭종 형성이 가능성이 있어 주기적인 추적 관찰이 필요함.

(10) 치아의 균열 및 파절(crack & fracture)

- 치아는 나이가 들수록 상아 세관이 좁아지고 탄력성이 떨어지는 경질 구조로 변화함.
- 이러함 해부학적 특징으로 인해 성인의 치아는 유아기에 비해 파절이 쉽게 일어남.
- 단단한 음식을 즐기는 우리나라 사람들의 식습관으로 인해 서양인들에 비해 치아 균열 발생 빈도가 높아 주의를 요함.

① 치아에 미세한 균열(crack)이 있는 경우

- 증상 없이 표면에 금이 가거나 법랑질과 상아질이 일부 떨어져 나간 것을 모두 예방적으로 치료할 필요는 없음.
- 균열이 심부로 진행 하는데 영향을 줄 수 있는 질기거나 딱딱한 음식물 저작에 주의 하면서 증상의 변화를 관찰 하기를 권함.

② 치아 균열이나 파절로 저작시 통증이나 불편감을 느끼는 경우 치료를 권함

- 파절의 정도에 따라 단순 크라운, 근관 치료 후 크라운 치료 및 치근 파절이나 파절의 정도가 심한 경우 발치 등이 있음.

(11) 매복 치아

- 사랑니 이외에 치배의 위치 이상으로 인해 악골 내에 매복되어 있는 경우 및 정상 치아 개수를 벗어나 형성된 과잉치도 흔히 매복된 소견을 보임.
- 대개의 경우 무증상으로 지내다가 방사선 촬영 검사에서 우연히 발견됨.
- 처치를 요하는 병변이 발생 할 가능성이 있기 때문에 매복된 사랑니와 마찬가지로 주기적인 추적 관찰을 권함.

(12) 구강위생관리

- 구강 위생 관리의 기본은 정확한 칫솔질로 치아 우식증이나 치주 질환의 원인이 되는 치면 세균막을 제거 하는 것임.
- 그러나 보통의 칫솔질만으로 치아 주위의 세균막을 모두 제거 하는데 한계가 있기 때문에 칫솔질과 함께 개개인의 구강 상태에 유용한 보조 용품을 적절히 사용할 것을 권함.

① 치실

- 치아 사이에 남은 이물질과 세균막을 제거 하는데 효과적임. 개별 치아가 서로 접촉하고 있는 인접면과 치아와 잇몸 사이의 틈을 닦을 수 있음.

② 치간 칫솔

- 잇몸이 내려가 치아사이 공간이 생겼거나 노출된 치근 분지부, 임플란트나 브릿지 수복후 보철물 주위에 공간이 있을 때 사용함. 치열교정 장치를 부착한 경우에도 치아와 장치 사이를 닦는데 사용함.

③ 첨단 칫솔(end tuft brush)

- 일반 칫솔 크기의 1/4~1/5 정도 되는 칫솔모가 손잡이 말단에 고정된 칫솔임, 마지막 어금니 뒷면이나 임플란트 시술중 지대주 주위를 닦는데 효과적임.

④ 구강세정기(water-pik)

- 물을 분사하는 장치로 치간 사이의 음식물 잔사나 치면 세균막을 씻어 내도록 고안된 기구임.

⑤ 혀세척기(tongue cleaner)

- 혀의 윗면의 유두 사이는 미세한 음식물 잔사가 잘 부착될 수 있는 조건임. 혀를 효과적으로 닦아내기 위하여 tongue cleanser를 사용하면 편리함.

(13) 재검

- 재검은 수진자가 평소 다니는 치과 또는 상급 치과 병원의 진료를 의미하며 재검 후 어떤 처치를 하거나 경과를 지켜보며 치료 시기를 정하는 경우 등 다양한 상황을 포함함.

① 인접면 우식

- 방사선 촬영 없이 진찰만 시행한 경우 인접면의 우식이 육안 검사로 의심 되어도 확진이 어려울 수 있으며, 파노라마 영상이 있더라도 인접부위가 겹쳐서 판독이 어려운 경우가 있으므로 필요하다면 구내 방사선 촬영이나 우식 detector 등을 이용하여 재검 하도록 함.

② 치주 상태

- 수진 당일 참고할 영상 자료가 없을 경우 치주 탐침 검사로 치주 질환의 유무를 확인 하고 있으나 보다 정확한 상태 확인과 치료 계획 수립을 위해 방사선 검사를 권고함.

③ 치근단 상태

- 누공이 있어 치근단 병변이 의심되나 파노라마 촬영 없이 검진하여 상태 확인이 불가능 할 경우에는 방사선 촬영을 포함한 재검을 권함. 영상이 있더라도 치과 파노라마에서 분명하게 나타 나지 않은 개별 치아의 치근단 상태를 보다 정확히 보기 위해 구내 방사선 촬영 검사를 권고함.

④ 기타 질환 관련 재검 권유

- 통상의 방사선 촬영에서도 확진이 어려운 경우, 최근 임플란트 시술과 관련하여 보급이 확대된 치과용 CT 장비를 이용한 재검도 권고됨.

(14) 악관절 장애(Temporomandibular joint disease)

- 턱관절에서 발생하는 관절 잡음(clicking sound)은 관절내 디스크가 일시적으로 빠져 나오는 것으로 전체 인구의 30% 정도가 갖고 있는 증상임.
- 대부분 디스크가 빠져 나왔다가 제자리로 들어가게 되므로 통증이 없는 관절잡음은 크게 걱정 하지 않아도 되지만 그 중 일부는 관절 잡음과 함께 악안면 주위의 통증, 개구 장애 등을 동반하는 경우 치료가 필요한 악관절 장애로 진단 할 수 있음.

• 악관절 불편시 주의 사항

① 입을 크게 벌리거나 딱딱 하고 질긴 음식물 씹기 등 통증이나 소리를 유발하는 움직임을 피하는 것이 좋음.

② 이갈이, 이악물기, 턱 괴기, 턱 내밀기 등 치아와 턱에 좋지 않은 습관을 하지 않음.

③ 취침시 통증이나 불편감이 없는쪽으로 누워 잠.

④ 오랫동안 입 벌리기를 피하고 치과 치료는 짧은 시간동안 자주 내원하여 치료를 받는 것이 좋음.

(15) 구취(halitosis)

- 구강이나 그 인접기관에서 나는 입 냄새는 구강내 혐기성 세균이 단백질을 분해해서 만드는 황화합물이 주원인임.
- 병적인 구취의 90%는 불량한 위생관리, 잘 맞지 않는 치과 수복물, 잇몸 질환, 구강내 진균 감염, 구강 건조증, 설태 등이 원인임.
- 구취를 진단하고 검사하는 방법으로는 휘발성 황화합물의 양을 측정하여 객관적인 구취의 정도를 파악하는 가스 크로마토그래피, 핼리오미터(Haliometer) 검사와 구강 건조증 유무를 확인 하기위한 침 분비량 측정 검사 등이 있음.

① 심인성에 의한 구취

- 실제로 입 냄새가 나지 않으나 본인만 입 냄새가 난다고 생각하는 경우임.

- 구취가 있다는 것을 단순히 염려하고 고민하는 미약한 정도에서 스스로 특정 질환에 이환되었다고 자가 진단하여 고민하는 등 그 범주가 매우 넓음.
- 이 경우 치과를 방문하여 본인의 구강에서 구취가 발생할 요인이 없다는 사실을 구체적으로 확인할 수 있음.

② 구강외적 요인에 의한 구취

- 기관지염, 폐렴, 신장염, 신장 질환(암모니아 냄새), 암, 당뇨(아세톤 냄새), 대사성 장애(metabolic dysfunction). 간 질환(아민 냄새) 등이 있음.

③ 생리적 구취

- 우리가 일상생활 가운데 생리적으로 종종 느끼는 입 냄새를 말함. 예컨대 아침에 기상 후 냄새가 심하다든지, 흡연 후 냄새가 심해진다던지 하는 경우임.

• 생리적 구취를 줄이기 위한 생활 습관

① 정기적인 scaling과 정확한 칫솔질로 구강 위생 관리를 철저히 함.
② 물과 녹황색 채소를 많이 섭취하고 황이 많이 함유된 파, 마늘 등의 섭취를 줄임.
③ 무설탕 껌을 씹는 것은 침 분비를 촉진 하는데 도움이 됨.
④ 구강청결제 중 알코올이 많이 함유된 것은 구강을 더욱 건조하게 하므로 알코올이 없거나 적게 함유된 것을 사용하고 필요할 때만 잠깐 사용하는 것이 바람직함.
⑤ 구강 건조증을 악화시키는 술, 담배 등을 삼감.

(16) 연조직 병변

- 구강 내 점막이나 혀에 보이는 연조직 이상
- 전암 병소(precancerous lesion) 로 의심 되는 경우 추가적인 정밀 검사를 위해 상급 병원 으로 의뢰함.

① 감염성질환

- 단순 포진
- 헤르페스성 구내염-자연 치유되나 동통 조절을 위한 국소마취연고제가 도움

이 되고 항바이러스제를 처방함.

- 캔디다증(candidiasis)-구강내 진균 감염으로 구강 건조증이 있을 때 호발함. 구강 위생이 중요 하며 만일 불결한 틀니를 사용 중이라면 틀니 세척을 철저히 하고 취침 시에는 틀니를 빼서 따로 보관함. 항진균제를 처방함.

② 면역계 이상 질환

- 아프타성 궤양 병소-1~2주면 자연 치유되며 스테로이드 연고제나 항균 세정제가 일시적 도움을 줌.
- 편평 태선(lichen planus)-만성 염증성 자가면역 질환으로 치은이나 협점막에 주로 나타남. 편측성이거나 미란성 형태일 때는 조직 검사가 필요하며 병변의 0.5% 정도에서 악성으로 진행을 보임. 치료는 경구용 스테로이드 가글 처방을 함.

③ 기타

- 의치성 구내염(denture stomatitis), 과각화증(hyperkeratosis). 백반증(leukoplakia), 섬유종(fibroma), 유두종(papilloma), 점액종(mucocele)

④ 혀 질환

- 설 균열(fissured tongue), 이동성 설염(geographic tongue), 흑모설(hairy tongue)

(17) 진료 연계

- 정밀 재검을 위해 반드시 의뢰가 필요하거나 수진자가 연계 진료를 원할 경우 의뢰서 작성 후 발치나 낭종 제거, 조직 검사 등을 위해 구강외과 전문의에게 의뢰 함.
- 치주 치료는 치주과, 치수 관련 질환은 보존과, 턱관련 질환은 구강내과로 의뢰함.
- 즉시 진료가 필요한 경우와, 수 개월내 또는 증상 발생시 내원 해야 하는 경우를 나눠서 의뢰함.

(18) 치석 제거 (scaling) 시 주의 사항

- scaling전 예방적 항생제 처방이 필요한 경우

① prosthetic cardiac valve 혹은 cardiac valve repair에 prosthetic material이 사용된 경우

② 이전에 감염성 심내막염의 경험이 있는 경우

③ 선천성 심장 질환(Congenital heart disease)

- 교정되지 않은 cyanotic CHD (palliative shunts와 conduits 포함)
- CHD가 prothetic material 혹은 device로 완전히 교정된 경우 수술 혹은 시술 후 6개월 동안
- CHD 교정 후에도 prosthetic patch 혹은 prothetic device 삽입 부위나 그 근처에 defect가 남아 있는 경우

④ cardiac transplantation 받은 후에 발생한 판막 이상이 있는 경우 시행 30~60분 전 1회 Amoxicillin 2 g p.o. 예방 치료 필요함.

참고문헌

1. DOCTOR'S MANUAL 7th Edition, 2021
2. 김영균외(2020). 임플란트 실패와 문제점 해결(대한 치과이식 임플란트학회저) 대한나래출판사.
3. 구영외(2017). 임상 치주 임플란트학 제2권 대한나래출판사.
4. 김종배외(2006). 임상예방치학(clinical preventive dentistry 제4판 고문사.
5. 정성창외(1989). 악관절 장애와 두개안면동통 진단과 치료 대광문화사.
6. 금기연외(2006). niti 전동파일을 이용한 근관치료(1판 2쇄) 대한 나래출판사.

15. 정신건강평가와 상담

윤대현(서울대학교병원 강남센터 정신건강의학과)

우리나라의 의료 분야에서 건강검진(Health Evaluation) 및 이를 기반으로 하는 건강 증진 서비스의 제공이 폭발적으로 늘어났음. 건강검진 분야에서 우울증의 선별 및 스트레스 검사에 대한 수요도 늘어났고, 건강검진 후 이에 대한 통합적인 사후 관리의 필요성도 제기되었음. 이러한 과정에서 스트레스와 우울증에 대한 일차 예방을 위한 클리닉이 대형 병원의 건강증진센터를 중심으로 개설되기 시작했음.

스트레스에 대한 관심이 비임상군(non-clinical population)에서 증가하였고, 우울증에 대한 대중적 인식이 과거에 비해 긍정적으로 변화되어 이에 대한 검사와 진료의 수요도 확대되었음. 스트레스와 우울증이 내과 질환의 치료나 임상적 예후에 부정적인 영향을 미친다는 것이 확증되면서, 비정신과 의사도 신체질환 치료에 있어서 정신의학의 통합적 측면에 관심을 더 기울고 있음. 일차 예방 중심의 건강관리 및 건강증진으로 진화해가는 내부적인 압력과 정신건강의 중요성에 대한 문제의식이 사회적으로도 명료화 되면서 발생한 외부적 압력이 정신의학을 건강증진의료영역의 한 축으로 자리잡게 하는 동력이 되었음.

1) 스트레스의 평가와 관리

스트레스는 여러 질병 발생의 촉발 인자, 혹은 원인 요인 중에 하나이기 때문에 건강증진 영역에서 주요 관심 분야임. 그리고 일반인이 정신과에 접근해오기에 가장 쉬운 부분 중에 하나가 스트레스 분야임. 하지만, 스트레스를 평가하고 관리하는 데에 있어서 여러 가지 제한이 있다는 것 또한 부정할 수 없는 현실임. 스트레스 개념 자체가 광범위하고 환경, 심리, 그리고 생리적 요소가 모두 관여하기 때문에 다양한 검사들이 개발되어 있음.

대부분의 검사는 주관적인 자기보고척도임.

이러한 척도들은

(1) 스트레스 인자(stressor)에 대한 평가,

(2) 스트레스에 대한 주관적 지각, 정서 및 행동적 반응에 대한 평가,

(3) 개인적인 특성, 취약성, 대처 방식에 대한 평가로 범주화할 수 있음.

위에서 언급된 스트레스의 다양한 측면을 포괄적으로 평가하기 척도는 아직까지 개발되어 있지 않음. 따라서 임상 상황에 맞는 검사를 적절하게 선택하는 것이 중요하고, 스트레스 인자, 스트레스 반응, 개인의 특성을 포괄적으로 평가하기 위해서는 두 가지 이상의 척도를 조합하여 활용해야 함.

대부분의 스트레스 검사가 주관적인 질문에 대한 응답만으로 평가하기 때문에 객관적이지 못 할 수 있으므로, 생리적인 검사법이 도입될 필요가 있음.

다음과 같은 다양한 생물학적 매개물이 스트레스를 객관적으로 측정하는 지표로 활용되어 왔음.

(1) 신경내분비계 지표(카테콜라민, 코티졸, ACTH, DHEA 등)

(2) 면역-염증 지표(T 임파구 수와 보조 및 억제 T 임파구 수의 비율, T세포의 CD4 혹은 CD8, 자연살상세포 수와 세포독성기능검사, 사이토카인, 특히 염증성 사이토카인, B임파구, T 임파구의 mitogen, 항원에 대한 세포 증식 또는 항체생산반응, IgA, IgG, IgM 등)

(3) 대사-심혈관계 지표(당화 혈색소, 혈중 지질, 총콜레스테롤/고밀도 지질단백콜레스테롤의 비, 혈청 고밀도 지질단백콜레스테롤, 신체질량지수, 복부 비만, homocysteine, Apo protein, Coagulation factor VII, VIII 등)

(4) 심박 지표(HRV의 시간, 주파수 영역 지표, 심박 복잡도(Heart rate complexity)를 비롯한 비선형 지표). 하지만, 이러한 지표들이 심리적 스트레스 수준과의 상관성이 확보되어 있지 못 하고, 건강검진에서 활용되기 위한 검사 및 검사결과의 표준화, 결과 해석에 필요한 규준이 확립되어 있지 않기 때문에 실제 활용에 있어서는 한계가 있음.

심박변이도 검사는 측정이 용이하고, 자율신경계 활성도를 반영하는 것으로 알

려져 있기 때문에 임상적 활용이 다른 생리적 검사에 비해 용이함. 하지만, 이것 역시 공인된 기준값이 없고, 심리적 요인뿐 아니라 신체 기능의 변화에 더 민감하게 반응한다는 한계를 가지고 있음

스트레스 평가와 관련해서 정리해 보면

스트레스에 대한 자기보고척도 검사만으로는 한계가 있음. 당연하다고 생각하겠지만, 이렇게 이야기하는 데에는 몇 가지 이유가 있음. 자기보고척도가 객관성을 담보할 수 없다는 것이 일차적인 이유이지만, 스트레스가 건강에 미치는 부정적인 영향을 예측하기 위해서는 질병 발생의 생리적 기전에 더욱 근접해 있는 생물학적 지표의 활용이 더 효과적이라는 것이 더 중요한 이유임. 또한, 자기보고척도 검사만을 활용했을 때에는 스트레스 평가결과와 결과에 대한 해석을 피검자가 잘 수용하지 않으려 한다는 현실적인 이유도 있음. 그렇다고 하여, 생리-생물학적인 반응을 측정하는 것이 심리사회적인 스트레스의 존재와 정도를 항상 정확하게 반영한다고 하기도 어려움. 앞에서도 언급했듯이, 가장 널리 활용되고 있는 심박변이도 검사만 해도 주관적인 스트레스 정도를 정확히 반영해 주지 못하며, 우울증에서 심박변이도가 저하되는 것으로 알려져 있으나, 여기에도 불일치 의견이 상당함.

현재까지 스트레스를 측정하기 위한 표준적인 검사는 없음. 스트레스를 평가하고자 하는 상황 및 피검자의 특성에 맞추어 적절한 검사를 선택하는 것이 중요함. 결국 검사법의 선택은 임상가의 통합적 판단에 따라 결정되는 것임. 상대적으로 더 좋은 검사가 있다기 보다는, 개별 검사의 특징과 그 결과에 대한 해석 능력이 중요함. 스트레스 검사의 타당도는 그 검사법이 미래의 질병이나 장애를 예측할 수 있을 때 확보됨. 따라서, 스트레스 검사가 반영하는 단면적인 스트레스 수준 외에도, 건강에 미치는 장기적인 예후를 예측하는 기능을 밝히기 위한 연구가 필요하며, 이를 기반할 때만이 스트레스 검사의 활용도가 증대될 수 있음.

우울증 선별과 마찬가지로, 스트레스 검사도 후속 관리가 더 중요함. 단순히 이완 훈련, 바이오피드백을 제공해주는 것으로 피검자가 만족하는 경우는 드뭄. 피검사자가 처해 있는 현실적인 상황과 선호도, 내과적 질환 여부, 성격 특성 등을

감안하여 최적의 스트레스 관리법이 제공되어야 함. 스트레스 관리법은 다양하게 소개되어 있고, 이를 숙지하는 것은 어렵지 않음. 그러나, 실제 활용에 있어서는 충분한 경험과 임상적 역량이 요구됨. 스트레스 관리에 있어서 기본은 라이프스타일 관리라고 할 수 있는데, 건강한 라이프스타일을 적극적으로 수용할 수 있도록 동기화 시킬 수 있는 능력이 임상가에게 필요함.

2) 정신건강증진영역에서의 상담

정신건강증진영역에서 특히 뚜렷한 현상으로, 정신병리 및 정신과적 질환을 넘어선 다양한 삶의 주제와 동반되는 인생의 고통에 대한 정신의학적 분석 및 대처방안에 대한 사회적 요구가 늘어나고 있음. 과거 이 부분을 담당하던 인문학 및 철학은 학문의 테두리에 남아있고 실제 치료적 적용에는 한계가 있어 철학적 주제에 대한 정신과의사의 정서적 위로를 원하고 있음. 우울증이 아니더라도 삶의 근본적 이슈들 예를 들어 사랑과 죽음이라는 주제에 우리에게 해답을 요구하고 있음. 그러나 현재 정신과 수련 과정은 정신병리의 이해와 치료에 집중되어 있어 병적 현상의 해결을 넘어선 정상 심리에서의 인생의 고통을 다루는 것이 정신과 의사에게 익숙지 않은 상황임.

정신건강증진 영역에서 스트레스 상담은 병적 증상 및 질환의 확인, 생물학적 스트레스 반응에 대한 이해 도모와 해결책 부분을 제외하면 상당수 정상 심리에서 느껴지는 고통에 대한 정서적 지원이 핵심임. 더불어 정신건강증진을 위한 대중교육 및 사회적 마케팅에 정신과의사의 참여에 대한 요구가 큰데 이 부분에 있어서도 병리적 영역 이상 정상 심리에 대한 해결책을 요구하고 있음. 정신건강증진 영역에서는 병이 없으면 정상이다라는 공식은 성립되기 어려움. 어떻게 보면 고통이 없는 인간은 없으므로 모든 사람이 정신건강증진의 대상이 될 수 있음. 정신과의사의 역할을 확대하고 일반 대중의 정신과에 대한 친밀도를 높일 수 있다는 측면에서도 중요한 이슈임. 정상 심리 및 인생에 대한 인문학적 철학적 이해가 필요한 상황이고 이 부분이 효율적으로 기존 정신과 수련 및 교육 프로그램에 통합되어야 한다 사료됨.

3) 동기강화상담(Motivational Interviewing)을 활용한 건강행동(Health Behavior) 관리

건강검진 결과를 기반으로 건강증진을 위한 행동 변화를 촉진하기 위해서는, 환자-의사의 치료적 관계를 기반으로 한 의사소통이 핵심적인 역할을 함. 예를 들어, 음주 행동을 조절하고, 규칙적인 운동을 할 수 있도록 환자를 동기화 시키는데 있어서, 의료진이 "술을 끊어라, 운동하라."와 같이 직접적으로 지시하고 교육하는 것은 효과적이지 않은 경우가 많음. 건강증진 영역에서, 동기강화상담의 원칙과 기법을 활용하면, 건강 검진 후의 의학 상담이 단순히 검사 결과에 대한 정보나 설명을 제공하는 기능을 넘어서서, 건강증진을 위한 환자의 행동 변화를 촉진하는 데에 실질적인 도움을 줄 수 있음. 동기강화상담은 환자에게 지시, 강요하거나 문제 행동에 대해서 직면시키기 보다는 환자와 상호협력하고 환자의 내재적인 가치와 자원을 활용하여 스스로 변화하도록 함.

건강 증진 영역에서는 심각한 알코올 의존 보다는 알코올 남용 혹은 그 보다 낮은 수준의 병리를 가진 경우를 더 흔히 접하게 됨. 이와 같은 낮은 수준의 중독 행동을 변화시키기 위한 상담 역량이 요구되는데, 이러한 경우에도 동기강화상담이 적극적으로 활용될 수 있음. 또한 환자의 변화에 대한 동기 수준을 평가하고 이를 임상에 활용하하는 것도 중요함. 이를 위해, 건강행동모형의 범이론 모형(trans-theoretic model)의 변화 단계(stages of change)에 대한 이해와 임상에서의 활용이 중요함. 또한, 타 임상 영역의 의료진, 간호사, 운동처방사 등이 동기강화상담, 변화 단계에 따른 상담을 적극적으로 활용할 수 있도록 교육하는 것도 중요한 역할 중에 하나임.

4) 건강정신의학(Health Psychiatry): 건강증진 영역에서의 정신의학

건강증진 영역에서 활용되는 다양한 정신의학적 개입을 건강정신의학으로 생각할 수 있겠음. 건강정신의학은, 정신건강증진, 생의 주기에 따른 정신건강 위험 요인의 확인, 그리고 정신과적 문제의 발생 전의 조기 개입을 목표로 함.

보다 구체적으로는

(1) 정신건강증진과 관련된 인지행동 및 라이프스타일 개입(lifestyle intervention)

(2) 스트레스, 우울증과 같이 유병율이 높고, 신체 건강에도 부정적 영향을 주는 질환에 대한 일차예방적 개입

(3) 정신건강증진 위한 대중 교육 및 사회적 마케팅(social marketing)의 분야를 포괄.

이러한 목표를 이루기 위해, 전통적인(conventional) 정신치료와 약물 치료에 머물지 않고, 정신건강과 관련된 심리교육, 건강증진 행동을 촉진하기 위한 동기강화상담, 라이프스타일 의학과 같은 보다 실제적이면서도 통합적인 심리사회적 치료 개입 (integrative psychosocial therapeutic approach)을 추구함.

또한 건강정신의학은 개인 차원에서의 치료적 개입에 머무르지 않고, 정신건강과 관련된 사회 문화적인 환경을 변화시키기 위한 대중 교육 및 여론 조성 활동에 이르는 확대된 역할을 지향함.

아직까지 열린 영역이고, 미완의 영역임. 치매와 같은 노인 정신건강 문제에 대한 일차 예방적 개입이나 청소년 스트레스 상담 등도 중요한 분야이며 계속적으로 성장할 것으로 기대됨. 기업 정신건강증진이나 직장인 스트레스 관리 분야에서도 건강정신의학적 개입이 필요할 것으로 생각됨.

5) CERAD–K 신경심리평가

(1) 검사개요

- 12개 언어로 번역되어 사용되고 있는 대표적 치매진단 검사
- 서울대학교병원이 중심이 되어 임상 경험과 연구를 바탕으로 한국 노인에게 가장 알맞게 표준화된 한국형 치매검사

(2) 검사 방법

- 검사자가 한국형 간이정신상태검사를 포함한 9가지 검사를 시행
- 9가지 검사 종류

- word fluency test,
- Boston naming test,
- MMSE,
- word list memory test,
- constructional praxis,
- word list recall,
- word list recognition,
- visual recall,
- trail making test.

(3) 검사 시 주의사항

- 인지기능에 영향을 줄 약물이나 과도한 스트레스, 불면 등의 이슈가 있는지 체크가 필요.

(4) 검사결과의 해석과 추후관리

- 연령 및 교육 수준에 따라 표준화된 테이블을 이용 normal, below the average, impaired 로 평가
- 뇌영상, 유전자검사, 혈액검사, 인공지능 뇌나이 검사 등과 연결하여 경도인지장애 또는 조기 치매가 의심 시 치료와 연계.

참고문헌

1. William R Miller 등 공저, 신성만 등 옮김, 동기강화상담, 시그마프레스, 2015.
2. 윤대현 등 공저, 리더를 위한 멘탈수업, 인플루엔셜, 2021.
3. 김병수 등 공저, 스트레스클리닉에서 HRV 활용과 해석, 범문에듀케이션, 2017.
4. 우종인, 이동영외 공저, CERADK 신경심리평가집, 서울대학교출판문화원, 2015.
5. JH HA, DH Yoon, et al. Short-term rate variability in older patients with newly dianosed depress. Pschiatry Research 2016;226:484-488
6. DV Jeste et al. Positive Pschiatry: It's time has come. J clin psych 2015;76(6):675-683

16. 영양상담

이인희(서울대학교병원 강남센터 케어팀)

1) 영양상담의 필요성

최근 평균수명이 증가함에 따라 건강한 삶에 대한 중요성이 강조되고 있고 영양관리에 대한 요구도 증가하고 있음. 특히 우리나라에서 유병률이 지속적으로 증가하고 있는 만성질환의 예방 및 치료에 있어서 영양관리가 차지하는 비중이 높음.

영양상담이란, 현재 영양문제를 가지고 있거나 혹은 그럴 가능성이 있는 사람 또는 건강증진이 필요한 사람에게 본인이 스스로 새로운 식생활을 해나가도록 하는 과정으로 건강검진센터에서는 수진자의 영양 평가 및 상담을 통해 올바른 영양지식 및 식생활 실천 방법을 교육하고 개별적인 식생활 실천지침을 제시함으로써 스스로 식생활 조절능력을 키울 수 있도록 함.

2) 건강검진센터에서의 영양상담 과정

영양상담은 상담대상자(내담자)의 특성 및 자료를 수집하여 영양문제를 파악하고 그에 맞는 계획과 목표를 설정하여 실시하며 진단, 계획, 실행, 평가의 과정을 거침. 건강검진센터에서의 영양상담은 검진을 위해 내원한 수진자를 대상으로 하며 건강검진 과정 중 수집된 정보를 토대로 상담을 계획하여 결과상담일에 영양상담을 시행함.

(1) 진단

영양 관련 문제와 그 원인을 찾아내기 위해 자료를 수집하여 적절한 기준과 비교하고 평가, 분석하는 과정이 필요함. 영양 상태를 판정하는 방법은 신체계측(anthropometrics), 생화학적 조사(biochemical test), 임상조사(clinical observation), 식사섭취 조사(dietary survey)가 있으며 식사섭취 조사는 건강검진일에 영양사와 직접 대면하여 시행하고 있음.

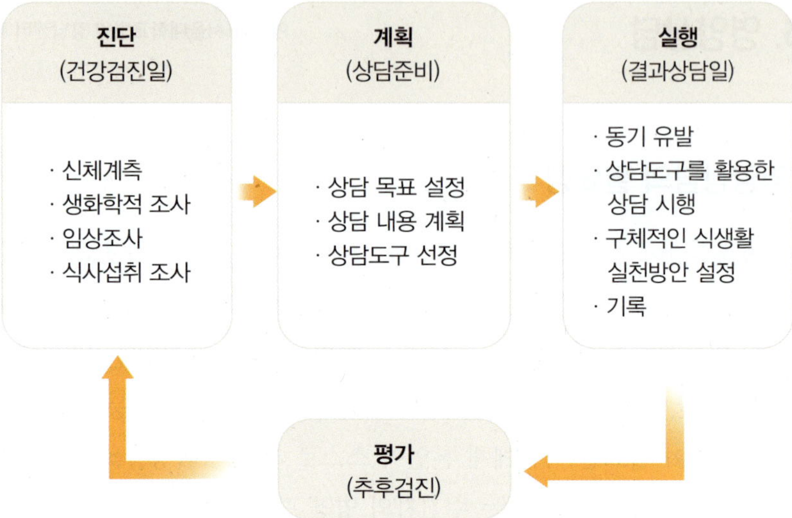

그림 16-1. 건강검진센터에서의 영양상담 과정

① 식사섭취 조사의 시행

- 식사섭취 조사는 섭취한 식품의 종류와 양을 조사하고 이를 영양소 섭취량으로 환산하여 영양소 섭취 기준치와 비교함으로써 영양판정 영역의 지표 중 하나인 식품과 영양소 섭취상태를 평가하고 식습관을 파악하여 식사 전반의 문제점을 찾아낼 수 있는 방법으로 24시간 회상법(24hr-recall), 식사기록법(food record), 식품섭취빈도법(food frequency questionnaire), 식사력조사법(diet history) 등이 있으며 이용 목적에 따라 적합한 방법의 선택이 필요함. 서울대학교병원 강남센터에서는 24시간 회상법을 이용한 식사 섭취 조사를 활용하여 영양평가를 시행하고 있음.

a. 시행 방법 및 특징

- 지난 24시간동안 섭취한 모든 식품의 종류와 분량을 기억을 통해 자료를 수집함.
- 비교적 짧은 시간에 간단히 평소의 식생활을 파악할 수 있어 영양상담 시 섭취 영양소 평가 및 식생활 문제점 도출 자료로 유용하게 활용될 수 있음.

b. 자료 수집의 문제점

- 섭취한 식품의 종류와 양을 정확하게 기억하기 어려움.
- 평상시의 섭취량을 반영하는지에 대한 결정이 어려움.
- 적게 섭취한 것을 강조하거나 많이 섭취한 것을 적게 기록하려는 경향이 있음.

c. 주의사항

- 평소 식생활과 유사한 식사섭취 조사를 위해 주말이나 공휴일 등의 특정한 날은 피하는 것이 좋음. 특히, 건강검진센터에서의 조사 시, 지난 24시간 동안의 식품 섭취가 건강 검진을 준비하기 위한 변경된 식사일 수 있으므로 24시간 이전의 식사 내용을 조사해야하는 경우가 발생할 수 있음.
- 목측량을 중량으로 환산하는 과정에서 오차가 발생할 수 있으므로 정확한 목측량 조사를 위한 식품모형, 사진, 계랑컵, 계량스푼 등을 보조 도구로 사용하는 활용하는 것이 좋음.

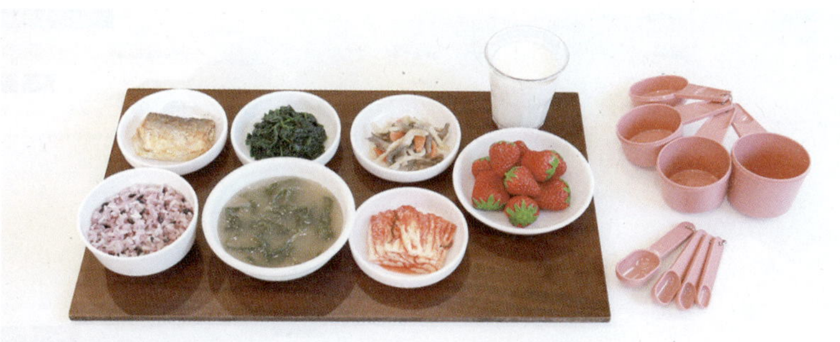

그림 16-2. 식품모형, 계량컵, 계량스푼 사진

② 식사 섭취조사의 분석

- 조사된 식사내용을 영양소로 전환하여 분석하는 과정이 필요하며 식품성분표와 식사 섭취량을 영양소 섭취량으로 환산할 수 있는 소프트웨어 프로그램인 CAN 프로그램(Computer Aided Nutritional Analysis Program)을 활용하여 분석함.

a. 식품성분표

- 국가표준식품성분표: 농촌진흥청에서 5년 주기로 발간하고 있으며 국내에서 생산·소비되는 곡류, 채소류, 과일류 등 총 3,000점 식품에 대한 열량, 무기질, 비타민, 식이섬유 등 43종의 영양성분이 수록됨.
- 식품성분표 데이터베이스: 식품의약품안전처에서 구축한 데이터베이스로 다양한 기관에서 생산된 영양성분 데이터를 조직화하여 통합 데이터베이스화 함.

b. CAN 프로그램

- 농촌진흥청에서 발간한 식품성분표를 활용하여 구축된 프로그램으로 각 개인의 성별, 연령 등의 상세 정보와 각 끼니, 간식 등으로 섭취한 음식의 종류 및 섭취량을 입력하면 영양소 섭취량이 계산되어 결과물을 제공함.

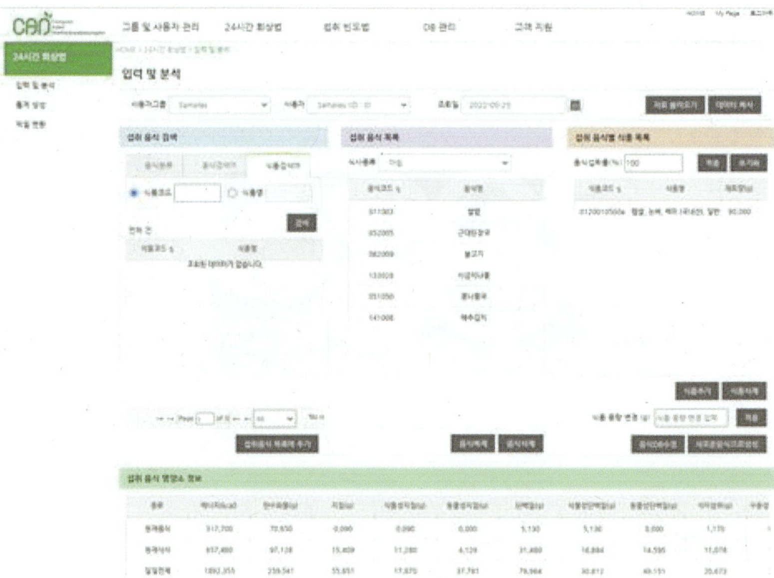

그림 16-3. CAN 프로그램 5.0(web version)

③ 식사 섭취조사 결과의 평가

- 식사섭취 조사 및 식품성분표, CAN 프로그램 등을 활용한 영양소 섭취가 분석이 되면 섭취량을 평가하는 과정이 필요하며 섭취량의 적절성 평가는 한국인 영양소 섭취기준을 적용함.
- 한국인 영양소 섭취기준을 이용한 개인의 식사 평가는 평균필요량, 충분섭취량, 상한섭취량 등의 기준을 적용하여 적절 또는 부적절 수준에 도달할 위험 가능성으로 평가하게 됨.

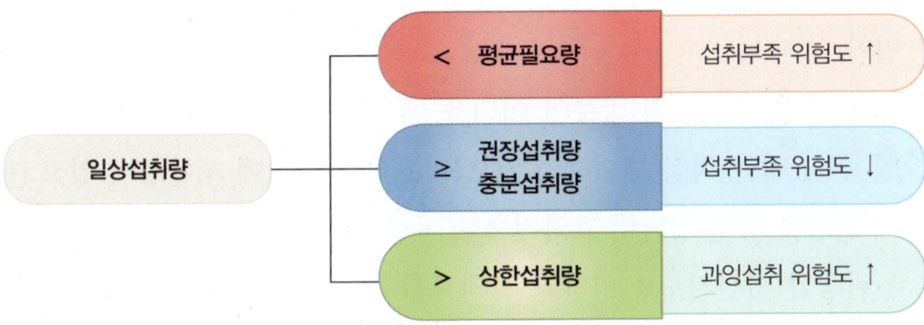

그림 16-4. 영양소 섭취기준을 이용한 개인의 식사평가

출처: 보건복지부·한국영양학회,2020 한국인 영양소 섭취기준 활용,2021

(2) 영양상담 계획

건강검진 결과 및 의학 종합소견, 일반 문진과 식생활 문진, 식사섭취 조사 결과, 과거 영양상담 기록 등을 토대로 식이요인 및 생활습관 요인을 종합적으로 분석하여 영양상담의 내용 및 상담도구 등을 선정함.

① 건강검진 결과 및 의학소견

- 신체계측 결과, 생화학검사 결과, 기타 검사 결과를 확인하고 과거 검진 기록이 있는 경우 각 결과의 변화여부를 확인함.

② 문진표

a. 일반사항: 병력, 가족력, 흡연, 음주, 운동 등의 일반사항 확인.

b. 식생활: 식사의 규칙성, 균형성 및 염분, 당분, 지방 등의 섭취 현황 확인.

③ 과거 영양상담 자료

- 과거 영양상담 이력이 있는 경우 과거의 영양상담 내용 및 제공된 영양교육 자료 확인.

④ 식사섭취 조사 결과

- 24시간 회상법 조사를 통해 분석된 총 열량 섭취 및 끼니별 열량 섭취, 영양소 섭취기준 충족여부, 질환과 관련한 영양소 섭취 등의 영양평가 결과 확인.

(3) 영양상담 실행

① 영양상담의 종류

a. 대면상담: 직접 방문하여 건강검진 결과를 들으시는 수진자들을 대상으로 대면 영양상담을 시행하며 주관적 정보 파악이 손쉬워 가장 효과적인 상담 방법임.

b. 전화상담: 수진자의 방문이 어려울 때 이용할 수 있어서 편리하고 능률적일 수 있지만 직접 대면하지 않으므로 정보 수집에 제한점이 있고 여러 매체 활용을 통한 상담이 효과적으로 이루어지기 어려움.

c. 우편상담(서신지도): 영양교육 자료를 제공하는 상담으로 시간과 경비가 절약되는 장점이 있지만 방문이나 전화상담과 같은 직접상담이 아니므로 효과가 낮을 수 있음.

② 영양상담 실행의 과정

a. 상담의 자료 수집으로 분석된 영양 및 식생활 문제점을 설명하고 식행동을 변화시킬 수 있도록 동기 유발.

b. 수진자의 연령, 이해력, 생활환경, 영양학적 지식 및 질환에 대한 지식을 고려하며 건강한 수진자에게는 질병 예방을 위한 영양상담을 시행하고, 질환의 예방 및 관리가 필요한 수진자에게는 질병의 완화 및 치료에 필요한 식사요법 상담을 시행함.

c. 영양 및 식생활 문제점을 해결하기 위한 지식을 제공할 뿐만 아니라 현실적으로 실천 가능한 구체적인 실천방안을 수진자와 함께 정하여 제시함.

d. 여러 상담도구의 활용은 수진자 스스로 균형 잡힌 건강한 식생활 및 식사계획에 응용할 수 있도록 도움을 주며 상담 시 활용하는 보조도구로는 한국인 영양소 섭취기준, 식사구성안, 식품교환표, 식품모형 등이 있음.

- 한국인 영양소 섭취기준: 우리나라 국민의 건강을 유지·증진하고 식사와 관

련된 만성질환을 예방하여 궁극적으로 국민의 건강수명을 연장하기 위한 목적으로 설정된 에너지 및 영양소 섭취량 기준으로, 영양평가를 위한 기본 자료로 이용할 수 있음. 그러나 한국인 영양소 섭취기준은 건강한 사람의 평균적인 필요량을 상회하도록 책정되어 있기 때문에 각 개인 또는 환자에게 적용할 때는 대상자의 상태 및 상황을 고려하여 활용해야 함.

- 식사구성안: 복잡한 영양가 계산을 하지 않고도 영양소 섭취기준을 충족할 수 있도록 식품군별 대표 식품과 섭취 횟수를 이용하여 식사의 기본 구성을 제안함.
- 식품구성자전거: 자전거 바퀴 모양을 이용하여 6가지 식품군의 권장식사패턴에 맞춘 섭취횟수와 분량에 따라 면적을 배분하여 균형잡힌 식사 구성에 대한 이해를 도움.

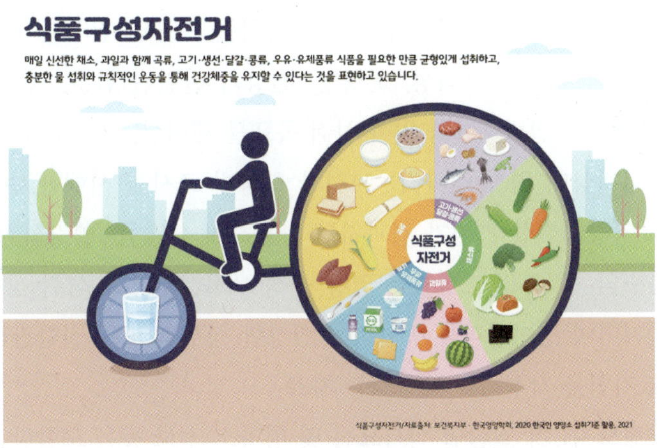
식품구성자전거
매일 신선한 채소, 과일과 함께 곡류, 고기·생선·달걀·콩류, 우유·유제품류 식품을 필요한 만큼 균형있게 섭취하고,
충분한 물 섭취와 규칙적인 운동을 통해 건강체중을 유지할 수 있다는 것을 표현하고 있습니다.
식품구성
자전거
식품구성자전거/자료출처: 보건복지부 · 한국영양학회, 2020 한국인 영양소 섭취기준 활용, 2021

그림 16-5. 식품구성자전거

출처: 보건복지부·한국영양학회,2020 한국인 영양소 섭취기준 활용,2021

- 식품교환표: 식품들을 영양소 구성이 비슷한 식품끼리 6가지 식품군으로 나누어 묶은 표로 수많은 식품의 영양소를 일일이 찾아볼 필요가 없어 수진자에게 스스로 영양관리를 할 수 있도록 교육하는데 편리하게 이용됨.
- 식품모형: 식품의 형상을 본뜬 플라스틱 제품으로 식품 1인분 분량의 크기나 1교환단위의 분량이 알기 쉽게 만들어져 있어 수진자의 이해를 증진

시키는데 좋은 도구로 활용됨.

e. 상담 시 정확한 정보전달 및 효율적인 의사소통을 위해 영양매체를 활용함. 매체는 상담의 효과를 증대시키기 위하여 사용되는 자료로, 효율적인 의사소통을 위한 매개체 역할을 함. 수진자의 주의력 집중, 흥미유발 효과가 있으며 많은 양의 정보를 짧은 시간에 수진자에게 전달하는 것이 가능해 시간을 효율적으로 활용할 수 있음. 또한, 여러 영양사가 동일한 매체를 사용함으로써 교육수준을 표준화할 수 있음. 제작방법에 따라 인쇄매체, 전시·게시매체, 입체매체, 영상매체, 전자매체로 분류할 수 있으며 건강검진센터에서는 각 수진자 개인에게 필요한 영양정보를 제공할 수 있는 인쇄매체를 주로 활용함. 다수의 수진자에게 교육할 수 있는 영상매체 또한 이용하고 있음.

- 식생활 문진 결과지: 수진자가 직접 작성한 식생활 문진을 바탕으로 제작된 결과지로 식사의 질을 간단히 평가하는 지표인 건강식이지표 점수 분석 결과와 식사의 규칙성, 균형성, 건강과 관련된 염분, 당분, 지방 섭취를 평가하고 질병예방을 위한 섭취 목표를 제시함.
- 영양섭취상태 평가 결과지: 24시간 회상법 조사를 시행한 수진자를 대상으로 영양섭취상태 평가 결과지를 활용하여 상담함. 열량섭취 상태, 열량영양소의 구성비율, 식사별 열량 구성 비율, 영양소 섭취 상태를 평가한 결과지이며 평가결과를 종합하여 건강한 식생활 또는 질환관리를 위한 식생활 지침을 작성하여 제공하는 자료.
- 영양정보지: 각 질환별 식사요법 및 영양소 정보 등을 포함한 자료.
- 기타(영양달력): 특정 주제를 선정하여 다양한 영양정보를 수록한 탁상 달력을 제작함.
- 영상매체(디지털사이니지): 특정 주제에 대한 교육 슬라이드를 제작하여 영상매체를 활용해 게시하는 교육 방법으로 방문 수진자의 대기공간에 설치된 전자기기를 활용하여 영상매체 교육을 시행하고 있음.

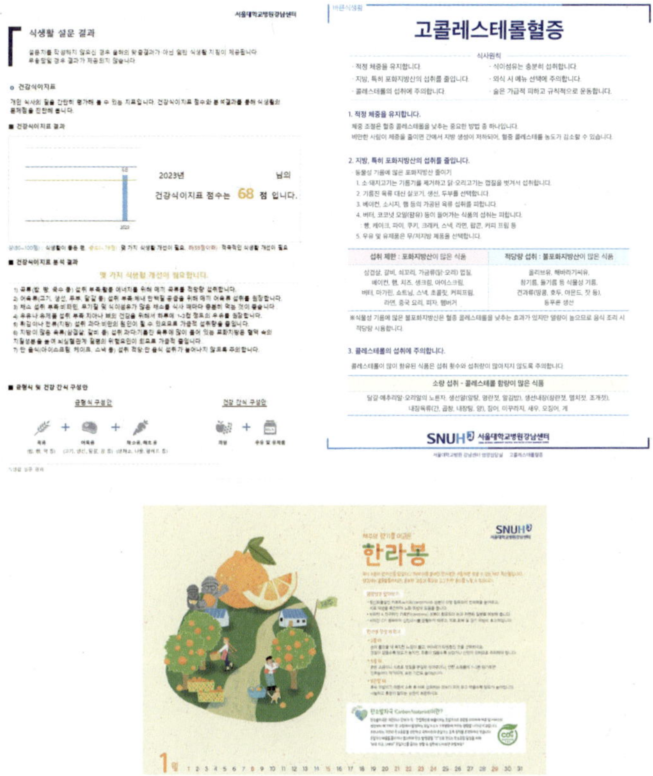

그림 16-6. 서울대학교병원 강남센터 영양상담 인쇄매체

f. 영양상담의 기록: 객관적 자료(건강검진 결과, 식사섭취 상태 결과 등), 수집된 자료를 토대로 파악된 영양문제, 상담 과정을 통해 얻은 주관적 정보(생활습관, 생각과 느낌 등), 상담 시 수진자와 함께 설정한 식생활 실천 목표, 사용된 상담도구 및 매체 등을 기록하여 추후관리가 가능하도록 함.

(4) 평가

영양 상담의 평가는 상담을 통한 수진자의 태도 또는 행동변화 및 목표달성 여부, 생화학적 검사 변화에 따른 효과를 평가해 볼 수 있음. 건강검진센터에서는 영양상담 후 단기간 내의 재방문이 흔치 않으며 재방문 주기가 길어 즉각적인 평가 및 목표 재설정이 어려운 실정임.

참고문헌

1. 조상헌 외, 한국인의 건강검진, 고려의학, 2013.
2. 구재옥 외, 이해하기 쉬운 영양교육과 상담 이론과 실제, 파워북, 2022.
3. 윤수영, 검진센터의 효율적인 영양상담, 대한임상건강증진학회 춘계학술대회, 2006.
4. 보건복지부·한국영양학회, 2020 한국인 영양소 섭취기준 활용, 2021.
5. 한국건강증진개발원, 방문건강관리사업·건강생활실천사업 연계 건강검진결과상담 매뉴얼(영양전문상담), 2014.

17. 신체활동 평가와 상담

최호천(서울대학교병원 강남센터 가정의학과)

1) 신체 활동과 운동

- 신체 활동: 에너지 소모를 동반한 골격근의 수축에 의한 신체 이동.
- 운동: 신체 활동의 일부로 체력증진 또는 유지시키기 위한 계획적, 조직적, 반복적 신체 이동.
- 출퇴근 시 걷는 것은 신체 활동에는 포함되나 운동에는 포함되지 않음.

2) 건강을 증진하기 위해 권고되는 신체 활동(18~65세)

- 중등도 강도의 유산소 운동을 최소 30분 이상씩 일주일에 5일 이상하거나, 고강도의 유산소 운동을 최소 20분 이상씩 일주일에 3회 이상 실시.
  - 두 가지 운동 조합도 가능.
  - 중등도 강도의 운동의 경우 10분 이상씩 나눠서 시행하는 것도 효과적임.
    - 근력 운동(저항성 운동)은 일주일에 2회 이상 실시.

3) 65세 이상 노인의 신체 활동 권고

- 유산소 운동의 경우 성인과 크게 차이가 없음.
- 개인의 체력을 고려해야 하며 유연성과 평형성을 유지하기 위한 활동을 추가.
- 중등도 강도의 유산소 운동과 근력 운동이 핵심적인 부분임.

4) 저강도, 중등도, 고강도 신체 활동의 예

- 저강도(2~4 METs): 천천히 걷기, 카트를 타고 하는 골프.
- 중등도(4~6 METs): 빨리 걷기, 춤추기, 천천히 자전거 타기.
- 고강도(6~8 METs): 조깅, 수영, 농구 게임 등.

5) 국제신체활동 설문을 통한 신체활동의 정량적 평가 방법

(1) IPAQ (International Physical Activity Questionnaire)

- WHO에서 실시하는 조사의 설문 도구로 선택되었고 12개국에서 신뢰도 타당도 조사가 수행됨.
- 국문 번역본이 IPAQ 개발팀으로부터 한국어 버전으로 공식 인정.
- 2014년 이전의 국민건강영양조사에서는 신체활동량을 측정하기 위해 활용.
- IPAQ는 신체활동 강도를 고려하여 조사하였으나 세부적 신체활동을 영역별로 구분하여 조사하지 않았기 때문에 결과 해석에 오류의 위험이 있음.

(2) GPAQ (Global Physical Activity Questionnaire)

- 영역별(직업, 여가, 이동영역) 신체활동량을 측정하는 WHO 표준화 설문지로 50개국에서 사용.
- 신체활동량을 영역별로 나누어 영역별 해석이 가능하도록 하여 기존 IPAQ의 단점을 보완.
- GPAQ로 신체활동량을 측정하였을 경우 영역별 신체활동량을 더욱 정확히 측정.
- 국가 간 신체활동량 추이를 비교할 수 있는 장점.
- 질병관리본부에 의해 2013년 한글판으로 번역되었고 그 신뢰도 및 타당도가 검증되어(Kappa, 0.416-0.669; Spearman's rho, 0.642-0.762)15 2014년부터 국민건강영양조사에서 활용.

표 17-1. GPAQ 와 IPAQ 비교

		GPAQ	IPAQ
중강도 일관련 MET	운동일수 시간 (분)	주당 일의 중강도량(Work_M) = 운동시간(분) · 일수*4.0METs	없음
고강도 일관련 MET	운동일수 시간 (분)	주당 일의 고강도량(Work_H)= 운동시간(분) · 일수*8.0MET	
이동 (GPAQ) 걷기 (IPAQ)	운동일수 시간 (분)	주당 장소이동량(Move)= 운동시간(분)*일수*4.0METs	주당 걷기량(Walk_IPAQ)= 운동시간(분)*일수*3.3METs
고강도 운동 MET	운동일수 시간 (분)	주당 운동의 고강도량(Exr_H)= 운동시간(분)*일수*8.0METs	주당 운동의 고강도량(Exr_H_JIPAQ)= 운동시간(분)*일수*8.0METs
중강도 운동 MET	운동일수 시간 (분)	주당 운동의 중강도량(Exr_M)= 운동시간(분)*일수*4.0METs	주당 운동의 중강도량(Exr_M_JPAQ)= 운동시간(분)*일수*4.0METs
신체활동량 (주간)	연속변수	PA1 week = Move + Exr_H+ Exr_M PA2_week = Work_H + Work_M + Move + Exr_H + Exr_M	PA1_week = Walk_IPAQ+ Exr_H_IPAQ+ Exr_M_IPAQ
	변주형 전환	PA2 week <600METS=>신체활동 부족군 600~3000>규칙적 신체활동 실천군 ≥3000=>충분한 신체활동 실천군 2018년과 직접 비교를 하기 위해서는 PA1_week을 계산하여 2018년과 같이 category 1,2,3으로 분류하고 footnote로 설명	Cateogry 3(HEPA active) 1. 고강도 운동일수23 & Exr_H_IPAQ≥1500 2. 운동일수 (고강도+중강도+ 걷기)≥7 & PA_week≥3000 Cateogry 2(minimally active) (Category 3은 제외) 1. [고강도 운동시간20분 되는 고강도 운동일수]≥3 2. [중강도 운동시간≥30 되는 운동일수 걷기시간≥30 되는 걷기일수]≥5일 3. 운동일수 (고강도+ 중강도+ 걷기)≥5 & PA_week≥600 Category 1 (inactive) Category 2 및 30이 아닌경우는 모두 1에 해당

표 17-2. 실제 사용되고 있는 GPAQ 설문

신체활동 만 18세 이상만 기입해 주십시오

다음은 평소 일주일 동안 본인이 참여하고 있는 다양한 신체활동 시간과 관련된 질문입니다.

일과 관련된 활동

일은 돈을 받는일, 돈을 받지 않고 하는일, 학교생활/교육, 집안일, 농업, 어업, 목축업, 구직과 같이 현재 하고 있는 것

1. 본인의 일은 최소 10분 이상 계속 숨이 많이 차거나 심장이 매우 빠르게 뛰는 고강도 신체 활동을 포함하고 있습니까?
(예 : 무거운 것을 들어 올리거나 나르는 일(약 20Kg 이상), 땅파기 건설 현장에서의 노동, 계단으로 물건나르기 등)

○ 예 (신체활동 1-1번으로)
○ 아니오 (신체활동 2번으로)

1-1. 평소 일주일 동안, 일과 관련된 고강도 신체 활동을 며칠 하십니까?

○ 0일 ○ 1일 ○ 2일 ○ 3일 ○ 4일 ○ 5일 ○ 6일 ○ 7일

1-2. 평소 하루에 일과 관련된 고강도 신체활동을 몇 시간 하십니까?

평균 [ ][ ][ ] 분/일

①	①	①
②	②	②
③	③	③
④	④	④
⑤	⑤	⑤
⑥	⑥	⑥
⑦	⑦	⑦
⑧	⑧	⑧
⑨	⑨	⑨

2. 본인의 일은 최소 10분 이상 계속 숨이 약간 차거나 심장이 약간 빠르게 뛰는 중강도 신체 활동을 포함하고 있습니까?
(예: 빠르게 걷기(일하는 중에), 가벼운 물건 나르기, 청소, 육아(목욕시키기, 아이 안아주기 등) 등}

○ 예 (신체활동 2-1번으로)
○ 아니오 (신체활동 3번으로)

2-1. 평소 일주일 동안, 일과 관련된 중강도 신체 활동을 며칠 하십니까?

○ 0일 ○ 1일 ○ 2일 ○ 3일 ○ 4일 ○ 5일 ○ 6일 ○ 7일

2-2. 평소 하루에 일과 관련된 중강도 신체활동을 몇 시간 하십니까?

평균 [ ][ ][ ] 분/일

①	①	①
②	②	②
③	③	③
④	④	④
⑤	⑤	⑤
⑥	⑥	⑥
⑦	⑦	⑦
⑧	⑧	⑧
⑨	⑨	⑨

장소 이동 시 활동

앞서 말한 일과 관련된 신체 활동은 제외합니다. 본인이 장소를 이동할 때 어떻게 하시는지에 대한 문진입니다.
(예: 일하러 갈 때, 쇼핑갈 때, 학교 등•하교시, 학원갈 때 등

3. 평소 장소를 이동할 때 최소 10분 이상 계속 걷거나 자전거 이용을 하십니까?

○ 예(신체활동 3-1번으로)

○ 아니오(신체활동 4번으로)

3-1. 평소 일주일 동안, 장소를 이동할 때 최소 10분 동안 계속 걷거나 자전거 이용을 며칠 하십니까?

○ 0일 ○ 4일

○ 1일 ○ 5일

○ 2일 ○ 6일

○ 3일 ○ 7일

3-2. 평소 하루에 장소를 이동할 때 걷거나 자전거 이용을 몇 시간 하십니까?

평균 | | | | 분/일

①	①	①
②	②	②
③	③	③
④	④	④
⑤	⑤	⑤
⑥	⑥	⑥
⑦	⑦	⑦
⑧	⑧	⑧
⑨	⑨	⑨

여가활동

앞서 말한 일과 장소 이동 시 신체 활동에 대해서는 제외합니다. 스포츠, 운동 및 여가 활동에 대한 문진입니다.

4. 평소 최소 10분 이상 계속 숨이 많이 차거나 심장이 매우 빠르게 뛰는 고강도의 스포츠, 운동 및 여가 활동을 하십니까?
(예: 달리기, 줄넘기, 등산, 농구 시합, 수영, 배드민턴 등)

○ 예 (신체활동 4-1번으로)
○ 아니오 (신체활동 5번으로)

4-1. 평소 일주일 동안, 고강도의 스포츠, 운동 및 여가활동을 며칠 하십니까?

○ 0일 ○ 4일
○ 1일 ○ 5일
○ 2일 ○ 6일
○ 3일 ○ 7일

4-2. 평소 하루에 고강도의 스포츠, 운동 및 여가 활동을 몇 시간 하십니까?

평균 [ ][ ][ ] 분/일

①	①	①
②	②	②
③	③	③
④	④	④
⑤	⑤	⑤
⑥	⑥	⑥
⑦	⑦	⑦
⑧	⑧	⑧
⑨	⑨	⑨

5. 평소 최소 10분 이상 계속 숨이 약간 차거나 심장이 약간 빠르게 뛰는 중강도의 스포츠, 운동 및 여가활동을 하십니까?
(예 : 빠르게 걷기, 가볍게 뛰기(조경), 웨이트 트레이닝(근력운동), 골프, 댄스스포츠, 필라테스 등)

○ 예 (신체활동 5-1번으로)
○ 아니오 (다음 페이지로)

5-1. 평소 일주일 동안, 중강도의 스포츠, 운동 및 여가활동을 며칠 하십니까?

○ 0일 ○ 4일
○ 1일 ○ 5일
○ 2일 ○ 6일
○ 3일 ○ 7일

5-2. 평소 하루에 중강도의 스포츠, 운동 및 여가 활동을 몇 시간 하십니까?

* 신체활동 설문이 IPAQ에서 GPAQ으로 변경이 되면서 비운동성 신체활동(일 또는 이동과 관련된 신체활동)이 설문 영역에 포함됨.

참고문헌

1. Thompson W. et al. ACSM's Guidelines for Exercise Testing and Prescription. Philadelphia ; LWW;2009.p.2-17.
2. Haskell W. et al. Physical Activity and Public Health: Updated Recommendation for Adults From the American College of Sports Medicineand the American Heart Association. Med Sci Sports Exerc.2007;39(8):1423-34.
3. https://www.who.int/ncds/surveillance/steps/resources/GPAQ_Analysis_Guide.pdf
4. Kyungha Min et al. Physical Activity Patterns and Their Associated Factors Measured by Global Physical Activity Questionnaire Survey among Korean. Korean J Sports Med 2020;38:1-11.

18. 금연상담의 실제

이철민(서울대학교병원 강남센터 가정의학과)

- 흡연은 질병, 장애, 사망과 관련하여 예방 가능한 가장 중요한 건강 위험요인 중 하나로
- 담배는 신체 내 거의 대부분의 장기에 해로운 영향을 미치며, 대표적으로 악성 종양, 심뇌혈관 질환, 폐질환 등을 포함한 다수의 질병을 발생시킴.
- 기존 일반담배(궐련) 외에 액상형 전자담배, 궐련형 전자담배와 같은 신종담배가 속속 등장하면서 2020년 이후 전체 담배판매량은 다시 증가하는 추세임.
- 금연의 예방효과는 나이가 젊을수록 더 크고, 건강 이득은 금연 직후부터 시작됨. 심뇌혈관 질환 발생 위험은 완전히 금연할 때 감소되고, 흡연량을 줄이는 것만으로는 위험이 감소되지 않음.
- 이러한 위험에도 불구하고 금연이 어려운 이유는 니코틴 의존에 의한 금단증상과 흡연 욕구 때문임.
- 따라서 고혈압, 당뇨병, 고지혈증과 같은 만성질병의 치료와 동일하게 당사자와 의료진의 지속적인 관심과 노력이 필요함. 약물치료에 대해 금기사항이 없는 경우 상담과 약물치료를 모두 제공하는 것이 금연성공률을 높임.
- 건강검진은 검사와 진료를 통해 건강상태를 되돌아보게 하는 중요한 계기로, 문진표를 통해 흡연여부를 확인한 후 흡연자에겐 적절한 금연치료를 제공할 필요가 있음.

1) 담배의 건강 폐해 및 질병부담

(1) 건강 폐해

- 흡연자 절반은 담배로 인해 사망하고, 비흡연자에 비해 평균 10년 조기 사망함. 금연은 빠를수록 이득이 큰데, 40세에 금연하면 9년의, 50세에 금연하면 6년의, 60세에 금연하면 3년의 수명 연장 효과가 있음.

- 수명 연장 외에 삶의 질을 향상시키는 효과가 있으므로, 금연은 나이에 상관없이 권장되어야 함.
- 2014년 발간된 미국 보건총감보고서는 직접흡연과 간접흡연으로 인해 발생하는 질병을 다음과 같이 열거하였음.
  * 직접흡연으로 인해 발생하는 암으로, 폐암, 췌장암, 식도암, 위암, 방광암, 자궁경부암 등 기존 알려진 암 외에, 간암과 결장직장암이 새롭게 추가되었음. 흡연으로 인해 발생하는 만성질환으로는 관상동맥질환, 대동맥류, 뇌졸중, 만성폐쇄성 폐질환, 폐렴 등이 있고, 여기에 황반변성과 당뇨병, 류마티스 관절염, 폐결핵 등이 추가됨.
  * 간접흡연으로 인해 소아에서는 중이염과 폐기능저하, 하기도 질환, 영아돌연사증후군이 발생하고, 성인에서는 폐암, 관상동맥질환, 뇌졸중, 저체중아 출산 등이 초래됨.

(2) 금연의 이득

2020년 발간된 미국 보건총감보고서에서 금연의 이득은 다음과 같이 열거됨.

- 금연은 어느 연령에서나 이롭고, 건강 상태와 삶의 질을 향상시킴.
- 금연은 조기 사망을 감소시켜, 평균 10년 정도 수명을 연장시킬 수 있음.
- 금연은 흡연으로 인해 발생하는 출산 합병증과 심혈관 질환, 만성폐쇄성 폐질환, 암의 위험을 감소시킴. 이미 심혈관 질환과 만성폐쇄성 폐질환이 있는 경우에도 금연은 유익함.
- 다수가 매년 금연을 시도하지만, 승인된 금연약물이나 금연상담을 통해 지원받는 경우는 1/3 정도에 그침.
- 승인된 금연약물과 상담은 매우 비용-효과적인 전략으로, 두 가지를 병행했을 때 더 효과적임.
- 건강보험을 통해 금연을 지원하는 것, 특히 포괄적이고 접근성을 높여 홍보하는 방식은 금연성공률을 높이는 효과적인 전략임.

2) 니코틴 의존 및 담배 사용 장애의 정의

- 담배의 폐해들이 널리 알려지고 있음에도, 담배의 주된 의존성 물질인 니코틴으로 인해 개인의 의지만으로 금연에 성공하는 흡연자의 비율은 매우 낮음.
- 자신의 의지만으로 1년 동안 금연을 유지하는 비율은 5% 미만이며, 이 중 1/3은 1년 후에 다시 흡연하는 것으로 알려져 있음.
- 니코틴 의존과 담배 사용 장애는 세계보건기구에서 발표한 국제질병분류 제11판(International Classification of Disease 11th Revision, ICD-11)과 미국정신의학회(American Psychiatric Association)에서 발간하는 정신장애의 진단 및 통계편람 제5판(Diagnostic and Statistical Manual of Mental Disorders 5th Edition, DSM-5)으로 정의함.
- ICD-11에 따르면, 니코틴 의존은 반복적 또는 지속적인 니코틴 사용으로 인해 발생하는 니코틴 사용 조절 장애임. 진단의 핵심증상은 니코틴 사용 조절 장애의 증거와 함께 반복적인 혹은 지속적인 니코틴 사용 패턴임.
- DSM-5는 니코틴 중독을 담배 사용 장애(tobacco use disorder)로 기술하고 있고, 그 진단기준은 다른 물질 사용 장애와 동일함. 11개 기준 증상 중 지난 12개월 동안 2가지 이상이 나타나는 경우 담배 사용 장애라 진단할 수 있음. 해당 항목의 개수에 따라 2~3개는 경도(mild), 4~5개는 중등도(moderate), 6개 이상은 중증(severe) 담배 사용 장애로 분류함.
- 매일 흡연하는 사람 중에서 니코틴 의존 유병률은 대략 50%로 알려져 있는데, 이는 알코올이나, 코카인, 마리화나 등 다른 물질 사용 장애보다 더 높음.
- 실제 진료시에 ICD-11이나 DSM-5의 기준을 사용하진 않으며, 흡연 여부를 확인한 후 금연 치료계획을 수립하기 위해 니코틴 의존도를 평가함. 가장 많이 사용되는 평가 도구는 파커스트롬 니코틴 의존도 설문(Fagerström Test for Nicotine Dependence, FTND)으로, 국내에서도 타당도와 신뢰도가 검증되었음.

표 18-1. 파거스트롬 니코틴 의존도 설문(Fagerström Test for Nicotine Dependence, FTND)

질문	대답	점수
1. 아침에 일어나서 얼마 만에 첫 담배를 피우십니까?	5분 이내 6~30분 사이 31~60분 사이 60분 이후	3 2 1 0
2. 지하철, 버스, 병원, 영화관 등과 같은 금연구역에서 흡연욕구를 참는 것이 어렵습니까?	예 아니오	1 0
3. 가장 포기하기 싫은 담배, 다시 말해 가장 좋아하는 담배는 어떤 것입니까?	아침의 첫 담배 그 외의 담배	1 0
4. 하루에 담배를 몇 개비나 피우십니까?	10개비 이하 11~20개비 21~30개비 31개비 이상	0 1 2 3
5. 깨어나서 처음 몇 시간 피우는 흡연량이 하루의 다른 때보다 많습니까?	예 아니오	1 0
6. 아파서 거의 하루 종일 누워 있거나, 감기나 독감에 걸려 호흡이 곤란할 때에도 담배를 피우십니까?	예 아니오	1 0

- FTND는 총점 10점을 만점으로, 낮은 수준(0~3점), 중간 수준(4~6점), 높은 수준(7~10점)으로 구분하는데, 6항목 중 점수 배점이 큰 1번(아침 첫 담배까지의 시간)과 4번(하루 흡연량)을 사용하는 설문을 Heavy Smoking Index라고 함. 이 경우 6점 만점으로 의존도를 평가하며, 4점 이상인 경우 높은 수준으로 평가함.
- 니코틴 의존도는 호기 일산화탄소(CO)와 니코틴의 대사물질인 코티닌(cotinine)과 같은 생체지표로 평가하기도 함. 이 지표들은 담배제품에 따른 차이가 존재하여, 일반담배의 경우 호기 일산화탄소와 코티닌 모두 상승하지만, 액상형 전자담배와 궐련형 전자담배는 코티닌에만 영향을 미침. 코로나19 팬데믹 이후 호기 일산화탄소 검사의 활용은 제한되며, 흡연자와 비흡연자를 분리하는 데 권장되는 기준은 9 ppm임.
- 니코틴의 주요 대사산물인 코티닌은 혈액, 머리카락, 침, 소변 등으로 측정

할 수 있고, 흡연 여부를 구분하는 절단값으로 침은 15 ng/mL을, 소변은 50 ng/mL을 권장함. 코티닌은 액상형 전자담배와 궐련형 전자담배를 사용하는 경우 모두 검출되므로 금연 여부를 구분하는 데에 장점이 있지만, 금연 목적으로 니코틴 대체제를 사용하는 경우에도 코티닌 수치가 상승함.

3) 신종담배의 등장과 확산

- 기존 일반담배 외에, 국내에 2008년 액상형 전자담배가, 2017년엔 궐련형 전자담배가 각각 시장에 들어온 이후 담배를 피우는 행태의 급격한 변화가 이뤄지고 있음.

① 액상형 전자담배(electronic cigarette): 니코틴 용액을 배터리로 가열하여 생성된 증기를 마시는 액상형 전자담배는 2003년 최초로 시판되었으며, 전 세계적으로 사용자가 증가하고 있음.

- 2010년 전 세계 판매량은 10억 달러였으나, 2020년에는 210.6억 달러로 증가함. 2008년 국내에 도입된 이후, 성인은 2020년엔 3.2%가 현재 사용 중으로, 청소년은 2021년에 2.9%가 현재 사용 중인 것으로 조사됨.
- 미국 청소년과 젊은 성인에서 급격한 증가로 인해 여러 법적 규제를 받고 있으며, 2019년 액상형 전자담배 사용자 중 급성 호흡기 증후군으로 인해 사망자가 빈발하는 사태가 벌어짐. 이로 인해 국내에서도 사용 중지 권고가 되었음.
- 액상형 전자담배를 새로 시작하는 것은 권유하지 않지만, 일반 담배를 끊기 위해 시작한 사람들은 다시 일반담배로 돌아가지 않도록 함. 장기적인 안전성은 알려지지 않은 상태이나, 단기적인 독성은 일반담배보다 낮다고 평가되기 때문임.

② 궐련형 전자담배

- 궐련형 전자담배(heated tobacco product)는 특수하게 제조된 전용 담배를 약 섭씨 350도의 열로 가열하여 발생한 증기를 마시는 담배제품.
- 국내에서 2017년 6월 아이코스라는 제품이 처음 출시되었고, 같은 해 글로,

릴이라는 제품도 출시됨.

- 성인에서 궐련형 전자담배의 현재 사용률은 2020년엔 5.1%로, 청소년의 현재 사용률은 2021년에는 3.4%로 조사됨. 2022년 상반기 담배판매량 통계에서, 궐련형 전자담배 판매량은 전체 담배 시장의 약 15%를 차지할 정도로 증가하고 있음.
- 담배의 종류가 다양해지면서, 두 가지 이상의 담배를 사용하는 중복사용자가 늘고 있음. 액상형 전자담배와 궐련형 전자담배의 경우, 단독 사용자보다 중복사용자의 비율이 더 높음.

4) 금연상담

- 금연상담 시 적용되는 원칙으로 5A와 5R이 있음(그림 18-1).

(1) 금연의지가 있는 흡연자

* 문진표에 기입되어 있는 흡연력(현재/과거)에 따라(ask)
* 현재 흡연자에겐 직접적으로 금연을 조언하고(advise),
* 담배를 끊을 생각이 있는 지 확인하며(assess),
* 끊을 생각이 있다면 상담과 약물치료를 통해 도움을 주고(assist),
* 금연 클리닉에 재방문할 수 있도록 일정을 잡아주도록 함(arrange).

(2) 금연의지가 없는 흡연자

금연에 대한 당장의 계획이 없는 수검자라면, 동기부여 상담(motivational interviewing)이나 5R 전략을 통해 담배를 끊을 수 있도록 변화를 유도함.

- 해당 수검자에게 금연이 더 필요한 이유(relevance)와 해당되는 위험(risk), 끊었을 때의 보상(reward)을 설명하고, 금연을 시도할 때 어려운 점을 파악하여(roadblock) 대처할 수 있도록 하며, 이러한 점들을 반복적으로 설명하여(repetition) 행동변화를 유도함.
- 가령, 저선량 흉부 CT에서 폐기종이 있는 수검자라면 눈에 보이는 폐기종에

집중하여 설명하면서, 폐건강이 금연 후 호전될 수 있음을 부각함.

- 이처럼, 폐기종이나 관상동맥 석회화처럼 흡연과 관련된 변화가 보이는 영상 자료가 있는 경우, 이를 최대한 활용하여 금연 동기가 극대화되도록 설명하는 것이 필요함.
- 만일 저선량 흉부 CT에서 특별한 이상이 없더라도 흡연이 정당화될 수 없으며, 흡연에 대한 면죄부가 되지 않는 방향으로 금연상담이 이루어져야 함.

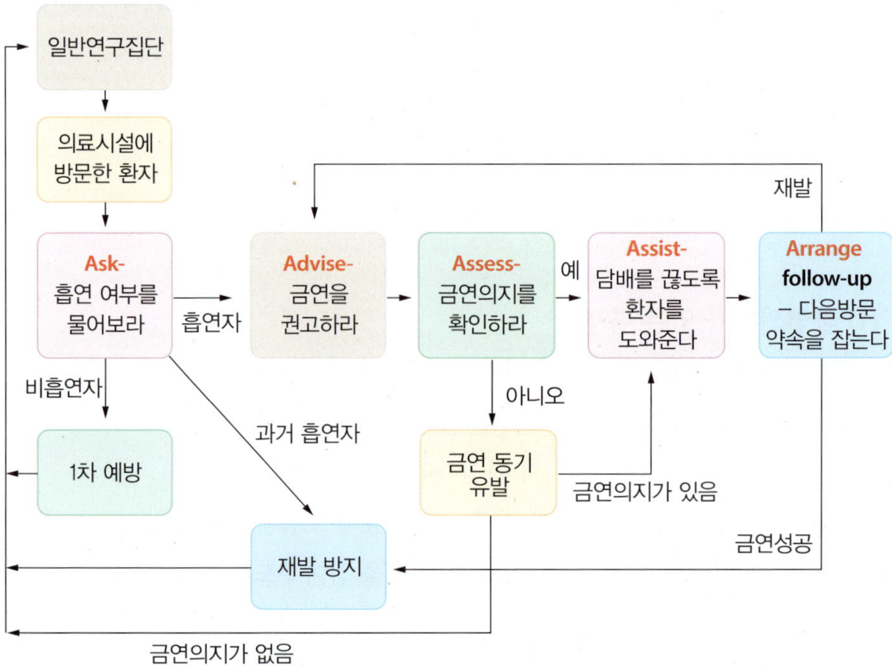

그림 18-1. 금연진료의 흐름

(3) 대상자 별 주요 차별점

① 남성흡연자

- 남성 흡연자의 주된 흡연 요인으로 알려진 스트레스, 음주, 대인관계 등을 효과적으로 관리하는 것이 중요함.
- 흡연과 스트레스의 관계, 음주와 흡연 욕구, 회유와 강요 극복하기 등을 주제로 상담을 진행하는 것이 좋음.

- 평소에 흡연의 유혹이 많은 환경을 관리하고, 담배 대신 건강에 유익한 방법으로 흡연 욕구를 대처하며 흡연을 유혹하는 상황에서도 재흡연을 방지할 수 있도록 도움을 줄 필요가 있음.

② 여성흡연자

- 여성 흡연자는 사회의 부정적 인식으로 흡연 사실 자체를 숨기는 경우가 많아, 실제 금연 클리닉을 이용하는 비율이 낮은 편임.
- 금연 시도 시 우울감 등의 심리적, 정서적 변화에 대한 어려움, 체중 증가에 대한 걱정 등 금연 실천의 장애 요인에 대한 고려가 필요함.
- 여성 흡연자에서는 금연과 체중 조절에 대해 설명하고, 자아 존중감을 높이며, 우울감 등 부정적 감정을 다스리는 것을 돕고, 동기 강화 상담을 제공하여 금연을 지속할 수 있도록 도움을 줌.

③ 청소년 흡연자

- 청소년기에 시작된 흡연은 니코틴 의존을 강화시켜 정신적, 육체적 피해가 더 높아지게 됨.
- 하지만 또래집단 등 주변 환경의 영향으로 금연을 시도하고 유지하기 어렵기 때문에 신뢰와 친밀감을 형성하여 자연스럽게 금연에 이를 수 있도록 해야 함.
- 흡연이 청소년에게 특히 더 위험한 이유와 청소년의 눈높이에 맞는 정보와 자료를 제공함으로써 동기부여가 될 수 있도록 진행함.

5) 금연치료약물

- 담배 의존은 반복되는 중재가 필요하고 여러 번의 금연시도가 필요한 만성 질환이나,
- 담배를 끊는 효과적인 중재방법이 존재하고, 3분미만의 짧은 의사의 조언도 금연 성공률을 30% 정도 높이는 효과가 있음. 금연상담과 약물치료는 개별적으로도 효과가 있지만 병행했을 때 더 추가적인 효과가 있으므로, 가능한 모든 경우 금연상담과 약물치료를 함께 제공할 것을 권유함.

- 금연치료의 1차 약물로 니코틴 대체요법(nicotine replacement therapy, NRT), 부프로피온(bupropion) 서방정, 바레니클린(varenicline)을 권유해 오고 있으며, 최근 권고안들은 바레니클린 단독요법 또는 NRT 병합요법을 우선적으로 권유하고 있음.

(1) 니코틴 대체요법

- 니코틴 대체요법은 5가지 제형(패치, 정제, 껌, 흡입기, 비강 스프레이)으로, 국내에선 패치와 정제, 껌이 판매되고 있음.
- 담배를 통해 공급받던 니코틴을 일시적으로 다른 방법으로 대체하여 흡연 욕구와 금단 증상을 완화시키는 것이 목적임.
- 흡연에 비해 니코틴의 체내 흡수 속도가 느리고 혈중 최고 농도가 낮게 유지되지만, 금단 증상 완화에 도움이 됨. NRT의 6개월 금연성공률에 대한 메타분석 결과, 대조군에 비해 55% 성공률이 높았음(위험비, 1.55; 95% 신뢰구간, 1.49-1.61). 니코틴 패치 21 mg은 14 mg보다, 니코틴 껌 4 mg은 2 mg보다 금연에 더 효과적이므로, 의존도가 높은 흡연자들은 고농도 제품을 사용할 것을 권유함.
- 금연시작일 전부터 NRT를 미리 사용하는 방식도 효과적임(위험비, 1.25; 95% 신뢰구간, 1.08-1.44).
- 국내에서는 최근 2주 이내에 급성 심혈관 또는 뇌혈관 질환이 있는 경우엔 사용을 제한하고 있음.

(2) 부프로피온

- 부프로피온(bupropion)은 처음에는 우울증 치료제로 사용되었으나, 금연에 대한 효과가 알려지면서 1997년 미국 식약처에서 최초의 비니코틴성 금연약물로 승인을 받았음.
- 메타분석 결과 대조군에 비해 64% 금연성공률을 높이는 것으로 나타남(위험비, 1.64; 95% 신뢰구간, 1.52-1.77).

- 금연예정일 1~2주 전부터 복용을 시작해서, 처음 3일은 하루 한 알(150 mg)을 복용하고, 4일째부터 한 알씩 하루 2회 복용함. 서방정이므로 분할하거나 씹어서 복용하지 않도록 함.
- 흔한 부작용으로 불면, 입마름, 신경과민, 두통 등이 있음. 특히 경계해야할 것은 경련으로, 하루 복용량이 300 mg인 경우 약 0.1%에서 발생하는 것으로 알려져 있음. 과거 경련질환이 있었거나 중추신경계 종양, 식이 장애가 있는 경우, 모노아민산화효소 억제제(monoamine oxidase inhibitor)를 복용하는 경우엔 처방하지 않음.

(3) 바레니클린

- 바레니클린(varenicline)은 뇌의 α4β2 니코틴 아세틸콜린 수용체(nicotinic acetylcholine receptor)에 대한 부분적 항진 및 억제효과를 모두 나타냄.
- 복용기간 동안 흡연을 하더라도 도파민(dopamine) 보상 작용이 일어나는 것을 차단할 수 있으며, 금연 시에는 니코틴 수용체를 자극하여 도파민을 방출시켜 금단 증상과 흡연 욕구를 효과적으로 억제할 수 있음.
- 대조군에 비해 2.24배 금연성공률을 높이는데(위험비, 2.24; 95% 신뢰구간, 2.06-2.43) 특히 네트워크 메타분석 결과, 니코틴 대체요법이나 부프로피온 단일요법에 비해 더 효과적이었음. 이에 따라 최근 권고안에서는 바레니클린 단일요법을 1차 치료제로 권유하는 경우가 많음.
- 바레니클린의 표준 용법은, 금연 1주 전 첫 3일은 0.5 mg 하루 한 번, 다음 4일은 0.5 mg 하루 두 번 복용하고, 금연일인 8일째부터 1 mg 한 알씩 하루 두 번 복용하여 유지하는 것임.
- 점진적 금연법은 첫 12주 동안 4주씩 3번에 걸쳐 각 50%씩 흡연량을 줄이고, 이후 12주 더 약물치료를 하는 방식으로, 사용 승인을 받았음.
- 흔한 이상반응으로 오심, 생생한 꿈, 변비, 구토 등을 들 수 있음. 심각한 신장 손상(사구체여과율 < 30 mL/m^2)이 있으면 용량을 조절하고, 간기능이상에선 용량 조절이 불필요함. 바레니클린 시판 후 정신질환 발생에 대한 우려가 제기되어 이에 대한 강한 경고문이 포함되었으나, 2016년 발표된 대규모

무작위 연구결과에서 검증되어, 현재는 안정된 정신질환이 있는 경우에도 더 효과적인 약제로 사용되고 있음.

(4) 금연지원서비스

- 국내에서 정부 지원을 받아 제공되는 금연지원서비스로, 보건소 금연클리닉, 금연상담전화, 금연치료지원사업이 대표적임
- 2005년부터 보건소 금연클리닉과 금연상담전화(1544-9030)를 운영하고 있고, 2015년부터 병의원 금연치료지원서비스와 지역금연지원센터의 금연캠프 등이 시행되고 있음. 이러한 서비스는 무료이거나, 일정 정도의 프로그램을 준수하는 경우 개인 부담금을 돌려주고 있음.
- 짧은 진료시간에 금연상담을 하기 어려운 경우, 금연약물치료에 익숙하지 않은 경우엔, 위의 서비스를 이용하도록 정보를 제공하는 것도 중요함.

6) 결론

- 건강검진은 자신의 건강상태를 돌아볼 수 있고, 새로운 행동변화를 결심할 수 있는 중요한 계기로 작용할 수 있음.
- 의료진은 검진 결과를 토대로 금연 등의 새로운 변화를 촉구할 수 있으며(teachable moment), 의사가 금연에 대해 3분미만으로 제공하는 짧은 조언도 금연 성공률을 30% 높일 수 있음.
- 금연에 관심이 있는 수검자에겐 구체적인 금연 방법과 금연치료를 제공하고, 금연에 관심이 없는 수검자에겐 동기부여상담 기술이나 5R 전략을 활용해 금연에 관심을 갖도록 유도할 수 있음
- 금연치료에 익숙하지 않은 경우, 해당 병의원에 있는 금연전문가에 인계하거나 국가에서 지원하는 금연치료지원서비스를 이용할 수 있도록 정보를 제공하는 것이 필요함.

참고문헌

1. The 2004 United States Surgeon General's Report: the health consequences of smoking. N S W Public Health Bull 2004;15:107.
2. GBD 2019 Risk Factors Collaborators. Global burden of 87 risk factors in 204 countries and territories, 1990-2019: a systematic analysis for the Global Burden of Disease Study 2019. Lancet 2020;396:1223-1249.
3. National Center for Chronic Disease Prevention and Health Promotion (US) Office on Smoking and Health. The health consequences of smoking—50 years of progress: a report of the surgeon general. Atlanta: Centers for Disease Control and Prevention; 2014.
4. Korea Disease Control and Prevention Agency. Korea Health Statistics 2020: Korea National Health and Nutrition Examination Survey (KNHANES VIII-2). Cheongju: Korea Disease Control and Prevention Agency; 2022.
5. Tobacco market trends in the first half of year 2022 in South Korea [press release]. Sejong2022.Ministry of Economy and Finance. Tobacco market trends in the first half of year 2022 in South Korea [Internet]. Sejong: Ministry of Economy and Finance; 2022 [cited 2022 Nov 21]. Available from: https://www.korea.kr/news/pressReleaseView.do?newsId=156518949.
6. Tobacco Control Integrated Knowledge Center SNU. Tobacco integrated report. Cheongju: Korea Disease Control and Prevention Agency; 2022.
7. Jeong SM, Jeon KH, Shin DW, Han K, Kim D, Park SH, Cho MH, Lee CM, Nam KW, Lee SP. Smoking cessation, but not reduction, reduces cardiovascular disease incidence. Eur Heart J 2021;42:4141-4153.
8. Ministry of Health and Welfare. Health Plan 2030, 2021~2030 [Internet]. Sejong: Ministry of Health and Welfare; 2021 [cited 2022 Nov 21]. Available from: http://www.mohw.go.kr/upload/viewer/skin/doc.html?fn=1614840266020_20210304154426.hwp&rs=/upload/viewer/result/202211/.
9. Lee C, Shin H, Kim S, Lee K, Cho Y, Cheong YS, Kim S. Are self-reported surveys accurate for assessing the use of novel tobacco products such as electronic cigarettes and heated tobacco products? J Korean Soc Res Nicotine Tob 2019;10:106-111.

19. 성인예방접종

이철민(서울대학교병원 강남센터 가정의학과)

- 20세기 이후 인류의 수명이 획기적으로 연장된 이유 중 하나로 예방접종이 주요하게 거론되고 있음.
- 광범위한 예방접종으로 인해 천연두는 사라졌고, 소아마비도 선진국에서는 찾기 어려워졌으며, 파상풍과 디프테리아, 소아마비, 홍역 등도 보기 어려워지고 있음. 소아 예방접종은 국내에서도 국가 권장 항목 및 소아청소년학회 권장 항목으로 구분되어 꾸준히 진행되어 왔으나, 성인에서 예방접종이 부각되기 시작한 것은 2009~2010년 신종 플루의 대유행, 그리고 최근 코로나19 팬데믹 사태 이후임.
- 예방접종은 1차 예방의 핵심 영역으로 개인 수준과 집단 수준 모두에서 그 효과를 크게 인정받고 있는 영역임.
- 코로나19 백신을 포함하여 새로운 백신들이 속속 개발되면서, 성인 예방접종에 대한 폭 넓은 지식이 요구되고 있는 시점임.
- 이 장에서는 국내의 성인 예방접종 권고안을 기본으로 쉽게 이용할 수 있는 지침을 제시하고, 실제 진료 시 부딪치는 여러 문제점에 대해서도 해결 방안을 제시함.

1) 예방접종의 원리

- 예방접종이란 실제 질병에 걸리지 않고도 감염질환으로부터 인체를 보호하는 면역을 얻기 위한 방법으로, 능동 면역(active immunization)과 수동 면역(passive immunization)으로 구분함.
- 이중 수동 면역은 면역 글로불린(immune globulin)과 같이 사람이나 동물에게서 만들어진 항체를 투여하여 얻게 되는 면역임.
- 능동 면역은 약독화 생백신(live attenuated vaccine)이나 불활성화 사백신 등 을 주입하여 체내 면역물질을 만들어 감염질환을 예방하는 방어 능력을 유도하는

것으로 일반적인 예방접종은 능동 면역을 뜻함.

- 백신은 여러 종류로 구분할 수 있지만, 임상에서 특히 주의해야하는 것은 약독화 생백신으로, 병원체의 독성을 실험실에서 인위적으로 약화시켜 체내에서 질병을 일으키지 않는 대신 면역 체계만을 자극하여 능동면역을 유도함. 소량으로도 면역유도가 가능한 장점이 있지만, 열이나 빛에 노출되면 백신에 포함된 병원체가 손상될 수 있음.
- 약독화 생백신의 접종은 면역 저하자나 임산부, 임신 예정인 여성에서 각별한 주의가 필요함. 여기엔 MMR 백신, 대상포진 백신, 수두 백신 등이 포함됨.

2) 예방접종 권고안

2018년 질병관리청에서 발표한 '성인 예방접종 가이드'는 크게 '감염병별 예방접종', '질환별 예방접종', '직업 및 상황별 예방접종'으로 구분하여 기술됨. 성인 예방접종 일정표를 소개하면 아래 그림과 같음.

표 19-1. 연령별 성인 예방접종 일정표(출처: 질병관리청)

<table>
<tr><th>대상감염병*</th><th>백신종류</th><th>만 19-29세</th><th>만 30-39세</th><th>만 40-49세</th><th>만 50-59세</th><th>만 60-64세</th><th>만 65세 이상</th></tr>
<tr><td>인플루엔자[1]</td><td>Flu</td><td colspan="3">위험군에 대해 매년 1회</td><td colspan="2">매년 1회</td><td>매년 1회
(국가예방접종§)</td></tr>
<tr><td>파상풍
디프테리아
백일해</td><td>Tdap**/
Td</td><td colspan="6">Tdap으로 1회 접종, 이후 매 10년 마다 Td 1회</td></tr>
<tr><td rowspan="2">폐렴구균[2]</td><td>PPSV23</td><td colspan="5">위험군에 대해 1회 또는 2회</td><td>1회
(국가예방접종§)</td></tr>
<tr><td>PCV13</td><td colspan="6">위험군 중 면역저하자, 무비증, 뇌척수액누출, 인공와우이식 환자에 대해 1회</td></tr>
<tr><td>A형간염[3]</td><td>HepA</td><td colspan="2">2회</td><td>항체검사 후 음성인 경우 2회</td><td colspan="3">위험군에 대해 항체검사 후 2회</td></tr>
<tr><td>B형간염[4]</td><td>HepB</td><td colspan="6">위험군 또는 3회 접종/감염력이 없을 경우 항체 검사 후 3회 접종</td></tr>
<tr><td>수두[5]</td><td>Var</td><td colspan="3">위험군 또는 접종력/감염력이 없을 경우 항체검사 후 2회</td><td></td><td></td><td></td></tr>
<tr><td>홍역
유행성이하선염
풍진[6]</td><td>MMR</td><td colspan="3">위험군 또는 접종력/감염력이 없을 경우 1회 또는 2회;
가임여성은 풍진 항체 검사 후 접종</td><td></td><td></td><td></td></tr>
<tr><td>사람유두종
바이러스감염증</td><td>HPV</td><td>만 25~26세 이하 여성 총 3회</td><td></td><td></td><td></td><td></td><td></td></tr>
<tr><td>대상포진</td><td>HZV</td><td></td><td></td><td></td><td colspan="3">1회 또는 2회(종류에 따라)</td></tr>
<tr><td>수막구균[7]</td><td>MCV4</td><td colspan="6">위험군에 대해 1회 또는 2회</td></tr>
<tr><td>b형 헤모필루스
인플루엔자[8]</td><td>Hib</td><td colspan="6">위험군에 대해 1회 또는 3회</td></tr>
</table>

Tdap 백신: 만 11~64세 연령에서 사용(단, 백일해 유행 등 필요한 경우 65세 이상의 연령에서도 접종 가능)
연령별 권장: 면역의 증거가 없는(과거 감염력이 없고 예방접종력이 없거나 불확실) 해당 연령의 성인에게 권장됨 권장 연령의 해당 질병 위험군(각주 참고)에게는 접종을 더욱 권장함
위험군 권장: 특정 기저질환, 상황 등에 따라 해당 질병의 위험군에게 권장
국가예방접종: 국가예방접종사업으로 무료접종

[감염병별 위험군]

1) 인플루엔자 위험군: 만성질환자, 면역저하자, 임신부, 의료기관 근무자, 집단시설 거주자, 위험군을 돌보거나 함께 거주하는 자 등

2) 폐렴구균 위험군
- 면역 기능이 저하된 환자: HIV 감염증, 만성신부전, 만성신증후군, 면역억제제나 방사선 치료를 요하는 질환(악성종양, 백혈병, 림프종, 호지킨병) 혹은 고형 장기 이식, 선천성 면역결핍질환 등
- 기능적 또는 해부학적 무비증 또는 비장 기능 장애 환자, 겸상구 빈혈 혹은 헤모글로빈증
- 면역 기능은 정상이며, 뇌척수액 누출, 인공와우 이식 상태
- 면역 기능은 정상이나 다음과 같은 질환을 가진 환자: 만성 심장 질환, 만성 폐 질환, 만성 간 질환, 당뇨병 등

3) A형간염 위험군: 만성간질환자, 혈액제재를 자주 투여 받는 혈우병 환자, 보육시설 종사자, A형간염 바이러스에 노출될 위험이 있는 의료인 및 실험실 종사자, A형간염 유행지역 여행자 또는 근무 예정자, 음식물을 다루는 요식업체 종사자, 남성 동성애자, 약물중독자, 최근 2주 이내에 A형간염 환자와 접촉자
4) B형간염 위험군: 만성 간질환 환자, 혈액투석환자, HIV 감염인, 혈액제재를 자주 투여받는 환자, B형간염 바이러스에 노출될 위험이 높은 환경 있는 사람
5) 수두 위험군: 수두 유행 가능성이 있는 환경에 있는 사람(의료인, 학교 혹은 유치원 교사, 학생, 영유아와 함께 거주하는 사람, 수두 유행지역 여행자), 면역저하 환자의 보호자, 가임기 여성 중 수두에 면역이 없는 사람
6) 홍역·유행성이하선염·풍진 위험군 : 의료인, 홍역/유행성이하선염/풍진 유행국가 해외여행자, 가임기 여성 중 면역이 없는 사람 등
7) 수막구균 위험군: 해부학적 또는 기능적 무비증, 보체결핍 환자, 군인(특히 신병), 직업적으로 수막구균에 노출되는 실험실 근무자, 수막구균 감염병이 유행하는 지역에서 현지인과 밀접하게 접촉이 예상되는 여행자 또는 체류자
8) b형 헤모필루스 인플루엔자 위험군: 침습성 Hib 감염 고위험군인 기능적·해부학적 무비증, 보체결핍, 겸상적혈구빈혈증, 조혈모세포 이식환자

질병 등 고위험군에서 상황에 따른 성인예방접종 일정은 아래 표를 참고.

	당뇨병	만성심혈관 질환	만성폐질환	만성신질환	만성간질환	항암 치료 중인 고형암	이식 이외 면역억제제 사용	장기이식	조혈모 세포이식	무비증	HIV 감염 CD4 < 200/mm³	HIV 감염 CD4 ≥200/mm³	임신부	의료기관 종사자
인플루엔자[1]														
폐렴사슬알균[2]														
파상풍-디프테리아-백일해[3]														
대상포진(생백신)[4]														
A형간염[5]														
B형간염[6]														
수두[7]														
홍역-볼거리-풍진[8]														
인유두종바이러스[9]														
수막알균[10]														
일본뇌염[11]														
b형 헤모필루스 인플루엔자[12]														

- 연령 기준에 부합하고 면역의 증거(백신 접종력, 과거 감염력, 또는 항체검사 양성)가 없는 경우, 필요성이 강조되는 백신
- 일반적인 권고기준에 따름
- 고려할 필요 없음
- 금기

3) 감염병별 예방접종

(1) B형간염

- 면역의 증거(실험실 검사를 통해 확진된 해당 감염병 병력, 기록으로 확인되는 해당 감염병 접종력, 혈청 검사로 확인된 감염병 항체가 있는 경우 중 1가지 이상)가 없는 성인이 대상으로,
- 1 mL를 0,1,6개월 간격으로 3회 삼각근 부위에 근육주사함. 투석 환자의 경우 1 mL 백신을 2도즈씩 같은 부위에 2회 연속 접종함.
- 항체검사: 건강한 성인에 대해 접종 후 면역 획득 여부를 알아보기 위한 일률적인 표면항체 검사는 권장되지 않음.
- 또한 과거 표면항체 양성이었던 경우, 최근 검사에서 음성이라 하더라도 기억면역이 존재하므로 재접종은 실시하지 않음.
- 무반응자에 대한 재접종: 고위험군이 대상으로, 3회 기초접종 후에 표면항체가 음성인 경우에 해당함. 1회 접종을 하고(4차) 1개월 뒤에 항체검사를 실시하여 10 mIU/mL 이상이면 종료하고, 미만인 경우 접종일정에 따라 2회 더 접종(5, 6차) 총 6회의 접종 후에도 적절한 항체가 형성되지 않으면 완전 무반응자로 간주하고 더 이상의 접종을 권장하지 않음. 무반응자가 B형간염 바이러스에 노출되면 HBIG를 투여하도록 함.

(2) 파상풍, 디프테리아, 백일해

- 모든 성인이 대상으로, 파상풍과 디프테리아가 포함된 Td와, 백일해 항원이 추가된 Tdap이 시판 중임.
- 소아 11~12세까지의 기초 접종을 완료한 경우, Tdap으로 1회 접종, 이후 매 10년마다 Td 접종을 권유함(미국 CDC는 Tdap으로 10년마다 접종하는 것도 권유함).
- DTaP 혹은 Td 접종을 한번도 받지 않았거나 1958년(국내 DTP 도입시기) 이전 출생자의 경우 3회의 근육 주사를 접종함(0, 4~8주, 2차 후 6~12개월 후).
- Tdap 접종력이 없는 가임기 여성: Tdap는 임신 전에 접종하고, 임신 중이라

면 27~36주 사이 접종. 임신 중 접종하지 못한 경우엔 분만 후 신속하게 접종하는 것을 권장함.

- Tdap 접종력이 없는 청소년과 성인이 신생아 및 영아와 밀접한 접촉이 예상되는 경우(부모, 형제, 조부모, 영아 도우미, 의료인 등) 신생아 및 영아와 밀접하게 접촉하기 2주 전까지 Tdap 1회 접종을 권유함.

(3) 홍역, 유행성이하선염, 풍진(MMR)

- 홍역은 면역의 증거가 없는 1968년 1월 1일 이후 출생자이고, 유행성 이하선염과 풍진은 면역의 증거가 없는 성인이 대상임.
- 또한 다음의 대상자 중 해당 질병에 대해 면역력이 없는 사람이 대상임.

① 홍역, 유행성이하선염, 풍진 환자를 진료할 가능성이 있는 의료인(2회 접종을 권고)

② 홍역, 유행성이하선염, 풍진 유행지역 여행자

③ 면역저하 환자를 돌보는 가족

④ 홍역환자에 노출된 경우(72시간 내에 투여)

⑤ 풍진은 가임기 여성과 임신부와 접촉할 가능성이 있는 의료기관 종사자

- 기본 접종은 2회 피하주사이며, 가임기 여성이 과거 접종을 했더라도 항체가 음성인 경우엔 MMR 백신을 1회 더 접종하고 총 횟수가 3회를 넘지 않도록 함.
- 생백신이므로 임신부나 임신가능성이 있다면 금기에 해당하고, 접종 후 4주간 임신을 피하도록 함.

(4) 인플루엔자

- 50세 이상 성인이 대상임(대한감염학회 2019년 권고안과 미국 CDC 권고안은 연령제한 없음).
- 연령에 관계없이 접종을 권유하는 위험군은

① 질환별: 만성폐질환자, 만성심장질환자(단순 고혈압 제외), 만성간질환자, 만성신질환자, 신경·근육질환, 혈액·종양질환, 당뇨환자, 면역저하자

② 직업 및 상활별: 임신부 또는 유행시기에 임신 예정인 가임기 여성, 만성질환으로 집단시설 수용된 사람, 의료기관 종사자, 만성질환자/임신부/65세 이상 노인과 함께 거주하는 사람, 6개월 미만의 영아를 돌보는 사람 등.

- 불활성화 백신과 약독화 생백신이 유통되고 있고, 이전 접종 후 6주 이내 길랑-바레 증후군의 과거력이 있는 경우엔 주의가 필요함. 면역저하/임신중/만성질환이 있는 경우엔 불활성화 백신을 권장함.

(5) 수두

- 면역력이 없는 1970년 이후 출생자와
- 다음 중 수두바이러스에 면역이 없는 경우 접종을 권유함.

① 학생, 의료인, 학교 및 유치원 교사, 해외여행자 등 수두 유행 가능성이 있는 환경에 있는 사람

② 수두 이환 시 심각한 합병증을 유발할 수 있는 면역저하자의 가족 및 자주 접촉하는 사람

③ 가임기 여성

- 0.5 mL를 4~8주 간격으로 2회 상완외측면에 피하주사하고, 생백신이므로 임신 중, 면역 저하자에서는 금기이고, 중등도 또는 중증의 급성 질환자에서도 접종을 피해야 함.
- 접종 후 4주간을 임신을 피하도록 교육함.

(6) 대상포진

- 50세 이상의 성인이 대상으로, 대상포진 과거력 유무에 상관없이 접종함.
- 대상포진을 앓은 경우 자연면역을 얻는 효과가 있으나, 최소 6~12개월이 경과한 후 접종하는 것을 권장함.
- 약독화 생백신(조스타박스, 스카이조스터)이 2종 유통되고 있고, 1회 상완외측면에 피하주사함. 이 백신은 면역저하 및 면역결핍인 경우에 금기이고, 임신부 또는 임신가능성이 있는 경우에도 금기임.

- 미국 CDC는 2021년 유전자 재조합 백신인 싱그릭스를 50세 이상에서 2회 접종하는 권고안을 발표함(기존 생백신은 연령별 표에서 사라짐).
- 국내에서도 2022년 12월부터 싱그릭스(Shingrix)의 접종이 시작되었으며, 기존 백신보다 효과가 우월함. 2~6개월 간격으로 2회 접종함. 기존 약독화 생백신을 접종한 경우에도 유전자 재조합 백신을 추가 접종하는 것을 권장함.

(7) 폐렴 구균

- 65세 이상 성인이 대상임
- 권장되는 고위험군으로, 만성심혈관질환자(고혈압 제외), 만성 폐질환자(만성 폐쇄성 폐질환, 폐기종, 천식 포함), 만성 간질환자, 당뇨 환자, 인공 와우 이식 상태, 뇌척수액 누출환자, 면역저하자, 알코올 중독자, 흡연자가 해당됨.
- 23가 다당백신(PPSV23)과 13가 단백결합백신(PCV13)이 사용가능하고, 65세 이상 성인은 국가예방접종사업으로 무료접종이 가능함.
- 65세 이상: 정상 면역상태면 PPSV23 1회 접종으로 완료되고, 65세 이전에 PPSV23 접종을 한 경우엔 5년 이상 간격을 두고 PPSV23 1회 더 접종. 고위험군의 경우엔 PCV13 접종 후 8주가 지난 뒤 PPSV23 1회 접종 시행. 대한감염학회는 PPSV23 1회 접종 또는 PCV13 + PPSV23 조합을 권유하고 있음.
- 65세 미만: 정상면역인 만성질환자의 경우 PPSV23 백신 접종. 면역저하, 무비증, 뇌척수액 누출, 인공와우 이식상태인 경우 PCV13 접종 후 8주가 지난 후 PPSV23 1회 접종.
- 접종 백신별 최소 접종간격은 아래 표를 참고.

표 19-2. 폐렴 구균 백신별 최소 접종 간격

사용백신	최소 접종 간격
PCV13 → PPSV23	8주
PPSV23 → PCV13	1년
PPSV23 → PPSV23	5년

- PPSV23과 대상포진 생백신의 동시접종도 가능하지만, 수막구균 백신 중 메낙트라와 PCV13은 최소 4주 간격을 두고 접종.
- PCV13은 총 1회 접종, PPSV23은 총 2회 접종으로 완료하지만, PPSV23 재접종이 65세 이전에 있었던 경우엔, 마지막 접종 후 5년 이후 더 접종하여 총 3회로 완료(대한감염학회, 2019).
- 한편, 미국 질병관리본부는 2022년 새로운 권고안을 발표했는데 65세 이상 성인에서 1) PCV15 접종 후 PPSV23을 접종하거나, 2) 새로운 PCV20 백신을1회 접종함. 향후 국내에서도 새로운 백신 도입에 따라 변화될 것으로 예상됨.

(8) A형 간염

- 면역력이 없는 40세 미만 성인이 대상.
- 고위험군으로 만성간질환자, 간 이식 환자, 혈액제재를 자주 투여 받는 혈우병 환자 등이 해당됨.
- 만 40세 이상의 성인의 경우, 항체검사 후 음성일 경우 접종 권장함.
- 접종 후 항체 형성율이 매우 높아, 일괄적인 항체 검사는 권장하지 않음.
- 제재에 따라 6~12개월(또는 18개월) 간격으로 2회 삼각근 부위에 근육주사함.

(9) 사람유두종 바이러스

- 성인 중 이전에 예방접종을 완료하지 못한 25~26세 이하 여성이 대상.
- 대한감염학회는 21세 이하 성인 남성과 HIV 감염인을 포함한 면역저하자, 남성 동성애자의 경우 26세까지 접종을 권유함.
- 2가 백신, 4가 백신, 9가 백신이 승인받아 사용됨.
- 만 27세 이후 여성에서 암 예방효과는 입증되지 않았으나, 27세 이상이라도 성생활을 시작하지 않았거나, HPV 노출 기회가 적은 여성의 경우는 이론적으로 암예방 효과를 기대할 수 있음.
- 2가 백신은 0, 1, 6개월 간격으로 3회 삼각근 부위에 근육주사하고, 4가와 9가 백신은 0, 2, 6개월 간격으로 접종함.

- 과거에 접종받은 횟수를 포함하여 총 3회를 접종받아야 하고 지연된 접종횟수 만큼 접종함.
- 젊은 성인 및 청소년에서 예방접종 후 실신 보고 빈도가 높아, 예방을 위해 앉거나 누워서 접종하고 접종 후에도 20~30분간 관찰하는 것을 권유함.
- 만 12세 여성 청소년에서 2회 접종을 국가 지원사업으로 진행했던 것을, 2022년부터 17세 이하 여성 청소년과 26세 이하 저소득층까지 지원을 확대함.

4) 주의사항

(1) 동시접종

- 흔히 사용되는 대부분의 생백신 및 불활성화 백신은 동시 접종(같은 날 2개 이상의 백신을 다른 부위에 접종)해도 항체 반응을 감소시키거나 이상 반응의 빈도를 증가시키지 않음.
- 단 생백신 2가지를 동시 접종하는 경우 동시 접종하거나 4주 이상의 간격을 유지하고 접종하는 것을 권유함.
- 부작용을 고려하여 동시접종을 일부 꺼리는 경우가 있지만 정해진 스케줄을 잘 마칠 수 있도록 오히려 대다수 백신의 동시접종을 권장하고 있음(특히 소아나 여행자).
- PPSV23과 대상포진 생백신의 동시접종도 가능함.
- 코로나19 백신은 아직 타 백신과의 동시 접종에 대한 연구가 충분히 이뤄지지 않아, 대개 14일 간격을 유지하는 것을 권유해왔으나, 인플루엔자 백신을 시작으로 동시접종이 이뤄지고 있음.

(2) 접종 시기가 빨라지거나 늦어진 경우

- 접종 시기를 당기는 것은 일반적으로 권유하지 않음.
- 다만, 최소 간격에서 4일 이하의 오차는 단축인정기간(grace period)으로 보고 접종을 유효한 것으로 간주할 수 있음(공수병 백신은 예외).

- 접종 시기가 늦춰지는 것은 문제가 되지 않으며, 대개 시기가 늦었다고 해서 처음부터 접종을 시작하거나 부가적인 접종을 할 필요는 없음.

(3) 백신의 보관

- 백신은 원칙적으로 섭씨 2~8℃에서 보관함. 예외적으로 수두 백신과 인플루엔자 생백신은 영하 15도 이하에서 냉동 보관해야 하는 것을 권장함. 홍역 백신은 바이러스를 약화시킬 수 있으므로 차광이 필요.

(4) 예방접종이력 확인

- 질병청의 '예방접종 도우미' 홈페이지에서 개인이 로그인하여 예방접종 이력을 확인하고 이에 대한 서류를 국/영문으로 출력할 수 있음.
- 병의원에서도 위의 결과들을 기관의 공인인증서를 통해 접속하여 확인 가능함.

5) 결론

- 예방접종에 대한 효과가 입증되고 그 수요가 점차 증가함에 따라 새로운 영역에 대한 백신도 앞 다퉈서 개발되고 있음. 질병의 양상이 달라지는 만큼 예방접종에 대한 지식도 계속 변화하고 있으며, 이에 따라 예방접종에 대한 최신 지식을 가지는 것이 1차 진료 영역에서 필수적인 부분임.
- 성인예방접종에 대해서는 기본 예방접종, 고위험군 예방접종이라는 큰 틀로 접근하여 이를 숙지하고, 새롭게 개발되는 백신에도 지속적인 관심을 가질 필요가 있음.

참고문헌

1. 질병관리청. 성인 예방접종 가이드. 2018.
2. 질병관리청. 예방접종 대상 감염병의 역학과 관리 - 예방접종 실시 기준 및 방법. 2017.
3. 대한감염학회. 성인예방접종표. 2019. http://www.ksid.or.kr/
4. 질병관리청. 예방접종도우미. https://nip.kdca.go.kr/irhp/index.jsp
5. 미국 질병관리본부 http://www.cdc.gov/vaccines/pubs/acip-list.htm

3

건강검진의 관리

건강검진의 관리 3

1. 질향상 및 수진자안전관리(Quality Improvement and Patient Safety)

백상주(서울대학교병원 강남센터 내시경팀)

의료기관에서의 QPS 활동은 의료질향상 및 수진자(환자)안전관리를 위해 필수적인 영역이며, 검진센터 환경은 질병을 진단 받은 환자가 치료를 위해 찾는 병원 환경과는 조금 다른 환경으로, 이런 검진센터의 특성을 고려한 QPS활동이 필요함.

의료 질 향상 활동, 수진자안전 활동, 표준진료지침 관리, 핵심 질지표 관리, 의료기관 인증(자체평가) 등 대내외 평가, QPS 교육 관련 업무 등이 포함됨.

1) QPS 위원회 구성 및 운영

(1) QPS 위원회 운영 및 활동

① 기능

QPS 산하 위원회 계획 수립, 개선방안 및 지원에 관한 사항, QPS 산하 위원회 사업에 대한 분석 및 평가에 관한 사항 및 기타 수진자 안전 유지에 필요한 사항을 심의.

2) QPS 산하 위원회별 운영 및 활동

(1) 질향상실무 위원회

정기회의를 통해 수진자 안전 부문의 안건을 논의하고 각 부서의 질 향상 활동을 지원.

① 수진자안전보고 관리

a. 수진자안전보고 체계(서울대학교병원 환자안전보고운영지침)

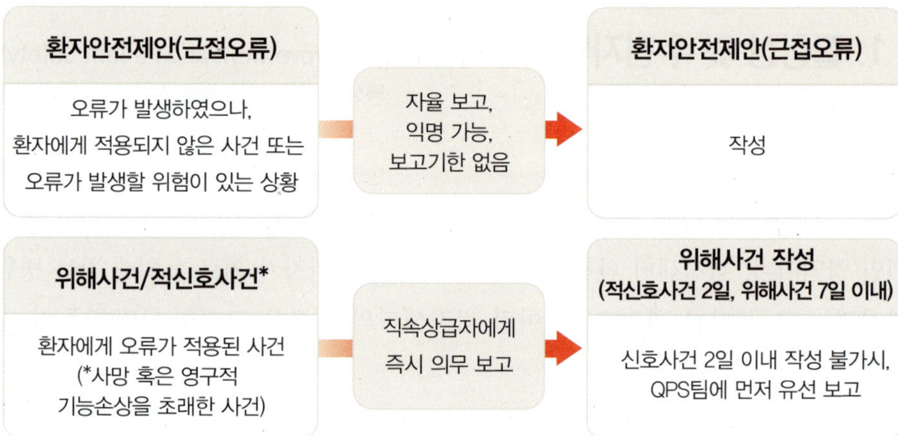

그림 1-1. 수진자안전보고 체계

b. 수진자안전보고 접수 및 관리

-병원전산시스템 내 '수진자안전보고서' 화면에서 직원 누구나 접수 가능.

(2) 감염관리 위원회

감염관리와 관련된 손위생 모니터링 시행(상, 하반기), 환경조사, 감염관리 질 지표 관리, 감염관리 업무지침, 규정 검토 등 기능을 수행.

(3) 안전관리 위원회

검진센터 내 발생 가능한 응급 의료 상황에 대한 예방, 대처 시나리오 수립, 리허설뿐 아니라 의료서비스 및 검사실의 안전관리, 직원의 심폐소생술 교육 등의 역할.

(4) 약물유해반응관리 위원회

검진센터 내 약물유해반응 감시활동(약물유해사례 검토, 인과관계 평가), 약물유해반응 프로토콜 관리 및 정리, 교육 등의 역할.

3) 질지표 관리

검진센터 서비스의 질을 정량적으로 평가하기 위해 핵심 질 지표 선정 및 지속적인 모니터링 및 결과에 따른 개선활동을 진행.

표 1-1. 검진센터 서비스 질 평가 지표

조사항목	지표명(%)	산출방법	주기
진료과정	의무기록 입력률	의무기록 입력 건/기록 상황 발생건	반기별
환자안전	수진자 확인 수행률	수행건/관찰건	반기별
	ID(Identification) band 적용 누락률	누락건/수진건	매월
	낙상 발생률	발생건/수진건	매월
감염관리	손위생 수행률	수행건/관찰건	반기별
	감염 발생률	감염 발생건/침습적 시술건	반기별
교육	진정교육 이수율	이수자/교육대상자	매년
	질향상과 환자안전교육 이수율	이수자/교육대상자	매년

4) 질향상 활동

(1) 부서별 질향상 활동 및 QPS 경진대회

- 질향상 활동 및 QPS 경진대회 주제선정 기준
  - 반복적으로 발생되는 수진자안전사고(시스템 문제 포함), 빈도는 낮으나 중증도가 높은(critical) 문제 또는 업무효율화를 위해 개선이 필요한 주제를 선정하여 개선활동 진행.

(2) Culture of Safety 정착을 위한 활동

① 배경

의료기관 내 안전문화를 개선하는 것은 오류를 줄이고(혹은 예방하고) 전반적인 의료 질을 향상시키는데 필수적인 구성요소임. 신뢰성이 높은 조직은 일선 실무자에서 관리자 및 경영진에 이르기까지 모든 수준에서 안전에 대한 약속을 유지함. 이 약속은 다음과 같은 주요기능을 포함하는 "안전 문화"를 확립함.

a. 조직 활동의 고위험 특성을 인정하고 지속적으로 안전한 운영을 달성하려는 결의.

b. 개인이 질책이나 처벌에 대한 두려움 없이 오류나 근접오류를 보고할 수 있는 비난 없는 환경.

c. 환자 안전 문제에 대한 해결책을 찾기 위해 직급과 분야에 걸친 협력 장려, 안전 문제를 해결하기 위한 자원의 조직적 투입.

〈참고자료: AHRQ(Agency for Healthcare Research and Quality)/ PSNet(Patient Safety Network)-Patient Safety Primers 내용 중〉

(3) 의료기관 인증평가 관련

① 검진기관의 질 평가 구조

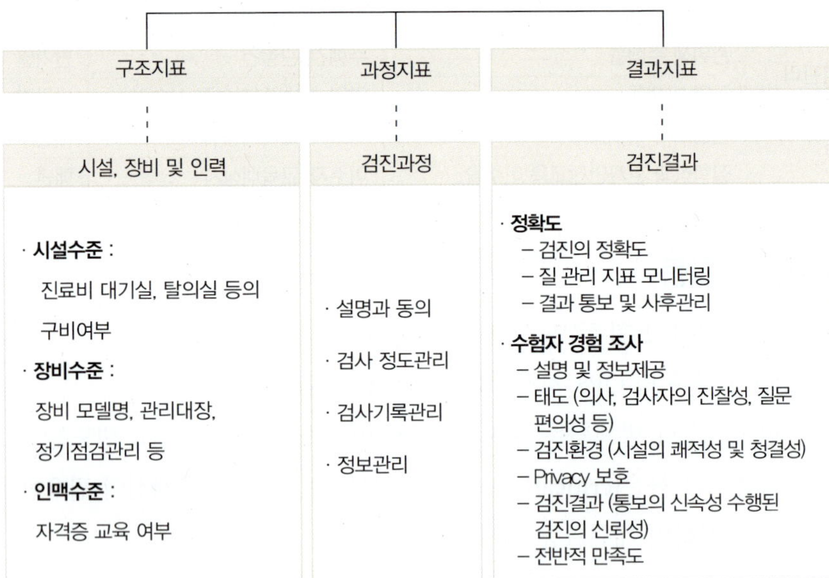

*이애경 외, 검진기관의 질 관리 체계와 건강보험공단의 역할방향,건강보험포럼, 2008년 봄호

그림 1-2. 검진기관의 질 평가 구조

(4) QPS 역량강화를 위한 교육 및 학술대회 참가

5) 수진자 안전사고 대응 매뉴얼

(1) 낙상

낙상예방활동

1. 낙상예방법에 대한 교육 및 안내
   1) 수진자 교육 및 안내
      ① 전처치 시 낙상사고 예방을 위한 주의사항을 제공한다.
      ② 휠체어 사용 시 안전한 사용방법을 교육한다.
      ③ 이동이나 도움이 필요한 경우 간호사의 도움을 요청하도록 강조하여 교육한다.
      ④ 응급상황 시 사용 할 수 있는 응급벨 사용법을 교육한다.
   2) 직원 교육
      ① 직원은 낙상예방활동에 대한 교육을 받는다.
2. 시설 및 환경관리
   1) 검사를 위해 침대 보조 난간을 내린 경우에는 반드시 다시 올려준다.
   2) 침대 높이는 일정한 높이로 맞추고, 회복실의 침대 보조 난간은 항상 올려놓는다.
   3) 진정내시경 검사 중 수진자가 역설적 반응을 보이면 즉시 침대 보조 난간을 올린다.
   4) 검사실과 회복실 및 탈의실에 낙상주의 표지판과 낙상예방안내문을 게시한다.
   5) 침대의 바퀴를 고정시켜 침대가 움직이지 않도록 한다.
   6) 휠체어, 침대 등을 주기적으로 점검하고 고장이 난 경우에는 즉시 수리를 의뢰한다.
   7) 바닥에 미끄러운 용액이나 물을 흘리지 않도록 하며 발견 즉시 닦는다.

낙상 발생 시 대처 및 보고 절차

1. 발견 직원은 즉시 수진자의 상태를 사정하고, 필요 시 응급벨을 눌러 지원을 요청한다.
2. 낙상 수진자의 상태를 의사에게 알리고, 권고에 따라 검사를 진행한다.
3. 수진자 안전보고 체계에 따라 보고하고, 낙상보고서를 작성한다.

(2) 응급상황 프로토콜

a. 응급상황 프로토콜: 검진센터 내 발생 가능한(혹은 빈번히 발생하는) 응급상황에 맞춰 프로토콜 정립 직원 교육 필요

b. 응급연계 프로토콜: 검진센터 내 대처가 불가능한 경우를 대비하여 연계 프로토콜 정립 및 직원 교육 필요

(3) 조영제 관련 안전사고 대응 프로토콜

① Allergic reaction 예방 프로토콜

a. Acute ADR(Adverse Drug Reaction) 과거력 수진자

○ Mild: 조영제CT 1hr 전에 avil 1A iv

○ Moderate (non-threating)

- 가능한 elective premedication (알레르기내과 외래).
- 응급 시; 조영제CT 1h전에 avil 1A + mPd 0.5mg/Kg(최소30mg) iv.

○ Delayed ADR(Adverse Drug Reaction) 과거력 수진자

- 원칙적으로 전처치 효과 없고 권장되지 않음 But! 원하면 무조건 주사.
- 귀가시 steroid 포함한 상비약 처방, CT 당일 저녁부터 복용 시작하시도록.
- 처방예시〉

Talion 1T bid, Pd 15mg bid x 3days Allegra 1T qd(오전), xyzal 1T qd (저녁), Pd 10-15mg bid x 3days prn) Desowen 0.05% 120ml lotion / Lacticare ZEMAGIS 0.25% 60g lotion

(피부 발생범위 고려해서 용량 선택)

- 상기처치에도 호전되지 않는 경우 피부과 or 알레르기내과 진료필요.
- 부작용설명.
  - Avil; dizziness, drowsiness, dry mouth, constipation, urinary difficulty.
  - Steroid; 혈당상승.

② Allergic reaction 처치 프로토콜

- 예진의는 부작용콜 받은 즉시 직접 진찰하고 처치 오더.
- 전처치 시행에도 발생하는 부작용은 steroid 포함해서 처치.
- 처방예시

avil 1A + mPd 0.5mg/kg(최소 30mg) iv

a. Mild acute ADR(Adverse Drug Reaction)은 주사 처치 후 최소 30분 close monitoring 필요

- 예진의 확인후 검진 진행 가능.
- CT만 시행하고 귀가하는 경우 1시간 기관내에서 관찰 필요.

b. Moderate~severe acute ADR은 이벤트룸에서 모니터링
- Moderate~severe ADR은 귀가시 상비약 처방하고 추후 알레르기내과 외래 진료 권유.
- Moderate ADR은 가능한 조영제 검사를 피하되 꼭 필요한 경우 알레르기내과 외래 진료후 전처치 시행.

c. Severe ADR은 향후 조영제 검사를 금지(MRI로 대체 가능)

표 1-2. 조영제 ADR중증도 분류

	Allergic	Physiologic
Mild	국소 두드러기/가려움증 국소 피부부종 국소 목 가려움증/이물감 코막힘 재채기/눈충혈/콧물	경미한 오심/구토 일시적인 피부붉어짐(flushing), 열감, 오한 두통,어지럼증,불안감, 미각변화 경미한 혈압상승 저절로 호전되는 vasovagal 반응
Moderate	넓은부위 두드러기/가려움증 넓은부위 피부발적, stable vital signs 호흡곤란 없는 얼굴부종 호흡곤란 없는 목 조이는 느낌, 좁아진 느낌, 목소리변화 hypoxia 경미하거나 없는 천명음/기관지수축	심한 오심/구토 Hypertensive urgency (SBP>180, DBP>110, organ involvement 없음) 흉통 치료가 필요한 vasovagal 반응
Severe	전신 부종, 호흡곤란 동반한 얼굴부종 저혈압 동반한 전신 발적 Hypoxia, stridor 동반한 후두부종 Hypoxia 동반한 천명음/기관지수축 아나필락시스 쇼크(저혈압,빈맥)	치료에 반응하지 않는 Vasovagal 반응 부정맥 경련 발작 Hypertensive emergency (SBP>180, DBP>110, organ involvement 있음)

③ 조영제 혈관 외 유출(Extravasation)

a. 손상의 유형
- 통증, 부종, 발적: 대부분 심각하지 않음.
- 중증 손상: 피부궤양, 연조직 괴사, 구획증후군(compartment syndrome).

b. 위험인자
- 기술적요인: 전동식 주입기(power injector) 사용, 다량의 조영제, 고장성 조영제

- 환자요인: 선천적 또는 질병과 연관되어 혈관이 약한 경우, 손상된 혈관, 의사소통이 불가능한 경우, 동맥허혈증, 림프 혹은 정맥의 순환이 원활하지 않은 경우, 비만.

c. 예방
- 적당한 크기의 삽입관을 적절한 정맥에 정교하게 삽입.
- 생리식염수로 테스트 주입.
- 비이온성(non-ionic) 저삼투성(low-osmolality) 요오드화 조영제를 사용.

d. 치료
- 대부분의 경우 보존적 치료로 충분.
- 해당부위 심장보다 높여주기.
- Cold compression (pain, swelling 감소, vasoconstriction, drug dispersion감소).
- 조영제 유출 부위가 명확하지 않은 경우, 담당 의사(예진의)의 오더에 따라 simple X-ray 촬영(CT 조영제만 해당).
- 귀가 전 예진의가 직접 보고 증상과 피부 상태/신경 등의 이상 징후가 없는 것을 확인하고 귀가.
- 귀가 시 해당 부위를 잘 관찰하도록 교육: vesicle, ulcer, 유출부위 distal part의 신경 이상 등이 추후에 발생하면 즉시 성형외과 진료를 보아야 함을 교육. 집에서는 15~60분간의 ice pack cooling을 하루 3번 1~3일간 시행(증상이 없다면 줄여서 시행해도 됨).
- 검진 당일 귀가시 통증을 호소하는 경우 비스테로이드성 항염증제(NSAID) prn으로 처방.

e. 당일 응급실로 연계(성형외과) 필요한 경우
- 검진 종료 시점까지(보통 2시간 이내 관찰) pain이나 swelling이 증가할 경우.
- 조영제 유출 부위의 distal part로 감각이나 운동이 떨어졌을 경우.
- 유출 부위 피부색 변화나 vesicle(수포) 발생 시.
- 유출 부위 주변 soft tissue가 적은 부위(손등, 발, 정강이 앞쪽 등)인 경우.

f. Cellulitis 의심되는 경우

- 넓은 부위(diffuse)에 깊지 않게(superficial) 침범하는 열감(warmth)과 발적(erythema)을 동반한 진행성(spreading) 피부병변.
- Abscess나 pus소견은 동반하지 않음.
- Antibiotics 처방.
- NSAID를 같이 처방하면 pain 및 inflammation 감소에 도움.

④ 서울대학교병원 강남센터 Anaphylaxis algorithm

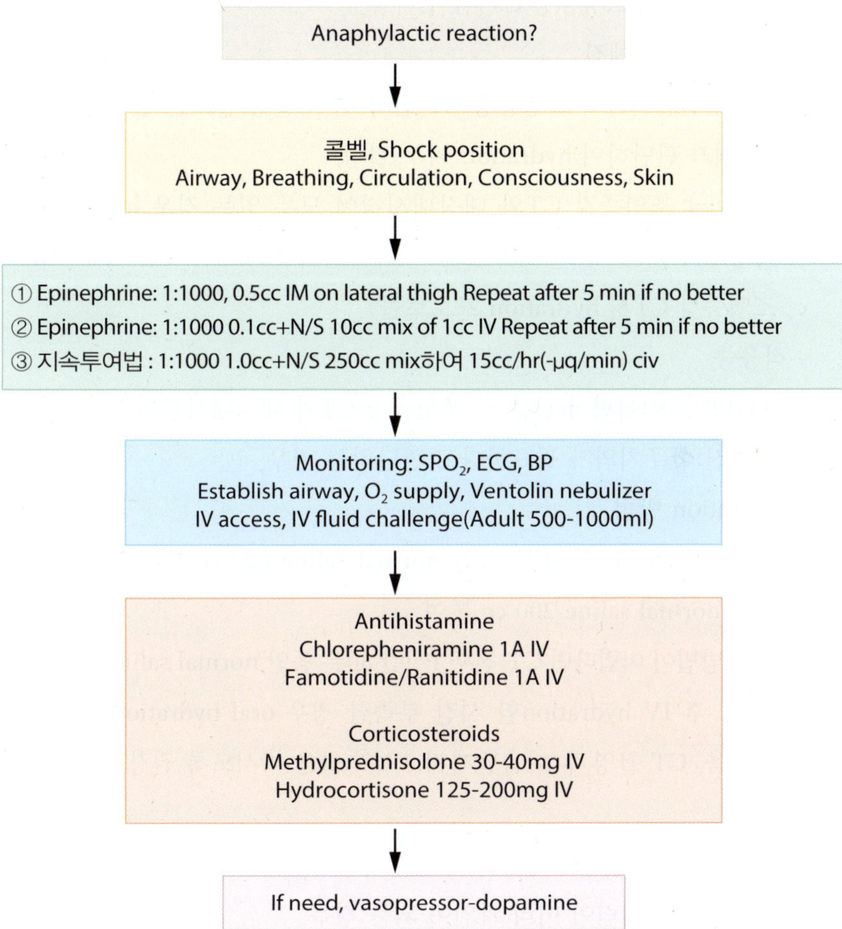

그림 1-3. 서울대학교병원 강남센터 Anaphylaxis algorithm

⑤ 신기능에 따른 조영제 사용 프로토콜(서울대학교병원 강남센터)

a. 당일 신기능(GFR) 확인이 필요한 경우

- 신환의 경우.
- 40~69세이면서 만성신질환(신기능 저하)의 병력이 있거나 당뇨약, 고혈압약, 통풍약 복용중인 사람은 GFR 확인.
- 70세 이상은 GFR 확인.

b. 신기능에 따른 조영증강 CT 가능여부

- GFR >50 → 조영증강 CT 검사 가능.
- GFR ≤ 50 → 예진.
- 예진의가 판단하여 조영증강 CT 검사 여부 결정(필요한 경우에만 시행).
- 예진의가 판단하여 hydration 여부 결정.
  (같은 날 조영증강 CT와 대장내시경이 모두 있는 경우 hydration 반드시 시행)

c. 조영증강 CT시 hydration 프로토콜

- 적응증
  - GFR ≤ 50이면서 같은 날 조영증강 CT와 대장내시경이 모두 있는 경우.
  - 예진의/주치의가 필요하다고 판단하는 경우.
- Hydration 방법
  - 조영증강 CT 전 30분 동안 normal saline 200 cc 투여, CT 후 1시간 동안 normal saline 200 cc 투여.
  - 위 방법이 어렵다면 CT 전후 1시간 30분 동안 normal saline 400 cc 투여.
  - CT 후 IV hydration할 시간 부족할 경우 oral hydration으로 변경할 수 있음. CT 촬영 후 다음날까지 3 L의 물을 마시도록 권장.

(4) Needle shock 대처

① Needle shock이력이 미리 확인이 되는 경우

- bed 누운 상태로 채혈, IV 시행하여 needle shock 예방.

② Needle shock 발생 시 대처

-주로 채혈실 혹은 내시경 전처치단계 의자에 앉아있는 자세에서 발생.

a. 낙상 발생하지 않도록 수진자 부축과 동시에 응급상황 알림(응급벨).

b. 수진자 의식 확인 및 V/S check.

c. 응급대응팀(당직의 포함)이 발생 장소로 출동 및 수진자 상태 파악.

d. 이송침대로 수진자를 처치공간으로 이동.

d. 당직의의 판단에 따라 경과 관찰, 필요 시 수액(생리식염수) 처방.

e. 수진자의 회복 정도에 따라 당직의가 검진 진행 여부 결정.

(5) 직원의 주사침 찔림 시 대처

① 직무 중 손상(혈액노출사고)시 감염위험요인별 감염예방조치

- 관련근거: 서울대학교병원 감염관리지침 내 직원감염관리지침

표 1-3. 직원감염관리지침

감염원	B형 간염바이러스(HBV)	C형 간염바이러스(HCV)	인간 면역결핍 바이러스(HIV)
기본검사	HBsAg/Anti-HBs (직원의 면역상태를 모르는 경우)	Anti-HCV	HIV(Ag, Ab)
감염예방조치	HBsAg(-) & Anti-HBs<10인 경우 1) HBIG 2회(1개월 간격) 또는 2) HBIG 1회 및 예방접종 (직원 면역력과 예방접종력에 따라)		기본2제 요법 또는 확장3제 요법 (노출형태 및 노출정도에 따라 결정)
추적검사	3개월, 6개월 후 HBsAg	4주~6주 후 HCV PCR 6개월 후 Anti-HCV	6주, 4개월 후 HIV(Ag,Ab)

② 직무 중 감염노출 사고 시 응급 진료가 필요한 경우

- B형간염항체가 없는 직원이 B형간염양성 혈액 또는 감염원을 알 수 없는 혈액에 노출되어 B형간염에 대한 예방조치가 필요한 경우

- HIV양성 환자 혈액에 노출되어 항바이러스제 투약이 필요한 경우

표 1-4. 감염위험요인별 감염예방조치

환자의 감염위험요인	노출된 직원 상태	진료시 감염예방조치
B형 간염	B형간염항체 음성	vaccination 및 HBIG[1] 투약
	B형간염항체 양성	예방조치 불필요
	모름	항체검사 후 음성인 경우 vaccination 및 HBIG 투약
C형 간염		기본 Anti-HCV 검사[2]
HIV 양성		기본 HIV(Ag, Ab)검사 및 Anti-viral agent 투약(약 3일분 처방)[3] → 정규시간 안전보건관리실로 보고하면 가장 빠른 감염내과 외래 진료를 연계함
VDRL 양성[4]		불필요
없음		불필요
알 수 없음[5]	B형간염항체 음성	vaccination 및 HBIG 투약, Anti-HCV, HIV(Ag, Ab) 기본검사
	B형간염항체 양성	Anti-HCV, HIV(Ag, Ab) 기본검사

[1] Hepabig 200 IU 1 mL를 0.06 cc × 체중kg 용량을 IM함.
(예) 직원이 50 kg이면 3 cc, 즉 3vial 처방)

[2] C형 간염에 노출 시 감염예방을 위한 별도의 예방약은 없고 Immuno-globulin도 효과가 없으므로 투약은 권고되지 않음. 응급실 진료 없이 정규 근무 시간 중 안전보건관리실로 보고하여 가정의학과 통해 진료하도록 하여도 무방함.

[3] 추천하는 투여 약제
- Tenofovir + Emtrictabine + Raltegravir
- Tenofovir + Emtrictabine + Dolutegravir
- Tenofovir + Emtrictabine + boosted Atazanavir
- Tenofovir + Emtrictabine + boosted Darunavir

[4] VDRL 양성 혈액 노출 시 치료 및 관리 환자의 상태가 1,2기 매독이 아니라면 VDRL 양성 혈액에 노출된 것만으로 감염될 가능성은 거의 없으나, 노출된 직원 본인이 원하는 경우 진료를 볼 수 있음.

[5] 어떤 환자에게 사용된 바늘인지 모르거나, 환자의 혈청검사를 시행할 수 없어(외래 진료 후 귀가, 퇴원, 사망 등) 감염위험요인을 파악할 수 없는 경우.

참고문헌

1. 대한환자안전질향상간호사회 https://qi.or.kr/bbs/education_list.php?type=C&page=1&sort=no
2. 한국의료질향상학회 http://www.kosqua.net/
3. ISQua(Internaional Society for Quality in Health Care) https://isqua.org/
4. NAHQ(National Association for Healthcare Quality) https://nahq.org/news-media/news/
5. AHRQ(Agency for Healthcare Research and Quality) https://www.ahrq.gov/

2. 고객관계관리(CRM, Customer Relationship Management)

김영아, 정지희(서울대학교병원 강남센터 고객관리실)

서울대학교병원 강남검진센터 고객관계관리 정보 시스템은 수진자의 등록부터 예약, 검진, 결과상담과 추후 관리까지 일련의 과정이 집약적, 통합 유기적 그리고 연속성이 관리되도록 지원함. 이는 고객맞춤, 고객중심의 검진 환경을 제공하는데 크게 기여함. 강남센터의 고객관리를 위한 시스템과 전략, 고객만족도, 고객의 소리 관리, 강남톡톡 등을 소개하고, 향후 추진되어야 할 방향으로 제언하고자 함.

1) 고객의 모든 것은 이 안에, '고객관계관리 정보시스템'

(1) 개요

강남센터의 검진 프로세스는 예약 → 검사 → 결과상담 → 추후관리 → 재진관리의 순환으로 이루어지며, 강남센터 고객관계관리 정보시스템은 검진 예약과 고객관리를 주축으로 검진 전반을 포함하여 구성되어 있음.

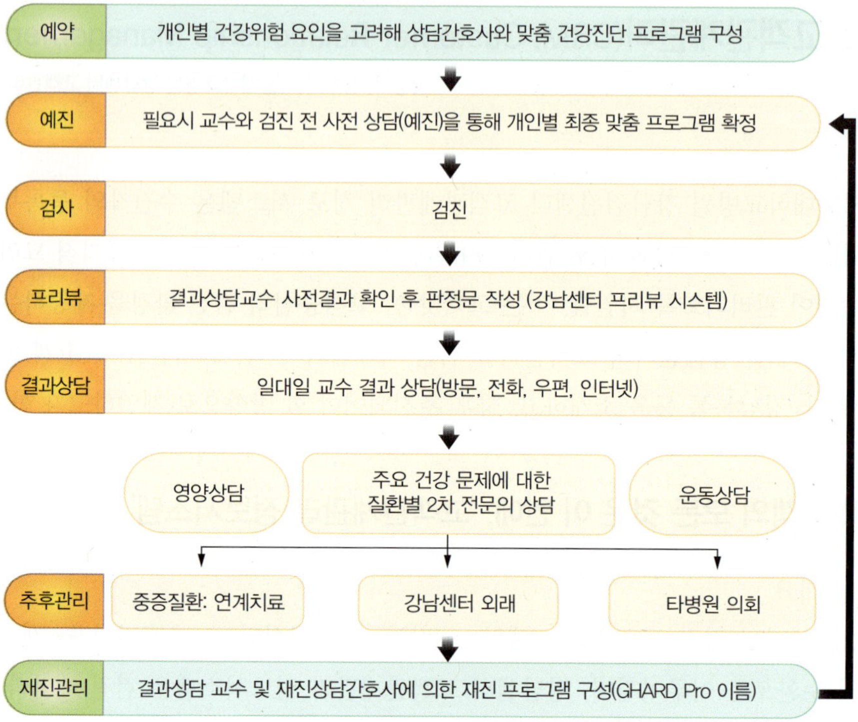

그림 2-1. 강남센터 검진프로세스

(2) 검진프로세스에 따른 세부화면의 구성과 기능

① 고객정보조회

고객 정보는 주민등록번호, 환자 이름, 전화번호, 수진번호, 인적사항, 이메일로 조회가 가능하며, 고객이 선택되면 기왕력, 복약정보, 알레르기정보, 수술이력, 건강 검진 예약 상황, 결과 및 외래 일자, 고객특성, 수진자 안전, 추후관리, 민원, 예방접종력, 문자 및 메일 발송이력, 만족도까지 한 화면에서 확인이 가능함.

② 예약상담

예약을 등록하고 상담내용을 기록할 수 있는 화면임. 예약/상담정보, 택배정보, 검진 7일 전 안내 정보, 예약 특이사항, 영상의학 검사 관련 특이사항, 상담이나 검사 교수 지정, 코디정보, VIP room(본원 후원인 라운지와 강남센터에서 지정한 중요 인사를 위한 별도의 대기 공간) 등 다양한 정보 입력이 가능함. 검진의 종류를 선택하고 고객의 기호에 맞춰 검사항목을 조정한 후 예약 가능한 일자와 시간을 선택하여 예약을 등록함.

③ 결과상담

결과상담 플로우 관리는 오전/오후 세션 내 교수별 상담 수진자 정보를 확인하는 화면으로 상담 접수부터 시작/종료, 대기 및 상담 소요시간 확인과 상담 후 처방, 연계 등 추후관리, 의뢰서 작성, 영상자료 신청 여부를 확인 처리하는 기능을 포함하고 있음.

④ 고객특성

예약, 원무, 수진, 결과/외래, 개인성향, VIP(본원 후원인 지원실과 강남센터에서 지정한 중요 인사) 및 내시경과 관련된 고객의 특성을 분류하여 전산에 입력함. 매년 반복될 가능성이 높은 고객의 요구를 정리하여 수진자가 필요한 사항을 직접 요구하기 이전에 고객의 성향에 맞춰 미리 응대할 수 있는 화면을 구현함.

⑤ 추후관리

검진 후 이상소견 관리를 위한 시스템임. 결과상담 후 추가로 필요한 검사 혹은 진료 연계에 대해서 결과상담의가 추후관리를 내면 담당 간호사에게 할당됨. 담당 간호사는 할당된 모든 대상자에게 연락을 드려 검사의 필요성에 대해 다시 한 번 설명 후 추후관리 항목을 예약. 강남센터 뿐만 아니라 본원, 분당, 보라매, 협력병원으로 진료를 신속히 받을 수 있도록 연계해서 건강진단 후 발견되는 이상 소견에 대해 빠르게 진료를 받을 수 있도록 하고 있음.

⑥ 맞춤재진상담

고객정보 화면에서 맞춤재진상담 화면을 클릭하게 되면 수진자 기본 정보 및 이전 검진 이력, 검진 결과 소견, 추후관리 할당 내용, 지난 검진 특이사항, 결과상담 교수가 추천한 재진계획 및 재진 특이 사항을 확인 할 수 있음. 자동 검진 프로그램 추천(Gangnam Healthcare-center Automated Recommendation Design PROfessional) 시스템에서 추천된 패키지로 프로그램을 등록하여 검진 예약을 진행. 검진뿐만 아니라 강남센터 외래와 서울대학교 병원에서 시행한 검사 이력도 통합적으로 관리하여 예약을 진행하고 있음.

⑦ 수진자안전보고

수진자에 대한 근접오류 상황 발생 시에는 수진자 안전보고서를 작성하며, 위해사건/적신호사건이 발생한 경우에는 해당팀장에게 보고 및 안전보고서를 작성함. 의료질향상 및 환자안전관리팀으로 접수된 수진자 안전보고는 처리절차에 따라 진행하며 처리된 내용의 분석은 수진자의 안전사고를 예방함을 목적으로 함.

⑧ 고객 응대 매뉴얼(MOSS, Moments of Something Special)

고객 응대 매뉴얼은 직원들의 업무 설명 및 수진자 응대방법 등을 업무파트(검사, 예약, 원무, 결과 등) 별로 기록하여 놓음. 검색 기능을 이용하여 쉽게 필요한 내용을 찾아볼 수 있어 활용도가 높고, 일관된 응대가 가능함.

2) 고객관계관리 전략

(1) 개요

강남센터의 고객관계관리 전략의 대표적 사례로는 검진 전/중/후 서비스혁신, 고객경험관리, 고객경험 디자인활동 등이 있으며 그 중 고객경험관리 활동에 대해 간략히 언급하고자 함.

(2) 고객경험관리

① 필요성

분기마다 고객만족도 조사 결과를 분석하여 고객 관리의 기본 방향을 수립하고 있는데, 2017년 이후 만족도 중요도 분석 동향이 의료전문성에서 이용절차로 변화된 것을 확인할 수 있었음. 고객이 우리의 서비스를 바라보는 관점과 검진센터에서의 경험을 어떻게 인지하는지에 대한 접근을 통해 고객니즈를 파악, 관리해야 할 필요성이 대두되었음.

② 추진 프로세스

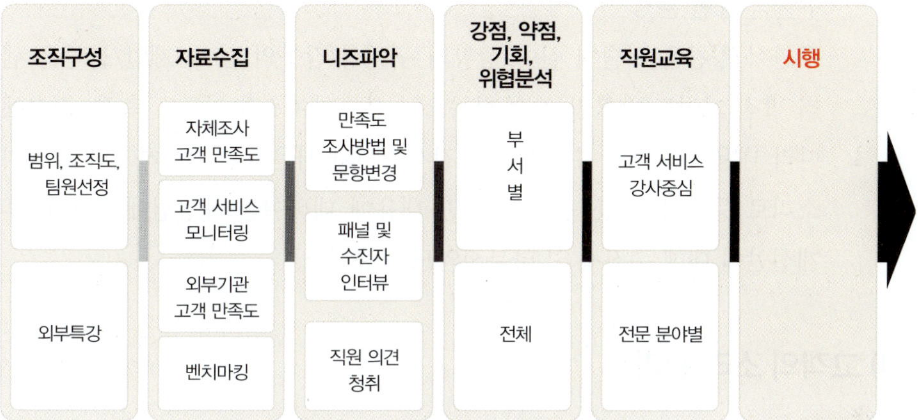

그림 2-2. 고객경험관리 추진 프로세스

③ 시행결과

개인초진수진자수의 11.9% 증가 및 칭찬민원이 2배 증가함.

3) 고객만족도

(1) 개요

검진만족도는 분기별(연4회), 외래만족도는 상하반기(연2회)로 모바일 발송하여 조사함.

(2) 조사방법

① 문항: 방문동기, 진료서비스, 직원서비스, 이용절차, 안내문/결과지, 전반적인 만족도, 추후이용여부, 주관식(유튜브, 칭찬/제안/불만)의 8가지 항목으로 구성됨.

② 분석방법

- 만족도 중요도 분석(IPA, Importance-Performance Analysis): 진료서비스, 이용절차, 직원서비스 항목들로 IPA 분석하고 있음.
- 순 추천고객 지수(NPS, Net Promoter Score): 의사재상담, 센터 재방문,

센터 추천지수를 측정하고 있음.

- 주관식 답변 분석

주관식 칭찬은 서술의 길이/상황의 구체성/감동의 깊이, 제안/불만은 센터 발전 기여도와 불만 지수 항목으로 분류하여 5점 척도로 측정. 점수에 따라 내용을 작성한 수진자에게 감사편지와 사은품을 발송하거나 고객의 소리로 등록하고 있음. 제안/불만 내용에 대하여는 해당팀에서 논의 후 개선안에 대해 수진자 및 타부서와도 공유함.

4) 고객의 소리 관리

(1) 개요

고객의 소리 관리는 고객경험관리를 중점적으로 하고 있으며 만족도 조사 및 고객의 소리 관련 사례 분석 자료를 토대로 격주 실무운영위원회를 통하여 원인 분석과 개선점을 논의하여 시스템적인 문제를 개선하고, 고객서비스역량 강화 위원회에서는 직원들의 서비스 교육과 모니터링을 강화하여 고객 만족도 향상에 힘쓰고 있음.

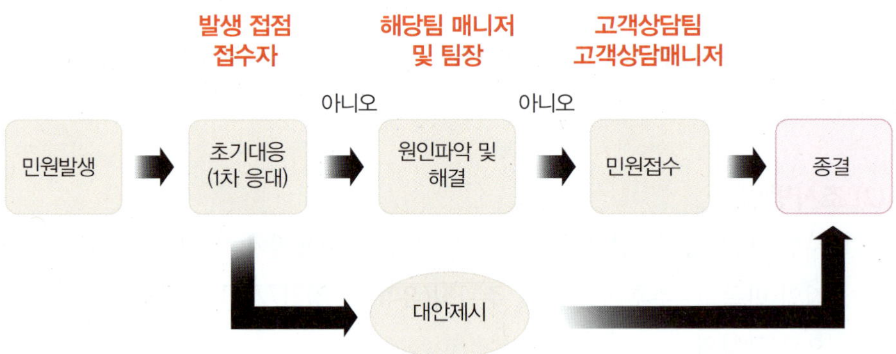

그림 2-3. 불만민원 응대 프로세스

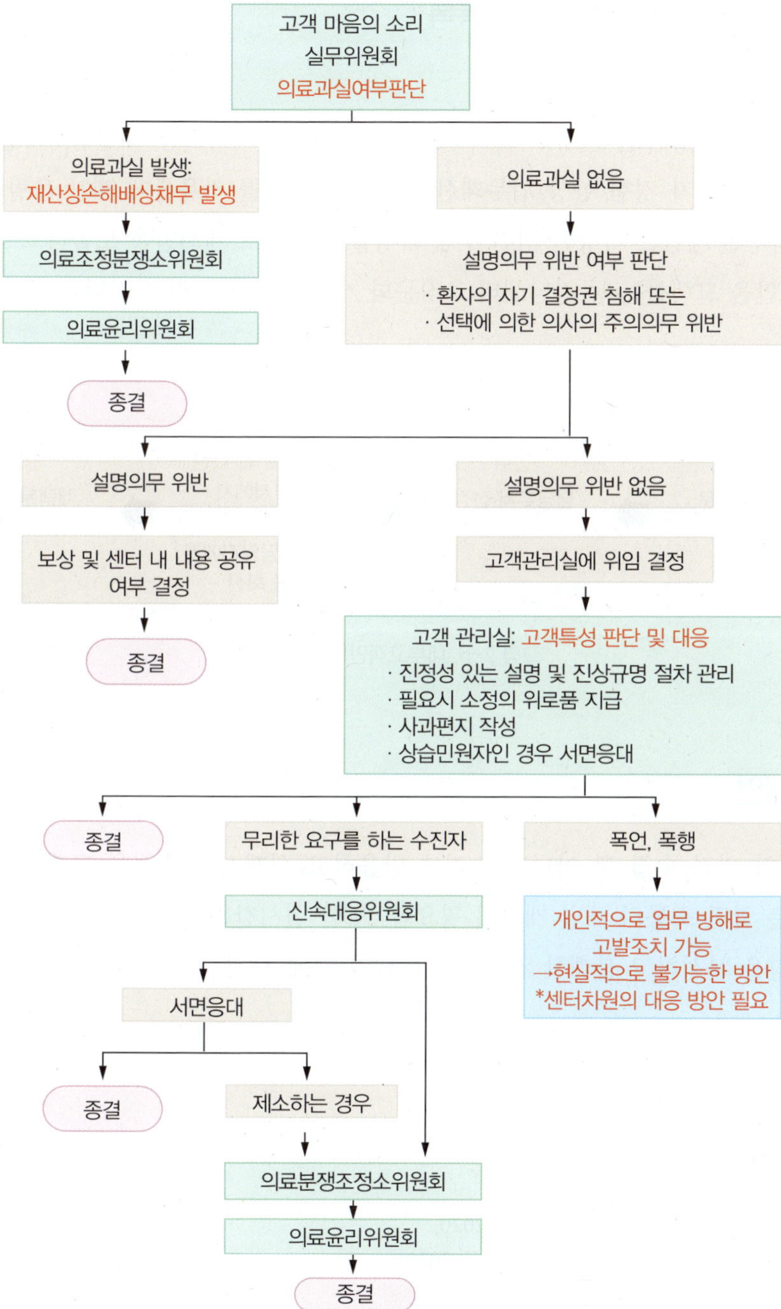

그림 2-4. 분쟁민원관리 프로세스

5) 내부고객민원창구 '강남톡톡'

(1) 개요

강남톡톡은 강남센터 내부 고객만을 위한 온라인 의사소통 채널임. 익명 또는 실명으로 수진자 경험 향상/업무개선/기타 아이디어를 자유롭게 제안 올릴 수 있으며 접수된 제안은 다양한 의견 수렴 과정을 기반으로 개선안을 도출하고 효과적 운영방안을 모색하는 등 강남센터 조직문화 개선을 위해 노력하고 있음.

(2) 처리절차

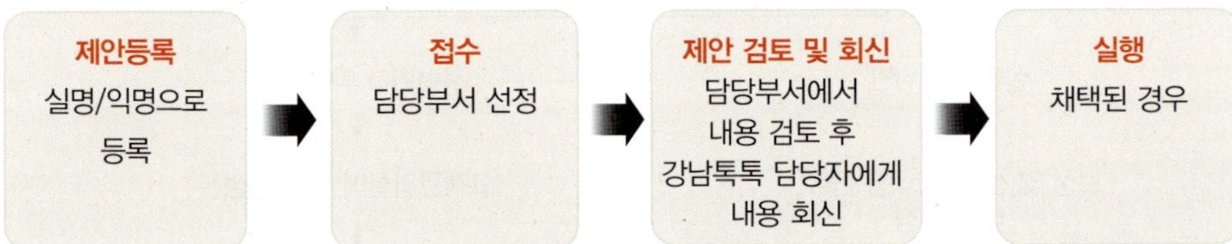

그림 2-5. 내부고객민원 처리절차

6) 제언

고객의 의견 수집 뿐 아니라 소리에 반응하고 실제적인 개선을 고객이 확인할 수 있는 열린 소통의 채널 개발이 필요함. 또한 실시간 고객의 감정과 경험, 반응과 동향을 분석하고 불쾌한 경험이 유발되기 전에 사전 대응할 수 있는 시스템도 필요함.

참고문헌

1. 언택트 시대의 고객 만족, KMAC, 2020.
2. VOC 경영연구회, VOC 4.0, KMAC, 2020.

3. 검진예약관리

김영아, 이희정(서울대학교병원 강남센터 고객관리실)

강남센터의 예약상담은 일정기간 건강검진예약상담 교육 과정을 거친 15인의 전문 상담 간호사가 맡고 있어 단순 상품 선택에 의한 검진프로그램이 아닌 아래와 같은 과정으로 전문적인 의학 기준에 의해 이루어짐. 상담간호사들은 개인의 특성(성별, 나이, 증상, 알레르기, 기왕력, 복약력, 가족력, 생활습관 등)을 문진하고, 검진 및 진료이력 등 의무기록과 상담기록을 검토한 후, 근거중심 의학적 가이드라인으로 도출된 결과상담의의 추천 검사를 포함하여 대상자의 검진프로그램을 구성함. 본 장에서는 강남센터의 예약안내 과정, 예약정보시스템, 재진자 관리 방법, 상담서비스 개선 등을 다루고자함.

1) 예약 안내

(1) 전화 예약

고객이 직접 대표번호로 전화를 주어 예약하는 방법임. 전화 상담은 평일 08:00-17:00 가능함. 예약 상담 시 상담 간호사와 진행되며 성별, 연령, 기왕력, 약물복용력, 가족력, 불편 증상 확인 후 예약 진행됨.

(2) 방문 예약

예약제로 운영되며 평일 08:30~14:30 사이 고객이 직접 강남센터에 방문하여 원무 상담 간호사와 대면 상담을 통해 예약 진행됨.

(3) 홈페이지 예약

고객이 홈페이지에 접속하여 검진을 예약하는 방법. 예약이 접수되면 예약 팀 간호사가 고객에게 연락하여 확인 후, 최종 예약을 확정하는 방법.

(4) 앱 예약

고객의 접근성을 높이기 위해 고객이 직접 앱을 통하여 건강 검진을 예약하는 방법. 현재 시스템 개발 및 테스트 중에 있으며 곧 활용 예정임.

2) 예약정보시스템 가드프로(GHARD-Pro)

(1) 개요

문진, 의무 기록, 가이드라인, 고객성향 등을 반영한 검진프로그램 구성을 서울대학교병원 병원정보시스템 내에서 알고리즘으로 디자인 한 후 제안되는 프로그램 중 상담간호사의 전문적 판단으로 최적의 프로그램을 대상자에게 제공하는, 즉 임상의사결정시스템(CDSS, Clinical Decision Support System) 기법을 적용한 병원정보시스템임. 가드프로(GHARD-Pro)는 Gangnam healthcare center Automated Recommendation Design PROgram by PROfessional의 약자로 자동으로 검진프로그램을 추천해주는 정보시스템임.

2020년 개발된 가드프로(GHARD PRO) 시스템은 다양한 고객의 특성과 고객 기초 데이터, 고객 요구사항, 예약 프로토콜, 재진 가이드라인 등을 확인하고 재진 추천 로직 및 검사 권유 주기의 알고리즘을 정보시스템에 반영함. 개인의 특수성이 반영된 고객중심, 최고의 의학적 수준을 반영한 건강검진 디자인을 도출할 뿐만 아니라 누락이나 환자안전 문제를 유발할 수 있는 항목을 정확하게 정리할 수 있다는 장점이 있음. 국내 건강검진 환경에서 유래가 없는 '맞춤형 건강검진 자동추천'이라는 기술은 실용성과 활용성의 가치를 인정받아 서울대학교병원 지원하에 특허출원 중에 있음.

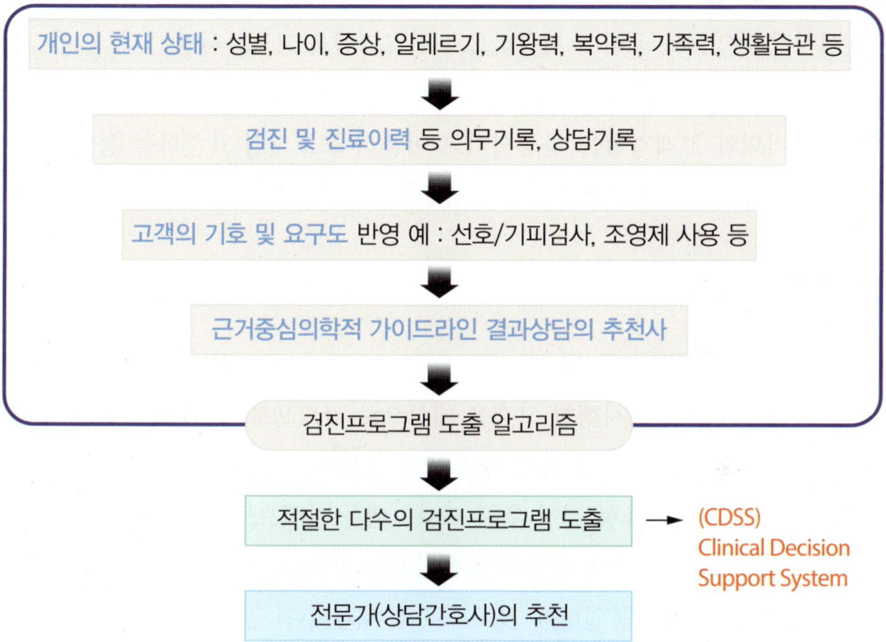

그림 3-1. 가드프로 시스템 개요

개인고객과 기업고객을 분류하여 개인고객에게는 개인 패키지가 권유되고 기업고객에게는 다양한 기업 패키지 중 협약사항에 맞는 기업 패키지가 맞춤 권유될 수 있음. 구조화된 정보조사화면을 구현하여 개인의 정보가 로직에 반영되어 프로그램 도출에 사용되고, 정보조사화면에 표기된 내용은 문진표에 반영되어 문진표에 이중표기 번거로움을 덜어 고객의 편의성을 증대함.

또한 과거 검사진행 이력을 효율적으로 관리하여 권고 주기에 맞춰 효율적인 검사항목 추천이 가능하도록 하였고 이전 검진결과 후 의사가 추천하는 검사가 누락 없이 프로그램에 반영됨.

수진자의 안전관리측면에서는 검사를 자유롭게 받지 못하는 특수한 경우(예, 인공심박동기 보유자, 폐쇄공포 등)에는 '제외검사'로 지정하여 유해한 검사가 진행되지 않도록 함으로써 안전한 수진환경을 조성함. 검사 추천사유, 제외사유가 명시되어 있어 예약 상담시 근거로 제시하고, 통일화된 예약상담이 가능함. 수시로

업데이트 되는 검사별 최신 가이드라인과 예약 주의사항을 로직을 통해 마스터화면에 실시간 반영되도록 하여 지속적으로 프로그램을 고도화시킴.

프로그램 구성에 치중되는 시간을 줄이고 고객과의 상담시간에 비중을 높여 상호작용의 기회와 고객경험을 향상시키고 아울러 프로그램 표준화를 통한 검진상담의 질 향상 및 상담 업무의 효율성을 증진함.

3) 재진자 관리

(1) 재진 우편 발송

건강 검진을 5회 이상 시행한 고객을 대상으로 가드프로(GHARD PRO)에 따라 적용된 추천 프로그램에 특정 검사 제외 또는 포함하는 등 고객 특성을 반영 하고, 환자 안전을 도모한 맞춤형 검진 추천 프로그램을 자택으로 우편 발송함. 기업 고객의 경우 따로 재진 추천 우편물이 발송되지는 않지만, 회사를 통해 건강 검진이 신청 되면 개인 고객과 동일하게 가드프로에 따른 추천 검진 항목으로 맞춤형 검진 항목을 추천함.

(2) 이탈자 관리

재진 고객 중 3회 이상 검진 이후 미 방문자를 대상으로 등록된 이메일, 휴대전화로 검진 독려 안내 문자를 보냄.

(3) 초진보유율 관리

초진 보유율은 전년도 초진자가 재진으로 검진이 진행된 비율로 정의하며, 초진 보유율을 관리하기 위해 검진 독려 안내 문자를 보냄.

(4) 재진콘솔 관리

센터의 고객 접점부서에서 재진을 요청하였을 때 재진콘솔로 재진희망일, 개인/기업, 동반인 유무, 상담희망일 등을 접수하면 콘솔 할당된 예약팀 간호사가 아웃바운드하여 재진예약상담을 진행함.

(5) 재진메일 관리

재진메일은 재진 추천프로그램 발송시 사용하는 메일로 재진팀 간호사들이 관리하고 있으며 검진예약, 변경 및 기타 문의시 담당간호사에게 전달하여 상담함.

4) 상담서비스 관리

(1) 전화응대

고객 예약 관리팀에서는 검진 예약 뿐 아니라 각종 문의에 대해서도 안내함.

예약 상담 및 변경이 주를 이루고, 그 외 고객관련 기타 문의에는 외부고객 문의상담 및 민원 상담, 본원 및 타병원 연계, 택배관리, 외래예약상담이 있음. 국제 상담도 가능하며 영어응대 간호사가 국제 상담을 담당함.

수진자 만족도 및 서비스 질 향상을 위해 주기적으로 전화응대 모니터링을 하고 이를 바탕으로 고객 서비스 교육을 진행하고 있으며 이외 매년 따말(따뜻한 말) 한마디, 더궁거(더 궁금한거 있으신가요?), Here FOR YOU, 소통 5계명 등의 캠페인을 진행하고 있음.

(2) 검진 7일전 준비사항 안내

건강 검진 예약이 확정되면 검진 2주전 준비 물품이 택배 발송되고, 검진 7일전에 준비사항을 안내함. 2019년 검진 7일전 준비사항 안내 자동화로 반복청취가 용이하여 수진자의 편의성을 증진시켰고 업무효율성을 향상시킴. 검진 전 준비사항은 자동 문자, 음성으로 안내하고, 70세 이상의 고령, 이해가 어려운 자세한 검사준비가 필요한 경우(예, 대장내시경 식이준비, 장정결약 복용법 등)에는 교육팀에서 직접 전화로 안내함.

5) 제언

가드프로는 우수한 검진 예약 지원 시스템으로 향후 고도화 과정을 거쳐 강남센터의 수진자 정보를 인공지능(AI, Artificial Intelligence)으로 분석하는 등의 시스템을 확장 적용하는 것이 필요함. 아직 병원정보시스템 내에 구조화되지 못한 양질의 자료들을 자연어 처리(Natural Language Processing, NLP) 기법 등을 통해 시스템에 적용 가능하도록 데이터마이닝 해냄으로써 고객맞춤형 서비스를 업그레이드하는 노력이 필요할 것으로 사료됨.

4. 검진 플로우 관리

민은경(서울대학교병원 강남센터 헬스팀)

1) 건강검진 진행순서

(1) 원무접수

① 개인 별 맞춤 건강검진 진행을 위해 원무 접수 시 전문상담 간호가 사전 예약된 검진 항목과 고객특이사항을 확인하여 필요 시 프로그램에 반영함.

② 정확하고 안전한 건강검진을 위해 사전 준비 사항에 대해 확인함.

③ 고객 특성 및 요구사항을 반영하여 결과 상담을 예약함.

a. 상담시간: 평일 오전 8:30~오후16:30/격주 토요일: 오전 8:30~오전11:30

b. 상담방법: 방문상담, 전화상담, 우편상담, 인터넷 상담, 화상상담 등

④ 검진 비용 수납 후 탈의실로 안내함.

(2) 탈의실

① 검진복 탈의: 각 장에 비치된 검진복과 슬리퍼로 탈의함.

② 소, 대변 검사: 고객의 불필요 한 동선을 줄이고자 탈의실 내 진단검사의학과와 연결된 화장실에서 소, 대변을 채취하고 제출함.

(3) 개인 특이사항 확인 및 첫 검사실 안내

검진 플로우 관리 전문 간호사가 모든 수진자를 대상으로 검진과 관련된 개인별 특이사항을 확인하고 첫 검사실로 안내함.

① 문진표 확인

a. 공통 문진: 검진 동기, 최근 건강이상, 조영제 부작용, 알레르기, 기왕력(질환 및 암), 수술력, 복약 정보 등.

b. 정밀 문진: 남성(전립선), 여성(임신과 수유, 생리 및 폐경 정보)

② 고객상세정보

a. 고객정보: 사회적지위, VIP정보, 개인특성, VOC이력

b. 검진정보: 예약 상담 특이사항, 당일 검진 특이사항, 과거 검진 특이사항 (각 검사실 별 특이사항, 안전보고 기록 등)

③ 단말기 사용방법 안내 및 첫 검사실 이동

(4) 건강검진 Flow

강남센터에서는 효율적인 검진 플로우 관리를 위해 A, B, C, D 4개의 zone으로 구획화 하고 각 구역(zone)에는 전문성을 갖춘 플로우 매니저(Flow manager, FM)가 배치 되어 있음. One-stop flow managing system과 각 존의 FM이 신속, 정확한 검진이 진행 될 수 있도록 플로우를 관리함.

A zone에서 지정한 첫 검사 시작 후 배정되는 차기 검사는 인접한 검사실, 대기시간 등을 고려하여 전산 자동 배정되며, 경우에 따라 FM이 수동으로 지정함.

표 4-1. 각 존 검사실 및 플로우 매니저(FM)의 역할

ZONE 구분	검사실	FM	전문 서비스
A	탈의실 Key In(첫검사 지정)	FM 간호직	One stop flow managing
	기능검사: 안과, 청력 신체계측, 심전도, 폐기능, 채혈, 예진	CM 간호직	예진을 통한 개인별 맞춤 검진, 이벤트 상황 발생 시 신속한 대응
B	여성검사, 초음파, 골밀도, 치과	FM 임상병리사	여성고객을 배려한 수진 공간의 프라이버시 확보 및 관리 조기알람 시스템과 체계적 연계 프로그램을 통한 신속한 진료연계
C	내시경	FM 간호직	전문적 지식을 기반으로 한 침습적 의료 행위 및 진정유도 관리
D	CT, MR, TMT, Echo, ENT	FM 방사선사	방사선 피폭량 관리, 영상검사 시행 시 금기 및 주의사항 관리

① 사전검사와 사후검사

a. 순서: 앞선 검사의 결과를 차기검사에 반영해야 하는 경우

b. 방해: 검사 간 영향을 미쳐 정확한 검사 진행에 방해가 되는 경우

표 4-2. 사전검사 예시

검사명	사전검사	사유
복부CT	일반촬영(손, 발, 무릎 제외)	방해
	Abdomen SONO	
	골밀도	
심혈관CT	일반촬영(손, 발, 무릎 제외)	
	Dexa bone densitometry	
	동맥경화검사	순서
	심전도	
진정내시경	예진	방해
	안과진찰	
	여성진찰	
	운동상담	
	영양평가	
	치과진찰	
	뇌인지기능	
	일반촬영(손, 발, 무릎 제외)	
	유방촬영	
	운동부하심전도	
	호기산화질소	
	기도과민성(천식)	
위내시경	Abdomen SONO	
	복부MR	
대장내시경	Chest PA	
	일반촬영(손, 발, 무릎 제외)	
	Dexa bone densitometry	
	복부CT (abd general CT 제외)	
	Abdomen SONO	
	Transrectal sono	
	복부MR	
치과진찰	치과촬영	순서
유방촬영	유방초음파	순서
유방MRI		
시력	안저	순서

② 검사 특성을 고려한 검사 순서

a. 조영제 검사 시 수진자의 복용약물, 신장질환의 유무를 파악하고 필요 시 당일 사구체여과율(GFR) 확인을 위해 채혈 검사를 먼저 시행함.

b. 심혈관CT 검사는 심전도, 동맥경화 검사를 통해 맥박수를 확인하고 필요 시 Metoprolol 복용 여부를 결정함.

③ 고객특성에 따른 검사 순서

다양한 고객 요구사항과 개인 특성을 검진 플로우에 반영하여 고객 맞춤 서비스를 제공 함. 검진 시 발생 된 개인 특이사항과 이벤트 상황은 유형에 맞게 분류하여 기록하고 고객관리 시스템(Customer Relationship Management, CRM)을 통해 통합 관리 함. 재진 시 내용을 참고하여 검진 운영에 반영함.

a. 수진자안전보고: 고객 안전과 관련된 기록으로 검진 시 발생한 각종 이벤트의 내용을 [근접오류], [위해사건], [적신호사건]으로 구분하여 기록

예) 조영제부작용, Needle shock, 역설적 반응 등

b. 검사실수진기록: 검진 시 발생한 각 검사실 별 특이사항

예) 휠체어 사용, 테이프 알레르기, MRI 금기 시술 및 장치여부, 진정유도 및 회복 등

c. 고객특성: 고객 개인특성

예) 개인성향, 개인정보보호, VIP관리 등

(5) 예진

건강검진 항목상담, 빠른 진료연계, 검진관련 이상증상으로 예진의 상담이 필요할 경우 진행함.

① 항목 상담: 프리미엄, 국제, 유학 특화 프로그램 시행 전, 고객 요청시 시행함.

② 정확한 검사: 검사 부위 확인이 필요한 근골격계 검사 및 특정 부위 초음파 검사 전 시행함.

③ 안전한 검사: 조영제 부작용, GFR 저하, 혈압 이상, 이벤트 상황 발생시 시행함. 필요시 약 처방함.

④ 진료 연계: 검진 중 이상소견으로 추가 검사 및 빠른 진료 연계 필요시 시행 함.
⑤ 건강검진 후 이상증상으로 의사 상담 필요시 시행함.

2) Smart device를 활용한 미래형 건강검진 시스템

(1) 강남센터의 미래형 건강검진 시스템 '헬스파일럿'

'헬스파일럿'은 블루투스 근거리 통신 기술인 '비콘(Beacon)'을 기반으로 한 스마트 건강검진 서비스로 이전에 검사 진행을 위해 들고 다니던 차트와 물리적 태깅 없이 자동 접수가 가능하며, 검진 후 안내문 등의 출력 종이가 없는 '3less'(chartless, tagless, paperless)검진으로 이용자 편의 중심의 '고객경험기반 미래형 건강증진 프로그램 서비스'

(2) 헬스 파일럿의 특징

① 접수 자동화

'헬스파일럿'의 가장 큰 장점은 접수의 자동화임.

검진 전 구역을 600개의 구역으로 맵핑하고, 각 구역에 위치 기반의 블루투스 비콘(근거리 무선통신기술)을 설치함. 전용앱이 탑재된 모바일을 소지한 수진자가 원무나 검사실에 다가가면 자동으로 체크인 됨. 모바일 화면을 통해 검진진행 상황, 대기순번, 현재 나의 위치와 검사 관련 안내를 확인 할 수 있음.

② 위치 파악

다수의 비콘이 실시간으로 모바일 주소를 수집하기 때문에 세밀한 위치파악이 가능하고 한 곳에 오랫동안 대기한 고객의 위치 파악이 용이해 효율적으로 검진 플로우를 관리 할 수 있음.

③ 고객 편의 증진 및 지속적 건강관리

'헬스파일럿'은 검진 전, 후 고객 편의 증진 및 지속적 건강관리 서비스 제공을 위해 끊임 없이 연구 개발하고 있음.

기존 전용 단말기로 제공되었던 서비스를 '헬스파일럿' 어플리케이션을 다운로드 받은 개인용 단말기로 확대 적용하고, 검진 예약부터 문진표 작성, 검사 결과 조회 등 '사용자 중심 서비스'를 추가로 제공 할 예정임. 그리고 강남센터 고객이라면 언제 어디서나 지속적 건강관리 서비스를 경험할 수 있도록 다양한 스마트 헬스케어(Smart healthcare)프로그램을 개발 중에 있음.

5. 검진 프로그램의 구성

유정은(서울대학교병원 강남센터 가정의학과)

1) 서론

현재 국가 건강검진 사업은 심혈관질환과 5대암 조기 발견과 사후관리에 초점을 맞춰 선별검사를 구성하고 있음. 국가 건강검진에서도 연령 및 성별에 따른 건강검진을 추가로 시행하도록 하고 있지만(표 5-1), 국가 검진은 국민의 세금을 사용하여 전 국민을 대상으로 실시하는 것이기 때문에 비용 효율적인 측면을 고려할 수밖에 없는 실정임. 따라서 국가 검진에 포함된 항목만으로는 개인에게 필요한, 또는 개인이 궁금해 하는 모든 의학적 정보를 얻기에는 한계가 있음.

표 5-1. 국가검진항목 및 실시 시기

구분	검진항목	실시시기
일반 건강검진	총콜레스테롤	남성 24세 이상, 여성 40세 이상 4년마다
	HDL 콜레스테롤	
	트리글리세라이드	
	LDL 콜레스테롤	
	B형간염 표면항원/표면항체	40세
	골밀도 검사	54, 66세 여성
	인지기능장애	66세 이상 2년마다
	정신건강검사(우울증)	20, 30, 40. 50, 60, 70세 (해당 연령을 시작으로 10년 동안 1회)
	생활습관평가	40, 50, 60, 70세
	노인신체기능검사	66, 70, 80세
구강검진	치면세균막검사	40세
의료급여 생애전환기검사	골밀도 검사	66세 여성
	인지기능장애	66세 이상 2년마다
	정신건강검사(우울증)	70세 (해당 연령을 시작으로 10년 동안 1회)
	생활습관평가	70세
	노인신체기능검사	66세, 70, 80세

이때 개인은 비용을 지불하여 추가적인 검사를 시행할 수 있는데, 이를 종합 건강검진이라고 함. 실제로 국내에는 국가 검진 외에도 민간 검진기관들이 시행하는 큰 규모의 검진 시장이 형성되어 있음. 민간 검진 기관은 그에 비해 훨씬 다양한 검사 항목을 포함하는 맞춤형 건강검진을 추구하고 있음. 실제 국내 94개의 검진 기관의 검사항목을 비교한 결과에 따르면, 종양 표지자 검사는 70개가 넘는 기관에서 시행하고 있고, PET-CT도 35개 기관에서 시행하고 있음. 건강검진 선택의 폭이 다양해진 만큼 개인특성, 가족력, 연령을 고려한 맞춤형 검진이 필요함.

2) 본론

(1) 연령별 선별검사

'한국인의 평생건강관리'에서는 근거를 바탕으로 성별과 연령에 따른 선별검사를 제시하고 있음(그림 5-1, 그림 5-2). 개인별 비용-효과적인 측면을 최우선으로 고려하였기 때문에 시행의 효율성을 강조한 국가 건강검진의 항목과는 차이가 있음.

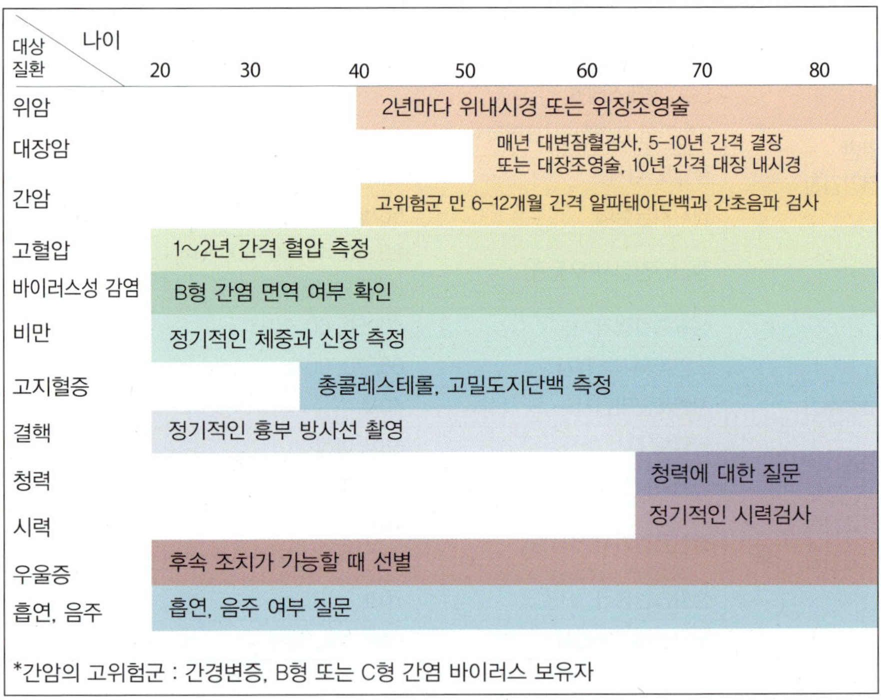

그림 5-1. 한국 남성의 연령별 선별검사 일정표(김영식, 2009)

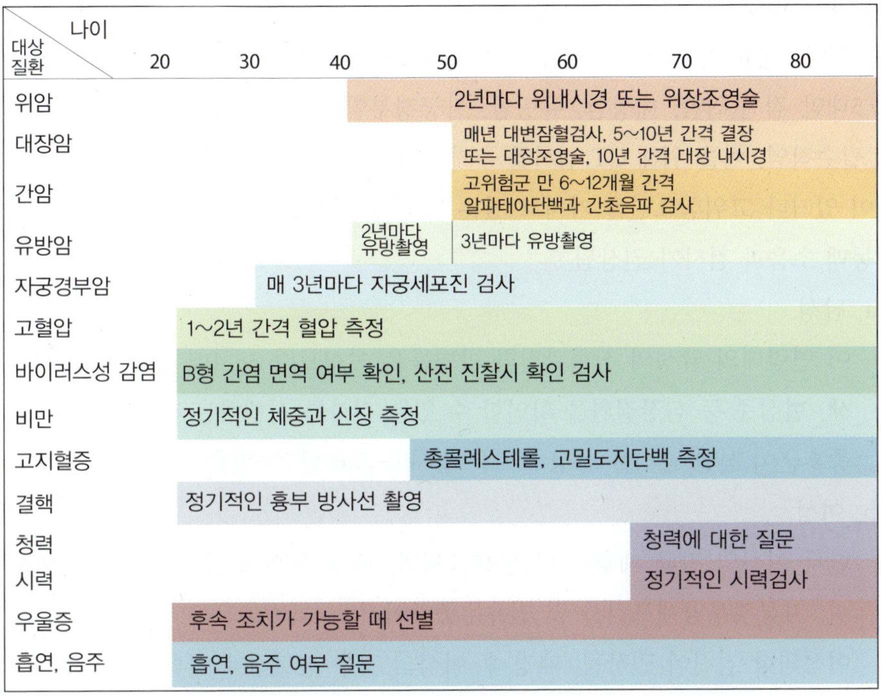

*간암의 고위험군 : 간경변증, B형 또는 C형 간염 바이러스 보유자

그림 5-2. 한국 여성의 연령별 선별검사 일정표(김영식, 2009)

① 20~30대

최근 젊은 연령에서 암 발생률이 높아지고 있으며, 식습관 및 생활환경 등에 따른 성인병도 많아지고 있음. 따라서 가족력과 생활 습관에 따른 질병 위험 요소를 파악하는 것이 중요함. 혈압, 혈당, 혈중 콜레스테롤 등의 이상 유무를 확인하고, 암 가족력이 있는 경우 일반적인 암 검진 권고 연령보다 일찍 검사를 시작하는 것이 좋음. 또한 검진을 통해 간염(A형, B형, C형) 항체 및 보균 여부를 확인하고 예방접종을 받아야 함. 여성의 경우, 자궁경부암 검진을 권장하고, 임신을 계획하고 있다면 검진과 함께 산전 검사를 함께 받는 것도 비용을 절감하는 방법임.

② 40~50대

고혈압, 당뇨병, 이상지질혈증 등 만성질환에 대한 유병 관리가 필요함. 한국인의 5대암 검진(위암, 대장암, 유방암, 자궁경부암, 간암)을 포함한 정밀 건강검진이 필수적임. 이를 위해 CT 검사를 추가로 고려할 수 있음. 심뇌혈관 질환의 가족력이 있거나 고위험요인을 가지고 있는 경우 심장이나 뇌혈관에 대한 정밀검사와 경동맥 초음파 검사가 권장됨.

a. 남성

이 연령대의 남성의 심혈관질환 발병률은 여성보다 3~4배 높으므로, 심근경색, 협심증 등 심장질환을 확인할 수 있는 검사를 시행하는 것이 좋음. 갱년기 증후군이 심한 남성은 남성 호르몬 검사를 고려할 수 있음.

b. 여성

한국 여성의 평균 폐경 연령은 49.7세임. 폐경 전후로 골밀도 검사를 비롯하여, 자궁경부암세포검사 및 인유두종바이러스, 골반초음파, 유방초음파 등의 여성의학 검진이 권장됨. 폐경 후 여성의 경우 심혈관계 질환이 급증할 수 있으므로 이에 대한 검사가 필요함.

③ 60대 이후

중대 질병 및 퇴행성, 노인성 질환의 위험이 급격히 커지는 시기임. 청력검사, 노인성 안질환 검사, 치과 검진 등 일반적 신체 기능 이상 여부를 반드시 검사하는 것이 좋음. 또한 알츠하이머, 파킨슨, 뇌졸중 등 뇌신경계 질환이나 심장혈관 등에 대한 검사를 통해 예방과 조기진단이 필요함. 골다공증 검사와 증상에 따라 근골격계 질환 등의 검사를 고려해야 함. 이 밖에도 폐렴, 독감, 대상포진 예방 접종을 권유함.

(2) 맞춤 검진의 구성

획일적인 건강검진에 대한 비판은 이미 1970년대부터 존재해 왔음. 14개의 선별검사 연구를 종합한 결과, 일반적인 건강 검진을 통해 새로운 질병은 20% 정도 더 많이 진단하지만, 심혈관계 질환이나 악성 종양으로 인한 입원이나 장애, 근심, 사망률은 줄이지 못한다고 보고하였음. 이러한 획일적인 건강검진의 한계를 극복하기 위한 움직임으로, 국내에서는 맞춤형 건강검진이 시도되고 있음. 이는 성별, 연령, 개인의 병력이나 과거력, 가족력, 생활습관, 이전 검진 결과를 고려하여 검사항목을 개별화하는 것을 목표로 하고 있으며, 그 외 개인의 증상을 참고하여 다양한 검사를 검진 항목에 추가하여 시행하고 있음. 현재 시행되고 있는 대표적인 검사들로는 복부 CT, 저선량 흉부 CT, 부인과 초음파, 갑상선 초음파, 경동맥 초음파, 종양 표지자 등이 있음. 최근에는 유전체 검사를 시행하여 질병의 고위험군을 선별하고 개인별 질병 위험도를 계산하는 데 참고하는 경우도 있음. 향후 이러한 검사들의 효과와 타당성에 대한 근거를 마련하는 연구가 함께 필요함.

3) 결론

건강검진은 성별과 연령을 토대로 개별 예방서비스를 제시하는 평생건강관리 프로그램을 기반으로 구성됨. 검진 항목은 일반적으로 대표적인 질병(심혈관질환 및 5대암)과 그에 대한 주요 위험요인을 찾아내는 선별검사들로 구성됨. 기존 획일적인 건강검진의 한계가 최근 많이 지적됨에 따라, 국내에서는 개인의 병력과 가족력, 이전 검진 결과 및 개인의 증상을 고려하여 검사항목을 구성하는 경향이 있음. 이러한 맞춤형 검사 방법의 타당성을 검증할 수 있는 노력이 지속적으로 필요함.

참고문헌

1. 건강검진 실시기준, 보건복지부고시 제2022-321호 2022.12.30. 개정, 2023.01.01. 시행
2. 김영식. 한국인의 평생건강관리 프로그램. 대한의사협회지 2003.
3. 대한가정의학회. 한국인의 평생건강관리 제3판. 2009.
4. 최윤호. 건강검진의 경쟁력 강화. 가정의학회지 2006.
5. 박용순, 윤종률, 김준수. 국내 의료기관 암 검진 프로그램의 근거 중심 평가. 대한임상건강증진학회지 2009.
6. Krogsbøll LT. General health checks in adults for reducing morbidity and mortality from disease: Cochrane systematic review and meta-analysis. BMJ 2012.

4

미래의 건강검진

4 미래의 건강검진

1. 검진 영역에서 인공지능 기술

양형국(루닛케어)

1) 서론

- 오늘날 인공지능(AI, Artificial Intelligence)은 컴퓨터 공학과 의료를 포함하는 과학 영역뿐만 아니라 사회, 경제 등 우리 생활 곳곳에서 활발히 활용되고 있음.
- 인공지능은 인지, 학습, 추론, 판단 등 인간의 사고 과정 전반을 알고리즘 설계로 구현하는 기술을 말함.
- 과거 컴퓨터를 활용하려면 인간이 직접 데이터를 입력하고, 입력된 데이터를 해석/처리하는 규칙과 과정을 일일이 프로그래밍을 통해 지정해야 했음. 하지만, 인공지능 기술의 발전으로 인간이 입력 데이터와 결과 데이터만 제공하면, 인공지능이 이 데이터들을 스스로 인식하고 학습하여 입력과 결과 데이터 사이 내재된 규칙을 파악하고, 예측을 수행할 수 있게 되었음.
- 이런 인공지능의 개념은 1950년 영국의 수학자 Alan Turing의 사고기계 제안으로 거슬러 올라감. Turing은 〈Computing Machinery and Intelligence〉 논문에서 기계와 대화를 나누고, 여기서 기계의 답변과 반응이 인간의 것과 구별할 수 없다면, 해당 기계가 인간처럼 사고를 할 수 있는 것으로 봐야 한다고 주장하며 인공지능의 개념을 제안하였음.
- 6, 70년대를 거치며 인공지능 구현에 필요한 기본적인 수학적 기법들과 프로그래밍 언어들이 개발되고 인공 신경망 기법과 같은 방법론들이 등장하였지만, 당시 프로그래밍과 하드웨어적 처리 능력의 한계로 인해 실제 인공지능의 구현에는 한계가 있었음. 이 당시는 인공지능 기술은 자체적인 학습 과정이 없거나, 인간이 이미 데이터를 처리하는 규칙들을 정해놓고 기계에 프로그래밍

하는 형태로 구현되었음.

인공지능(Artificial Intelligence) vs. 머신러닝(기계학습, Machine Learning) vs. 딥러닝(Deep Learning)

- 각종 경로를 통해 우리는 인공지능이나 머신러닝 또는 딥러닝이라는 단어들을 접하지만, 많은 경우 이들의 의미를 명확하게 구분하지 않고, 다양한 의미로 사용하고 있음. 하지만 엄밀히 보면 이 단어들 사이에는 차이가 존재함.
- 인공지능은 머신러닝과 딥러닝을 포괄하는 가장 넓은 개념의 단어로 기술이나 소프트웨어, 기술을 활용한 영역을 통틀어 추상적으로 사용되고 있음.
- 인공지능을 구현하는 대표적인 방법 중 하나가 머신러닝으로 사람의 프로그래밍 없이 대량의 데이터가 주어지면 이를 해석하고 규칙을 이끌어내는 기술임. 머신러닝은 데이터와 이 데이터로 도출되는 결과물을 컴퓨터에 입력하면, 컴퓨터는 입력된 데이터들을 처리하고, 그 속에서 스스로 규칙을 도출해냄.
- 이렇게 컴퓨터가 도출해 낸 규칙을 새로운 데이터에 적용시키면, 우리는 창의적인 답을 만들 수 있음. 오늘날 우리가 일상에서 흔히 접하는 검색 엔진과 추천, 자율주행이나 음성 인식과 같은 기술들이 이런 머신러닝을 통해 구현되고 있음.

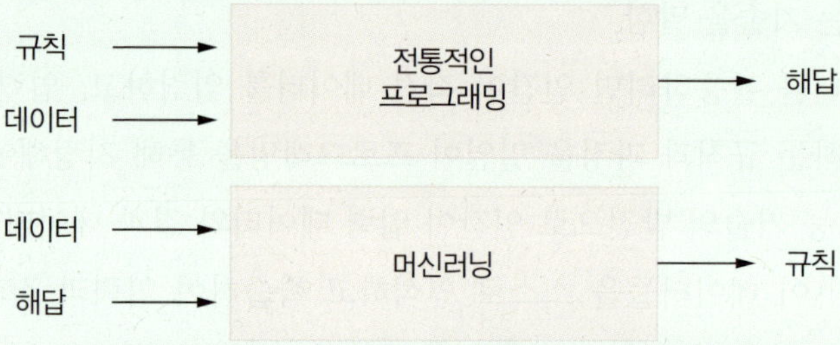

- 이런 머신러닝은 다양한 방법론으로 구현되었는데, 이 가운데 인간의 뇌가 정보를 처리하는 방식에 기반하여 인간의 신경망 구조와 유사하게 인공 신경망을 여러 단계로 구축하여 데이터를 학습하고 처리하는 방법이 딥러닝임.

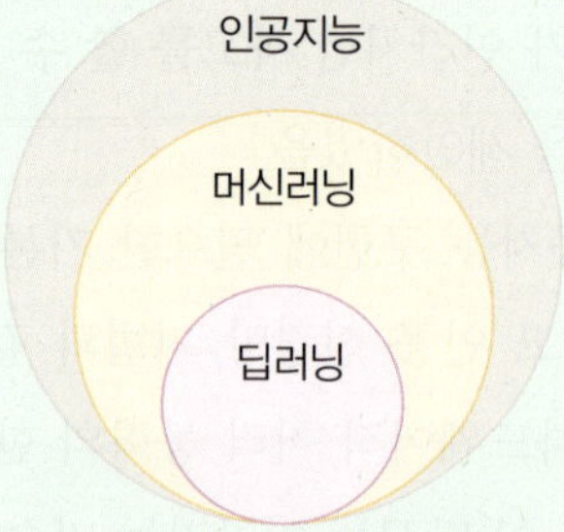

- 하지만 90년대 이후 머신 러닝을 활용하여 기계가 스스로 학습하는 방법이 구현되고, 컴퓨터 반도체 분야 기술이 크게 발전하면서, 본격적으로 인공지능 관련 연구와 실제 산업 분야로 적용이 이루어짐. 2000년대에 들어서는 딥 러닝을 비롯한 고도화된 방법들이 등장하고, 음성, 영상과 같이 다양한 형태의 데이터 인식과 처리 기술이 발전하면서, 인공지능 관련 기술이 사회 전 분야에 걸쳐 폭발적으로 확대 적용되고 있음.

2) 본론

① 의료영역에서 인공지능의 활용

- 인공지능은 특정 산업 분야에 머무르지 않고, 다양한 분야에 사용할 수 있는 '범용성'을 가지고 있음. 의료 분야에서 인공지능은 약물 개발이나 질병 진단, 건강계획 분석, 건강 상태 모니터링이나 디지털 상담 및 맞춤치료, 의료 데이터 관리와 같이 이미 다양하게 활용되고 있음.
- 특히 건강검진 영역에서도 인공지능은 정확도과 효율성을 높이기 위해 다음과 같이 활용되고 있음.

a. 영상 분석

- 인공지능은 다양한 형태의 의료영상을 분석하여, 특정 상태나 목표 소견을 발견하거나 계측하고, 질병 진단을 수행함.
- 인공지능은 CT, MRI, X-ray, 초음파와 같은 의료 영상장치에서 획득한 영상 뿐만 아니라 안저사진, 실시간 내시경 화면, 피부 병변과 같이 카메라로 촬영된 영상이나 디지털 병리 슬라이드와 같은 다양한 형태의 영상 자료들을 분석할 수 있음.
- 또한 내시경이나 초음파 수행 시 인공지능 기반 의료기기를 활용하면 실시간으로 의심병변을 검출하고, 크기를 비롯한 특성에 대한 결과를 제시하며, 훌륭한 뷰 포인트(View Point)를 안내하는 기능으로 검진 수행을 최적화하고 보조할 수 있음.

b. 음성 분석: 소리나 음성 형태의 데이터를 인공지능이 분석하여 폐렴, 천식

과 같은 호흡기 질환 상태를 감지하거나 진단하는 데 사용됨. 또한 음성 인식을 통한 판독문 입력이나 의무기록 작성을 수행하여 의료진의 업무 부담을 줄이는 제품들에도 활용되고 있음.

c. 검체 분석: 혈액이나 소변과 같이 인체 유래 검체나 시료 분석에 인공지능을 활용하여 목표 질환이나 이상 상태를 진단하는 데 사용함. 암이나 치매 등 다양한 질병들의 조기 발견을 위한 표지자 검사에 인공지능 기술이 도입되고 있음.

인공지능 기반 영상판독보조 소프트웨어 (CAD, Computer-Aided Detection/Diagnosis Devices) 등장

- 임상 현장에서 X-ray를 비롯하여 CT나 MRI, 초음파와 같이 다양한 형태의 의료 영상이 증상의 초기 감별과 진단, 환자 평가 및 치료 결정을 위해 사용됨.
- 이런 의료 영상 기술의 발전으로 진료 과정에서 촬영되는 영상의 양도 폭발적으로 증가하였으며, 이는 영상의학과 의사를 비롯한 의료인의 판독 업무 부담으로 이어지게 됨. 이러한 업무량의 증가는 의사의 소진과 판독 정확도 저하를 유발하고, 결국 환자의 임상적 결과에 부정적 영향으로 이어짐. 이러한 영상 판독의 어려움들을 해결하기 위해 영상 판독을 보조하는 의료기기(CAD)들이 등장함.
- X-ray, CT, MRI, 초음파와 같은 다양한 형태의 의료 영상들을 인공지능 알고리즘으로 분석하여 목표 이상 소견을 검출하고, 의심 소견의 영역을 표시하고, 크기, 부피, 성상 등의 특성 등을 측정하여 다양한 형태로 사용자들에게 제공함.
- 최근 딥러닝 기술과 대용량 데이터의 학습 방법들의 발전으로, 과거 머신 러닝 기술을 활용한 CAD 제품들보다 향상된 성능을 보여주고 있음. 국내에서도 루닛, 뷰노, 코어라인소프트, 딥노이드, JLK, 뉴로핏 등의 회사에서 다양한 영상 분석 인공지능 기반 의료기기를 생산하고 있으며, 의료 기관에서 사용되고 있음.

d. 의료 데이터 분석: 전자 건강 기록(EHR, Electronic Health Record)에서 데이터를 추출하고 환자 병력, 검사 결과, 약물 처방, 진단력과 같은 관련 정보를 식별하여 질병 진단과 예후 예측에 사용할 수 있음. 최근에는 웨어러블 기기를 포함하여 다양한 형태로 수집되는 건강 정보들과 연동이 가능해서, 병원 밖 일상생활에서 측정되는 심박수, 심전도, 혈당과 같은 생체 정보와 이벤트 발생 정보들까지 활용할 수 있음. 의료진은 인공지능을 이용하여 이러한 환자의 임상 데이터를 실시간으로 모니터링하고, 방대하게

수집되는 대용량의 정보들을 처리/분석할 수 있으며, 이를 통해 환자 질병 발생과 예후 예측의 정확도를 개선할 수 있음.

e. 의사 결정 지원 시스템: 인공지능은 다양한 문헌과 웹 기반 정보, 환자 정보를 분석하여 환자 진료 과정 중에 의료 전문가에게 치료 지침과 권고사항을 제공할 수 있음. 이를 통해 의료진은 방대한 의료 정보들을 좀더 쉽게 접근하여 활용하고, 복잡하고 다양한 환자 정보들을 체계적으로 정리하고 평가하여 환자의 임상적 결과 향상을 기대할 수 있음.

- 이렇게 건강검진에 인공지능을 활용하면 대용량의 데이터를 손쉽게 처리할 수 있으며, 기존 검진 방법보다 빠르고 정확하게 수행할 수 있도록 도움을 주며, 임상적 결과를 개선하고 의료 비용을 줄이는 데 도움을 줄 수 있음.
- 인공지능을 활용하는 기술은 지속해서 발전하고 있으며, 이런 발전이 검진 대상자 선별 기준이나 검사 결과 해석의 변화를 유도할 수도 있음. 특히 인공지능 기술 적용으로 기존 검체에서 측정이나 해석이 어려웠던 표지자 검출 능력을 향상시키거나, 새로운 표지자를 발견할 수 있음.
- 의료 영상기기에 인공지능 기술을 적용하면 기존보다 나은 해상력을 보여주거나 적은 조사량에서도 질 높은 영상을 보장하여 수검자의 안전을 확보하고, 다양하고 정밀한 검사방법을 수행할 수 있게 함. 인공지능을 활용한 의료 영상이나 디지털 병리 슬라이드 판독 보조는 진단 능력 향상과 목표 질환의 조기 발견에 따른 예후 개선을 기대해볼 수 있음.
- 인공지능은 대용량 데이터 분석을 수행할 수 있으며, 실시간, 연속적으로 수집되는 정보들을 분석하는 데에도 유용하게 사용될 수 있음. 이는 당뇨병 진료지침에 연속혈당 측정의 확대 적용 사례처럼 검진 및 진단 수단의 효과적인 활용과 분석 및 예측 결과의 정확도 향상을 기대할 수 있음. 또한 기존 결과 판독이나 해석 과정에서 발생하는 업무 부담과 피로를 덜어줄 수 있는 유용한 수단이 되어 검진 수행의 경제성을 향상시킬 수 있음.
- 이렇게 검진 영역에 인공지능 기술의 활용은 단순히 검진 수단의 변화와 검진 진단능력의 향상에 그치지 않는데,

(a) 인공지능 기술 적용에 따른 검진 효과와 판독능의 변화는 목표 질병에 대한 검진 대상자나 주기의 변화를 유도할 수 있고,

(b) CT나 MRI, 내시경과 같이 기존에는 비용-효과적이지 못하거나 방사선 피폭과 같은 위험으로 도입이 제한적이었던 검진 수단들이 새로 검진 영역으로 진입이 이루어질 수 있으며,

(c) 기존에는 검진이 권고되지 않았던 질병들이나 이상 상태에 대해서도 검진 영역으로 포함시킬 수 있을 것임.

(d) 또한 인공지능을 활용한 질병 예측 모델을 정밀화는 예방과 건강 증진을 위한 전략 수립에 기여할 수 있을 것임.

- 하지만 이러한 인공지능 기반 검진 과정은 인간의 전문성을 대체하는 것이 아니라 보완하는 것으로 사용되어야 한다는 점에 유의해야 함.

② 인공지능 활용에 앞서 주의해야 할 것은?

- 현재 의료분야에서 인공지능을 활용한 기술들이 활발히 연구되고 많은 제품들이 등장하고 있음. 식약처 인허가를 받은 인공지능 기반 의료기기도 빠르게 증가하여 2019년 총 14건에서 2023년 5월 기준으로 150개를 넘기고 있음.
- 특히 과거 허가를 획득한 인공지능 의료기기들 대부분이 폐 병변 위주 영상 판독보조 의료기기들이었지만, 최근에는 관상동맥 석회화 점수 진단, 뇌출혈 진단, 뇌동맥류 병변진단, 치매조기진단, 뇌영상 수치 자동 산출, 대장용종(암) 분석/진단, 전립선암 영상 기반 진단과 같이 다양한 질병에 대한 인공지능 의료기기들이 식약처의 허가를 받았음.
- 이렇게 미국 FDA이나 유럽 연합의 MDR, 국내 식약처의 인허가를 획득한 인공지능 기반 의료기기는 빠르게 늘어가고 있지만, 이러한 제품들이 실제 임상 현장에서 활발히 활용은 다음과 같은 이유들로 인해 상당히 제한적임.

a. 다양한 실제 임상 현장에서 성능과 안전성 재현

- 인간의 생명과 직결되는 의료의 특성 상 인공지능을 임상 진료에 도입하기에 앞서 체계적인 임상검증은 매우 중요하며, 인공지능 의료기기는 다양한 실제 임상 현장에서 그 성능과 안전성을 재현해야 함.
- 많은 연구들이 인공지능 기반 의료기기들의 진단과 예측 성능을 보고하고

있지만, 실제 임상현장에서 실사용데이터(Real World Data, RWD)에 기반한 전향적 연구나 무작위 대조군 연구(Randomized Controlled Trial, RCT)는 극히 드물어, 이로 인해 많은 의학분야 학술지들이 인공지능 기반 의료기기들의 체계적인 임상검증이 부족하다는 문제가 제기됨.

- 제품 개발과정에서 학습에 사용한 데이터에 대해 실제보다 과장된 성능을 보이는 '과적합(overfitting)'과 학습 데이터에 활용한 데이터들의 특성이 실제 기기가 적용되는 기관이나 인구집단의 특성 차이로 인해 발생하는 '스펙트럼 바이어스(spectrum bias)'에 유의해야 함. 이들은 인공지능 알고리즘의 정확도와 일반화 가능성을 크게 과장할 수 있음.
- 최근 COVID-19의 전세계 대유행으로 COVID-19 진단을 위해 흉부 CT나 X-ray를 분석하는 인공지능 알고리즘들이 다수 개발되었지만 400개가 넘는 이들 인공지능 알고리즘을 검토하였을 때, 거의 모든 제품들이 임상적으로 사용하기에 적절하지 않았다는 결과는 이런 인공지능 기반 의료기기의 임상적용과 활용에 주의가 필요함을 일깨워주는 좋은 사례임.

b. 인공지능 기기 결과 해석의 어려움

- 딥러닝 방식의 인공지능 기술에 대한 비판으로 '블랙박스(black box)'로 일컬어지는 인공지능이 주어진 데이터를 내부적으로 처리하고 결과를 제시하기까지 어떤 과정과 사고가 이루어지는지 설명하기 어렵다는 불명확성이 있음. 이는 인공지능이 제시하는 결과를 해석하고, 실제 환자에게 적용할 때 어려움이 될 수 있음.
- 일반적으로 질병 발생에는 다양한 원인들이 존재하고, 이러한 원인들의 노출과 지속적인 상호 작용을 거쳐 질병으로 발생함. 따라서, 질병이 발생하였을 때 이러한 원인과 경과를 파악하는 것이 추가 검사나 처치 방법 결정에 중요하게 작용할 수 있음.
- 하지만 이런 결과 도출 과정을 설명하기 어려운 인공지능 기술의 특성 상 환자군에서 처치 전략 수립하거나, 인공지능 기기를 활용한 임상시험을 수행할 때, 중재 방안(intervention) 결정에 어려움이 될 수 있음.

c. 위양성, 위음성 발생

- 인공지능 기술을 의료 영상이나 시료, 검체 분석 등에 적용하여, 암이나 심뇌혈관질환을 비롯한 다양한 질병 검진에 활용함.
- 인공지능 기술 활용이 질병 진단이나 검출 민감도(sensitivity)를 높일 수 있지만, 이로 인해 정상 혹은 목표 소견이 존재하지 않는 경우를 양성으로 분류하는 위양성(false positive) 사례나 반대(위음성, false negative) 사례도 늘어날 수 있음.
- 위양성 결과는 추가 검사나 처치로 이어지기 때문에 해당 수검자에게 불필요한 의료 행위로 인한 위험성과 경제적/시간적 부담을 유발할 수 있음. 위음성 결과는 질병의 진단을 늦출 수 있고, 이로 인해 치료와 예후에 좋지 않은 결과로 이어질 수 있음.
- 검진은 목표가 되는 질병이나 이상 소견을 조기에 발견하는 것을 목적으로 하며, 검사를 통해 얻게 되는 건강 이득과 위해(risk)를 평가하여 수행 여부를 결정함.
- 검사로 인한 위험성 보다 질병 조기 발견으로 인한 이득이 더 크다면, 검진은 위양성 사례 발생을 감안하더라도 진단 민감도를 높이는 방법을 활용함.
- 따라서, 의료진은 인공지능 기술을 검진에 사용할 때, 수검자가 얻을 수 있는 이득과 위해를 충분히 이해하고, 인공지능 의료기기의 결과를 잘 활용해야 함.

d. 인공지능 기술 활용을 위한 환경 구축

- 검진에서 효과적으로 인공지능을 활용하려면 의료 기관 내부에 인공지능을 적용할 수 있는 환경 구축이 필요함.
- 다양한 형태로 입력되는 수검자들의 의료 데이터를 수집하고 저장하며, 인공지능 의료기기에 적용하기 위해서는 이용하는 의료 데이터들을 디지털화하고, PACS나 EMR과 같은 의료기관의 의료정보시스템과 연동해야 함.

- 이를 위해 검사나 영상 촬영, 생체 신호 모니터링 기기의 도입, 디지털로 전환된 정보를 취급하고 인공지능의 분석과 결과를 적용할 수 있는 PACS, EMR과 같은 기관의 의료정보시스템 구축, 추가로 의료 정보 저장과 연계를 위한 클라우드 시스템 도입과 같이 다양한 시설과 장비 투자가 필요함.
- 또한, 기관마다 다양한 형태로 입력, 저장되는 의료 정보들을 효과적으로 활용하기 위해서는 의료 정보들의 표준화가 필요하고, 개인정보 보호와 정보 왜곡에 대한 대책도 마련되어야 함.

e. 인공지능 의료기기 활용의 법적 책임

- 인공지능은 인간의 사고 및 추론 과정을 모방하여 데이터를 분석하고 결과를 제시하지만, 이 결과에 대한 법적 책임을 갖는 주체는 아님.
- 인공지능 의료기기를 활용한 진료 과정에서 오진 등 좋지 않은 결과가 발생하면 누구-소프트웨어 개발자, 의료기기 제조업자, 의사, 병원, 환자 등-에게 책임이 있는지는 아직 불분명함. 따라서, 인공지능 결과를 사용할 때는 주의가 필요함.
- 의사의 확인 없이 인공지능 의료기기가 제시한 결과만으로 진료가 진행되면 법적인 문제가 발생할 수 있음.
  예) 특히 암과 같은 중대한 질병에서 위음성 사례로 인한 진단 지연
- 따라서 식약처를 비롯한 규제기관들은 인허가를 받은 사용 목적 이외에 인공지능 의료기기의 활용을 금지하고, 의료기기가 제시하는 결과들은 의료진의 확인과 감독을 받도록 지시하고 있음.

3) 결론

- 의료 분야에서 인공지능은 다양하게 활용되고 있으며, 인공지능 기반 의료기기들이 활발히 소개되고 있음. 검진 영역에도 이러한 인공지능 기술의 도입이 확대되고 있으며, 이는 단순히 진단 능력의 향상이나 업무 효율화에 그치지 않고, 검진 대상자나 검진 수단의 변화, 검진 결과에 대한 대응 전략 변화와 같이

검진의 큰 틀에 변화를 불러올 수 있는 잠재력을 가지고 있음.

- 인공지능 기술은 계속해서 발전하고 있으며, 의료 분야에도 그 활용이 폭발적으로 확대되고 있음. 이러한 인공지능 기술이 아직은 익숙지 않을 수도 있지만, 과거 CT나 MRI와 같은 영상 기술이 오늘날에는 일반화되어 일부 질환에서는 필수 검사가 되었고, 종이로 된 의무기록 작성이나 필름 형태의 영상 확인이 EMR과 PACS와 같은 디지털 기반 전산시스템으로 대체되어 가는 것처럼 인공지능 기술을 활용하는 기술들도 보편화 될 것임.
- 이런 상황 속에서 인공지능 기술의 장점과 한계점에 대해서 명확히 인식하고, 임상 현장에서 인공지능 기술을 적용하여 효과를 극대화할 수 있는 능력을 키워가야 할 것임.

참고문헌

1. Turing, Alan M. "Computing machinery and intelligence (1950)." The Essential Turing: the Ideas That Gave Birth to the Computer Age (2012): 433-464.
2. Malik, Paras, Monika Pathania, and Vyas Kumar Rathaur. "Overview of artificial intelligence in medicine." Journal of family medicine and primary care 8.7 (2019): 2328.
3. https://www.dailymedi.com/news/news_view.php?wr_id=890551
4. Obermeyer, Z. "Interview with Dr. Ziad Obermeyer on how collaboration between doctors and computers will help improve medical care."
5. 박성호. "의료인공지능: 인공지능 초심자를 위한 길라잡이." Journal of the Korean Society of Radiology 78.5 (2018): 301-308.
6. Obermeyer, Z. "Interview with Dr. Ziad Obermeyer on how collaboration between doctors and computers will help improve medical care."
7. Roberts, Michael, et al. "Common pitfalls and recommendations for using machine learning to detect and prognosticate for COVID-19 using chest radiographs and CT scans." Nature Machine Intelligence 3.3 (2021): 199-217.
8. Bathaee, Yavar. "The artificial intelligence black box and the failure of intent and causation."Harv. JL & Tech.31 (2017): 889.
9. Nasim, Syeda Faiza, Muhammad Rizwan Ali, and Umme Kulsoom. "Artificial Intelligence Incidents & Ethics A Narrative Review."International Journal of Technology, Innovation and Management (IJTIM)2.2 (2022).

2. 스마트 디바이스(smart device)의 활용

최수연(서울대학교병원 강남센터 순환기내과)

웨어러블 디바이스(wearable device)는 입거나 몸에 착용하는 기기인데, 최근에는 피부에 부착하거나 체내 삽입하는 형태까지 발전하고 있음. 손목 밴드, 반지, 벨트, 피부에 붙이는 패치 형태 등 다양한 유형이 있음. 웨어러블 디바이스의 발전, 스마트폰 보급률의 급격한 증가, 스마트폰 내장 센서의 증가로 여러 생체 신호를 일상 활동 중 모니터링하거나 연속 측정하고, 통합, 전송할 수 있는 기능들이 급격하게 발전하고 있음. 가까운 미래에 이러한 스마트 디바이스를 이용한 검진이 일반화 될 것이라고 생각함. 스마트 디바이스를 통해서 일상생활의 다양한 데이터가 측정되고 병원 의료진과 공유되면 질병의 진단, 관리, 예방 의료에 큰 변화를 가져올 것으로 예상됨.

1) 활동 심전도(ambulatory ECG monitoring)

활동 심전도는 몸에 전극을 부착하고 휴대용 기기에 심전도를 기록하여 일상생활 동안의 심전도를 분석하는 것으로, 가끔 나타나는 부정맥의 진단에 도움이 됨. 또한 가슴 두근거림, 실신, 호흡곤란, 흉통 등의 증상과 부정맥과의 관련성을 진단하는데 매우 유용하며, 일상생활의 여러 활동이 부정맥을 유발시키는지를 알 수 있음. 전통적으로 24시간 심전도를 기록하는 홀터 검사가 이용되었는데, 여러 개의 선을 달아야 하고, 기록기가 무거워 불편함. 최근에는 피부에 붙이는 간단한 패치 형태로 3~14일간 장기간 심전도를 모니터링하는 웨어러블 활동 심전도(wearable ambulatory ECG monitoring) 기기가 많이 출시되어, 부정맥의 진단율이 높아졌을 뿐 아니라 검사 방법도 매우 편리해짐. 실제로 미국의 지오패치(ZIO patch; iRhythm Technologies, San Francisco, CA, USA)를 이용하여 14일간 장기 모니터링하여 부정맥을 진단한 연구결과, 일주일까지는 부정맥의 진단율이 지속적으로 올라가서 7일간 활동 심전도 검사를 진행할 경우, 부정맥의 발견율이 약 95% 이상으로 높아졌고, 의미 있는 부정맥의 약 50%는 1일 이후에 확인이 되어 장기간 검사가 부정맥 발견을 높인다는 것을 확인함. 패치를 부착하는 동안 패치의 내장형 메모리에 심전도가 연속적으로 기록되므로 증상을 느끼지 못하는 부정맥이나 간헐적으로 발생하는 부정맥을 진단할 가능성이 높아짐. 선이 없고, 가벼우며, 일부 생활방수 기능이 있는 제품은 부착하는 동안 가벼운 운동이나 샤워 등 일상생활이 가능함. 현재 우리나라에서 사용 가능한 패치형 웨어러블 활동 심전도로는 카디아솔로(Cardea SOLO Wireless ECG Patch; i.Signal, Seongnam-si, South Korea), 모비케어(mobiCARE; Seers technology, Seongnam-si, South Korea), AT-Patch(AT sense, Seongnam-si, South Korea), 메모(Memo; Huinno, Seoul, South Korea) 등이 있음.

2) 활동 심전도(ambulatory ECG monitoring)를 이용한 심방세동 검진

심방세동은 연령에 따라 증가하며, 우리나라의 경우 2050년에는 심방세동의 유병률이 약 5%가 될 것으로 예상됨. 심방세동은 동반되는 질환들로 인해 삶의 질을 저하시키며, 특히 혈색전증에 의한 뇌졸중의 위험을 5배가량 증가시킴. 전체 뇌졸중의 20~30%, 원인미상 뇌졸중의 약 10%가 심방세동으로 인한 것으로 생각되며, 이는 항응고치료로 예방이 될 수 있으므로 심방세동에 대한 적극적인 진단과 항혈전 예방치료가 중요함.

웨어러블 활동 심전도 기기들이 개발되어 사용되면서 2020년 유럽심장학회와 2021년 대한부정맥학회 심방세동 진료지침이 개정됨. 이에 따르면 심방세동은 증상의 유무와 관계없이 웨어러블 활동 심전도 모니터링의 심전도 스트립에서 30초 이상 심방세동이 지속되거나, 12 유도 심전도 전체에서 심방세동이 지속되면 진단할 수 있음.

미국에서 웨어러블 기기로 활동 심전도를 측정한 연구들이 진행됨. The Apple Heart 연구는 3개월 동안 애플워치(Apple watch)로 불규칙한 심장리듬을 확인하고(irregular heart rhythm notification), 불규칙한 심장리듬이 있을 경우 피부 부착 피채형 웨어러블 활동 심전도 모니터링을 추가로 시행한 연구임. The mHealth Screening to Prevent Strokes (mSToPS) 연구는 심방세동의 고위험군에서 2주 동안 지오패치로 활동 심전도를 측정하는 것을 2회 반복함. 이들 연구는 웨어러블 디바이스로 활동 심전도 모니터링 하는 것이 심방세동의 진단률을 높인다는 결과를 보여줌.

그러나 심방세동 선별검사가 검진으로 시행되기 위해서는 심방세동 선별검사를 통해 심방세동을 조기에 진단하는 것이 향후 심뇌혈관 질환 발생을 줄일 수 있다는 연구 결과가 필요함. 2020년부터 미국에서 진행 중인 The Heartline study는 65세 이상 고령자에서 아이폰(iPhone)과 애플워치와 같은 기기를 heart health engagement program 애플리케이션과 같이 사용했을 때 심방세동을 조기에 진단하고 심혈관질환 발생을 호전시킬 수 있는가 보는 연구임. 이 연구 결과가 나온다면 보다 강력한 근거를 가지고 65세 이상에서 검진에서 웨어러블 기기를 이용한 심방세동 선별검사를 시도해 볼 수 있음. 국내에서는 2022년부터 다기관 전향적 코호트 연구로 Atrial fibrillation Screening with MobiCARE in subjects with health care examination (AF-CARE) 연구를 진행하고 있는데, 검진 수진자 중 CHA2DS2-VASc 2점 이상인 심방세동 고위험군에서 패치형 활동 심전도 기기인 모비케어(mobiCARE)를 이용하여 7일 연속적인 심전도 모니터링을 하였을 때 심방세동 발견률과 1년 후까지의 심혈관질환 결과를 조사하는 연구임. 이 연구 결과가 나오면 우리나라 심방세동 검진의 지침을 마련하는 데 도움이 됨.

3) 개인 휴대용 심전도 모니터링 기기

최근 다양한 개인용 심전도 모니터링 기기가 이용되고 있음. 약 30초 동안 신체의 두 부분 이상을 기기에 접촉하면 심전도를 측정해 주는 기기임. 카디아모바일(KardiaMobile; AliveCor, Mountain View, CA)은 간단한 기기와 스마트폰 애플리케이션을 이용하여 단일 유도 심전도를 측정할 수 있는 기기로 2012년 심방세동 진단용으로 최초로 미국 식품의약국(Food and Drug Administration, FDA)에서 승인을 받은 제품임. 2014년부터는 일반 판매 승인을 받았으며, 우리나라에서도 구입이 가능함. 2019년에는 6 유도 심전도 측정이 가능한 카디아모바일 6 L (KardiaMobile 6L)가 출시됨. 그 외 스마트워치를 이용하여 동리듬, 심방세동을 구분해 주는 갤럭시워치(Samsung Galaxy Watch Active2 or Galaxy Watch 3~; Samsung, Suwon-si, South Korea)와 애플워치(Apple Watch Series 4~; Apple, Cupertino State, CA)등이 사용됨. 이러한 개인용 기기에서 흔들림이나 측정오류로 비정상 심전도가 나올 수 있으므로 정상 동리듬이 아닌 심전도가 나오면, 저장된 심전도를 가지고 의사의 진료를 받도록 함.

4) 스마트폰과 스마트워치 기반의 혈압 측정

주로 손목시계 형태로 광혈류측정(photoplethysmography), 맥파전달속도(pulse wave velocity) 등의 방식으로 커프 없이 간단하게 혈압을 측정하는 기기들이 사용되고 있음. 보다 정확한 혈압 측정을 위해서는 매달 정기적으로 기존 커프형 혈압계로 보정을 해야함. 또, 수축기혈압 160 mmHg이상, 이완기 혈압 60 mmHg이하로 혈압이 상당히 높거나 낮은 경우는 정확도가 낮으므로 주의가 필요함. 그러나 간편하게 자주 혈압을 측정할 수 있어서, 특히 젊은 층에서 고혈압의 인식률을 높일 수 있다는 장점이 있겠음.

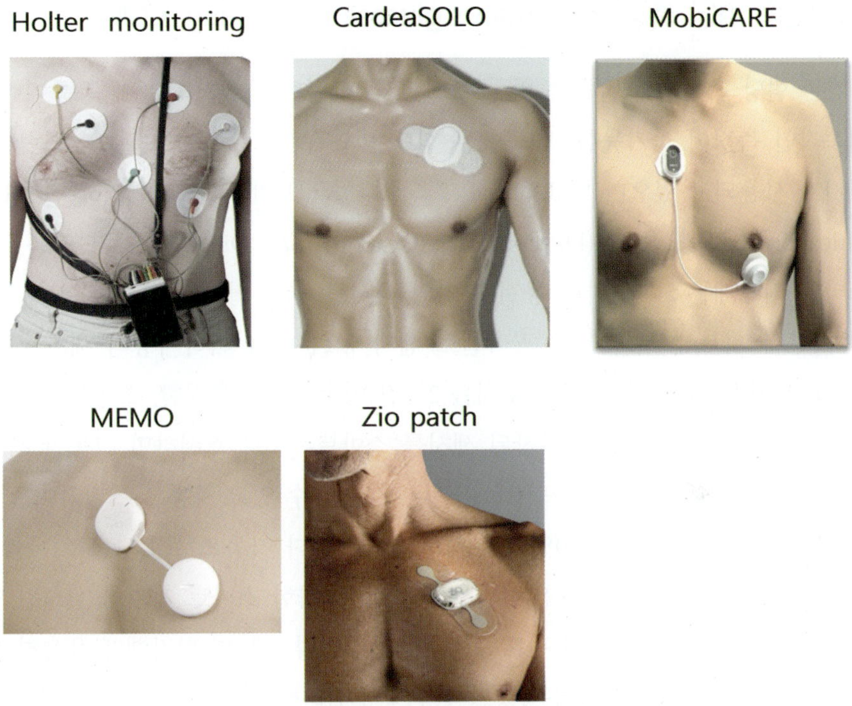

그림 2-1. 여러 가지 활동 심전도(ambulatory ECG monitoring)

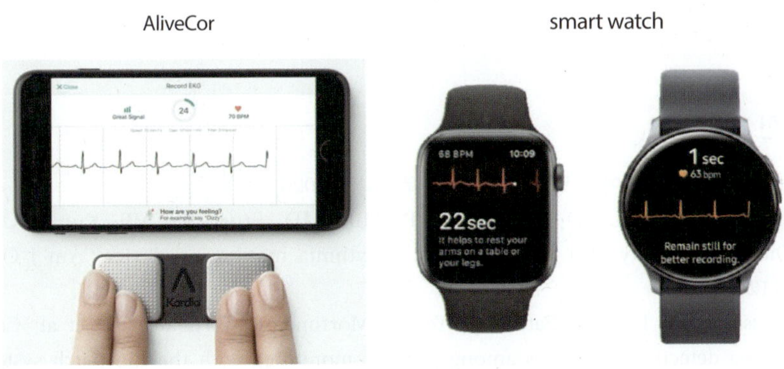

그림 2-2. 개인 휴대용 심전도 모니터링 기기

5) 연속 혈당 측정 (continuous glucose monitoring, CGM)

기존 혈당 측정기는 손끝을 바늘로 찔러서 피를 내야 했기 때문에 통증이 있고, 연속적인 측정이 불가능함. 최근에는 혈당을 연속적으로 측정하는 연속 혈당 측정기가 사용되고 있으며 대표적으로 프리스타일 리브레(FreeStyle Libre; Abbott, Chicago, IL), 덱스콤G6(Dexcom G6; Dexcom, San Diego, CA)가 있음. 프리스타일 리브레는 500원짜리 동전 크기의 센서를 얇은 접착 패드를 사용해 팔 위쪽 뒷부분 피부에 부착하고, 필라멘트 센서가 1분마다 피하지방의 세포 간질액(interstitial fluid)을 통해 혈당 수치를 2주간 연속적으로 측정함. 스마트폰에 애플리케이션을 설치하고 팔에 부착된 센서를 스마트폰으로 스캔하면 그동안 측정된 혈당 수치 결과와 분석 그래프를 스마트폰에서 볼 수 있고 자동으로 저장이 됨. 덱스콤G6는 팔이나 복부에 10일간 부착하며, 5분마다 자동으로 혈당을 기록함. 혈당이 매우 낮을 때 알려주는 알람기능이 있고, 다양한 스마트 기기와 실시간 연결되는 기능이 있어서, 인슐린 펌프를 사용하는 제1형 당뇨병 환자에게 유용하게 이용될 수 있음. 여러 나라에서 시행된 연구에서 이러한 연속 혈당 측정은 당뇨병 환자들의 혈당 관리에 도움을 주어 급성 당뇨병 합병증을 감소시키고, 수개월 이상 사용했을 때 당화혈색소 수치를 감소시킴.

참고문헌

1. 최윤섭. 디지털 헬스케어 의료의 미래. 클라우드나인 2020.
2. Turakhia MP, Hoang DD, Zimetbaum P, Miller JD, Froelicher VF, Kumar UN, et al. Diagnostic utility of a novel leadless arrhythmia monitoring device. Am J Cardiol 2013;112:520-4.
3. Yenikomshian M, Jarvis J, Patton C, Yee C, Mortimer R, Birnbaum H, et al. Cardiac arrhythmia detection outcomes among patients monitored with the Zio patch system: a systematic literature review. Curr Med Res Opin 2019;35:1659-70.
4. Turakhia MP, Desai M, Hedlin H, Rajmane A, Talati N, Ferris T, et al. Rationale and design of a large-scale, app-based study to identify cardiac arrhythmias using a smartwatch: The Apple Heart Study. Am Heart J 2019;207:66-75.
5. Steinhubl SR, Waalen J, Edwards AM, Ariniello LM, Mehta RR, Ebner GS, et al.

Effect of a Home-Based Wearable Continuous ECG Monitoring Patch on Detection of Undiagnosed Atrial Fibrillation: The mSToPS Randomized Clinical Trial. JAMA 2018;320:146-55.

6. Lee HY, Lee DJ, Seo J, Ihm SH, Kim KI, Cho EJ, et al. Smartphone / smartwatch-based cuffless blood pressure measurement : a position paper from the Korean Society of Hypertension. Clin Hypertens 2021;27(1):4.

3. 새로운 암 진단법

고영일(서울대학교병원 혈액종양내과)

1) 서론

암으로 인한 사망은 아직 계속 증가하고 있음. 최근 암 치료법의 발전에도 불구하고, 암 외의 질환에 대한 관리와 치료법의 비약적인 발전으로 인하여 상대적으로 암으로 인한 사망은 증가하고 있음. 2020년 암으로 인한 사망률은 10만 명당 160.1명이었으며, 이는 2019년에 비하여 1.2% 증가함. 또한 전체 사망의 원인 중 암이 가장 큰 원인을 차지하며, 2021년 전체 사망의 26%는 암에 의한 것임. 가장 높은 암 사망의 원인은 폐암, 간암, 대장암, 위암, 췌장암의 순서임.

전세계적으로 암으로 인한 사망을 줄이기 위하여 여러 가지 노력들이 경주되고 있는데, 이는 크게 암 치료법 개발과 조기진단을 위한 두 가지 방향의 노력으로 볼 수 있음. 암 치료법에 있어서는 수술, 방사선 요법 그리고 항암치료법 분야의 연구가, 조기진단을 위해서는 암검진을 위한 효율적인 정책과 방법론의 개발이 토대를 이루며, 주로 영상의학적인 방법론과 인체유래물검체를 이용한 방법론의 두 가지 방향으로 연구가 이루어지고 있음. 본 장에서는 인체유래물 검체를 이용한 암 진단법의 최근 발전에 대해서 간단히 알아보도록 함.

2) 본론

암검진을 위하여 사용할 수 있는 인체유래물 검체로는 혈액, 대변, 소변, 객담 등이 있음. 이 중에서 혈액 검체를 이용한 암검진법 연구가 가장 활발히 이루어지고 있음. 혈액검체의 단백질 혹은 DNA를 이용한 검사법이 생화학의 발전과 함께 새로이 개발되고 있는데 널리 사용되는 방법들은 아래와 같음.

(1) 단백질 기반 종양표지자를 이용하는 방법

이미 국내의 건강검진에서도 종종 활용되는 종양표지자 검사들이 단백질 기반의 검사법임. CEA, CA19-9, CYFRA 21-1, NSE 등의 종양단백마커들을 사용하게 되는데 이 검사들은 민감도와 특이도가 암의 종류, 검사법별로 다르기 때문에 해석에 많은 주의가 필요함. 즉, 어떤 암을 대상으로 이 수치들을 해석할 것인지, 암과 관련된 다른 소견들과 어떻게 결합하여 설명할 것인지에 대한 명확한 가이드가 없어 최적의 활용에 어려움이 있음. 또한, 검진에서 가장 필요로 하는 민감도 문제와 관련해서도, 현재 활용되는 종양표지자들의 성적은 만족스럽지 못한 것이 현실임. 이를테면 가장 많이 활용되는 CEA의 경우 대장암에 대한 민감도는 7~80% 정도에 불과함.

(2) 미량의 DNA를 이용하여 돌연변이를 찾아내는 방법

최근 차세대 유전체 염기서열분석법(next generation sequencing, NGS)의 발달에 힘입어 등장한 암검진법으로 혈액에 존재하는 미량의 암세포 유래 DNA를 검출하는 방법임. 고형암에 대해서는 무세포 DNA (cell-free DNA, cfDNA)의 존재를 이용하여 돌연변이를 검출하게 됨. Cell-free DNA란 암세포에서 유래한 DNA가 혈액에 떠다니는 것을 일컫는데, 혈액의 혈장(plasma)에 존재함. 통상적으로 혈장에는 단백질이 존재하며, 세포 내에 들어있는 DNA는 존재하지 않을 것이라 생각하여 왔으나 다양한 혈액 외 조직에서 유래한 DNA가 존재함을 알게 되어 이를 이용하는 검사법이 개발됨. 이러한 cfDNA를 이용한 검사법은 암환자들의 치료제를 결정하기 위하여 활용되고 있는데, 대표적으로 미국 가던트헬스(Guardant Health)사와 같은 회사들의 FDA 승인을 받은 검사법들이 암환자들의 진료에 널리 활용되고 있음.

한편, 여러 회사들이 이러한 cfDNA를 이용하여 암환자들의 진료 뿐 아니라 암 검진에도 활용할 수 있는 가능성에 대해 탐색하고 있음. cfDNA를 이용한 암 조기검진 검사법을 개발하는 대표적인 회사로 그레일사(GRAIL)가 있음. 2021년 GRAIL사의 발표에 따르면, 4,000여 명의 피험자를 대상으로 한 임상시험 결과, 12개 암종의 병기 1-3기에 대한 민감도는 67.6%, 특이도는 99.5%였으며, 4기 암에 대한 진단의 민감도는 90.1%임. 이후 2022년 가을에 발표된 데이터에서는 50세 이상의 피험자들만을 대상으로 하였을 때, 6,000여 명의 cfDNA를 검사한 바, 대략 1%에서는 암돌연변이가 검출되었는데 이 중에 실제 암이 진단된 환자는

43.1%임.

이러한 cfDNA를 이용하는 검사의 가장 큰 특징은, 혈액을 이용하여 여러가지 고형암에 대한 검사가 동시에 가능함. 요약해 보면, 민감도와 특이도는 아직 만족스럽지 못한 상황이지만, 다양한 암종에 대한 검사가 가능하며 특히 검진에 대한 지침이 명확히 확립되어 있지 않은 암종에 대한 검진이 가능하다는 것이 장점으로 꼽힘.

한편, 고형암이 아닌 혈액암에 대해서는 cfDNA대신 혈액세포의 DNA에 대한 직접적인 돌연변이 분석을 통해 조기검진하고 발병을 예측할 수 있는 방법이 개발됨. 클론성조혈증(clonal hematopoiesis)라고 불리우는 미량의 혈액세포에서 발견되는 암과 관련된 돌연변이는 혈액암의 발병위험도를 10배 증가시킴. 이 검사를 통해, 백혈병(leukemia), 골수형성이상증후군(myelodysplastic syndrome), 골수증식질환(myeloproliferative disorder) 등 혈액암이 발견되기도 하는데, 클론성조혈증은 조기 검진보다는 혈액암 위험도 예측의 성격이 강함.

(3) DNA와 단백체 데이터를 이용하는 방법

앞서 언급한 바와 같이, 단백질과 DNA 검사는 모두 완전하지 못한 암검사법임. 따라서 단백체와 DNA변이 모두를 이용하여 암검사를 개발하는 시도 역시 진행되고 있음. 프리놈(Freenome)사는 대표적인 업체로, 이들의 다중오믹스(multi-omics) 접근법은 췌장암 등에서 좋은 결과를 보여주고 있음. 2021년 발표에 따르면, 췌장암 진단에 대한 민감도는 93%, 특이도는 96%임. 두 가지 검사기법을 혼용하는 만큼, 비용이 상승할 것이 예상되기는 하지만 단백질과 cfDNA검사를 상보적으로 사용하여 cfDNA 단독검사에 비해 암검진에 있어 좋은 성능을 보일 것으로 기대하고 있음.

(4) DNA의 후성유전학적 변화(epigenetic change)를 이용하는 방법

DNA를 이용하여 암에서 발생하는 돌연변이를 확인하기 위한 검사에 못지않게 활발하게 이루어지는 시도는 DNA에서 후성유전학적 변화를 찾아내는 것임. 이는 암검진에 이미 활용되고 있는데 분변의 DNA를 활용한 후성유전체 검사방법으로 대장암의 검진에 있어 SEPT9, NDRG4, BMP3와 같은 유전자에 대해 FDA의 승인을 받은 검사법이 존재함.

중국에서 시행된 한 연구결과에 따르면, cfDNA의 후성유전학적 변화를 검사하는 대장암 진단법의 검사 민감도는 86.6%임. 최근 GRAIL사의 발표에서도 cfDNA를 이용하였을 때, 돌연변이를 검출하는 것보다 후성유전학적 변화를 관찰하는 것이 암진단에 있어 더 좋은 성능을 보여주었다는 보고가 있어 cfDNA의 후성유전학적 변화를 관찰하는 것은 암진단의 새로운 패러다임이 될 것으로 예상되고 있음. 특히, 후성유전학적인 변화는 어느 장기에서 유래한 변화인지를 추적하는 데에도 강점을 가지고 있어 기존의 cfDNA에서 돌연변이를 보는 검사기법이 가진 한계(어느 조직에서 유래한 돌연변이인지를 알지 못하는 단점)를 극복할 수 있는 방법으로 생각됨.

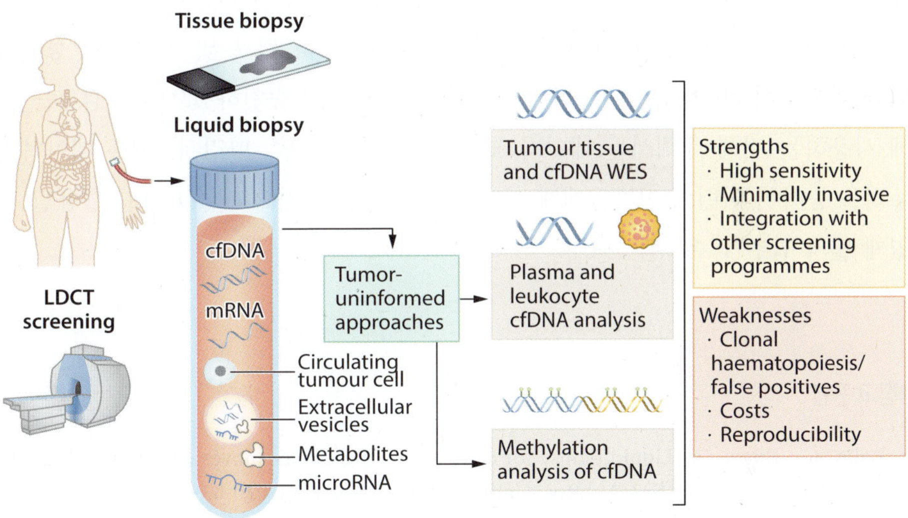

그림 3-1. 조기암검진을 위한 액체 생검

출처: https://www.nature.com/articles/s41571-020-0393-z/figures/1

3) 결론

차세대 유전체 염기서열분석 기법의 발전에 따라 연관된 다양한 기술이 발전함. 특히, DNA를 다루는 기술이 발전함에 따라 cfDNA를 분리하고 농축하는 기법이 발전하여 cfDNA를 이용한 여러 가지 검사가 가능해짐. cfDNA를 이용하여 돌연변이를 검사할 수도 있고, 후성유전학적 변화를 관찰할 수도 있음. 달리 말하면 이러한 cfDNA가 암의 소위 홀마크(hallmark)라 불리는 DNA의 여러 가지 변화를 측정하는 인체시료로 사용될 수 있는 시대가 열린 것임.

이렇게 cfDNA를 이용하는 암검사들은 최소침습적(minimally invasive)이라는 장점과, 여러 장기의 암세포에서 나오는 변화를 혈액에서 동시에 측정할 수 있다는(multi-tissue) 장점을 가지고 있음. 반면에, 이러한 검사들은 암세포를 직접 관찰하거나 측정하는 것이 아니라 암세포가 남긴 혈액 내의 단서를 검사하는 것이기에 특이도와 민감도에 있어서의 한계를 아직 가지고 있음. 분명, cfDNA는 유망한 암검진 기법이지만, 실제 FDA에서는 아직 "암환자"의 진료 및 치료를 결정하기 위한 검사로서 cfDNA를 이용한 검사법을 제한적으로 승인하였으며 암검진을 위해 사용하는 것에 대해서는 데이터가 부족하다는 입장임. 따라서, 향후 데이터의 누적을 통하여 어떤 수진자들에게 어떤 암을 검진할 목적으로 cfDNA를 활용할 수 있게 될지 귀추가 주목됨.

참고문헌

1. Rolfo, C., Russo, A. Liquid biopsy for early stage lung cancer moves ever closer. Nat Rev Clin Oncol 2020; 17: 523-4. https://doi.org/10.1038/s41571-020-0393-z
2. Susan J. Clark, Peter L.Molloy. Early Insithgts into Cancer Epigenetics: Gene Promoter Hypermethylation Emerges as a Potential Biomarker for Cancer Detection. Cancer Res 2022; 82(8): 1461-3
3. Jilia T. Wawrren, Daniel C.Link. Clonal Hematopoiesis and risk for hematologic malignancy. Blood 2020; 136(14): 1599-1605

4. 유전자 검진

최은경(서울대학교병원 강남센터 외과)

유전자 검사는 이미 암 또는 희귀질환에서 질병의 진단, 예후 예측, 치료 방법 결정을 위해 임상에서 많이 사용되고 있음. 유전자 분석 기술의 발전 및 정밀 의학에 대한 관심의 증가와 함께 건강인들을 대상으로 하는 건강검진의 영역에서도 유전자 검사 도입에 대한 요구가 많아지고 있으며, 실제로 이미 많은 검진 기관에서 유전자 검사가 이루어지고 있음. 하지만 현재 질병을 가지고 있지 않은 건강인을 대상으로 하는 유전자 검사는 검사의 목적이 기존의 환자를 대상으로 하는 유전자 검사와 다르기 때문에 추가로 고려하고 유의해야 할 점이 많음. 이에 건강검진 시 시행하는 유전자 검사에 대해 기술하고자 함.

1) 서론

건강검진에서의 유전자 검사를 이해하기에 앞서 기초적인 유전자에 대한 정보를 확인하도록 하겠음.

(1) 유전체, 유전자의 정의

- Genome(유전체)=Gene(유전자)+Chromosome(염색체)
- 인간
  - 46개의 염색체(23쌍의 염색체)
  - 30억개의 염기쌍(A, T, C, G)
  - 28900개의 유전자

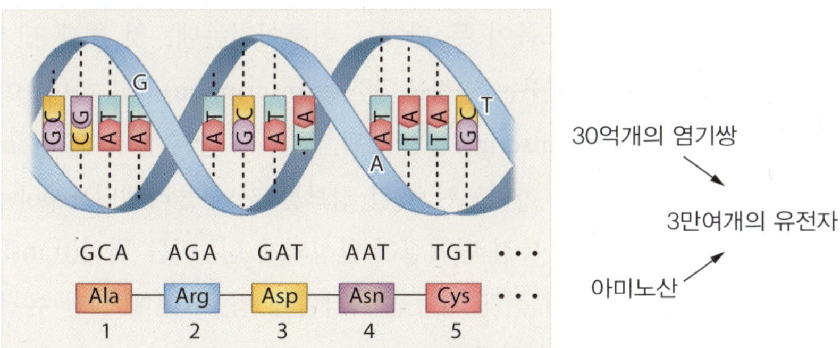

그림 4-1. 유전체 및 유전자의 정의

유전체(Genome) 이라는 용어는 유전자(gene)과 염색체(chromosome)을 합친 말임. 인간에게는 46개의 염색체(23쌍의 염색체), 30억 개의 염기쌍(A, T, C, G 라는 알파벳 암호문), 약 3만 개의 유전자로 구성되어 있음. 이러한 알파벳들이 순서에 의해 나열되어 아미노산을 만들게 됨.

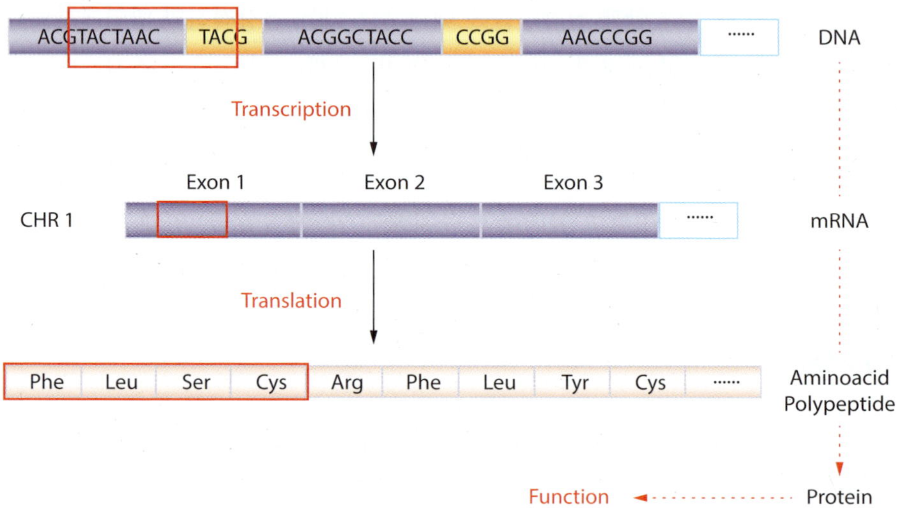

그림 4-2. DNA에서 단백질이 되는 과정, 중심원리(Central Dogma)

이러한 유전정보를 표현형으로 해석하는 과정이 유전자 발현(gene expression)인데, 이는 중심원리(Central Dogma)라고 하며, "각 세포 내에서 유전정보는 DNA에서 RNA로, 그리고 단백질로 전달된다"로 간략히 정의할 수 있음. 중심원리에서는 유전 정보의 흐름이 두 단계로 이루어지는데, 첫 번째 단계에서는 DNA정보를 RNA정보로 바꾸는 과정을 전사(transcription)라고 하며, 이를 통해 mRNA라고 하는 전사체(transcript)가 형성됨. 두 번째 단계에서 세포는 mRNA의 염기 서열 정보를 번역하여 아미노산 서열 정보를 지닌 폴리펩티드(polypeptide)가 만들어지고, 최종적으로 특정 단백질이 완성되게 됨. 이를 번역(translation)이라고 함. 이러한 단백질들이 신체 기능을 나타나게 됨. 그런데 인간 유전자 수가 3만 여개에 불과하지만 생리 활동을 조절하는 단백질 종류가 10만 개 정도 되기 때문에 유전체 정보에 추가로 관여하는 요소가 있음. 부모로부터 물려받은 DNA

정보가 다양한 후천적 요인들에 의하여 다르게 발현될 수 있는데, 이러한 현상들을 후성유전이라고 칭함. 후성유전체를 이루는 요인으로는 특이적인 전사인자(Transcription Factor)의 작용, DNA 메틸화(Methylation), 히스톤 변형(Histone modification) 등이 있음. 이러한 주요 요인들에 의한 후성유전적 변이가 암을 포함한 다양한 질병의 발생과 연관이 있다는 연구 결과가 지속적으로 보고됨.

(2) 건강검진 시 유전자 검사를 이해하기 위한 간단한 용어의 설명

① 단일염기다형성(Single Nucleotide Polymorphism, SNP)

현재 개발되어 적용되고 있는 건강검진 목적의 유전자 검사는 대부분 단일염기다형성(Single Nucleotide Polymorphism, SNP)을 이용하고 있음. DNA는 A, G, T, C 4종류의 염기로 구성되며, 각각의 염기들이 돌연변이, 삽입, 삭제 등의 변이를 일으키면서 다양한 표현형(phenotype) 및 질병과 연관되는 것으로 알려져 있음. SNP는 단일 염기의 변형이라는 점에서 돌연변이(mutation)와 동일하지만, 돌연변이가 예외적인(혹은 병적인) 현상을 지목한다면, SNP 는 '다형성'이라는 표현처럼 보다 보편적인 현상이라고 할 수 있음. 단순화하여 직관적으로 구분하자면, 단일한 염기 위치의 두 대립인자 중 드문 대립인자의 빈도가 전체 인구의 1%를 넘는 경우는 SNP로, 1% 이하로 더 드문 경우 돌연변이로 정의할 수 있음. SNP 중 발현 빈도가 5% 이상인 경우 흔한 변이(common variant), 1~5%의 경우 드문 변이(rare variant) 라고 구별함.

염기 서열 알파벳 한 개가 다른 것으로 바뀌는 SNP는 인간은 대략 1,000개의 염기마다 1개씩 나타난다고 알려져 있음. 변이를 통해 개인차(머리색깔, 피부, 키, 눈색깔) 가 나타나게 되며, 그 자체의 특성뿐만 아니라 유전체에서 마커의 역할을 함. 연구 결과에 의해 특정 SNP는 특정 유전자와 밀접하게 연관되어 있어서 해당 SNP가 변이가 있는 경우 해당 유전자도 문제가 있을 가능성이 높으므로, SNP는 질병 관련 인자로서의 의미가 있다고 할 수 있음. SNP는 30억 개가 되는 염기서열로 만든 유전자 지도에서 좌표와 같은 역할을 하여, 전체적인 유전정보를 대표하는 역할을 함. SNP는 질병 발생 자체를 직접적으로 반영하는 것이 아니라 질병 감수성을 간접적으로 반영한다고 할 수 있음.

② Rare variant vs common variant

희귀 유전질환의 경우 집단 내 변이 빈도가 매우 작지만 효과 크기가 커서 변이가 있는 경우 질병 발생의 가능성이 높음. 대조적으로 흔한 변이의 경우 인구 집단에 5% 이상으로 흔히 관찰되나 변이가 가지는 효과의 크기는 작은 것으로 알려져 있음.

2) 본론

이하에선 건강검진에서 유전자 건강검진 프로그램이 운용되고 있는 현황과 건강검진에서 유전자 검사 프로그램을 도입하기 위해 고려하고 고민하였던 부분에 대한 경험을 중심으로 기술하겠음.

(1) 유전자 검사의 종류

① 분석하는 유전체 종류에 따라

유전자 분석 기술의 발전에 따라 DNA뿐만 아니라 RNA 발현체, 단백체, 그리고 메틸레이션과 같이 후성유전체의 정보를 유전자 건강검진 제품의 개발에 이용하려는 노력이 매우 활발하게 이루어지고 있음.

현재는 DNA의 정보 중 상기에 기술되었던 단일염기다형성(SNP)을 이용하여 관심이 있는 형질과 연관성을 가지고 있는 SNP들을 선택하여 이를 가지고 특성 형질에 대한 유전적 소인 정보를 제공하는 검사가 가장 많이 이용되고 있음. SNP를 이용한 유전자 검사는 유전자 분석 회사별로 선택하는 SNP의 종류와 개수가 상이하며, 선택한 SNP를 가지고 형질을 예측하는 알고리즘 기술도 모두 상이함.

최근에는 몇 개의 특정 SNP만을 선택하는 것이 아닌 다수의 SNP을 이용하는 다유전성위험도(polygenic risk score) 기반의 알고리즘이 각광을 받고 있음. 또한 DNA 전체의 유전정보를 이용하거나 DNA, RNA, 메틸레이션 등 다양한 유전체 정보를 통합적으로 이용하는 멀티오믹스(multiomics) 기술을 적용하고자 하는 시도가 많아지고 있음.

이러한 다양한 유전체의 조합과 예측 알고리즘이 계속적으로 개발되고 있는데,

이것은 본질적으로 형질을 예측하는 수행능(performance)을 높이려는 것으로 특정 유전자 검사 도입 시 해당 검사가 어떠한 유전체를 선택하였는지, 형질을 예측하기 위한 알고리즘은 어떻게 개발되었는지에 대해 확인하고 평가를 해 볼 필요가 있음.

② 보고자 하는 형질의 종류에 따라

현재까지 개발되어 있는 건강인을 대상으로 하는 유전자 검사는 4가지로 요약할 수 있음.

첫째, 질병에 대한 유전자 검사로 만성질환(당뇨, 고혈압 등), 악성질환(대장암, 폐암 등)이 포함되며, 이외에도 파킨슨병, 자궁내막증 등의 다양한 질환이 포함되게 됨. 건강검진 시 유전자 검사에서 가장 관심이 높은 형질임.

둘째, 개인의 특성에 대한 유전자 검사로 신체적 특성(비만도, 키 등), 식습관(쓴 맛에 민감한지 등), 영양소(어떠한 영양소가 부족한 유전적 특성인지), 피부/모발 상태, 적합한 운동(유전적으로 근력 운동과 유산소 운동 중 어떠한 것이 적합한지 등) 등이 포함되게 됨. 이러한 개인의 특성에 대한 유전자 검사는 생활 습관 중재를 통한 건강증진 계획을 세우기 위한 자료로서 사용되고 있으며, 현재 식품, 화장품, 체형관리 산업에서 도입이 시도되고 있음. 또한 비만 클리닉, 영양 클리닉과 같은 의료기관에서도 사용이 늘어나고 있음.

셋째, 약물 유전체 유전자 검사로 유전적 특성에 따라 약물의 종류와 용량을 결정하고, 효과적이고 안전하게 의약품을 사용하는 것을 목적으로 하는 것임. 유전적 특성에 따라 특정 약물의 효과가 충분하지 않을 수도 있으며, 또는 약물의 부작용이 크게 나타날 수 있다는 근거에 의해 약물을 개인 맞춤형으로 사용하고자 하는 검사임. 최근 약물 유전체 검사에 대한 개발이 활발히 이루어지고 있음.

넷째, 조상을 추적하는 유전자 검사임. 한국에서는 활발히 이루어지고 있지는 않으나 미국과 같이 다양한 인종과 민족이 섞여 있는 나라의 경우 본인의 조상이 어디로부터 왔는지에 대한 관심이 높아 검사가 많이 이루어지고 있음.

(2) 건강 유전자 검사에 대한 고려 사항

① 건강검진에서 유전자 검사 도입 시 유전자 검사 제품 선택 시 검토해야 하는 점

건강검진 기관에서 유전자 검사를 도입 시 다양한 유전자 분석 업체의 유전자검사 제품 중 선택을 하기 위해서는 다양한 조건들에 대한 검토와 고려가 필요함.

첫째, 해당 유전자 검사 제품이 개발되는 근거로 삼았던 연구들이 어떤 연구대상자 집단을 대상으로 진행되었는지 확인할 필요가 있음. 대체로 검진에서 적용되는 유전자는 변이에 의한 영향도가 크지 않기 때문에 일정 규모 이상의 대상자군에서 진행이 되어야 함. 또한 인종에 따른 유전자의 영향이 다르기 때문에 한국인 또는 최소한 아시아인을 대상으로 진행된 연구가 있었는지 확인이 필요함.

둘째, 개발된 제품으로 초기 제품 개발 시 이용하였던 대상군과 전혀 다른 집단에서 반복연구(replication)를 진행하였던 결과가 있다면 보다 제품의 신뢰성을 확보하는데 도움이 될 것으로 보임.

셋째, 유전자 검사를 시행하고 결과가 나오면 이후 어떠한 중재적 또는 건강관리 전략(Action plan)을 줄 수 있을지에 대한 준비가 되어 있어야 함. 유전자 검사에서 고위험이 나오게 되면 이후 어떤 식으로 관리를 하여야 하고, 어떤 검사를 통해 추적관찰이 가능한지에 대한 교육 자료가 마련되어야 함.

② 생명윤리법에 의한 유전자 검사 제한 항목

유전자 검사는 [생명윤리 및 안전에 관한 법률 시행령]에 따라 제20조(금지 또는 제한되는 유전자검사)가 명시되어 이를 준수하여야 함. 법 개정에 따라 항목이 변경되고 있으며, 최근 개정된 법률 시행령에서는 13개의 유전자에 대해 검사가 금지 또는 제한되어 있음. 장수 관련 Mt5178A 유전자, 폭력성 관련된 SLC6A4 유전자 등이 포함되며, 유방암 관련 BRCA1 또는 BRCA2 유전자는 검사가 금지되나 다만, 진료를 담당하는 의사가 해당 질환의 고위험군에 속한다고 판단하거나 해당 질환에 걸린 것으로 확실하게 진단된 사람을 대상으로 진료를 하는 과정에서 필요하다고 판단하는 경우는 제외함. 치매 관련 Apolipoprotein E 유전자는 검사는 금지되나, 다만, 성인의 경우 진료를 담당하는 의사가 질환이 의심된다고 판단하거

나 그 질환의 고위험군에 속한다고 판단하는 경우는 제외함. 법 개정에 따른 항목의 변경이 있을 수 있으므로, [생명윤리 및 안전에 관한 법률 시행령, 20조]를 통해 확인이 필요함.

③ 의료기관에서 의사의 처방으로 이루어지는 검사와 소비자 대상 직접 유전자 검사

기본적으로 유전자 검사는 질병의 예방과 진단 및 치료에 활용되는 경우, 의료기관에서 진료 과정에서 의사가 검사의 필요성을 판단하고, 필요한 검사를 처방하여 진행하게 됨. 따라서 검사 전 의사가 유전자 검사에 대해 충분히 설명을 하고 유전자 검사에 대한 동의서를 작성한 이후에 검사를 진행하게 됨. 이와는 다르게 DTC (Direct-To-Consumer, 소비자 대상 직접) 유전자 검사는 의료기관을 방문하지 않고 소비자가 직접 유전자 검사를 받을 수 있는 검사인데, 현재 한국에서는 주로 개인의 특성이나 건강에 관련된 웰니스 항목에 대해 유전자 검사를 허용하고 있으며, 영양소, 운동, 피부·모발, 식습관, 개인 특성(알코올 대사, 니코틴 대사, 수면습관, 통증 민감도 등), 건강관리(퇴행성관절염, 멀미, 요산치, 체지방률 등), 혈통(조상 찾기) 등 56개 항목이 포함되어 있음. 명시된 56개 항목 이외의 유전자 검사, 질병의 진단이나 치료 등 의료적 목적을 위한 검사는 의료기관을 통해서만 가능함. DTC를 허용하는 항목은 지속적으로 추가되어 가고 있으므로, 「생명윤리 및 안전에 관한 법률」 제50조제3항제2호의 규정에 의한 「의료기관이 아닌 유전자검사기관이 직접 실시할 수 있는 유전자 검사 항목을 확인할 필요가 있음.

3) 결론

건강검진 기관에서 유전자 검사를 도입하는 것인 검사 자체의 정확성이나 유용성을 논외로 하더라도 수요자의 요구가 크기 때문에 기관에서 이의 도입에 대해 충분히 검토하고 준비를 하는 것이 필요함. 유전적 정보를 이용한 개인별 맞춤진료 및 질병 발생 전에 예측을 통해 예방적 중재를 하기 위한 목적에 적합한 검사이지만, 건강인을 대상으로 하는 유전자 검사이기 때문에 이의 특수성을 충분히 이

해하지 않고 검사를 진행하게 된다면 그 목적을 충분히 이룰 수 없고, 오히려 건강 관리에 도움이 되지 않을 가능성이 있음. 따라서 유전자 검사를 도입하기 위해서는 해당 의료 기관 내에서 충분한 논의와 고민이 있어야 할 것으로 보임.

간혹 유전자 검진을 받고 나서 지나친 건강염려증이 생기는 경우도 있고, 지나치게 안심을 하여 이후 일반적인 건강검진의 필요성을 상실하는 경우도 있음. 유전자 검사를 받는 수진자에게 다음의 3가지는 사전에 충분히 설명해 주어야 유전자 검사를 시행하는 목적을 충분히 이룰 수 있고, 검사에 대한 잘못된 이해로 인해 문제가 발생하는 것을 막을 수 있음.

유전자검사: Q & A

첫째, 유전적으로 위험도가 높다고 나오면 앞으로 그 질병이 반드시 발생한다는 것인가요?

아닙니다. 건강검진에서 시행하는 유전자 검사는 질병을 진단하는 것이 아니라 유전적 소인, 해당 질병에 대한 감수성을 보는 것입니다. 유전적으로 고위험으로 나온다고 해서 해당 질병이 100% 발병하는 것은 아닙니다. 질병이 발생하기까지는 매우 다양한 인자들이 관여하게 되며, 특히 교정이 가능한 환경적 요인도 관여하게 됩니다. 따라서 해당 질병에 대한 관리지침을 바탕으로 생활 습관을 개선하시고, 정기적인 검진을 통해 추이를 확인하시는 것을 권유합니다.

둘째, 이번 검사로 해당 질병의 유전자에 대한 검사를 완벽히 한 것인가요?

아닙니다. 해당 질병의 원인이 되는 유전적 변이는 매우 다양합니다. 본 검사에서는 그 중 ○○○유전체를 대상으로 시행한 검사로서 유전체 중 현재까지의 연구에 의해 의미가 있다고 밝혀져 있는 ○○○유전자(또는 단일염기다형성)을 선택하여 검사를 하는 것입니다. 어떤 변이를 가지고 검사하는지에 대해서는 현재까지의 과학 발전 정도, 유전자 분석 기관에 따라 달라질 수 있습니다. 따라서 과학이 발전함에 따라 유전자 검사의 종류는 달라질 수 있으며, 유전자 검사 결과에 대한 해석도 변경이 될 수 있습니다.

셋째, 유전자 검사에서 유전적으로 위험도가 낮다고 나오면 해당 질병에 걸릴 가능성이 없다는 의미 인가요?

아닙니다. 유전자 검사는 일부를 선택하여 검사한 것입니다. 또한 질병이 발생하게 되는 기전에는 유전적 요인뿐만 아니라 환경적 요인, 생활 습관, 나이, 성별, 신체적 특성 등 다양한 요인이 관여하게 됩니다. 따라서 본 검사에서 저위험도로 나온다고 할지라도 본 검사에 포함되지 않은 유전자들 그리고, 다른 질병과의 상호작용, 환경과의 상호 작용에 따라 질병의 발생은 영향을 받을 수 있습니다. 따라서 정기적인 건강 검진, 질병 예방을 위한 개인의 기본적인 노력은 지속적으로 하셔야 합니다.

참고문헌

1. 후성유전체에 대한 연구 동향 (후성유전체 최신 연구 방법 및 동향, 후성유전학 활용을 통한 암 진단 및 치료 기술 개발 동향), 한남식, BRIC View 2015-T03
2. Human Genetics: Concepts and Applications, 9th Edition, McGraw-Hill, Lewis
3. 하트웰의 유전학: 유전자에서 유전체까지 한국유전학회, 제 5판, 홍릉과학출판사
4. Rare variants could be the primary drivers of common disease (Nat Rev Genet. 2010)
5. DTC 유전자검사 가이드라인(일반 소비자용)-보건복지부

5. 디지털 치료기기를 활용한 건강관리

김주영(바이오뉴트리온)

1) 디지털 치료기기의 등장 배경

(1) 이미 전세계인구의 약 78%가 스마트폰을 쓰고 있으며 이를 활용한 다양한 웨어러블과 모바일 애플리케이션, 그리고 이를 통해 얻어지는 빅데이터 및 인공지능 프로그램 등의 등장으로 건강관리에도 새로운 접근법이 등장하게 됨.

① 특히 지난 10년간 모바일 건강관리 어플들이 폭발적으로 증가하고 있는 추세를 보이고 있어, 2013년 약 67,000개의 어플들에서 2021년 현재 앱 스토어 및 구글플레이에는 약 350,000개 이상의 건강관리 어플들이 있음.

② 2020년 한해에만 약 90,000개의 새로운 어플들이 소개됨.

③ 질환의 관리에 초점을 둔 앱의 증가: 이전에는 웰니스 증진에 초점을 둔 앱이 많았다면 최근에는 점점 질환의 관리에 초점을 둔 앱들이 증가하는 상태로, 전체 앱들 중 약 47%를 차지하고 있음(그림 5-1).

④ 질환 중에는 정신건강, 당뇨 및 심혈관질환 관련 앱들이 질환 중 반 가까이 차지.

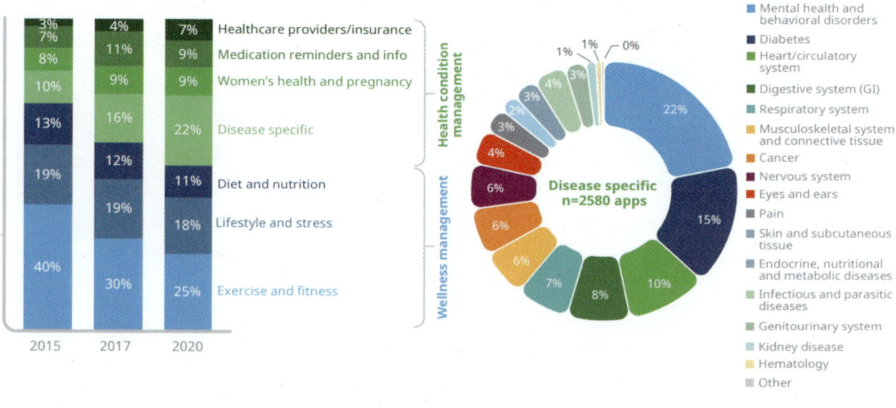

그림 5-1. 건강관련 모바일 앱 현황

(2) 코로나 팬데믹으로 인한 사회적 상황의 변화

① 특히 코로나 팬데믹으로 인한 사회적 상황과 격리 등은 건강관리 어플의 다운로드 및 사용에 큰 영향을 미쳤는데, 원격진료 관련 앱, 정신질환 관리 앱 및 운동 앱 등의 다운로드가 큰 폭으로 늘어나는 현상을 보임.

② 환자의 요구도 증가: 코로나로 인한 사회적 격리가 요구되는 상황에서 만성질환을 관리해야 하는 환자들의 요구도 증가로 인한 원격진료 및 디지털 치료기기 활용 및 적용 가능성이 증가함.

③ 질병 패턴과 연령층의 변화: 만성질환의 증가와 함께 고령화 사회가 가속화되는 현상이 나타나면서 보다 쉽고 안전하게 접근할 수 있는 질환 관리 솔루션이 필요해지는 상황.

2) 디지털 치료기기의 정의

(1) 식품의약품 안전처에서 정의하는 디지털 치료기기란 의학적 장애나 질병을 예방, 관리 또는 치료하기 위해 환자에게 근거 기반의 치료적 개입을 제공하는 소프트웨어 의료기기로 정의함.

① 소프트웨어 의료기기이면서

② 질병의 예방, 관리, 혹은 치료 목적으로 적용되고

③ 과학적(임상적) 근거를 명확히 보여줘야 함. 즉 치료효과 평가를 위해 무작위 대조군 임상시험을 필요로 하여 임상, 허가 측면에서는 치료제와 유사하므로, 의학적 근거와 식품의약품 안전처의 승인이 요구됨.

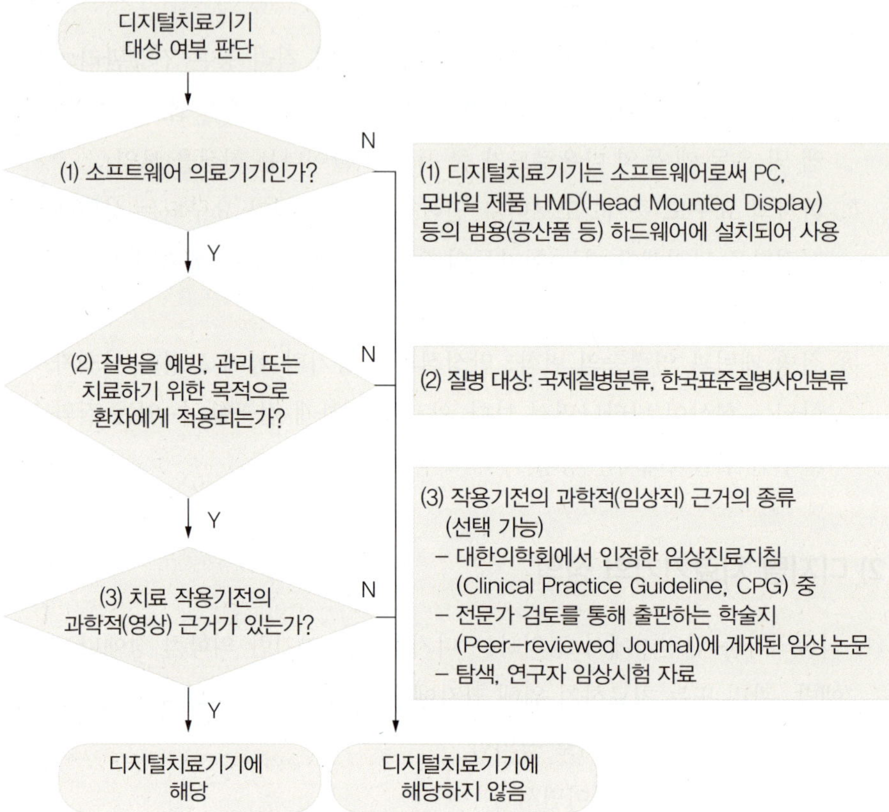

그림 5-2. 디지털 치료기기 정의

(2) 디지털 치료기기의 목적에 따른 분류

① 예방: 비만, 정신질환 관리에 있어 생활습관의 관리 및 영양적 개입, 또는 질환의 진행을 늦추거나 예방하기 위한 여러 관리 프로그램들(미국 CDC의 당뇨 예방프로그램 등)이 예시에 해당됨.

② 관리: 질환을 가지고 있는 환자들을 대상으로 하여, 증상의 조절 및 치료 순응도를 높이고 효율적 관리를 위해 약물 치료와 병행하는 방식으로 보조적 관리 도구로 활용하게 됨, 즉 당뇨 환자에서 혈당의 모니터링 및 조절을 위한 다양한 교육 메시지 등을 제공하거나 만성 폐질환 혹은 천식환자에서 폐기능 모니터링과 함께 약물 순응도를 높일 수 있도록 격려하는 프로그램 등이 해당됨.

③ 치료: 약물이나 기존 치료를 대체, 보완 혹은 단독 사용하여 효과를 제공하는 요법으로 진행될 수 있으며 약물 오남용, 우울증, 스트레스, 불안장애 등에 있어 정신질환이나 행동 교정을 위한 디지털화된 인지행동용법 등을 적용하는 것이 그 예에 해당됨.

3) 디지털 치료기기의 현황

(1) 환자의 진료 여정에 따른 디지털 치료기기

환자의 진료 여정	예방과 웰니스	진단	치료 결정	치료	고위험군 관리
웨어러블 및 스마트 기기, 앱, 플랫폼 및 예방 데이터 분석	임상적으로 증명된 웰빙 및 예방활동을 통해 질환을 예방	치료의 여러 옵션에 대해 효과 및 부작 용 등을 제공하고 환자에게 가장 최적의 치료 옵션을 결정하도록 도와주는 도구		임상적으로 증명된 효과를 통한 단독 치료 혹은 기존치료와의 보조요법으로 임상적 결과를 더욱 호전시키도록 함	환자의 증상을 모니터링함으로써 치료를 최적화하도록 함
디지털 치료제 예시	**심혈관질환** 체중, 식이 및 활동 등을 스스로 점검하고 코치와의 상호작용을 통해 행동 변화를 이끌어 내도록 하여 질환을 예방함.	**유방암** 유방의 대사적 변화 혹은 세포 내 활동 변화를 감지하여 초기의 유방암 빨리 진단하도록 함	**당뇨** 환자에게 게임 등의 앱 기능을 통해 혈당 조절이 잘 되도록 습관을 유도하는 동기를 강화시킴	**주의력결핍과잉행동장애** 미디어게임을 통해 주의력 결핍과잉행동 장애 환아들의 집중력을 높이는데 도움을 줌	**천식** 현재의 천식상태를 폐기능으로 모니터링하여 흡입제의 용량 및 추가 약제 등의 조절을 도와줌으로써 증상 조절을 할 수 있게 함

그림 5-3. 진료 여정에 따른 디지털 치료기기 기능

① 예방과 웰니스: 당뇨 전단계환자들을 대상으로 하여 당뇨 진행을 막는 미국 질병관리청(Centers for Disease Control and Prevention)의 당뇨 예방 프로그램(Diabetes Prevention Program)을 온라인 프로그램으로 제공하여 보험적용을 받고 있는 Omada healthcare 가 좋은 예시가 됨.

② 진단 및 치료 결정: 1형 당뇨 환아들을 대상으로 곰의 캐릭터를 가지고 놀

게 하면서 혈당을 추적관리하고 어떤 음식을 먹어야 할지, 인슐린 투여에 대한 교육 등을 하도록 하는 Jerry the Bear 등의 앱이 있음.

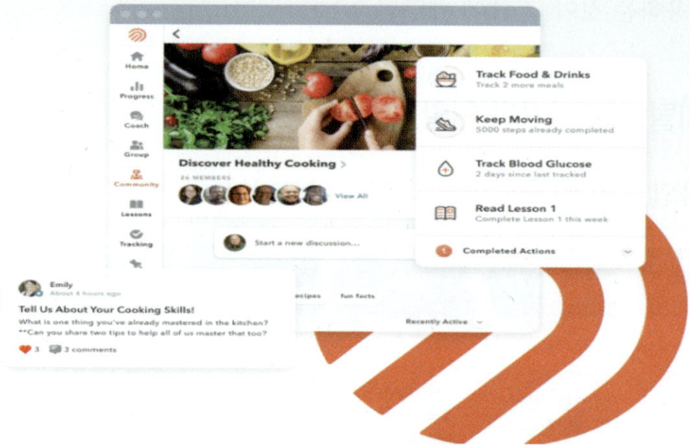

그림 5-4. Omada Healthcare 예시

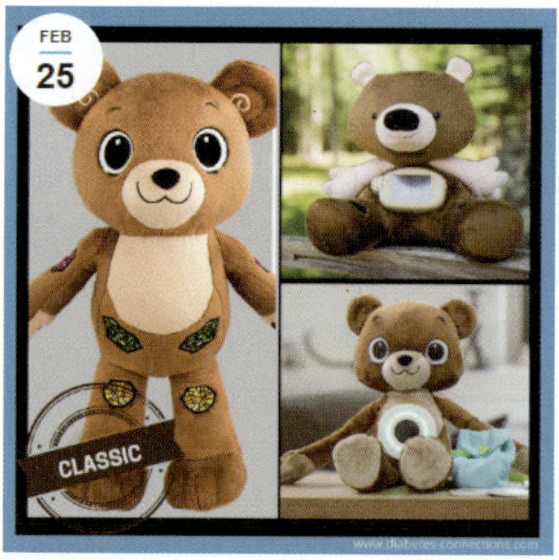

그림 5-5. Jerry the Bear

③ 치료: 불면증 치료에 있어 인지행동요법을 디지털화된 모듈로 제공하여 국내에서 임상시험을 완료하여 2023년 2월 15일 국내 최초로 식약처의 허가를 받은 에임메드의 솜즈나 4월에 마찬가지로 식약처 허가를 받은 웰트의

필로우Rx 등이 대표적임. 단독으로도 불면증에 있어 효과를 볼 수 있는 치료기능의 역할을 함. 또한 Akili Interactive는 환아의 주의력결핍 과잉행동장애에 있어 비디오게임을 통한 집중력 향상 기능을 증명하여 디지털 치료기기로서의 역할을 하는 게임은 약물치료와 함께 환아들을 대상으로 한 치료기능을 증강시키는 역할을 함.

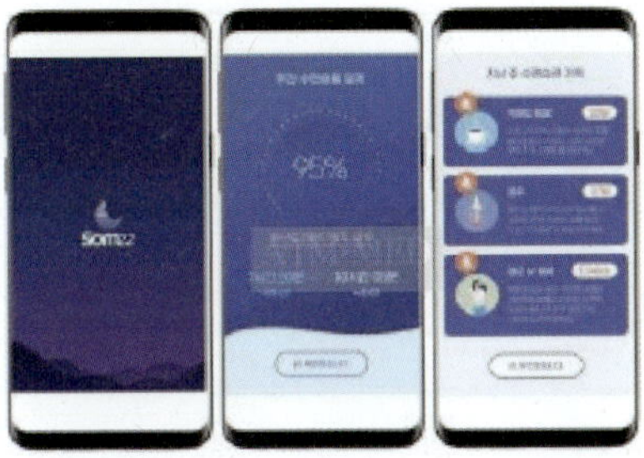

에임메드의 솜즈 : 불면증디지털 치료기기

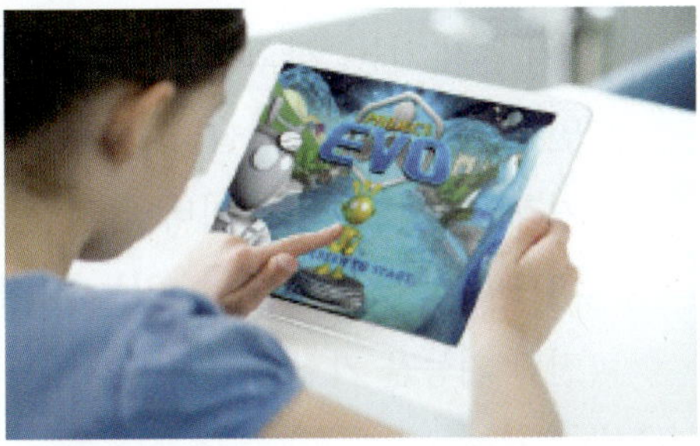

Akili Interactive의 EVO: ADHD 디지털 치료기기

그림 5-6. 다양한 디지털 치료기기

④ 고위험군 관리: 라이프시맨틱스에서 개발한 디지털 치료기기인 '레드필 숨튼'은 만성 폐쇄성 폐질환 등 호흡재활치료가 필요한 환자들을 대상으로 앱을 처방하여 임상적 효과를 보여주는 앱으로, 개인 측정기기를 통해 활동량 및 산소포화도를 측정한 뒤 맞춤형 운동 프로그램을 제공하여 보다 체계적인 호흡재활이 가능하도록 함.

(2) 디지털 기술과 치료 영역에 따른 디지털 치료기기 구분

① 디지털 행동 변화 치료를 위한 모니터링 기능: 알코올 중독, 니코틴 중독 혹은 오피오이드 중독 등의 약물 사용장애, 우울증, 불안증 등의 환자들을 대상으로 하여 디지털화된 인지행동 요법에 대해 치료모듈을 통해 교육을 하도록 하는 기능이며 이러한 행동 변화를 유도하는 앱들은 다음과 같은 기능이 필요함.

- 지식 및 정보: 개인별 맞춤 정보 제공, 진료지침에 부합하는 권고 제공 및 행동 변화를 시행한 경우 예상되는 결과 등

- 목표 및 계획: 목표 설정, 목표 수정 및 조절 기능
- 피드백과 모니터링: 행동에 대한 모니터링과 피드백 기능 제공데이터 모니터링과 분석 및 반자동적 피드백 기능), 행동에 대한 금전적 혹은 사회적 보상 시스템 제공(소통 및 소셜 미디어 통한 공유 등)
- 실천: 활동에 대한 리마인더 등의 기능, 긍정적 습관 형성 유도 기능(보상 및 게임, 가상 현실 등의 방법을 통한 환자 참여 유도), 장벽에 대한 계획 세우기 기능, 사회적 환경 재구성 등

② 인공지능 및 기계학습을 통한 기술적 우수성 및 자동화 방안: 인공지능 및 기계학습을 통한 데이터의 자동분석과 즉각적인 피드백은 실시간 적시에 피드백을 제공해 줄 수 있는 강점을 가지며 특정 상황에서는 질환의 조기 진단 기능을 가질 수 있음.

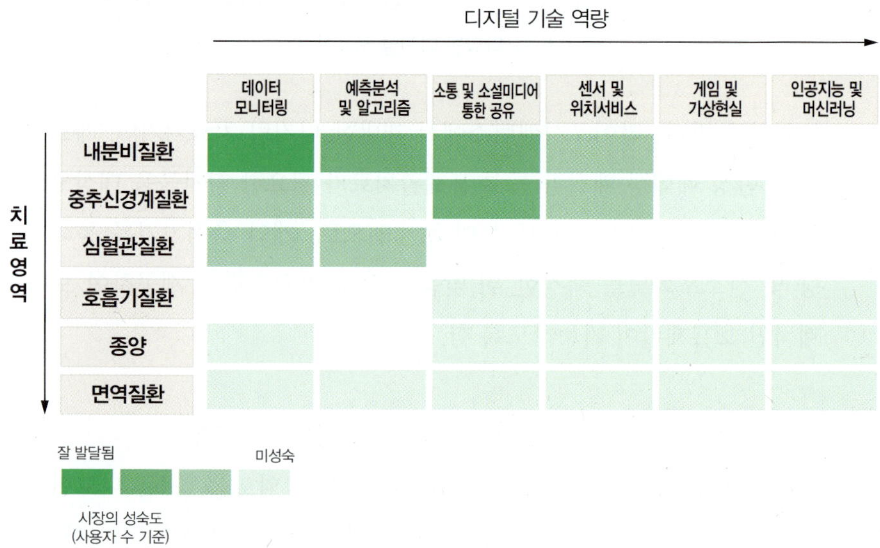

그림 5-7. 디지털 기술의 역량과 치료 영역에 따른 시장 평가

(3) 국내외 디지털 치료기기 현황

국내외 모두 행동 중재를 통한 치료효과가 큰 분야, 즉 만성질환, 정신과 및 중독 영역에서 단독 혹은 보조적 치료로 개발 및 활용되고 있는 상태임.

국외에서는 서비스 제공의 초기 단계로 이제 real world data가 수집되고 있는 단계이며 국내에서는 불면증 치료로 허가를 받은 사례 이외에도 허가를 위한 확증 임상을 완료하였거나 진행중인 업체가 표와 같이 있음.

표 5-1. 국외 디지털 치료기기 현황

기업	제품
Pear Therapeutics	세가지 FDA 승인 소프트웨어 제공: reSET 물질남용 장애 치료, reSET-O:오피오이드 사용장애 치료, Somryst: 불면증 치료
Akili interactive	EndeavorRx: ADHD 아동의 주의력 향사을 위한 게임기
Big Health	Sleepio: 불면증, Daylight: 불안증, CE 마크 있지만 승인되지 않음
Voluntis	두가지 FDA 인증 앱: 암증상 관리, insulia: 제2형 당뇨병 인슐린 투여량 조절
AppliedVR	RelieVRx: 만성 요통 치료를 위한 FDA 승인된 가상현실 소프트웨어
Freespira	Freespira: 호흡유도 운동과 호흡 속도센서를 통해 공황증상을 감소시키는 FDA 승인치료제

표 5-2. 디지털 치료기기 개발중인 국내기업(22년 3월 기준)

기업	제품명	치료 분야
라이프시멘틱스	레드필 숨튼	호흡 재활
뉴냅스	뉴냅비전	시야장애
빅씽크테라퓨틱스	OC Free	강박증
아리바이오	메모리	경도 인지장애
마인즈에이아이	마인즈내비/치유포레스트	우울증
FNI Korea	알코테라/니코테라	중독

4) 디지털 치료기기 도입시 고려할 점

(1) 가격과 보험 커버 문제

① 디지털 치료기기의 종류와 성격에 따라 다양한 가격 지불 구조 문제 발생: 진단, 조기 발견 혹은 치료 기능의 종류에 따라 가격 지불 구조가 발생할 수 있으며 특히 검진 영역에서의 수가 커버가 어려울 가능성이 높고 환자들이 직접 지불하는 구조에 대한 논란의 여지가 있을 수 있음.

(2) 디지털 치료기기 사용에 대한 사용자의 디지털 리터러시

① 디지털 치료기기의 사용자들은 크게 직접 사용할 환자와 또 처방을 내릴 의료진들로 구성되어 있음. 환자들 중 고령이거나 사회경제적 상태가 낮은 경우 교육 수준과 경험 등에 따라 새로운 기기의 사용에 대해 익숙해 지기 어려울 경우가 많음.

② 처방을 내리는 의료진들 역시 바쁜 시간을 쪼개어 설명하고 처방하고 사용 방법을 교육해야 하는 문제가 발생할 수 있음. 또한 의료진들의 경험이 아직 많지 않은 영역이라 처방에 대한 유용성이나 확신이 떨어질 가능성이 높을 경우도 발생.

5) 건강검진 및 관리에 있어서 디지털 치료기기의 전략적 선택

(1) 진단과정이 복잡한 질환의 조기 발견으로 활용

① 파킨슨 병의 진단: 파킨슨병의 진단 및 증상 모니터링에 있어 스마트폰 기반으로 글씨 쓰기, 말하기 및 동작 분석을 통해 인공지능 기반의 평가를 하고 이를 바탕으로 조기 진단 혹은 증상 추적관리에 도움을 받을 수 있는 앱들이 있음. 따라서 가족력이 있거나 본인이 떨림 등의 증상을 호소할 경우 건강검진의 추가적 옵션으로 디지털 치료기기를 같이 처방하여 도움을 받을 수 있음.

② 치매의 조기 진단에 보조적 도구로 활용 가능: 다양한 알쯔하이머 치매 관련 앱들이 나와 있으며 특히 그 중 주의력, 문제 해결, 시계 그리기, 기억력

평가 등의 인지 기능 검사들에 대해 앱 기반으로 조기 평가하는 내용을 포함하여 건강검진에서 선별 검사 등으로 활용 가능할 것으로 여겨짐. 그 외에도 치매로 진단된 사람들의 일상활동을 보조해주는 앱, 모니터링 앱 및 사회화 과정, 인지기능 향상을 훈련시키는 앱, 보호자용 앱 등 다양한 모듈들이 개발 중인 단계로 병원에서의 진단 및 치료 과정에서 충분히 보조적으로 같이 활용할 여지들이 높을 것으로 여겨짐.

③ 전산 정신의학(computational psychiatry)을 통한 정신과 질환의 조기 진단에 활용: 기존의 정신과 영역 진단은 주로 주관적인 환자의 설문에 근거하여 진단을 내렸던 것에 비해 최근 급속히 개발되고 있는 웨어러블과 인공지능 기술의 급격한 발달로 우울증, 불안증 등에 대한 다양한 디지털 바이오마커 등을 활용하여 진단을 내릴 수 있음. 건강검진 센터에서 정신과 영역의 평가 및 관리를 위한 선별 검사의 도구로 추후 활용할 수 있는 객관적 지표로 사용할 수 있을 것으로 여겨짐.

(2) 질병의 예방 혹은 생활습관 교정이 필요한 영역의 처방 도구로 활용 가능

① 공복혈당 장애인 사람들의 당뇨 예방 프로그램: 당뇨 발병 위험이 높은 전단계 환자들을 대상으로 하여 체중 조절 및 관리를 통한 당뇨 예방 프로그램을 앱으로 처방하도록 하고 다음 검진때 호전이 되도록 하는 건강관리 프로그램으로 활용 가능.

② 고혈압 전단계 혹은 합병증이 없는 초기 고혈압의 디지털 치료기기 처방: 여러 생활습관 관리 모듈을 통한 생활습관을 교정하는 도구로 고혈압 디지털 치료기기 처방을 통한 관리 프로그램으로 활용 가능.

③ 흡연 및 음주 관리를 위한 디지털 치료기기 처방: 음주나 흡연 문제가 있는 경우, 혹은 약물 중독 등의 문제가 있을 경우 상담과 함께 디지털 치료기기 처방을 통해 실시간 평가 및 적시의 적절한 중재까지 가능하도록 할 수 있어 검진 후 건강관리 프로그램으로 활용 가능.

참고문헌

1. https://www.statista.com/statistics/203734/global-smartphone-penetration-per-capita-since-2005/
2. 식품의약품안전처, 디지털 치료기기 허가 심사 가이드라인(민원인 안내서). 2020.8
3. IQVIA institute, Digital Health Trends 2021: Innovation, Evidence, Regulation and Aoption. July 2021.
4. 한국과학기술평가원, 디지털 치료제 (Digital Therapeutics). 2020년 15호 (https://www.kistep.re.kr/board.es?mid=a10306040000&bid=0031&b_list=10&act=view&list_no=34994&nPage=3&keyField=&orderby=)
5. 메디게이트 뉴스. 디지털치료기기가 몰려온다. 뉴냅스·라이프시맨틱스·에임메드·웰트·하이 등 총출동, 2022.05.21. (https://m.medigatenews.com/news/3144282309)
6. Deloitte. Digital therapeutics: catalysing the future of health. 2021 (https://www2.deloitte.com/content/dam/Deloitte/ch/Documents/life-sciences-health-care/deloitte-ch-en-lshc-digital-therapeutics.pdf)
7. Deloitte. Perspectives: Digital Therapeutics – improving patient outcomes through convergence. (https://www2.deloitte.com/us/en/pages/life-sciences-and-health-care/articles/digital-therapeutics.html)
8. Alsalman D, Bu Ali ZM, Alnosaier ZF, Alotaibi NA, Alanzi TM. Gamification for Diabetes Type 1 Management: A Review of the Features of Free Apps in Google Play and App Stores. J Multidiscip Healthc. 2020 May 14;13:425-432.
9. McKay FH, Slykerman S, Dunn M. The App Behavior Change Scale: Creation of a Scale to Assess the Potential of Apps to Promote Behavior Change. JMIR Mhealth Uhealth. 2019 Jan 25;7(1):e11130.
10. M. A. Motin, N. D. Pah, S. Raghav and D. K. Kumar, "Parkinson's Disease Detection Using Smartphone Recorded Phonemes in Real World Conditions," in IEEE Access, vol. 10, pp. 97600-97609, 2022.
11. Yousaf, K., Mehmood, Z., Awan, I.A. et al. A comprehensive study of mobile-health based assistive technology for the healthcare of dementia and Alzheimer's disease (AD). Health Care Manag Sci 23, 287–309 (2020).
12. Arens JH, Hauth W, Weissmann J. Novel App- and Web-Supported Diabetes Prevention Program to Promote Weight Reduction, Physical Activity, and a Healthier Lifestyle: Observation of the Clinical Application. J Diabetes Sci Technol. 2018 Jul;12(4):831-838.
13. Kario K, Harada N, Okura A. Digital Therapeutics in Hypertension: Evidence and Perspectives. Hypertension. 2022 Oct;79(10):2148-2158.
14. Kario K, Harada N, Okura A. Digital Therapeutics in Hypertension: Evidence and Perspectives. Hypertension. 2022 Oct;79(10):2148-2158.
15. Marsch LA. Digital Health and Addiction. Curr Opin Syst Biol. 2020 Apr;20:1-7.

찾아보기

한글찾아보기

…ㄱ

가드프로 396
간 단순낭종 189, 199
간암 15
간염바이러스표면항원 83
간혈관종 189, 199
감시검사 83
갑상선결절 135
갑상선기능저하증 65
갑상선기능항진증 138
갑상선 세침흡인검사 135
갑상선암 17
갑상선암 검진 17
갑상선자극호르몬 79
갑상선 초음파 133
갑상선호르몬 79
개인 휴대용 심전도 모니터링 427
검진의 비용-편익 6
검진 프로세스 387
경구당부하검사 53
경동맥 초음파 264
고객만족도 391
고객만족도 조사 391
고객의 소리 392
고립성 폐결절 110
고요산혈증 74
고혈압망막병증 298
고형 결절 113
골밀도 검사 130
공복혈당장애 53
공터키안 증후군 256
과진단 7
과형성 용종 177
궐련형 전자담배 354
금연 350
금연상담 355
급성심근경색증 59
급속요소분해효소 검사 176, 177
기생충 104

…ㄴ

나이관련황반변성 293
난소 낭종 94
난소예비능 검사 237
난소 종괴 216
내당능장애 53
내막중막 복합체 두께 269
녹내장 284, 292
뇌동맥류 150
뇌졸중 5
뇌하수체 선종 256
뇌하수체 우연종 256
니코틴 대체요법 358
니코틴 의존 352

…ㄷ

단일염기다형성 439
담낭결석 191
담낭용종 188, 191
담배 사용 장애 352
당뇨망막병증 296
당뇨병 검사 52
대변 잠혈 105
대사증후군 41
대상포진 368
대장내시경 검사 27

대장암 15
대장암 대변 특수 검사 106
동기강화상담 330
드루젠 293
디프테리아 366

...ㅁ

만성 신질환 73
만성 위축성 위염 175
말초동맥질환 170
망막색소변성 305
망막앞막 301
망막혈관폐쇄 300
매독 24
맥락막 289
무세포 DNA 433
무증상 경동맥 협착 264
무증상 고요산혈증 74
무증상 뇌경색 258
미란성 위염 174
미세출혈 262

...ㅂ

바레니클린 359
바렛식도 181
발목위팔지수 170
백내장 309
백일해 366
백질의 고신호강도 병변 260
변성근시 302
부신선종 209
부신우연종 209
부인과 초음파 411
부프로피온 서방정 358
비뚤림 7
비만도 22
비정형 세포 30
빈혈 45

...ㅅ

사구체여과율 71
사람유두종 바이러스감염증 364
상담서비스 관리 399
생애전환기 건강진단 30
선별검사 408
성인 예방접종 83
소비자 대상 직접 유전자 443
소혈관질환 258
소화성 궤양 176
송과체 낭종 265
수두 364
수진자안전보고 376
스마트 디바이스 425
스마트워치 428
스트레스 449
시력 26
시력검사 285
식사섭취 조사 334
식품섭취빈도법 334
신세포암 209
신장낭종 196
신체활동 343
심뇌혈관 질환 350
심장초음파 검사 139
심장 CT 161
심전도 138
십이지장 궤양 176
싱그릭스 369

...ㅇ

아스피린 28
안압 285
안압검사 284
안저촬영 288
안전문화 377
액상형 전자담배 354
약독화 생백신 362
약물 유전체 441

약물 유전체 442
역류성 식도염 180
연속 혈당 측정 54, 430
열공성 뇌경색 260
영양상담 333
영양평가 403
예약 안내 395
요 검사 99
요산 강하제 74
요소호기 검사 176
요침사 검경 101
요침사 검사 101
우울증 328
운동부하심전도 148, 403
웨어러블 디바이스 425
위궤양 176
위내시경 403
위암 14
위양성 6
위음성 216, 422
위저선 용종 177
위축성위염 175
위험요인 24
유방암 26, 29
유방초음파 403
유전자 437
인공지능 415
인유두종바이러스 검사 16
인플루엔자 364
일반건강검진 3
일반혈액혈구 검사 45
24시간 소변 72
24시간 회상법 334

...ㅈ

자궁경부암 30, 218, 224
자궁 근종 220
자궁선근증 221
자기공명영상 242
장상피화생 175
재진자 관리 398
전립선비대증 249
전립선암 250
전립선 초음파 검사 247
전립선특이항원 9
전립선 MRI 251
제균 치료 176
조영제 관련 안전사고 380
종양표지자 90
중심원리 438
중심장액맥락망막병증 303
지방간 188
질지표 377
질평가 378

...ㅊ

체지방 40
추정사구체여과율 61
출혈성 뇌졸중 66
췌장 낭종 200
치경부 마모증 316
치매 257
치아우식증 21
치주염 314

...ㅋ, ㅌ

크레아티닌 청소율 72
클론성조혈증 434
통풍 74

...ㅍ

파상풍 364
패치형 웨어러블 활동 심전도 426
패치형 활동 심전도 144
펩시노젠 175
편평태선 278
폐결절 113
폐기능 검사 121
폐렴 구균 369

페암 7, 14
표재성 위염 174
풍진 364

...ㅎ

항뮬러관호르몬 237
허혈성 뇌졸중 262
헤모글로빈증 365
헬리코박터 파일로리 176
혈관근지방종 197
혈청 크레아티닌 71
협심증 140
호산구 증가증 49
홀터(Holter)검사 144
홍역 362, 364
활동 심전도 144, 425
황반원공 304
후천성면역결핍증 82
흉부 CT 111
흡연 140

영문찾아보기

...A

Abbreviated Breast MRI 242
ADR 380
adrenal adenoma 209
adrenal incidentaloma 209
age-related macular degeneration 293
ambulatory ECG monitoring 144, 425
Ankle-brachial index 170
Anti-Mullerian hormone, AMH 237
Artificial Intelligence 415

...B

bias 7
bupropion 358
cell-free DNA 433
Central Dogma 438
cfDNA 433

...C

Central Dogma 438
central serous chorioretinopathy 303
cervical abrasion 316
cfDNA 433
Chronic kidney Disease 73
clonal hematopoiesis 434
continuous glucose monitoring 430
Culture of Safety 377
Customer Satisfaction Survey 392

...D

degenerative myopia 302
diabetic retinopathy 296
DTC (Direct-To-Consumer) gene test 443

...E

Earlytect 106
empty sella syndrome 256
epiretnal membrane 301

...F

false negative 422
false positive 6
fine needle aspiration 135
food frequency questionnaire 334
FTND 352
fundic gland polyp 177
fundus photography 288

...G

gallbladder polyp 191
gallstone 191
gene 438

GHARD-Pro 396
glaucoma 292

...H

Helicobacter pylori 176
hepatic hemangioma 189, 199
HOMA-IR 54
H. pylori 176
hyperplastic polyp 177
hypertensive retinopathy 298

...I, L

Incident Reporting 376

lichen planus 278
Lipoprotein(a) 63
live attenuated vaccine 362

...M, N

macular hole 304
MALToma 179
Medical Checkup Process 387, 392
microbleed CMB 262
mild-to-moderate periodontitis 314
Motivational Interviewing 330

nicotine replacement therapy 358

...O, P

ovarian mass 216
overdiagnosis 7

pancreas cystic lesion 200
parasite 104
Pepsinogen 175
Pineal gland cyst 265
pituitary adenoma 256
pituitary incidentaloma 256

...Q

Quality Evaluation 378
Quality Indicator 377

...R

rapid urease test 177
renal cell carcinoma 209
retinitis pigmentosa 305

...S

Shingrix 369
simple cyst 189, 199
Single Nucleotide Polymorphism, SNP 439
smart device 425
solid nodule 113
Solitary Pulmonary Nodule 110
stool occult blood 105

...T

Thyroid fine needle aspiration 135
Thyroid hormone 79
thyroid stimulating hormone 79
tonometry 284

...U

UBO 197
urea breath test, UBT 176
uterine adenomyosis 221
uterine leiomyoma 220

...V

varenicline 359
visual acuity testing 285
VOM, Voice Of Mind 392

...W

wearable device 425

한국인의 건강검진(2판)

2013년 10월 7일 1판 발행
2023년 9월 5일 2판 인쇄
2023년 9월 15일 2판 발행

저　　자 : 서울대학교병원 강남센터
발 행 자 : 남학순

발 행 처 : 도서출판 고 려 의 학
(02880) 서울 성북구 성북로9길 1 보문빌딩 3층
전화 : (02) 765-0333, 0337 / 팩스 : (02) 743-2288
이 메 일 : kmedbook@daum.net
홈페이지 : www.komb.co.kr
신고번호 : 제 2022-000006호

※ 검인은 저자와의 합의하에 생략합니다.
※ 낙장 및 파본은 교환해 드립니다.

ISBN 979-11-92422-42-8

정가 : 40,000원